U0196470

内源性医学

康复美容养生图册

魏慧瑶 著

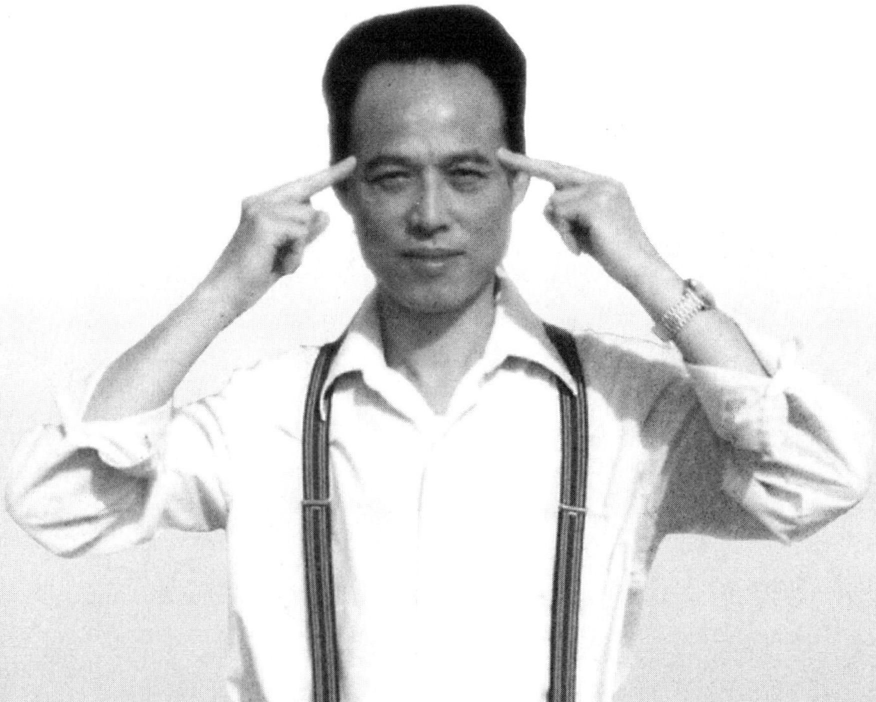

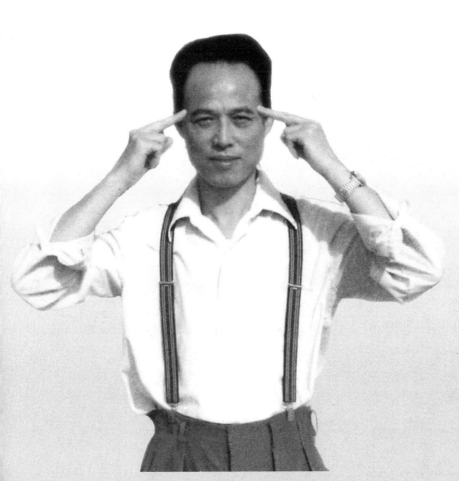

中国医药科技出版社

内 容 提 要

本书首次提出了新世纪医学模式（生物 – 心理 – 社会和被动与主动相结合）与内源性医学（导引医学）的概念和理论，并开创了它们的实操，引起了国内外广泛的关注与赞评。为此，国际互联网先后出现了：新世纪医学模式与内源性医学两个新关键词。本书则是作者应邀对此全面、系统、独到与深层次的科学解读！

本书介绍的新世纪医学模式与内源性医学，将以全新的理念，破译开发人类自身"药库"、还原健康源泉与铺出崭新的康复美容养生之路的密码，并为您量身定制，提供各自所需的科学良方。它图文并茂、言简意赅、信息丰富、雅俗共赏，它具有独创性与专业性、科学性与新颖性、实用性与知识性、趣味性与可读性、人文性与生态性之和谐统一。它是广大读者防病治病、康复美容与养生的健康指南，亦是广大医学科学工作者与医学院校师生的珍贵参考文献。

图书在版编目（CIP）数据

内源性医学·康复美容养生图册 / 魏慧瑶著 . — 北京：中国医药科技出版社，2017.6
ISBN 978-7-5067-9181-6

Ⅰ . ①内… Ⅱ . ①魏… Ⅲ . ①美容 – 养生（中医）– 图集 Ⅳ . ① R275-64

中国版本图书馆 CIP 数据核字（2017）第 056943 号

美术编辑 陈君杞
版式设计 也 在

出版 中国医药科技出版社
地址 北京市海淀区文慧园北路甲 22 号
邮编 100082
电话 发行：010 – 62227427 邮购：010 – 62236938
网址 www.cmstp.com
规格 889 × 1194mm $\frac{1}{16}$
印张 33 $\frac{3}{4}$
字数 728 千字
版次 2017 年 6 月第 1 版
印次 2017 年 6 月第 1 次印刷
印刷 三河市万龙印装有限公司
经销 全国各地新华书店
书号 ISBN 978-7-5067-9181-6
定价 **89.00 元**

作 者 简 介

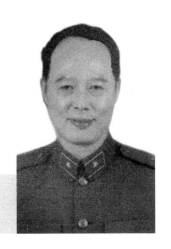

　　魏慧强，主任医师。1941 年出生，祖籍江西省金溪县，是国内外知名的按摩学、针灸学、中医美容学、无创痛穴疗学、导引医学与未来医学专家与学者，是新世纪医学模式（生物－心理－社会和被动与主动相结合）与内源性医学的奠基人、倡导者。现任世界中医药学会联合会美容专业委员会常务理事；中国未来研究会医学委员会副会长、首席专家；中国卫生与健康促进会副会长、首席专家；北京新世纪医学模式研究院院长、首席专家等职。

　　魏大夫从小酷爱中医学，刻苦自学数十载。潜心研究按摩、针灸、导引医学，创立的中国新型按摩即小剂量按摩，又称无痛按摩或轻量按摩，是从按摩原理发展而来的一种以阴型柔术手法为主体的合理的、理想的一门新型按摩医学。它具有轻巧（指手法而言）、松柔（对动作而言）、愉悦（对感觉、环境而言）、深透（指感应、要求而言）的特色，能使患者在少痛、无痛甚至舒适欲眠的情况下，达到痛减病除的目的。它可用于防治疾病，也可用于康复、减肥、强身、抗衰、催眠、美容、益寿延年等方面。被国内外同行誉为"一支医疗新花"。上海大世界基尼斯总部于 2001 年 2 月向其颁发了《首创小剂量按摩》证书。

　　魏大夫针对传统的按摩手法繁多、同名异法与异法同名、众说纷纭，既令人无所适从，也给后学者及中外按摩学术交流带来诸多不便，便将古今中外的按摩手法统统收集起来，进行深入与细致的研究后，率先提出命名应名副其实，分类则应以类相从等原则。总结出 33 种手法，发表了《再释中医的"按法"》《再释中医的"摩法"》《再释中医的"推法"》《再释中医的"拿法"》等多篇论文，至今仍广为按摩界采用。

　　魏大夫发现传统的按摩学对穴位的描述有许多不尽人意之处，早在 20 世纪 70 年代，他便一头扎进充满了福尔马林气味的解剖室，一呆就是三年多，在尸体上对人体 361 个经穴及 20 个新穴做了局部解剖，详细地将在每个穴位上实施的手法及按摩时可触及到的组织：神经、血管、肌肉、筋膜、肌腱、骨骼等组织结构了解得清清楚楚，不仅使按摩操作有了准确的客观依据，而且架通了东西方按摩理论交流的桥梁。

魏大夫把西医关于脊神经的节段支配的原理，运用到按摩学上，发明了神经节段取穴方法。30 多年来，他在按摩的发展史、手法、方法、用劲、取穴、方向、疗时、疗程、治疗范围、疗效、感应和医学模式等方面，均进行了积极的探索，并取得了令世人瞩目的进展与成果。

魏大夫针对原来的世界医学分支由预防医学、临床医学及康复医学三支鼎立的格局，率先著书明文指出：世界医学现已发展成为预防医学、临床医学、康复医学、美容医学、养生医学与公共卫生安全医学六支并驾齐驱的局面。

几十年来，魏大夫潜心于传统自身保健、美容、养生技术的探索和精深的研究，积累了丰富的经验。他将丰富的临床经验与卓著的理论建树完美结合。在国内外临床治疗中擅长结合运用按摩、针灸、导引医学，尤其对疑难病症的治疗颇有独到之处。仅 1981 年至 1985 年在突尼斯共和国中国医疗队期间就为 20 多个不同国籍的患者进行了 4 万多人次的治疗，深受当地政府和人民的欢迎和称赞，被誉为"魔掌""中国的魏"，为中华民族赢得了荣誉。

魏大夫将中华民族传统中医学里最基本、最精华的"天人合一"理论，完美地应用到人们的日常生活中，使人们面对疾病，从原来单纯的"被动治疗（医生的）"，转变为"被动治疗和主动治疗（医生指导下患者的）"相结合；从原来单纯的"药物疗法与免疫疗法"，转变为"药物疗法及免疫疗法与非药物疗法"相结合；从当下国内外医学单纯的外源性医学，转变为外源性与内源性医学（导引医学）相结合的新型医学模式。他用新世纪医学模式引领着世界中医美容与世界未来医学事业的发展。

自 1977 年起，魏慧强先后在国内外用中、法文已发表了 200 余篇有独到见解的论文，如：《对"生物－心理－社会"医学模式的挑战——新世纪医学模式的思考和探索》《新时代呼唤新世纪医学模式时代的到来》《以人为本 天人合一 神形兼备 理性务实——用新世纪医学模式引领世界中医美容事业的发展》《新世纪医学模式与 SARS 治疗的思考》《新世纪医学模式与防治和研究流感的新思路》《以人为本 医患互动 谱写人类医学崭新篇章——用新世纪医学模式引领世界未来医学事业的发展》《未来医学模式——新世纪医学模式的思考和探索》《未来医学的宗旨与 21 个亮点》《新世纪医学模式与内源性医学》等。出版《小剂量按摩治疗小儿麻痹后遗症》（第一作者）《中国的自身保健与美容技术》（中文版与法文版）《家庭自身健美精萃》《保健美容按摩新法》《中国保健美容按摩新法》（繁体字版）《中国新型按摩挂图》（中文版、英文版、法文版与中、英文对照合订版）《人体康复美容养生图解手册》（中文版、法文版节选本与彩色第二版）《预防"非典"自我按摩保健法》《防治流行性感冒保健新法——新世纪医学模式应用》（含光盘）《中医防治流行性感冒保健新法》（英文版）《巧用穴位抗流感》《内源性医学秘诀精要·新型康复益寿按摩图解》《内源性医学秘诀精要·新型美容养生按摩图解》等23本专著，共计500多万字。出版后获得了专家和同道的一致好评。如由中国养生医学工程研究中心、国际自然医学与养生工程研究会与中国健康世纪行全民健康工程专家委员会联合发了一个文件决定：将《防治流行性感冒保健新法——新世纪医学模式应用》一书列为中国养生医学工程全民健康重点推广项目面向国内外推广应用。另23种中、英、法文版《中国新型按摩挂图》（共72幅）经国家图书馆通过国际互联网与中国国家图书馆数据库等工具，对全世界中、西文医学文献检索后专题检索结果是："通过使用以上检索工具及关键词检索，在按摩、针灸、导引、中医及西医领域里，未见同时用中、英、法三种文字一次出版23种，共72幅的《中国新型按摩挂图》；并且据国内外有关文献及报道：中国新型按摩——小剂量按摩为魏慧强同志首创；其著的《中国新型按摩挂图》在按摩领域中，无论是从文种、版本、内容及数量均属第一。"

魏大夫针对"流感"几个世纪以来对人类的威胁、损害及困惑，经过30多年在国内外的实践与研究，不仅提出了一整套科学应对流感的全新理念、思路、策略、措施与方法，获得国内外广泛的认同、赞评与青睐，而且独立完成了感冒预防治疗仪的研究，该仪器填补了国内外这方面的空白，并获得了国家专利局批准的专利（[21] ZL专利号00 260407.8）。它主要解决了一大难点，即流感病毒易于变异的特点；二大关键即能直接杀灭流感病毒与能同时调动患者自身的免疫力；与当前国内外医学界公认的最好预防手段——注射疫苗相比具有10大优势。2004年7月23日该感冒预防治疗仪的发明专利又获得了国家专利局的批准。专利号为：00 1 32509.4 号。

前　言

　　世界卫生组织研究结果揭示，在人的一生中，影响健康与长寿的因素是：遗传占15%，社会环境占10%，气候占7%，医疗仅占8%，而自身潜在的、显在的抗病能力却占了60%。可见，仅遵循现代医学模式，仅靠目前国内外单一的、被动的（医生的）、外源性医学的方法来防治疾病是有一定局限性的。实际上目前全世界的医学家都在围绕着8%做文章。要想使人类能更健康、长寿，能活得更年轻、漂亮，除了借助外源性医学的力量外，尤其要重视根据自身的需要，积极地、科学地调动与激发各自体内潜在的与显在的抗病潜能（含美能、智能等）。

　　本书作者首次提出了新世纪医学模式（生物－心理－社会和被动与主动相结合）与内源性医学（导引医学）的概念和理论，并开创了它们的实操，引起了国内外广泛的关注与赞评。为此，国际互联网先后出现了：新世纪医学模式与内源性医学两个新关键词。

　　本书旨在向具有自身健美志趣的读者，奉献一整套适合家庭用的自身保健、康复、美容和养生的导引方法。并力求做到独创性、新颖性、科学性、知识性、趣味性、实用性、可读性、经济性、人文性、生态性、环保性的和谐统一。

　　抛砖之勇，源于引玉之愿。我不揣愚拙，斗胆为新世纪医学模式与内源性医学再次进言与呐喊，谅难尽善，谬误之处在所难免，企望慧眼卓识者、同道不吝指出，以期共同推进新世纪医学模式与内源性医学时代的进程，我们将感到莫大的欣慰。

编者

2016 年 10 月

目 录

第一章 概 述

第一节 开启人体健与美的钥匙

　　人类对于自身健与美之鉴赏具有永恒的魅力。科学家们的研究成果振奋人心地揭示：人类大脑的平均重量为1360克，是经自然界脊椎动物历五亿多年的漫长岁月进化、发展的结晶，也可说它是宇宙间最高级、无比精密的"机器"。它约拥有1000亿个神经细胞（又称神经元），然而"我们（人类）只利用了很少的一些"。这就提示：人类在使自己生活得更充实、更明智、更巧慧、更健康、更幸福及更俊美等诸方面，在每个人体的自身具有巨大的潜力可供挖掘、调发及利用。本书介绍的东方自身保健美容按摩新法就是积极调发这种自身潜能的简便、有效、完美、科学的方法和手段之一，是开启人体保健、美容及智慧的钥匙。

　　本书介绍了东方自身保健美容按摩新法与内源性医学——导引医学的奥秘，并拟借助它发掘出人自身的巨大潜能，以期收到自然、健康、益寿、和谐的健美效果，使您的生活变得更富有情趣、更美好。

　　东方的自身保健美容按摩新法与内源性医学——导引医学可以使人们根据各自条件，遵循生命科学的规律，应用科学方法使自己变得更年轻、更健康、更漂亮、更幸福。

第二节 发展简史

　　神奇的东方自我保健与美容按摩和内源性医学——导引医学的历史是悠久的。大量史料揭示：与健美关系密切的按摩、针灸、导引与体育都可以从原始人类那里找到产生的源头。

　　起源于印度的具有健身、益寿、美容功能的瑜伽术相传已有5000年的历史。中华的按摩科学早在原始社会就已产生。据传说，远在4600多年前，黄帝（轩辕氏）的大臣俞跗就在先人经验的基础上总结了"古代按摩八法"（贯通法、补气法、揉捏法、和络法、推荡法、疏散法、舒畅法、叩支法）。关于俞跗运用按摩治病的故事在《史记·扁鹊仓公列传》《说苑》《韩诗外传》等书中均有记载。笔者从多年潜心研究与实践中感到，"古代按摩八法"中的不少手法就具有很好的保健、美容和养生作用。

远在2000多年前，我国现存医学文献中最早的一部总结性著作《黄帝内经》就对自我保健与美容和导引理论核心的"精、气、神"学说作了系统精辟的论述。它不仅为按摩与导引治病奠定了理论基础，也为自身保健、美容、养生、按摩、导引技术的普遍应用奠定了理论基础。

秦汉时代按摩已成为主要治疗手段之一，且有了专门的按摩人员。常用来治疗"痿厥寒热"、"筋脉不通"、肢体麻痹"不仁"。寒湿所致"肌肉坚紧"（《素问·调经论》）及"寒气客于肠胃之间，膜原之下"（《素问·举痛论》）而致疼痛等症。有关按摩的著作已经出现，如《汉书·艺文志》载有《黄帝岐伯按摩十卷》，这可能是我国第一部按摩专著，可惜因年代久远，原著已亡佚。

从马王堆汉墓里出土的《导引图》和竹简书《十问》，有各种不同导引图式，还有"以志治气，目明耳聪，皮革有光；百脉充盈，阴乃□（滋）生"等记载，这些都是我国自我导引保健、美容与养生技术具有悠远历史的佐证。

此后，自我导引保健、美容与养生技术较前更为盛行。三国时，名医华佗倡导了能防病治病、健身、美容与养生的五禽戏。魏晋隋唐时期已开设有按摩专科，有了按摩专科医生。晋代的葛洪在《抱朴子·内篇·遐览》中载有《按摩导引经十卷》，隋代巢元方等编《诸病源候论》每卷病候之末多附有保健、美容与养生的导引锻炼方法。如后者载有："摩手掌令热以摩面，从上下二七止，去肝气，令面有光。又摩手令热，令热从体上下，名曰干浴，令人胜风寒时气，寒热头痛，百病皆愈。"现在看来，它对自我按摩面部、全身的保健、美容与养生方法、主治、效果及机制的描述仍是生动而准确的。直至今日对我们都是很有启发的。

直至近代，保健、美容与导引养生科学继续向前发展，一些著作也相继问世。但因受到统治阶级的蔑视、排挤和摧残，而只能在民间流传。新中国成立后，由于政府重视中医学遗产，关心人民健康，按摩、针灸、导引等科学如枯木逢春，大放异彩。但是在极左思潮的干扰下，在一段时间里，按摩、美容，特别是美容被列为资产阶级的东西而加以排斥。虽然如此，针灸、按摩、导引等保健美容科学因其本身具有强大的生命力还是获得了进一步的丰富和发展，并且超越了国界，日益引起了国外人民的兴趣和关注。1975年8月在希腊雅典召开了第二十九届国际美容学会大会。东方独有的"经络美容法"获得了与会者热烈的欢迎。随后，西方美容界的专家都争相将其引入本国，并取得了很好的效果，深受各国人民，尤其是女士们的欢迎。

当代科学技术正在日新月异地发展，许多新兴学科及高新技术已应用到各个领域。本著作对自身保健与美容导引技术的研究及新世纪医学模式和内源性医学的介绍，就是试图在中、西医学理论的基础上应用近代科研成果（如：控制论、系统论、信息论、微循环理论、全息生物医学及生命衰老机制研究等理论），使中华民族数千年自身保健、美容导引医学的宝贵遗产科学化、系统化的尝试。

随着时代的发展与进步，我国的美容事业出现了空前发展的新局面。北京、上海等地相继开办美容厅、美容所、美容院、美容沙龙等美容企业，现全国已发展到有一百多万家。价格虽不算便宜，但仍顾客盈门，应接不暇。美容技术培训班、美容学校、美容学院等亦相继诞生。

当1981~1985年笔者在突尼斯共和国工作期间，用法文发表了《治疗失眠——一位中国大夫写给我们的》《中国的眼保健技术》《中国的鼻保健技术》《中国的胃之自我保健技术》《中国的耳保健技术》《预防感冒操》《中国技术——安神法》和《中国技术——怎么保持年轻》八篇论文，受到国外人民、专家、学者的热烈欢迎和赞评。回国后，在此基础上，经笔者补充、提高，于1987年始成《中国自身保健美容技术》，1992年，由外文出版社翻译出版了该书之法文版，这无疑会对内源性医学——导引医学、对中医走向世界，对世界了解中医、增进中外医学技术交流、促进世界自身保健、美容与导引养生事业健康发展等诸方面产生有益的影响。

1991年7月，在拙著《家庭自身健美精萃》中，我还据国内外对经络学说的深入研究进展与笔者的悉心研究、临床经验，在《中国的自身保健与美容技术》率先提出的"经络健身美形法"的基础上，又率先系统地将刺激十四经脉的保健、美形（包括了美容）及治疗功效，同时首次引入自身保健、美形导引技术领域，使"经络健身美形法"在理论上较原先更为丰满、坚实。从而更利于它进一步服务于中国人民和世界人民的健康事业。

由于国内、外美容事业及中、西美容医学之迅猛发展、飞速进步和许多高新科技的融入，笔者经过多年之研究，从世界医学分支的高度，率先分别于1996年10月在拙著《保健美容按摩新法》及1997年5月在拙著《中国保健美容按摩新法》（繁体字版）中两次明文指出：世界医学分支已由预防医学、临床医学、康复医学三支鼎立的格局，发展至预防医学、临床医学、康复医学及美容医学四支并驾齐驱的局面。

随着我国美容事业之迅速发展，美容教育也不断提高，最初只有美容中专、大专，现已有培养本科生和硕士生的专门学府。北京联合大学中医药学院率先培养的我国首批具有大专学历的中医美容师，在1996年已走上医学美容的岗位。大连医科大学建立了美容医学院。中华研修大学中医美容系于2000年秋季率先开办了医学美容硕士研修班，2001年又增加了美容专业的管理科学硕士研修班。

2000年，由朝华出版社出版了笔者著的23种中、英、法文版《中国新型按摩挂图》（共72幅），该系列挂图经国家图书馆在全世界中、西文献检索后的专题检索报告是："通过使用以上检索工具及关键词检索，在按摩、针灸、导引、中医及西医领域内，未见同时用中、英、法三种文字一次出版23种，共72幅的《中国新型按摩挂图》；并且据国内外有关文献及报道：中国新型按摩——小剂量按摩为魏慧瑶同志首创；其著的《中国新型按摩挂图》在按摩领域中，无论从文种、版本、内容及数量均属第一"。由于该系列挂图中涉及的许多研究成果均属首次公布，而且是用中、英、法文版同时向全世界发行，这无疑会对扩大中医在国外之知名度、让世界更好地了解中国等方面产生积极的影响。

20世纪末，在《中国科学美容》杂志（精华版本）上，有业内行家人士撰文称：在倍受广大群众喜爱和专家、学者推崇的21世纪的八大保健、美容热门技术和发展趋势中，中国新型按摩榜上有名，并倍受关注。

尤其值得一提的是，历经30余年之思考、探索、实践、研究和提高，笔者在第三章新世纪医学模式论述与评说精要中，率先首次把我首创的新世纪医学模式（即生物－心理－社会和被动与主动相结合的医学模式）公布于世，并选用了几位知名专家学者对此的精要点评。这无疑是对目前国内外之现有保健、美容与医学模式、理念与实践的发展、进步、飞跃和革命有积极的促进作用，这无疑将会对世界当今及未来的保健、美容、养生与医学事业的发展、进步、飞跃和革命产生积极与深远的影响。

具有独特风格而又兼具中、西之长的《按摩美容学》《针灸美容学》《按摩、针灸美容学》《气功美容学》《新中医美容学》等，正在酝酿、诞生，它们必将以各自的美妙风采展现在人们面前，且成为"未来美容学"的重要组成部分。

第三节 本著作的主要特点

保健美容按摩新法与内源性医学——导引医学根本不同于以往的化妆美容法。它们的镇静神经、安定情绪、调整身心、调理脏腑等多方面功能是一般美容法无法与之比拟的。书中介绍的具有东方特色的自身保健、美容、养生奥秘，融中国古代导引功法中具有防病治疾作用的瑰宝"喷气法"，印度的"瑜伽术"，日本的"水晶体"操，中华武术精华里具有强身、健体作用的"拍打法"，传统的自我经穴按摩，现代的穴位按摩美容法、健身法等为一体。其特点是：

（一）身心合一、形神兼备

做保健、美容、养生练习时要求集中思想，排除杂念，身心合一，意气合一，内外合一，动静结合。一般先做专门的深呼吸运动5~7次，然后用自我保健、美容、养生意识去排除一切杂念，做到心无旁虑，气定神凝，专心配合操作或动作，以利于更好地调动机体内显在与潜在的自我健美、养生潜力，使您达到独一无二的形神兼备的自我健美、养生之目的。

（二）一专多能、健美统一

化妆美容法不管使用何种名贵的美容化妆品，也不管有多么高超的美容技巧，只能给人创造一种外在美，而不能给没精打彩的、无生机的眼睛带来任何质的变化。而按本书有关介绍施术，不仅能使您的眼睛焕发神采，而且能同时获健眉、美颜和健身之益。

（三）可作为综合措施

书中介绍的内源性医学——导引医学可单独施行，也可同其他美容、养生措施结合使用。我们知道，不管怎么费尽心机化妆美容出的肌肤美总不如在自身秀丽肌肤基础上再配以素妆来得自然脱俗。因后者综合了东方自身保健、美容、养生按摩新法与导引医学的旺盛气血，健实脏腑，发达肌肉，泽润皮肤，减少皱纹等质的变化之长，如再辅以化妆美容法能渲染外表美的气氛之长，将使您更加光彩照人，健美舒心。

（四）自我健美

顾名思义，本书的自我保健美容按摩新法与内源性医学——导引医学就是传授练习者自己掌握一套具有独特东方风格的保健美容按摩新法与导引医学，无需他人帮助，便能实现自我的健美、养生。

（五）简便易行

导引练习者只要有明确的保健、美容、养生要求，选定适当的练习内容，便可按述进行锻炼，而不需要其他医疗设备和药物。

（六）效果显著

本导引医学健美技术不仅能防治不少疾病（如：关节炎、失眠、习惯性便秘、肩周炎、腰腿痛等），而且能使练习者强壮、健美。如其中的肥胖者"经络减肥美形法"根本不同于目前流行的诸种减肥法。它不仅能帮助练习者按各自的意愿舒舒服服地减肥，而且能使大家知道该减哪个部位与想减哪个部位就减哪个部位，同时使肌肤变得有光泽而又富有弹性。一个月即能初见成效，三个月则能大见成效。

（七）适应范围广

东方的保健美容、养生按摩新法与导引医学的内容丰富，适用范围很广泛。如有"安神、醒脑、益智法""健眉、明目、美颜法""聪耳、美容、健身法""通窍、舒皱、强身法""美唇、莹面、延年法""宽胸、理气、防癌法""经络减肥美形法""防治失眠法"等等。不同年龄、性别和体质的人都可以从事锻炼。总之，它们不仅在预防医学、临床医学、康复医学领域中有广阔的用武之地，且在美容医学、养生医学、公共卫生安全医学领域中亦有极其光明之应用前景。

（八）科学、灵活性强

导引练习者可根据自己的健美、养生目的选择有关章节训练。如想减肥就按"经络减肥美形法"练习；想要消除皱纹就按舒皱法、美容法、美颜法练习；想长寿就按延年法、抗衰法练习。

（九）整体与局部相结合

本书介绍之导引康复美容养生诸法，紧紧抓住与突出了中医之整体观和辨证施治的理论特色，科学地将提高整体之健康水平与改善局部之微循环紧密地结合起来，这有利于巩固、提高患者之康复效果，有助于患者的美容与长寿。

（十）植根于中医理论

本书介绍之康复美容养生诸法，吞吐方圆、融会贯通与兼容并蓄了导引医学等的营养，既深深植根于中医理论之沃土，又吸取了西医学与一系列近代科研成果之营养。它不仅充分展现了阴阳、五行、脏腑、气血、经络、三宝、整体观、辨证施治和天人合一等理论的特色，亦是中医所有临床里唯一真正能充分展现天人合一等理论特色之博大精深与优势，并吸取了神经体液学说、控制论、系统论、信息论、微循环理论、全息生物医学及生命衰老机制等理论精华之独具特色的治疗、美容、健身、益寿法。加上其采用以人为本、医患互动的全新医学模式，这使它不仅能方便简捷、经济、科学的在临床上提高疗效及扩大治疗范围、领域等，并能使它对临床应用天人合一等中医基础理论之水平提升等方面有良好的助益。

（十一）安全、无副作用

本书介绍的自身保健美容按摩新法与导引医学，只要按规章施行，是一种安全，环保，无任何毒、副作用的祛病、健身、抗衰、美容、养生法。

第四节 机制初探

中国的自身保健美容按摩新法与导引医学立足于调动和发挥人体内潜在的健美能力，采用具有东方独特风格的保健、美容、养生手段，既能产生出自然美，又能使人获得健康和长寿。因而它们的魅力吸引着人们去探究其奥秘。对它们的实践和研究表明：无论是从中医和西医的理论来看，还是从许多现代科学研究成果来看，其机制都是很复杂的。下面仅从三方面来作一些初步探索：

（一）从中医学理论的角度看

1. 调和阴阳、平衡五行。按摩穴位，刺激经络，通过经络的作用以调和阴阳，平衡五行，调整脏腑之失调，促进营卫之调和。气血的通畅营养了全身，维持人体内所有器官组织功能的正常，从而获得身体的健美。

2. 疏通经络，通利关节。其良性治疗信息能疏通经络，强筋壮骨，行气活血，通利关节，而令人达到"体柔气和"之境。

3. 固本扶正，培补元气。俗话说："天有三宝：日、月、星；人有三宝：精、气、神"。人的三宝，精乃基础，气乃动力，神乃主宰，这都是维持人的健美的最基本要素。本保健美容按摩新法融会贯通与兼容并蓄了导引医学与西医学之营养，非常重视培补人的精、气、神，即培补人的元气。如"固精法""增精法""延年法""抗衰法""滋阴法""美形法"等。

（二）从西医学理论的角度看

1. 它以良性治疗信息（得宜的刺激经络，按摩穴位等）作为物理刺激因子，通过神经节段性反射，躯体内脏反射或扩散和反馈等，引起一系列应答性的反射，直接作用于或通过神经系统作用于内分泌器官，调节人体的神经、体液及内分泌器官的功能，使之处于良好的水平。比如：大脑皮层处于良性保护刺激之下，可使大脑各功能区协调同步（有序化），诸种内分泌协调适中，从而可改善人的血液循环，改善各器官系统的营养，使人处于良好的生理状态。随着练习效果的日积月累，练习者的健康、美容、养生水平也将逐步提高。

2. 它的良性自我保健、美容、养生信息通过神经系统反射的机转，促使组织内不活动的组织胺释放出活动性组织胺、乙酰胆碱，进而加强血液循环，增强淋巴循环，促进新陈代谢，产生一系列有利于机体正常生命、保健、美容的生理、功能与信息的转归，调动人体的呼吸、消化、泌尿、生殖、运动、神经、内分泌等系统功能的有利因素，可对人体保健、美容、养生产生明显的影响。

3. 它不仅对血液动力有影响，引起一时性血液的再分配，而且能增加血液中的红细胞、白细胞、血小板、血红蛋白的数量以及白细胞的吞噬细菌能力和血清中补体效价。还能增强脑垂体—肾上腺皮质系统和交感神经—肾上腺髓质系统及人体防卫系统对各种伤害性刺激引起的应激性反应，增强机体的免疫（细胞的和分子的）能力。机体内部生命活力的增强有利于受损组织的修复，有利于身体内在力量的统一协调，从而达到人体的自我健康、美容。

4.它给人在肉体上及心理上带来愉快的感觉和享受，帮助人们消除忧虑及悲观情绪，增强克服困难的勇气和自身健美的信心。实践证明：情绪的确能影响人的健康，情绪亦能影响人的健美。

5."生命在于运动"，这是人们早已熟知的道理。运动方式是丰富多彩、多种多样的。本书中的保健、美容、养生技术是一套历史悠长而又有新意的保健美容按摩与内源性医学新法。要想有一个健美的体魄，只要持之以恒地按书中介绍的锻炼就能得到。

6."用进废退"是生物学中的一条基本规律。在本保健、美容、养生技术与内源性医学中它得到了充分的体现。所以在习练中要循序渐进，坚持不懈，以期由"量变"到"质变"，从而达到健与美之目的。

（三）从一些现代研究成果看

1.从现代生物控制论来看：目前，世界上研究生命科学的专家们认为，从控制论的角度可把人体看成一个完整的自我调节控制系统。大脑是该调控系统的中心，它担任分析、处理来自体内外的各种信息，以维持生命，保持健美的动态平衡。东方的自我保健美容按摩与内源性医学新法是用一些柔缓、连贯、相宜的物理刺激因子，给大脑中枢以良性刺激，使大脑皮层与全身休养生息，以利自动调控人体自身生命的和健美的平衡系统向好的新的动态平衡转化。它把人体自稳调节机制及人体对外环境因素的防御能力看作是维持正常生命、健康和美容的根本原因与内部根据。由此可见，东方的自我保健、美容、养生按摩与内源性医学新法是符合生命科学规律的。

2.从身心医学的观点来看：已引起各国科学界极大兴趣的身心相关自控稳态调节学说是当今生命科学的尖端。本书介绍的自我保健、美容、养生按摩与内源性医学新法的基本点之一就是"身心合一"，这与现代的身心医学观点是一致的。

3.从系统内能的观点来看：人体任一系统内能的失调，均能导致该系统出现病变；而任一系统的病变也必然会引起该系统内能的异常。对失调的系统内能进行适当调整使其恢复正常，就能起到有利于维护生命、健康、美容的积极作用。如气滞血瘀者通过本技术的习练，可使气血系统内能增大，加速气血运行。由于气行血活不仅利于消除气滞血瘀之弊，而且会收"气色好"的保健、美容、养生之效。

4.从信息论的观点来看：现代生物学研究揭示，人体的脏器都各具有特定的生物信息（各自固有的频率和生物电等）。当脏器发生病变时，有关的生物信息就会随之发生变化。而这种信息的改变会影响整个生命系统的平衡。本自身保健美容按摩新法系通过各种得当合理的良性刺激或各种能量传递等形式，作用于身体的特定部位（或穴位），产生一定的生物信息。该信息经传递系统输入到有关脏器，使失常的生物信息得到调整，从而使原先失调的生命的和健美的动态平衡向好的方向转化。这种信息调整是自我保健、美容、养生的依据。

5.从微循环的观点来看：微循环学者认为一个机体健全的微循环功能是保证其正常的生理、功能、生命信息和健美信息的前提。当微循环发生障碍时许多疾病便要发生，健与美就要受损。本书中的健与美技术能有效地调整微循环功能。比如：我们只要用两手互搓至热按摩一会儿面部，立刻收到提高面部皮温，加强面部血液循环等明显的健美、养生效果。

6.从衰老机制的观点来看：虽然影响衰老的有精神、生理、环境、社会诸多因素，但究其机制可知，衰老始于细胞（尤其重要的是脑神经细胞），细胞的衰老又发生于代谢失调。而本书的自我保健、美容、养生新法恰能有效地改善机体的新陈代谢。如"安神、醒脑、益智法"就不仅有安神、醒脑、益智、通窍、调和百脉之功，而且能使习练者身心调和、统一、安定，使头脑更富有思维力、创造力。这无疑有利于改善脑组织的营养，推迟脑细胞的衰老进程，有利于人的健康、美容、长寿。

综上所述，我们已不难看出，中国的保健、美容、养生按摩与内源性医学新法的机制确实较为复杂，有许多课题还有待深入探讨。

第五节　注意事项

习练者在医生的指导下，在整体观念和辨证论治的精神指导下进行自我健身、美容与养生导引的锻炼，有以下几条应当注意：

1.空气清新：练习一般可在家里进行。要求环境清洁、安静，空气新鲜，室温适宜。不宜在当风之处练习，以免引起不适或着凉。

2.剪修指甲：应勤剪指甲，修磨圆钝，卸除有碍施术的物品（如指环等），以免损伤皮肤。

3.手要洁、暖：操作时手应保持清洁和温暖（尤其是做面部、眼部等部位的练习时），以免触及皮肤时引起肌肉紧张和不良反应，影响保健、美容、养生效果。施术前最好能用温热水洗手。

4.取穴准确：本保健、美容、养生按摩与内源性医学新法多是以刺激经穴来达到自我健与美的目的，故准确的取穴是重要的。练习时可参考附图，认真地取穴。

5.用力适当：用力的大小适当与否，会影响练习效果。用力太小，起不到应有的刺激作用；若太大，则易造成不应有损伤。一般宜先轻后重，继而转轻结束。应审慎细心地按规定操作，以稍有酸胀或麻电感为宜。

6.灵活选择：根据各自的身体情况、生活习惯、健美要求，确定适合自己的练习内容，不必拘于书中章节及练习的次数。

7.循序渐进：开始时，练习次数要由少到多。勿急躁冒进，操作太猛。要让自己身体有一个适应过程，再逐渐增大运动量，循序渐进。

8.贵在持恒：要想健美，须有恒心，有毅力。虎头蛇尾，是断然收不到好效果的，因为一劳永逸是不符合生命科学的规律的。

9.急病宜先就诊：发生急病时应赴医院诊治，再视情况进行本技术的练习。这样有利于病者的早日康复及健康与美容。

第六节 常用手法

自身保健美容按摩新法的手法较为简单。且多要重视配合呼吸操作。现将几种常用手法分述如下：

（一）按法

1.定义：以手在自身需施术的适当穴位（或部位）有节奏的、一超一落的按摩法。

2.操作：以腕部活力带动操作部位，配合呼吸有节奏地平稳操作。用力应由轻到重，逐渐增加，继而转轻。着力的轻重，应视施术部位不同而异，要求感应深透，有时稍有酸胀感。

3.分类：常用的有指按法（如图1）、掌按法（如图2）及单、双手之分。

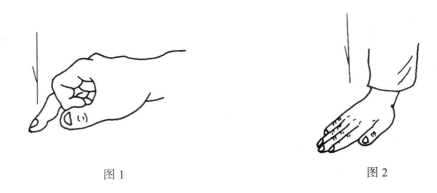

图1   图2

4.效能：中医学理论认为，按法具有疏通经络、开导闭塞、祛寒止痛、帮助消化、舒皱美容等作用。西医学研究认为：按法有放松肌肉、矫正畸形的功能。还有人认为，按法和摩法联用，能降低过高的神经兴奋，改善组织的血运与营养，增强肌体内的氧化过程，改变淋巴管内的瘀滞状态等。

（二）摩法

1.定义：以手在自身需施术的适当穴位（或部位）柔软摩动的一种按摩法。

2.操作：以腕部的活力带动操作部位进行操作，要求轻柔、缓和、协调。不要时轻时重，一般速度为每分钟约60次，不宜过快，使被按摩部位感到舒痒和微热为宜。

3.分类：常用的有指摩法（如图3）、掌摩法（如图4、图5）及单、双手之分。

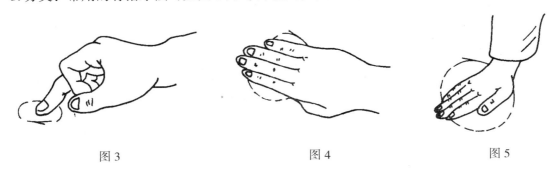

图3   图4   图5

4.效能：中医学理论认为，摩法具有和中理气、消积导滞、消炎退热、消肿散寒、调运气血、止痛、消皱、美容等作用。有人认为"急摩为泻、缓摩为补"。西医学认为：摩法能改善汗腺及皮脂腺的功能，提高局部皮温，促进衰老细胞的脱落；调节肠胃的蠕动；加速血液、淋巴液的循环；调整和重新分配血液。也有研究认为：持续摩动数分钟能降低兴奋性，有镇静、止痛、麻醉等作用。

（三）推法

1.定义：以手在自身需施术的适当穴位（或部位）按而送之的一种按摩法。

2.操作：用手贴紧皮肤，配合呼吸，以腕部活力带动操作部位，屈伸往返活动，有节奏地一推一撤。推的动作不宜过快过猛，撤手动作宜缓如抽丝。感应随所用推力的大小而异，可分别达皮下、肌肉、骨骼、内脏等。

3.分类：常用的有指推法（如图6）、掌推法（如图7）及单、双手之分。

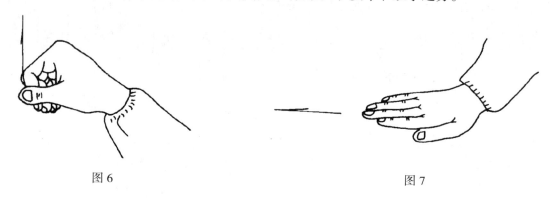

图6　　　　　　　　　　　　　　　　　图7

4.效能：中医学理论认为，推法可调和营卫，疏经活络，消积，消肿，散瘀止痛，滋润皮肤，减少皱纹等。西医学研究表明：推法具有加强血液循环和淋巴循环，提高肌肉的工作能力，提高神经的兴奋性，改善呼吸系统的功能等作用。

（四）拿法

1.定义：以手在自身需施术之适当穴位（或部位）拿动的一种按摩法。

2.操作：以手指的活力带动操作部位操作。拿法刺激较强，要求和缓有力，动作协调、连贯，由轻渐重，不宜突然用力。感应较强，由瞬间酸麻感，转为轻快感。

3.分类：常用的有二指拿法（如图8）、三指拿法（如图9）及单、双手之分。

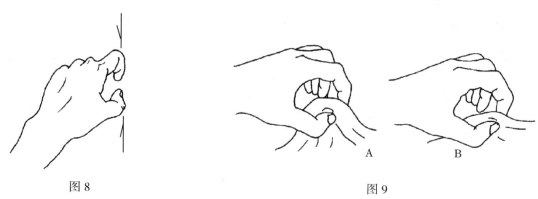

图8　　　　　　　　　　　　　　　　　图9

4.效能：中医学理论认为，拿法具有调和阴阳、疏通经络、驱风散寒、开窍止痛、缓解痉挛、助本返阳、急救昏厥、美容等功效。西医学研究证明：拿法可恢复神经感觉，加强血液循环，改善局部新陈代谢，增加关节的灵活性和肌肉的收缩力。

（五）敲法

1.定义：以手（或适当器具）在自身需施术的适当穴位（或部位）上敲击的一种按摩法。

2.操作：以腕部活力带动操作部位，并多配合以喷气法，由轻渐重，重而转轻(以获得舒畅、轻灵感觉为准)。动作要轻松、协调、灵活有弹性。感应要舒服、深透。

3.分类：常用的有指敲法（如图 10）、拳敲法（如图 11）及单、双手之分。

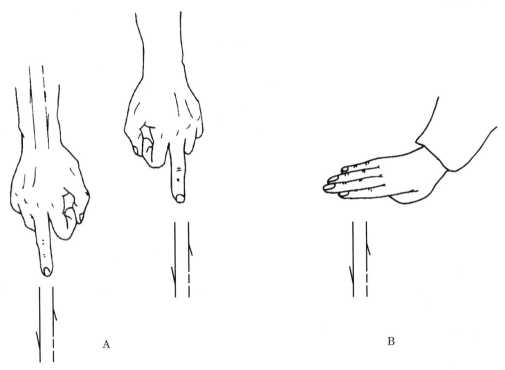

A   B

图 10

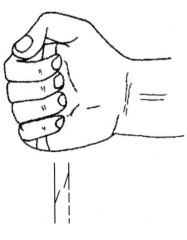

图 11

4. 效能：中医学理论认为，敲法具有振奋精神、疏经活络、宣通气血、祛风散寒、消除酸胀、强筋壮骨、开胸顺气、消皱美容等作用。西医学研究表明：敲法可调节神经活动，改善体液循环，缓解疼痛，消除肌肉紧张，改善施术部位的组织营养，消除表浅的麻木感觉及神经障碍等。还有人认为，用中等强度手法敲动上背部，能使脉搏变慢，并有抗心律不齐的作用。

（六）拨法

1. 定义：以手指在自身需施术的适当穴位（或部位）上拨动的一种按摩法。

2. 操作：以腕部活力带动手指在垂直肌肉纤维和骨骼的方向上轻巧、和缓、稳健地拨动纤维。感应要求深透，转而产生松快感觉。

3. 分类：常用的是指拨法（如图 12）。

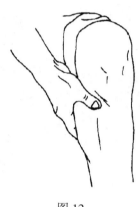

图 12

4. 效能：中医学理论认为，拨法具有驱寒通闭、舒筋消瘀、通经活络、消除疲劳、美容等作用。西医学认为：拨法可改善局部的新陈代谢，调节神经状态，松解粘连，使肌体内氧化过程增强。

（七）擦法

1. 定义：以手在自身需施术的适当穴位（或部位），直线往返擦动的一种按摩法。

2. 操作：用手掌紧贴皮肤，并稍用力下压，以腕部活力带动操作部位，做上下或左右的直线往返擦动。压力要均匀而适中，频率约每分钟 100 次，以感应舒适、温暖为宜。

3. 分类：常用的有掌擦法（如图 13），小鱼际擦法，大鱼际擦法及单、双手之分。

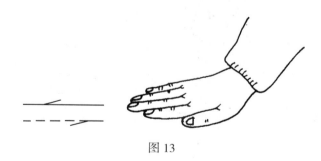

图 13

4. 效能：中医学理论认为，擦法能温经散寒，祛风除湿，宽胸理气，调理脾胃，益气养血，扶正祛邪，健身美容。西医学则认为：擦法有提高局部皮温，改善血液、淋巴循环，改善新陈代谢等效能。

（八）揉法

1. 定义：以手（或指）在自身需施术的适当穴位（或部位）上揉动的一种按摩法。

2. 操作：以腕部（或掌指部）活力带动操作部位，轻柔和缓地回旋揉动。揉动的幅度大小视需施术部位范围而定，揉动时操作部位应始终接触皮肤，使被施术处皮肤（或连皮下组织）随揉动而滑移着。揉动的速度多为每分钟60次。揉动的轨迹多绕成环形。感应以平和、舒适、深透为宜。

3. 分类：常用的有指揉法（如图14）、掌揉法（如图15）及单、双手之分。

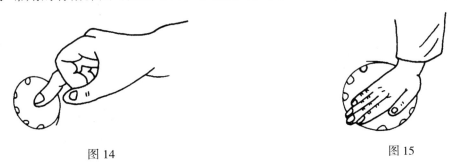

图14　　　　　　　　　　　　　　　　　　图15

4. 效能：中医学理论认为，揉法具有调和气血、宽胸理气、消肿止痛、调理脾胃、通经散结、健身等作用。西医学研究表明：揉法能剥离粘连，增强组织中组织胺和乙酰胆碱的产生，加强血运，改善体液循环和组织营养，提高抗病和再生的能力等。

（九）捻法

1. 定义：以手指在自身需施术的适当穴位（或部位）上捻动的一种按摩法。

2. 操作：以腕部活力带动手指指端罗纹掌面（或指端或指端桡侧掌面），如捻线状对称地捻动，着力要均匀轻巧（不可呆滞）。动作要柔和、明快、利索、连贯、自然。操作时，有轻微的舒痒感（适应后，就渐觉不痒，而只感舒服）。

3. 分类：常用的有拇、食指捻法（如图16）和拇、中指捻法（如图17）之分。

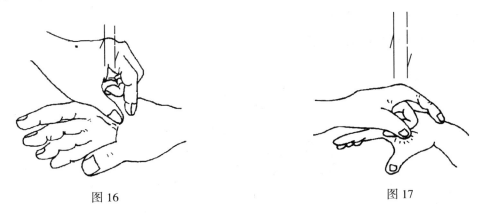

图16　　　　　　　　　　　　　　　　　　图17

4. 效能：中医学理论认为，捻法具有调运气血、通利关节、散瘀消肿、镇静止痛、祛风、软坚、健身等作用。从西医学的角度来看：捻法具有改善局部新陈代谢、促进循环、灵活关节、增强肌力等作用。还有人认为，轻而短，弱力柔和的手法刺激（向心性），具有兴奋、激发、滋补、营养等作用。

（十）掐法

1. 定义：以手指甲及指端部在自身需施术的适当穴位（或部位）上掐压的一种按摩法。

2. 操作：以腕部活力贯注于指甲轻巧适当地掐压。不能过猛过急，以免损伤皮肤及软组织。感应要求深透舒服。切勿掐破皮肤，但可留下掐的痕迹。

3. 分类：常用的有拇、食指相对掐法（如图18）及拇、中指相对掐法（如图19）之分。

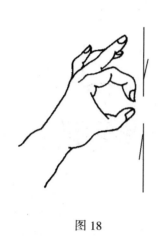

图 18

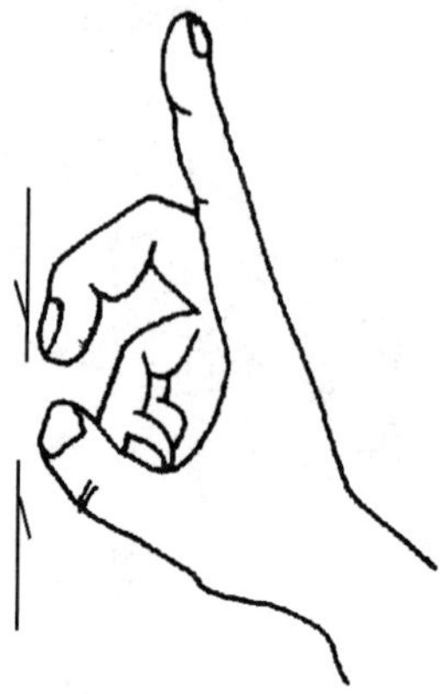

图 19

4. 效能：中医学理论认为，掐法具有疏通经络、调和营卫、行气活血、散寒祛风、醒脑提神、治脱回阳、安神、开窍、美容等作用。西医学认为：掐法具有消肿胀，去疼痛，调整神经、体液的平衡，加强血液循环等作用。

（十一）摇法

1. 定义：以手将自身需施术的关节部分摇动的一种按摩法。

2. 操作：取坐位，以单（或双）手持住自身需施术的适当部位回环操作。摇动时，着力宜缓、宜轻、宜稳，由小渐大。摇动速度由慢渐快，逐渐增大关节的活动幅度，摇动的范围须在身体许可范围之内，不可粗暴操作。有严重骨性病变、关节障碍者，尤需注意。

3. 分类：常用的是摇踝关节法（如图20）等。

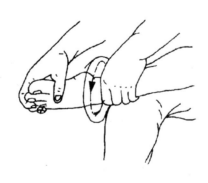

图 20

4.效能：中医学理论认为，摇法具有疏经活络、行气活血、通利关节、理筋理骨、健身等作用。西医学认为：摇法具有松解粘连、缓解痉挛、恢复关节活动，以及正骨复位、改善循环、增强组织营养等功能。

（十二）抹法

1.定义：以手（或手指）在自身需施术的穴位（或部位）抹动的一种按摩法。

2.操作：以手（或手指）贴紧皮肤，配合呼吸，以腕部活力带动操作，根据需要做上下左右或弧形曲线往返抹动。着力一般较推法为重，但应由轻渐重，继而转轻结束。要均匀、缓和，不要过猛，以免损伤皮肤。要求感应深透，瞬间酸胀，继而舒适、提神。

3.分类：常用的有掌抹法（如图21）、指抹法及单、双手之分。

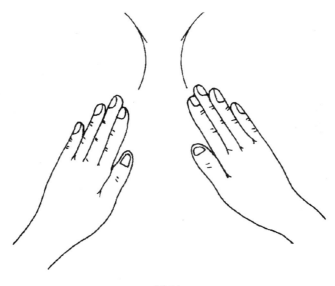

图 21

4.效能：中医学理论认为，抹法能调和阴阳，宣通经络，开窍镇静，醒脑提神，舒皱美容。西医学研究表明：抹法有扩张血管、改善新陈代谢、调整神经系统及体液循环等功能。

以上十二种乃基本手法，实际操作时往往采用复合手法。这时将重点手法写在前面，配合使用之手法则列于后面。如"揉按法"，是以揉为主，手法偏轻；而"按揉法"，则以按为主，手法偏重，两者各有偏重。

第七节 取 穴 方 法

取穴法又名定穴法、审穴法。常用的有三类：

（一）体表（自然）标志取穴法

又可分为定型之标志与动态之标志。

1.定型之标志：用五官、毛发、爪甲、乳头、脐窝，各种骨性或肌性标志来取穴。如乳头中央为乳中穴，脐中为神阙穴等。

2. 动态之标志：即用各关节的皮肤皱纹，经活动而出现筋肉凹陷时取穴，或用一定的动作来取穴。如虎口交叉，在食指尽端取列缺穴（参见图 216，见第 99 页）。直立，两手自然下垂，中指尖所到之处取风市穴（参见图 258，见第 115 页）等。

（二）指寸法

又可分为直寸法与横寸法两种。

1. 直寸法（又称直指量法）：一般以中指第二节（如图 22 所示），两横纹间的距离为 1 寸（后人称之为"中指同身寸"）；也有以食指的末节为 1 寸，加中节为 2 寸。但后面这种方法目前已很少采用，故从略。

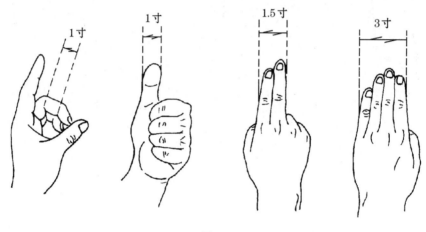

图 22

2. 横寸法（又称横指量法）：以 4 横指为 3 寸，2 横指为 1.5 寸，大拇指末节之横度（距）为 1 寸（图 22）。

（三）骨度分寸法（又称折量法或等分法）

在体表标志取穴法的基础上，将人体的一定部位（无论男女老少或胖瘦长短均一样），按图 23（见第 17 页）所示折成一定的等分，用来对离开标志较远部位取穴。

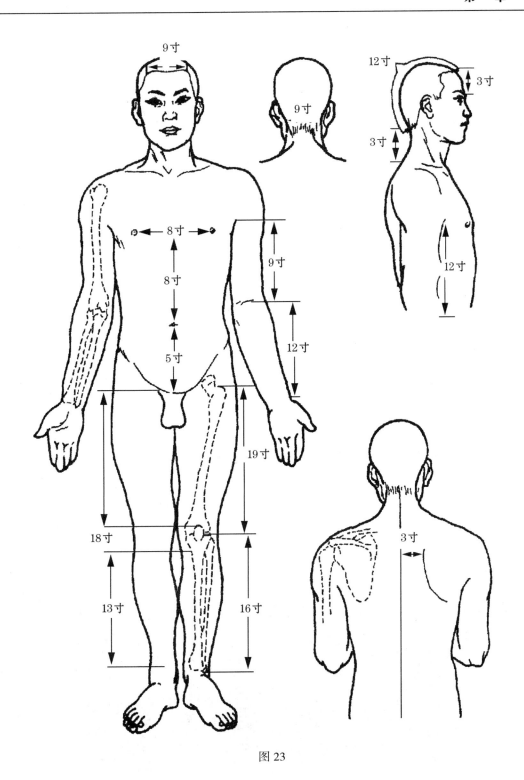

图 23

第二章 人体康复、美容、养生诸法图解

第一节 头部保健美容法

中国医学认为：头乃精明之府、清空之脏，为诸阳之会、百脉所通，系一身之主宰，对控制与调节人体的生命活动起着极其重要的主导作用。

通过实践和研究证实：练习下列各式，能安神、醒脑、益智、通窍，百脉调和，使人身心调和、统一、宁静，头脑聪慧。

一式：

思想集中，两目微闭，排除杂念，调匀呼吸，身体静松，舌尖轻抵上腭，（各式均同，以下从略）。自然仰卧，双下肢分开，稍比肩宽，伸直放松。一手掌心置于神阙穴（即肚脐），另一手掌心置于前手背上（图24），做缓慢而有节奏的深腹式逆呼吸（用鼻吸气时，收腹；用口呼气时，腹还原，两手随腹起落，重复16次。

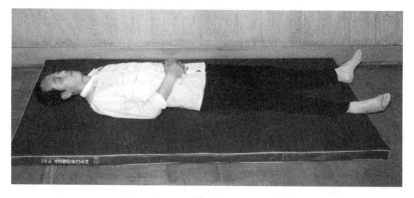

图 24

练习后，可感觉腹部温暖舒适，有培补元气、健身益寿之效。

二式：

体位同前式。吸气时，将足、手、头均稍抬起，距床（或地）约5cm。随之屏气，眼看（或"内视"）足尖，保持此全身紧张姿势，想象足在伸展、伸展，直至无限远处（图25，见第19

页）。到屏不住气时，呼气，放松还原。重复 3~5 次。

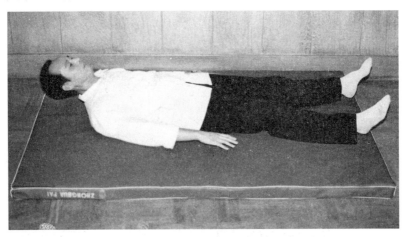

图 25

练习后，全身温暖、微汗、轻松，有消除疲劳、治疗失眠的功效。

三式：

起身，并足成跪势，足背向下，两目微闭，双手在身后互握（图 26）。呼气时，先将臀部坐在双足跟上，再让身体前屈，至头触地（或床面），使眉中点、鼻尖、肚脐摆正在同一直线上，眼内视肚脐（图 27，见第 20 页），静静默数自然呼吸 8 次。吸气，还原成跪势。重复 3~5 次。

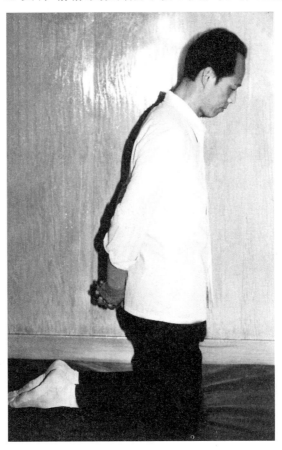

图 26

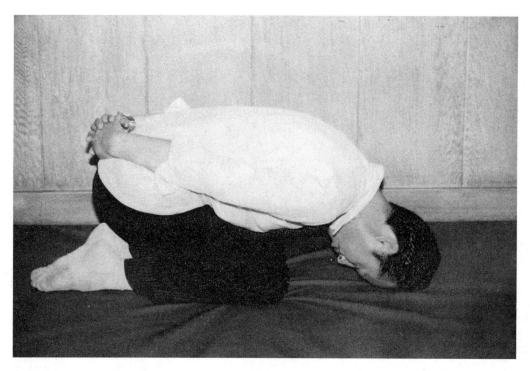

图 27

此式可调节身心统一，安定情绪，坚定意志。

四式：

1. 按阳白穴（眼平视，直对瞳孔，眉上 1 寸处。见图 28）：用双拇指指端罗纹面分置于双阳白穴处，按下时吸气（以略有酸胀感为度，以下相同处从略），呼气时还原。重复 5~7 次。

2. 用双中指指端有节奏地敲双阳白穴，重复 16 次。

3. 用双中指指端罗纹面轻揉双阳白穴，顺时针、逆时针方向各 8 次。

4. 双食指均屈成弓形，以第二指节的桡侧面（图 29）紧贴印堂穴（两眉间的中点，见图 28），同时由眉间沿前额分向两侧抹推（图 30，见第 21 页）至脑后。重复 32 次。

此式有祛风、明目、醒脑、开窍、舒额皱的功效。

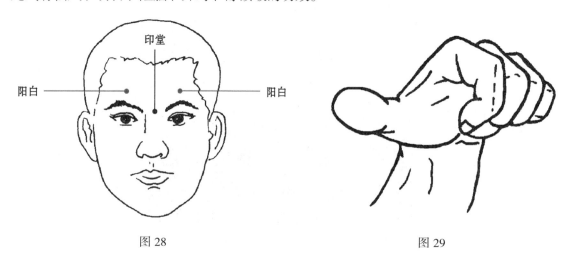

图 28

图 29

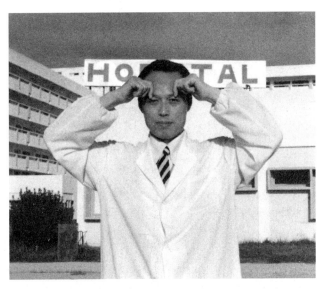

图 30

五式：

1. 按神庭穴（前发际正中上 0.5 寸处。见图 31 ）：用一中指指端罗纹面置于神庭穴处，按下时吸气，呼气时还原。重复 5~7 次。

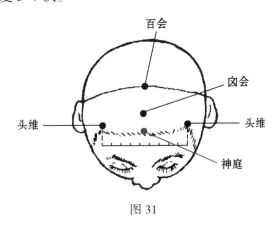

图 31

2. 用一手掌心有节奏地敲击神庭穴，同时紧叩齿，闭紧唇，随掌敲击的节奏，用鼻以"喷气法"的方式呼气（喷气时宜快，发出"呼"声为佳），吸气时休息。重复 16 次。

3. 用一中指指端罗纹面揉神庭穴，顺时针、逆时针方向各 8 次。

4. 双手自然相对置于头上，以双中指紧贴神庭穴，同时由神庭穴，沿头两侧抹推至两侧发际。重复 32 次。

此式有宁神、安眠、通窍、保颜的功效。

六式：

1. 按头维穴（在前发际额角处，相当神庭穴旁开 4.5 寸。见图 31 ）：以两中指指端罗纹面分置于双头维穴处（图 32，见第 22 页），按下时吸气，呼气时还原。重复 5~7 次。

2. 以两中指指端有节奏地分敲双头维穴各 16 次。

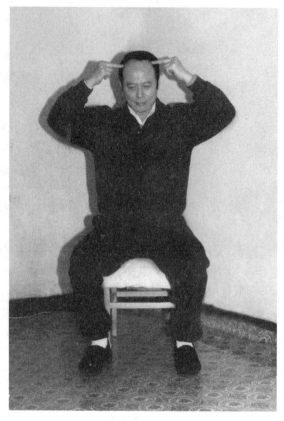

图 32

3. 以两中指指端罗纹面分揉两头维穴，顺时针、逆时针方向各 8 次。

4. 双手自然相对分置于头两侧，以双中指紧贴两头维穴，同时由头维穴沿头两侧抹推至脑后发际。重复 32 次。

此式有宁神、止痛、消额皱、美面的功效。

七式：

按五式中 1、2、3、4 的顺序和操作，施术于囟会穴（百会穴前 3 寸。见图 31、图 33）。

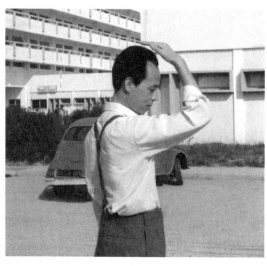

图 33

此式有通鼻窍、去头风的功效。

八式：

按五式中 1、2、3、4（图 34）的顺序和操作，施术于百会穴（在头顶正中线与两耳尖连线的交会处。见图 31）。

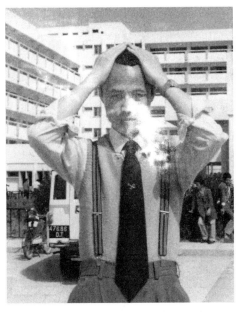

图 34

此式有通窍宁神、平肝息风、升阳固脱的功效。

九式：

1. 按风池穴（颈后枕骨下，与乳突下缘相平，大筋外侧凹陷处。见图 35）：以双拇指指端罗纹面分置于双风池穴处（图 36），按下时吸气，呼气时还原。重复 5~7 次。

2. 以双中指指端有节奏地敲双风池穴，重复 16 次。

3. 用双中指指端罗纹面揉双风池穴，顺时针、逆时针方向各 8 次。

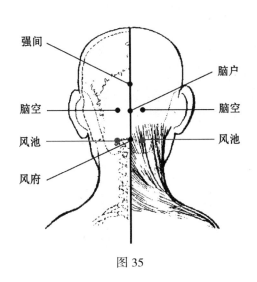

图 35

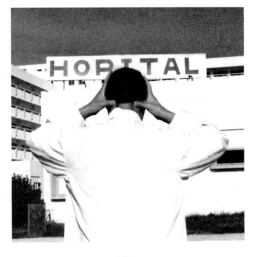

图 36

4. 双手自然相对置于颈项，以双中指指端罗纹面紧贴双风池穴，同时由风池穴沿颈两侧抹推至锁骨。重复 32 次。

此式对疏风明目、聪耳益智、治疗头痛、降低血压及增强记忆力有显著功效。

十式：

1. 按头针的"感觉区"（自"运动区"向后平移 1.5cm 的即为感觉区。见图 37、图 38、图 39）：以双中指指端罗纹面分置于两"感觉区"的下界，按下时吸气，呼气时还原。从下界按至上界，又从上界按至下界为 1 遍，重复 3 遍。

2. 以双中指指甲部从下至上，又从上至下掐切双"感觉区"为 1 遍，重复 3 遍。

3. 以双中指指端有节奏地敲"感觉区"。从下至上，又从上至下为 1 遍，重复 16 遍。

4. 双手自然相对，置于头两侧，用双中指指端罗纹面揉双"感觉区"。从下至上，又从上至下为 1 遍，重复 8 遍。其他手指也随着中指的操作而揉头。

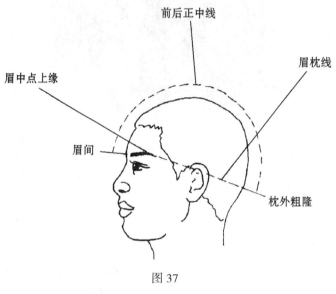

图 37

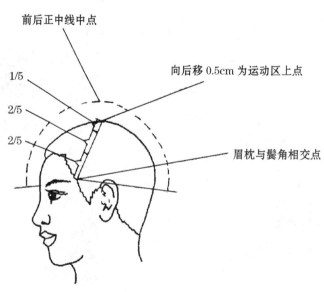

图 38

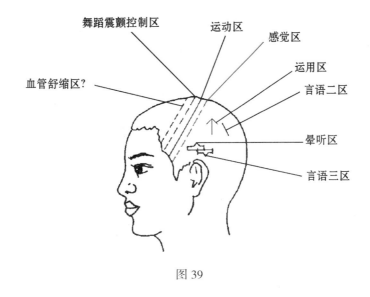

图 39

此式除有治头部、面部及全身的麻木疼痛，防治白发、脱发的作用外，对醒脑、提神、明目尤有显著效果。

有些患者，尤其是脑病患者，亦可根据自己的需要，选用其他头针穴位，按十式的介绍操作，亦能奏效。因此，下附头针刺激区的定位及主治作用表（见图40、图41、图42和表1），以供参考。

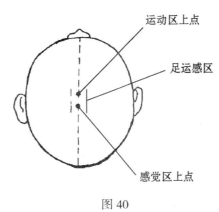

图 40

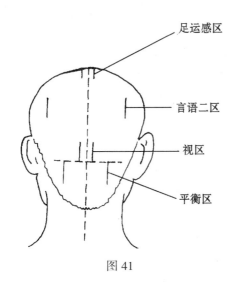

图 41

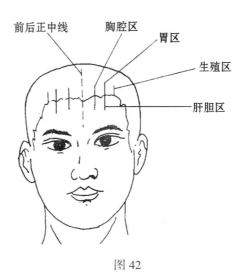

图 42

头针刺激区定位及主治作用表（表1）

表1 头针刺激区定位及主治作用表

名称		定位	主治作用	
运动区	下肢、躯干区	以前后正中线中点后0.5cm（同身寸的1/4）处为上点，眉枕线鬓角和发际前缘的交点为下点作一连线为本区	本区上1/5处	对侧下肢瘫痪
	上肢区		本区中间2/5处	对侧上肢瘫痪
	面区		本区下2/5处	对侧中枢性面瘫，运动性失语，流涎症，发音障碍
感觉区	下肢、头、躯干区	自运动区向后平移1.5cm（同身寸的3/4）处为本区	本区上1/5处	对侧腰腿痛、麻木、感觉异常，后头部、颈项部疼痛，头晕
	上肢区		本区中2/5处	对侧上肢麻木、疼痛、感觉异常
	面区		本区下2/5处	对侧偏头痛，三叉神经痛，牙痛，颞颌关节炎
足运感区		在前后正中线两侧旁开各1cm，与该线平行自感觉区上点后1cm平齐处向前进针3cm，为本区	下肢瘫痪、麻木、疼痛，急性腰扭伤，夜尿，子宫脱垂	
舞蹈、震颤控制区		自运动区向前平移1.5cm为本区	小儿风湿性舞蹈病，震颤、麻痹病和综合征	
血管舒缩区？		自舞蹈震颤控制区向前平移1.5cm为本区	皮层性浮肿，高血压	
晕听区		在耳尖直上1.5cm处向前后各2cm处作一平直线，计长4cm，即为本区	神经性耳鸣，头晕，听力下降，内耳性眩晕	
言语2		自顶骨结节后下2cm处，向后作平行正中线长3cm的直线，为本区	命名性失语症	
言语3		晕听区中点向后平移4cm为本区	感觉性失语症	
运用区		以顶骨结节为起点，向下、前、后分别成40°角刺三针，每针进针3cm	失用症	
视区		自枕处粗隆平齐，旁开1cm处，向上与正中线平行作4cm长直线，即为本区	皮质性失盲症	
平衡区		自枕外粗隆平齐，旁开3cm处，向下与正中线平行作4cm长的直线，即为本区	小脑疾病引起的平衡失调	
胃区		以瞳孔直上的发际处为起点，向后与正中线平行作2cm长的直线，即为本区	对上腹部不适有一定的治疗作用	
肝胆区		从胃区向前作2cm长的直线，即为本区	对右上腹及右季肋部疼痛，慢性肝炎有一定治疗作用	
胸腔区		以胃区与前后正中线之间，以发际为中点向前后各作2cm长的直线，即为本区	哮喘，胸部不适，室上性阵发性心动过速	
生殖区		在胃区外侧，以胃区和胸腔区的距离向后作长2cm的直线，即为本区	功能性子宫出血，配合足运感区可治子宫脱垂	

十一式：

1. 按风府穴（后发际正中上1寸，相当枕骨粗隆直下方凹陷处。见图35，见第23页）：用一拇指指端罗纹面置于风府穴处，按下时吸气，呼气时还原，重复5~7次。

2. 以一中指指端有节奏地敲风府穴，重复16次。

3. 以一拇指指端罗纹面揉风府穴，顺时针、逆时针方向各16次。

4. 双手自然相对，置于项后，以双中指指端罗纹面紧贴风府穴，由风府穴处沿颈两侧抹推至锁骨。重复32次。

此式有治眩晕、利咽喉、降血压、祛风、活络、止痛的功效。

十二式：

1. 按脑户穴（风府穴直上 1.5 寸，相当枕骨粗隆上方。图 35，见第 23 页）及强间穴（脑户穴直上 1.5 寸。图 35，见第 23 页）：以一手的食指和中指之指端罗纹面，分置于脑户穴、强间穴处（图 43），按下时吸气，呼气时还原。重复 5~7 次。

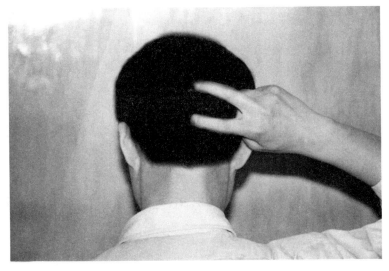

图 43

2. 以一手的食指和中指之指端有节奏地敲脑户穴及强间穴，重复 16 次。

3. 以一手的食指和中指指端罗纹面揉脑户穴与强间穴，顺时针、逆时针方向各 8 次。

4. 两手掌紧盖双耳，双手中指相对置于枕骨处，食指骑于中指上（图 44），后食指同时滑下，有节奏地弹敲枕部，重复 32 次。置于脑后的手指不动，快速而有节奏地将紧盖双耳的两掌一松一紧（图 45，见第 28 页），重复 32 次。

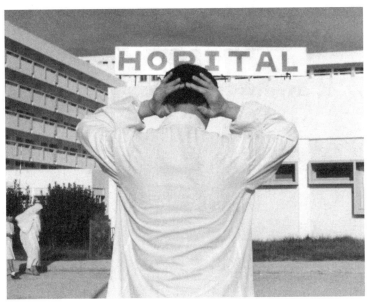

图 44

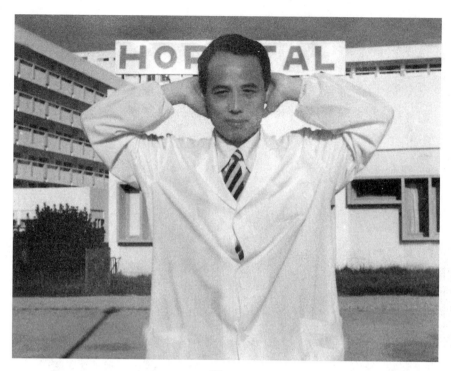

图 45

此式可益脑清神，消除疲劳，增强记忆，增强听力，改善耳鸣，提高工作效率。

十三式：

1. 揉发根：两手十个指端从前发际正中开始（图 46），沿头顶向枕后揉至后发际，再分揉至头两侧发际为 1 遍。重复 3~5 遍。以发根部感温暖舒适为宜。

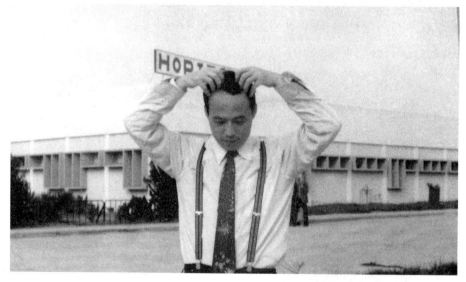

图 46

2. 两手十指端仍沿同样线路，有节奏地轻敲头部，操作 5~7 遍。

3. 两手掌互擦（图 47，见第 29 页）至热，随之依印堂→头顶→枕部→后发际的顺序抹推至大椎穴（第七颈椎棘突下。图 48、图 49、图 50，均见第 29 页）。重复 32 次。

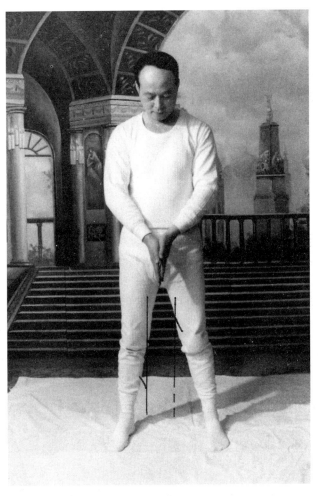

图 47

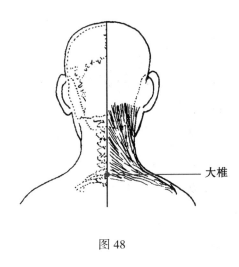

大椎

图 48

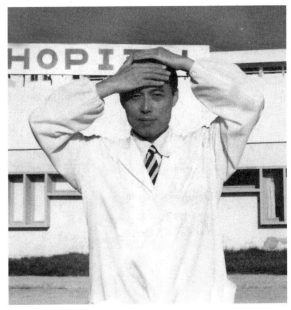

图 49

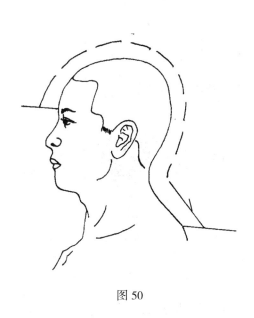

图 50

此式有美容、益寿、改善头部气血、振奋精神、止头痛、防治白发和脱发的功效。

附：

一种简便易行的健美方法

调查资料表明，女性寿命一般比男性长 5~8 年。原因可能很多，但这和妇女一生中梳头的时间比男性要多些有关系。因梳头能加强头部的血液循环，利于改善中枢神经的新陈代谢，益于推迟脑细胞的衰老进程，从而起到了一定的抗衰老和延年益寿的效果。早在明代就有人提倡"发宜常梳"的养生之道，为此建议读者每日沿十三式中介绍的线路，梳头 1~2 次，每次 2~3 分钟。以清洁的牛角、象牙或龟甲制的宽齿梳子尤佳。

第二节　眼部保健美容法

眼睛是"灵魂"的窗户。它与十二经脉都有着直接或间接的联系。《素问·五脏生成》载："诸脉者皆属于目。"《灵枢·大惑论》曰："五脏六腑之精气，皆上注于目而为精。"《灵枢·口问》亦云："目者，宗脉之所聚也。"而眉、眼又构成一个整体。人们常说"眉清目秀""眉开眼笑""眉目传神"等，总是把眉与眼相提并论，可见它们是密不可分的。

您想减少或消除眼周的皱纹吗？您愿自己的眼睛更具神采吗？下面介绍的眼部保健美容法可以为您提供帮助。

一式：

1. 按攒竹穴（眉头内侧凹陷处。图 51）：以双拇指指端罗纹面分别置于双攒竹穴处，按下时吸气，呼气时还原（图 52）。重复 5~7 次，以稍有酸胀感为佳。

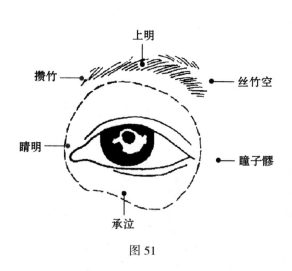

图 51

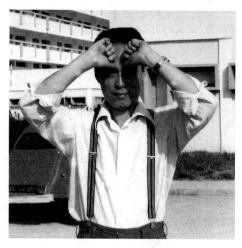

图 52

2. 以双中指指端有节奏地敲两攒竹穴，重复 16 次。

3. 以双中指指端罗纹面揉两攒竹穴，顺时针、逆时针方向各 8 次。

此式有秀眉、治头痛、治面神经麻痹及防治眼病等作用。

二式：

1. 按睛明穴（眼内眦内 0.1 寸，再向上 0.1 寸许。图 51，见第 30 页）：以一手（左或右）的拇指和食指分置于双睛明穴，向下按时吸气，呼气时还原；向上挤时吸气，呼气时还原（图 53）。一按一挤，重复 5~7 次。

2. 双中指指端有节奏地敲双睛明穴，重复 16 次。

3. 以双中指指端罗纹面揉双睛明穴，顺时针、逆时针方向各 8 次。

此式可疏风清热、通络明目，对消除眼内眦的皱纹尤有奇效。

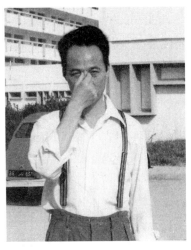

图 53

三式：

按一式 1、2、3 的顺序与操作，施术于双上明穴（眉弓中点，眶上缘下。图 51，见第 30 页）。

此式有秀目，治疗屈光不正、角膜白斑、视神经萎缩等作用。

四式：

按一式 1、2、3 的顺序与操作，施术于两瞳子髎穴（眼外眦外侧约 0.5 寸处。图 51，见第 30 页）。

此式有祛风、明目的功效，对消除眼外眦的皱纹有显著疗效。

五式：

1. 按承泣穴（眼平视，瞳孔直下，当眼球与眶下缘之间。图 51，见第 30 页）：以双中指指端罗纹面分置于双承泣处（图 54），按下时吸气，呼气时还原。重复 5~7 次。

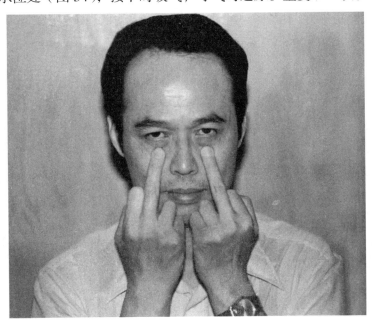

图 54

2. 以双中指指端有节奏地敲双承泣穴，重复 16 次。

3. 以双中指指端罗纹面揉双承泣穴，顺时针、逆时针方向各 8 次。

此式有明目、消除下眼睑部皱纹的功效。

六式：

1. 按四白穴（眼平视，瞳孔直下 1 寸稍内，当眶下孔部位。图 55）：以双食指指端罗纹面分置于双四白穴（图 56），按下时吸气，呼气时还原。重复 5~7 次。

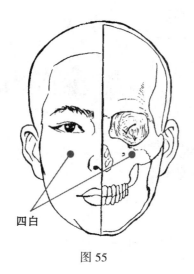

四白

图 55

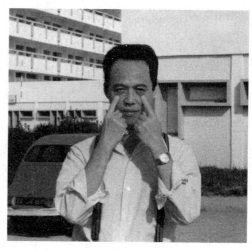

图 56

2. 以双食指指端有节奏地敲击双四白穴，重复 16 次。

3. 以双食指指端罗纹面揉双四白穴，顺时针、逆时针方向各 8 次。

此式有祛风明目、疏肝利胆、消除下眼睑及面部皱纹的功效。

七式：

按五式中 1、2、3 的顺序与操作，施术于两太阳穴（眉梢与眼外眦之间，向后 1 寸许的凹陷处。图 57、图 58）。

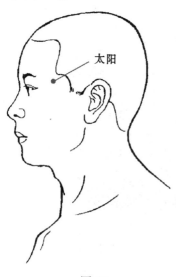

太阳

图 57

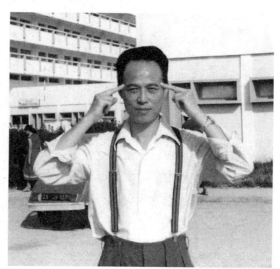

图 58

此式有美容、消除眼外眦皱纹、疏解头风、清热明目的功效。

八式：

按下述运动双眼球：

1. 吸气时，双眼球向上看（图 59）；呼气时，双眼球向下看。重复 5~7 次。

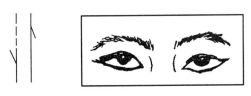

图 59

2. 吸气时，双眼球向左看（图 60）；呼气时，双眼球向右看。重复 5~7 次。

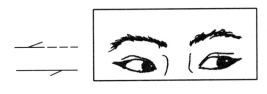

图 60

3. 吸气时，双眼球向左上方看（图 61）；呼气时，双眼球向右下方看。重复 5~7 次。

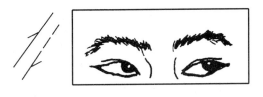

图 61

4. 吸气时，双眼球向右上方看（图 62）；呼气时，双眼球向左下方看。重复 5~7 次。

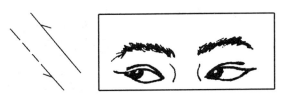

图 62

5. 先逆时针方向运转两眼球，后顺时针方向运转两眼球（图 63）。重复 5~7 次。

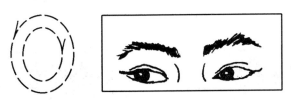

图 63

本式可疏通眼内经络，有美容、明目、改善视力等功效。

九式：

紧闭双眼，几秒钟后尽量睁开双眼，尽力远望，看远处的树木或山峦几秒钟，再看自己的鼻尖。重复 5~7 次。

此式可提高睫状肌的调节功能，有消除眼疲劳、提高视力的卓效。

十式：

紧闭双目，两手掌互擦至热（图 64）。趁热将两掌心分别紧贴双眼球上，同时睁开两眼，静静默数眼眨动 8 次。重复 3 遍。

此式有明目、亮睛的作用。

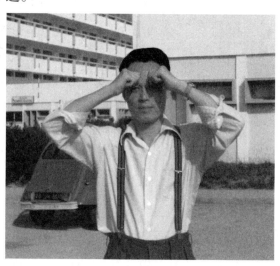

图 64

十一式：

1. 按眼眶：以双中指指端罗纹面分置于两眼眶鼻侧。按下时吸气，呼气时还原；移动手指沿眼眶转圈至原处为 1 遍。重复 3 遍。

2. 屈曲四指成拳，用拇指盖住拳眼。分别以两拇指指背关节部沿眼眶轻敲一圈为 1 遍。重复 5~7 遍。

3. 双食指屈成弓形（图 65）。分别以第二指节桡侧面贴上眼眶，自内向外，先上后下，再先下后上，抹推眼眶（图 66、图 67、图 68）。重复 5~7 遍。

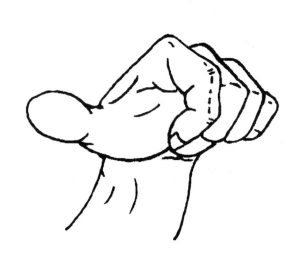

图 65

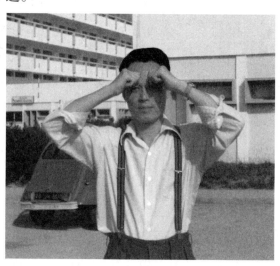

图 66

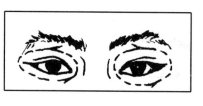

图 67

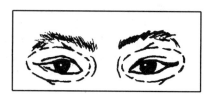

图 68

此式有健眉、秀目、增强视力、消除眼周皱纹及解除眼疲劳的卓效。

做练习以前，应用温热水洗净手并擦干。操作时，动作须轻柔，以免损伤眼睑（即眼皮）；眼较干涩时，可点一点儿眼药膏再施术。

附注：

白内障手术后的患者，在做眼部按摩时，操作时一定要轻柔和缓，不要用力按摩眼球及不要做第八式。因为白内障手术摘除后植入了一个直径只有 5mm 的人工晶体，且其一定要对准瞳孔中心才能发挥作用，如患者用力揉眼及用力运动眼球，极容易使人工晶体移位，还可导致并发症。注意用眼卫生，防止眼疲劳，避免头部剧烈运动与眼外伤。注意起居有常，睡眠充足，心态平衡与乐观，饮食科学合理，不吸烟，不饮酒，多吃富含维生素 B 族和维生素 C 的蔬菜、水果、果仁等。如感不适，要及时去医院检查处理。这些都是重要的护眼措施。

第三节　耳部保健美容法

中医理论认为：耳为肾之窍，系"为宗脉之所聚"。清代《杂病源流犀烛》载："肺主气，一身之气贯于耳。"俗话说的"要想全身少得病，勤揉耳朵与聆听（轻音乐等）"，是有一定道理的。

生理学家的研究结果揭示，耳壳与人体各部存在着一种生理性和内在联系（图 69）。

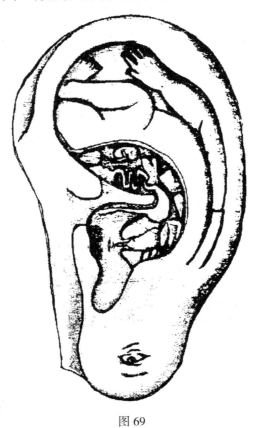

图 69

人患病时，耳壳上的相应部位常常出现反应点。因此，按摩一定的耳穴（图 70，见第 36 页），不仅能预防和治疗一些疾病，而且可以起到保健、美容和养生的作用。

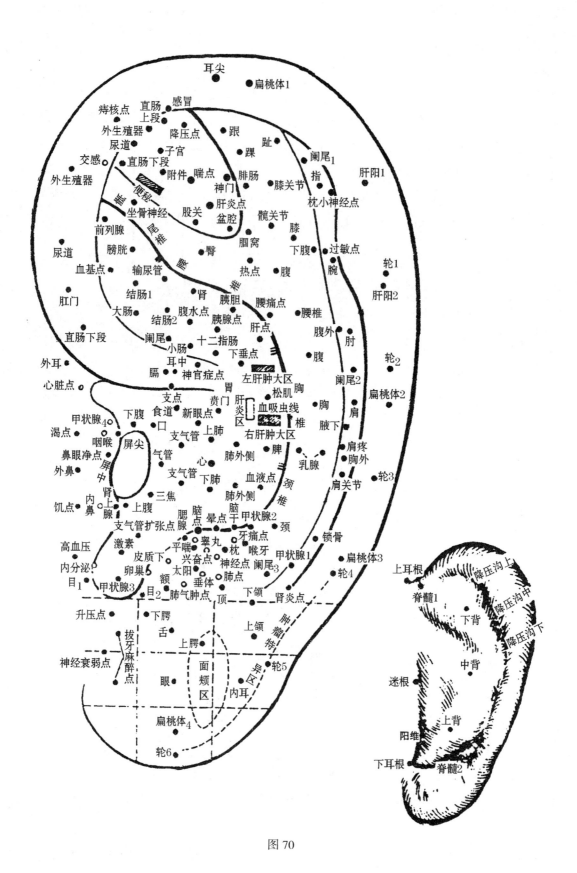

图 70

一式：

1. 双食指指端在耳甲腔内沿顺时针方向摩 16 次，再同样摩耳甲艇和三角窝 16 次（图 71）。

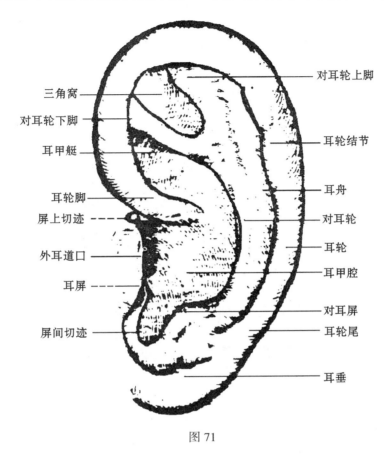

对耳轮上脚

三角窝

对耳轮下脚

耳甲艇 耳轮结节

耳轮脚 耳舟

屏上切迹 对耳轮

外耳道口 耳轮

耳屏 耳甲腔

对耳屏

屏间切迹 耳轮尾

耳垂

图 71

2. 以双食指指端从三角窝起沿逆时针方向摩 16 次，再同样摩耳甲艇和耳甲腔 16 次。

此式有温补气血、脏腑及健身的效果。

二式：

以食指桡侧和拇指罗纹面分别置于耳轮上部的前、后侧，沿耳轮由上而下揉捏 8 次，再由下而上揉捏 8 次。

此式有防治耳壳冻疮、增强听力的功效。

三式：

以两手的中指和食指分别置于两耳根之前、后侧（图 72），上下来回地擦耳根 16 次。

此式有聪耳、消除面部皱纹、美容等作用。

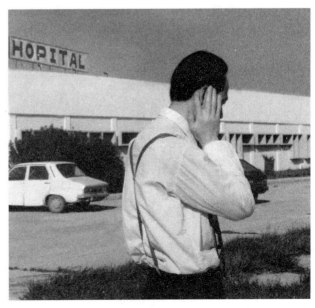

图 72

四式：

闭紧两眼，以两食指罗纹面按双耳屏，盖紧两外耳道口。3~5 秒后，突然松开双食指（图 73）。重复 3 次。

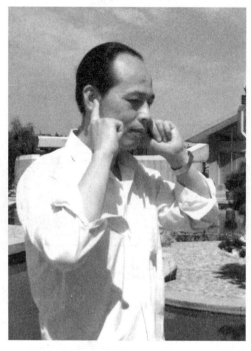

图 73

此式有增进听力、防治耳鸣之功效。

五式：

两手紧盖双耳，双中指同置于枕部，双食指骑于双中指上（图 74），再以双食指同时滑下，有节奏地弹敲枕部 16 次。然后，置于枕部的手指不动，两手掌快速而有节奏地一松一盖两耳（图 75，见第 38 页）。操作 16 次。

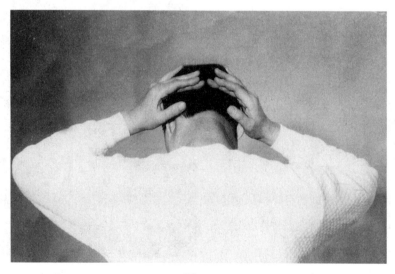

图 74

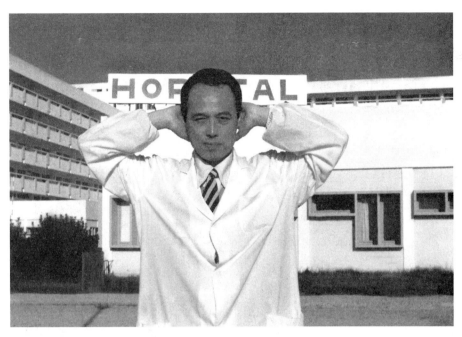

图 75

此式可益脑清神，消除疲劳，有增强记忆力和听力、防治耳鸣和耳聋的作用。

六式：

闭紧嘴，以两食指置于双外耳道口内，轻轻转动两食指 3 次，边转边紧闭双外耳道（图 76）。3~5 秒后，突然松开两食指。重复 3 次。

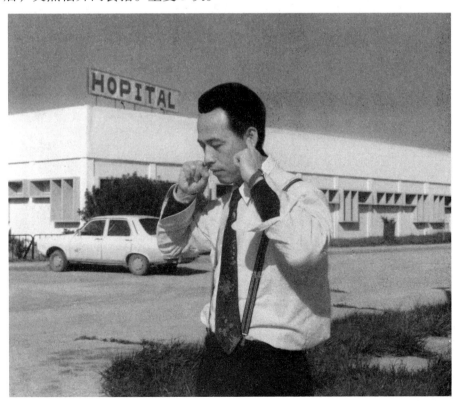

图 76

此式有防治耳鸣、耳聋，增强听力之效。

七式：

两手掌轻贴于两耳上，沿顺时针、逆时针方向，缓缓摩揉两耳壳各16次。

此式有助听防聋、防治耳壳冻疮及健身的作用。

八式：

以两食指桡侧及拇指罗纹面，分捏住两耳轮中部、上部及耳垂部，向外、向上和向下提拉耳朵（图77、图78、图79，图79见第41页）各16次。

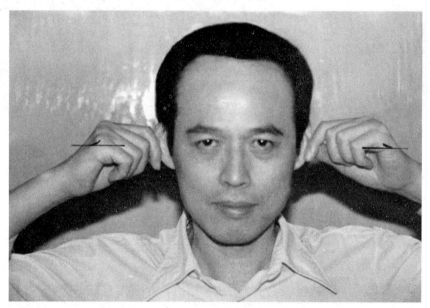

图77

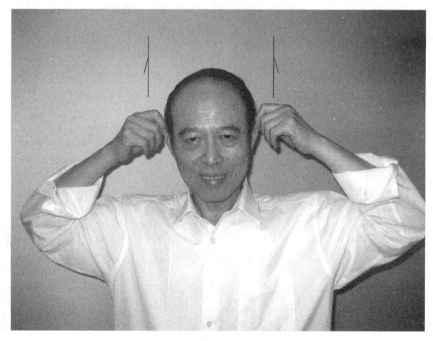

图78

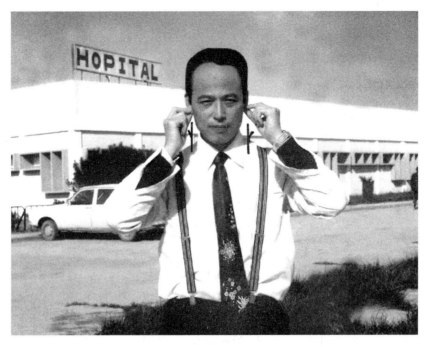

图 79

此式有健身、消皱、保颜的作用，对小孩受惊吓有镇静疗效。

第四节　鼻部保健美容法

呼吸对人们生命的重要性是不言而喻的。而鼻则是呼吸出入的门户。全息医学研究结果表明鼻不仅是肺之窍，而且和人的脏腑、皮肤、肌肉及筋骨等一切组织，都有着密切联系（图80）。现向您介绍一套鼻部保健美容法：

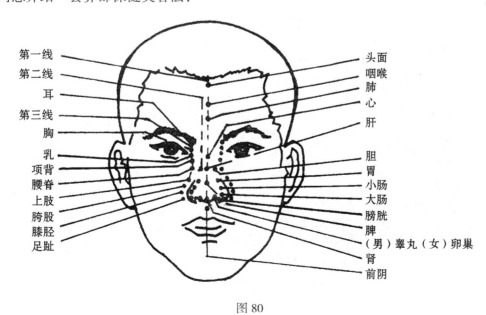

图 80

一式：

1. 按素髎穴（鼻尖端正中。图 81）：一食指指端罗纹面置于素髎穴，轻按下时吸气，呼气时还原。重复 5~7 次。

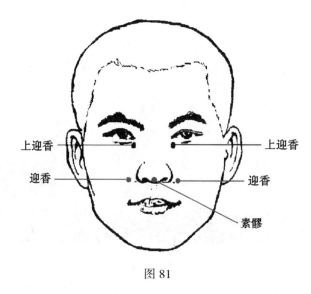

上迎香　　　　　　　　　　　上迎香

迎香　　　　　　　　　　　迎香

素髎

图 81

2. 以一食指指端有节奏地敲素髎穴。重复 32 次。

3. 以一食指指端罗纹面揉素髎穴，顺时针、逆时针方向各 8 次。

此式有升阳救逆、健肾、美容之功，对开穴窍、通鼻塞尤有显著疗效。

二式：

1. 按迎香穴（鼻翼外缘中点旁开 0.5 寸、鼻唇沟中。图 81）：双食指指端罗纹面分置于双迎香穴处，吸满气后按下，呼气时还原（图 82）。重复 5~7 次。

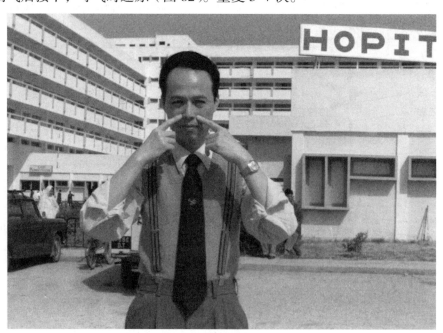

图 82

2. 以双食指指端有节奏地敲双迎香穴。重复 32 次。

3. 以双食指指端罗纹面揉双迎香穴，顺时针、逆时针方向各 8 次。

此式有通鼻窍、散风热、强身、美颜的功效。

三式：

1. 按上迎香穴（眼内眦下 0.5 寸处。图 81，见第 42 页）：一手之拇、食两指指端罗纹面分别置于双上迎香穴，按下时吸气，呼气时还原。重复 5~7 次。

2. 以双食指指端有节奏地敲双上迎香穴。操作 32 次。

3. 以双食指指端罗纹面揉双上迎香穴，顺时针、逆时针方向各 8 次。

此式有防治鼻炎、消皱纹、美颜容的功效。

四式：

1. 按太阳穴（在眉梢与外眼角中间，向后约 1 寸凹陷处。图 83），双拇指罗纹面分置于两太阳穴，吸气时按下，呼气时还原。重复 5~7 次。

2. 双中指指端有节奏地敲两太阳穴。重复 32 次。

3. 双拇指罗纹面揉双太阳穴，顺时针、逆时针方向各 8 次。

此式有美容、消除眼外眦的皱纹、疏解头风、清热明目的功效。

五式：

1. 按丝竹空穴（眉梢外侧凹陷处。图 83）、阳白穴（眼平视，直对瞳孔，眉上 1 寸处，图 84）：以两手的食、中二指的指端罗纹面分别置于双丝竹空穴、阳白穴处，按下时吸气，呼气时还原。重复 5~7 次。

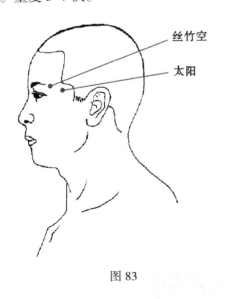

图 83

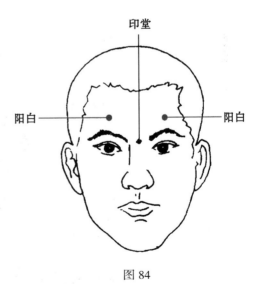

图 84

2. 以两手的上述二指指端有节奏地敲双丝竹空穴、阳白穴。重复 32 次。

3. 两手的指端罗纹面紧贴前额，各沿双"阳白""丝竹空"穴抹推至脑后。重复 16 次。

此式有祛风、明目、解热、消皱、美颜的功效。

六式：

1. 以一手拇、食两指指端罗纹面分别置于鼻中隔下缘，轻轻搓动鼻中隔下缘 8 次。

2. 以一中指指端向上有节奏地轻敲鼻中隔下缘。操作 16 次。

3. 以一手拇、食指指端罗纹面轻轻捏住鼻中隔下缘，轻轻向下拉时吸气，呼气时还原（图85）。重复 16 次。

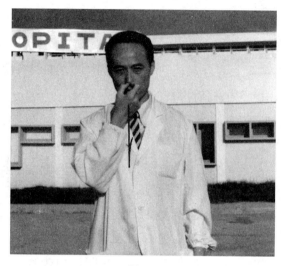

图 85

此式有通鼻窍、强腰壮肾及美容的效果。

七式：

1. 两食指指端插入两鼻孔内，以两拇指指端罗纹面配合两食指指端罗纹面，轻轻搓动两鼻翼下缘。各重复 8 次。

2. 以两中指指端有节奏地轻敲两鼻翼下部。操作 16 次。

3. 两食指指端插入两鼻孔内，再用两拇指指端罗纹面配合两食指指端罗纹面，轻轻向下拉两鼻翼下缘时吸气，呼气时还原（图86）。操作 16 次。

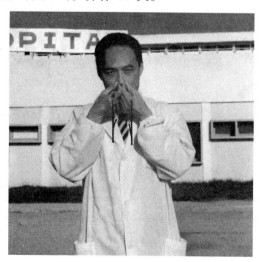

图 86

此式有通鼻窍、利膀胱、强四肢、舒皱纹的功效。

八式：

1. 两中指指端罗纹面分别置于两眼内眦处，沿鼻梁两侧由上而下、再由下至上（图87）轻轻擦5~7次。

2. 双手均屈曲成拳，双拇指盖住拳眼。以双拇指关节的背部（图88）由上至下、又由下而上（为1遍）轻轻敲8遍（图89）。

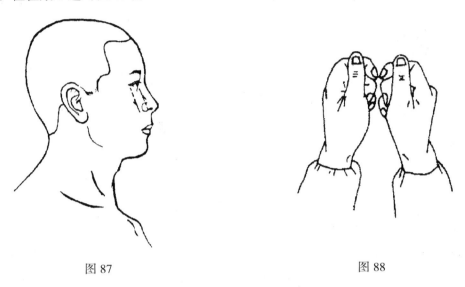

图87   图88

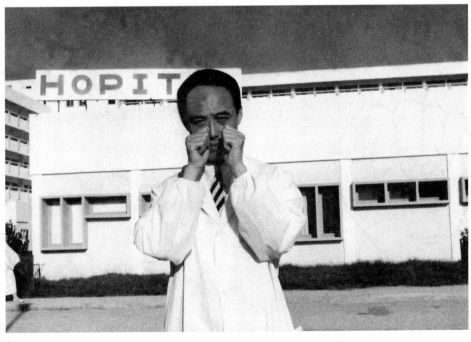

图89

3. 先以一手的拇、食两指指端罗纹面分置于双眼内眦（鼻梁两侧）处，向下轻轻抹拉（图90，见第46页）时吸气，呼气时休息。再换手，同样操作，上述动作重复8遍。

此式有通气、舒皱、美颜、强身的功效。

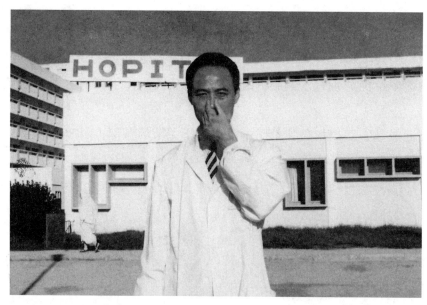

图 90

九式：

1. 按印堂穴（两眉间的中点。图 84，见第 43 页）：一中指指端罗纹面置于印堂穴，按下时吸气，呼气时还原。重复 5~7 次。

2. 先以左食指从鼻左侧关（按）闭左鼻孔；右手成拳后，以拇指前侧（图 91）上下轻擦右鼻翼（图 92）8 次（擦前吸满一口气，擦时只用右鼻孔呼气）。换手，同样轻擦左鼻翼。如此重复 3 遍。

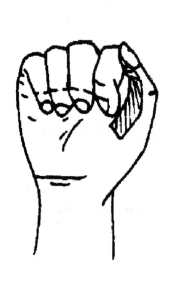

图 91

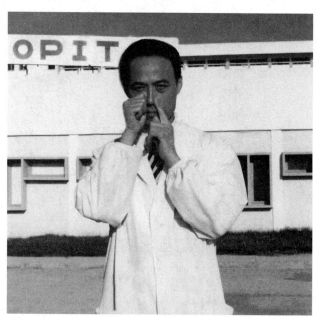

图 92

3. 两手互擦至热，双中指罗纹面一前一后（图 93，见第 47 页）从印堂以前额→头顶→枕部至大椎穴（第七颈椎棘突下。图 94、图 95，见第 47 页）抹推。重复 16 次。

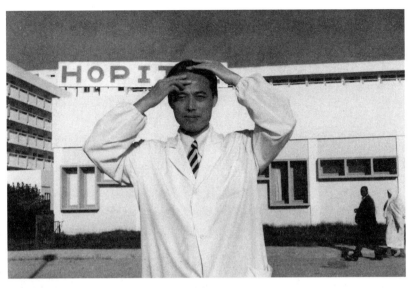

图 93

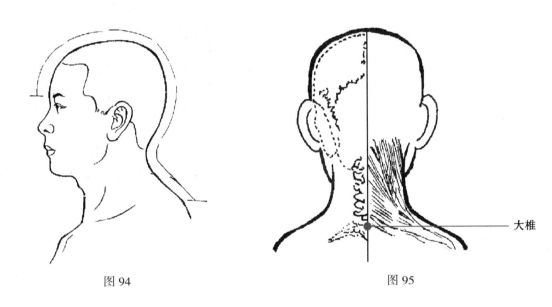

图 94   大椎   图 95

　　此式有祛头风、宁神志、开窍、美容的功效。

　　过敏性、萎缩性或肥大性鼻炎、副鼻窦炎等患者，以及有鼻塞、流涕、喘息、嗅觉减退等症者，应当避免鼻部受凉。淋浴时，可用温水莲蓬头喷水，以按摩鼻部及头部。每日 1 次，每次3 分钟。加做"鼻部保健美容法"中的五式、六式和七式，其效果更佳。

第五节　口部保健美容法

　　中医学理论认为：脾开窍于口，其华在唇；肾主骨，齿为骨之余；舌为心苗。可见，唇、齿、舌的保健对人体的生命活动是很重要的。

　　研究成果表明：唾液里含有多种酶，不仅有保护胃壁、修补胃黏膜、助消化、抗衰老的作用，而且是一道防癌线。其中的氧化酶和过氧化酶就能消除黄曲霉素，3、4– 苯并芘，亚硝酸盐等致癌物质的毒性。唾液中还含有激素、维生素、无机盐、蛋白质等，有防治牙病、强身、美容、益寿的作用。《黄庭内景经》载：唾液有"开通八脉血液始，颜色生光金玉泽，齿坚发黑不知白"的功效。

下面介绍一套科学新颖、简单而又有效的口部保健美容法。

一式：

1. 按人中穴（人中沟上 1/3 与下 2/3 交界处。图 96）与承浆穴（颏唇沟之中央凹陷处。图 96）：以一手的食、拇指指端罗纹面分别置于人中、承浆，按下时吸气，呼气时还原（图 97）。重复 5~7 次。

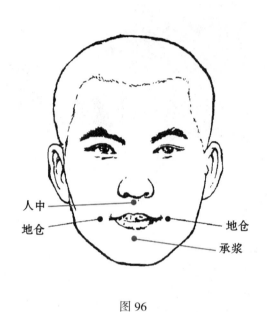

图 96

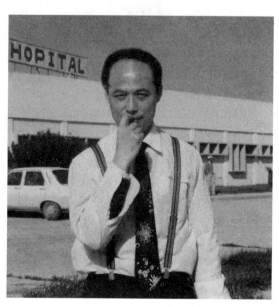

图 97

2. 以两中指指端有节奏地轻敲人中与承浆两穴，各 16 次。

3. 以两食指的桡侧面平行地横擦人中、承浆两穴（图 98），各 16 次。

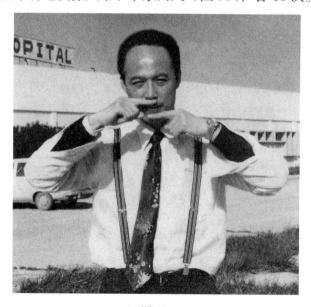

图 98

此式有开窍、宁神、利腰脊、驱面风、美唇、乌须的显著疗效。

二式：

1. 按地仓穴（口角外侧旁开 0.4 寸。图96，见第 48 页）：两食指指端罗纹面分别置于双地仓处，按下时吸气，呼气时还原（图99）。重复 5~7 次。

2. 两食指指端有节奏地敲双地仓穴，各16 次。

3. 两食指桡侧面平行竖擦双地仓穴（图100），各 16 次。

此式有防治面瘫、美唇、乌须之功效。

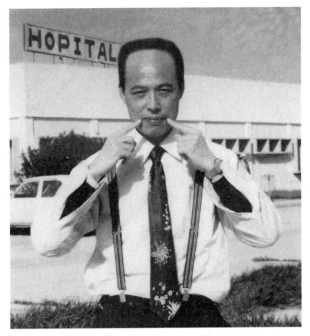

图 99

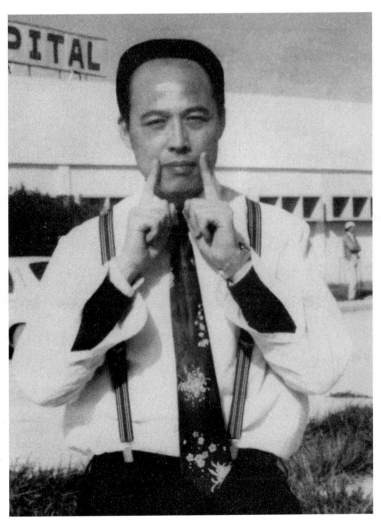

图 100

三式：

1. 按下关穴（下颌小头前方，颧弓后下缘凹陷处，闭口取之。图 101）：两拇指指端罗纹面分别置于双下关穴，按下时吸气，呼气时还原（图 102）。重复 5~7 次。

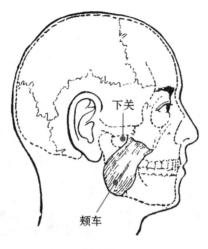

图 101

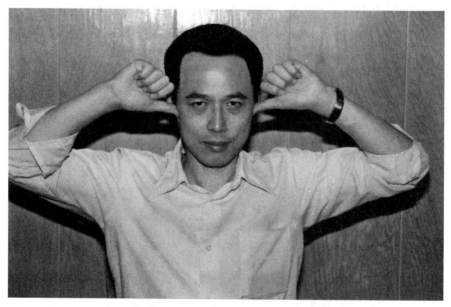

图 102

2. 以两中指指端有节奏地敲双下关穴。各 16 次。
3. 两手掌互擦至热，随之上下来回竖擦双下关穴。操作 32 次。

此式有活络、消炎、止痛、美面的疗效。

四式：

用三式中 1、2、3 的操作与顺序，施术于双颊车穴（下颌角前下方约一横指，咀嚼时肌肉隆起处。图 101）

此式有疏风通络、活利牙关、舒皱纹、莹面、美唇的功效。

五式：

1. 呼气时尽力伸出舌头（图103），几秒钟后，还原时吸气。重复5~7次。

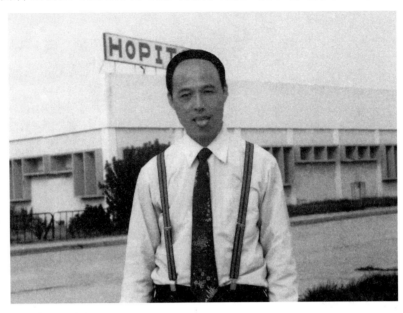

图 103

2. 呼气时尽量张口，持续几秒钟，吸气时还原。而后，上、下牙轻轻相叩，再尽力咬紧，持续几秒钟，重复5~7次。

3. 以舌在上、下牙齿的内、外，各顺时针、反时针方向按摩牙床，各进行8次。再将所生唾液在口内鼓漱16次（图104）。鼓漱后，将唾液分3次缓缓咽下，同时以意引导，吞至气海穴（肚脐下1.5寸。图105）。

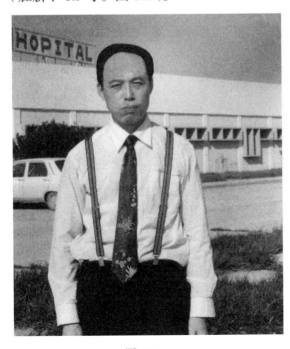

图 104

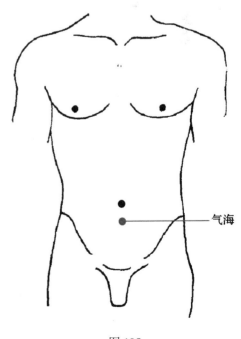

气海

图 105

1、2、3 做完为 1 遍，重复 3 遍。

此式有消皱、莹面、美唇、固齿、防治牙龈萎缩、健强脾胃等功能。

六式：

先以下牙轻轻咬摩上唇（图 106）16 次，再以上牙轻轻咬摩下唇（图 107）16 次。

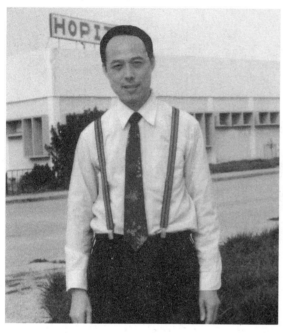

图 106

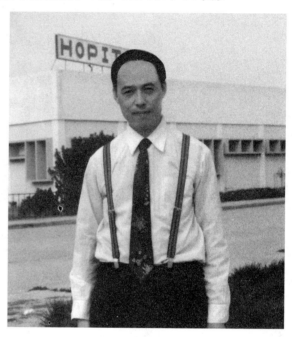

图 107

此式有改善吸收功能、乌须的作用，对美唇尤有立竿见影的效果。

七式：

两手掌互擦至热，随之从下颌部中点向上抹推至前额发际，再分别沿头两侧抹推至脑后（图 108）。重复 16 次。

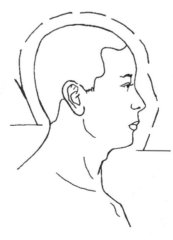

图 108

此式能消皱、美面、润唇、清神、乌须发、通经络。

附：

1.壮肾、固精、坚齿法：在大、小便时，闭口叩紧牙即可。因肾主骨，齿乃骨之余，叩紧上下齿，肾气固摄不泄，故有壮肾、固精、坚齿之功。

2.美面、抗衰、防癌法：有研究提示，70%~90%的癌症，是由外界环境中的致癌物质引起的。美国科学家在一个调查报告中指出，在癌症患者里，男性有三分之一，女性有一半，与饮良不当有关。所以日本学者根据唾液的"防癌线"作用，在日本国民中提倡"三十口运动"，即在吃东西（包括液体食物）时，最好要咀嚼"三十口"，并认为这样可以防癌。这是有一定科学根据的。

笔者经试验觉得，由于我国的饮食习惯，要长期每口都坚持嚼"三十口"，是不太容易做到的，但进食时尽量多咀嚼几下，却是不难办到的。只要您能长期这样做，您将收到防癌、美面、减肥、抗衰的益处。

第六节　颈部保健美容法

医学家研究发现，人要想保持年轻，就应多做颈项部的锻炼。因为颈项部的皱纹总是比面部的皱纹早出现。颈项，是人体头部与五脏六腑、四肢百骸及网络全身、运行气血的唯一通道。只要认真地观察一下就可以发现：身体健实者，一般颈项部均较壮实；而身体虚弱者，一般颈项部较单薄。因此，学做颈部保健美容法将有助于延缓衰老和美容。

一式：

1.按桥弓穴，在翳风穴与缺盆穴的连线上（翳风穴在耳垂后，乳突和下颌骨之间凹陷处。缺盆穴在锁骨上窝之中点，约与乳头相对。图109）。右中指指端罗纹面置于左翳风，轻按下时吸气，呼气时还原。从上至下，沿桥弓穴至缺盆穴。换左中指同样施按法于右桥弓穴。各重复5~7遍。

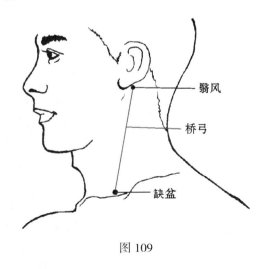

翳风

桥弓

缺盆

图109

2.右手四指（拇指除外）的罗纹面从上至下，有节奏地轻敲左桥弓穴。换左手敲右桥弓穴。如此为1遍，重复8遍。

3. 右手手指自然伸直并拢，放于颈项左侧，让中指指端罗纹面置于左翳风，呼气时，右手沿桥弓穴向下抹至左缺盆。重复 16 次。再换左手，同样抹右桥弓穴 16 次。

此式有聪耳明目、疏风通络、止呃逆、消除颈侧皱纹之功，对降血压有显著疗效。

二式：

1. 以右手四指（拇指除外）自然伸直并拢，并置于甲状腺（位于喉下部和气管上部的两侧）左侧处（图 110），按下时吸气，呼气时还原。重复 5~7 次。再换左手同样按甲状腺右侧 5~7 次。

2. 右手四指（同上）掌面有节奏地轻敲甲状腺左侧 16 次。换左手，同样轻敲甲状腺右侧 16 次。

3. 两手互擦至热（图 111），随之以右手四指（同上）上下来回擦甲状腺左侧 16 次。两手再互擦至热，随之以左手四指掌面上下来回擦甲状腺的右侧 16 次。

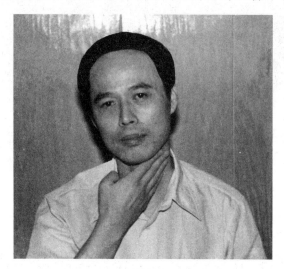

图 110

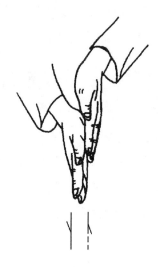

图 111

此式有健体、强身，保持毛发、指甲、皮肤光泽的功效。

三式：

1. 按天突穴（胸骨板上缘凹陷处。图 112）：右中指指端罗纹面置于天突穴，向下勾按（沿胸骨向下）时吸气，呼气时还原（图 113）。重复 5~7 次。

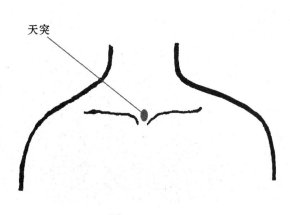

图 112

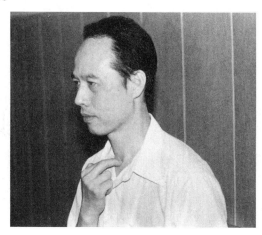

图 113

2．右中指指端有节奏地轻敲天突穴 16 次。

3．右中指指端罗纹面揉天突穴，顺时针、逆时针方向各 8 次。

此式有宽胸、利喉、止咳的功效。

四式：

1．直立（图 114）。呼气时，俯首让下巴触前胸（图 115），吸气时还原；呼气时，仰头向后（图 116），吸气时还原。重复 16 次。

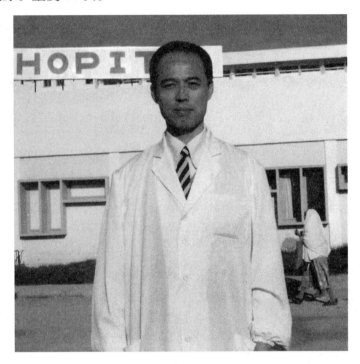

图 114

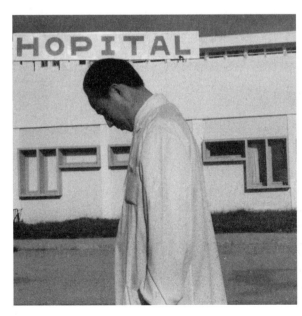

图 115

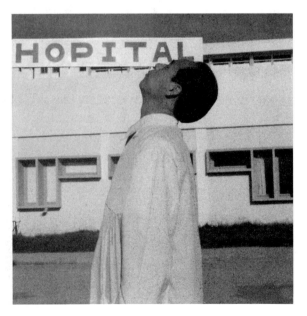

图 116

2. 呼气时，偏头向左（图 117），吸气时还原；呼气时，偏头向右（图 118），吸气时还原。重复 16 次。

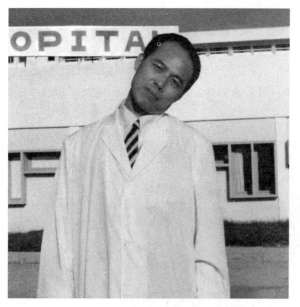

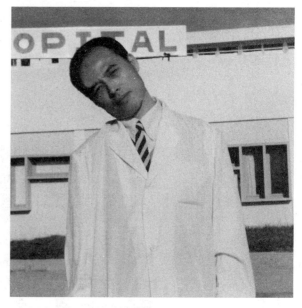

图 117　　　　　　　　　　　　　　　　图 118

3. 呼气时，转头向左（图 119），吸气时还原；呼气时，转头向右（图 120），吸气时还原。重复 16 次。

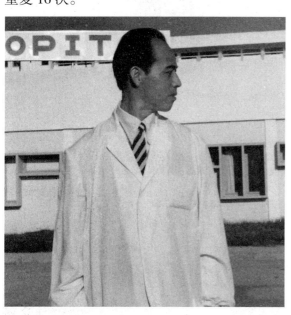

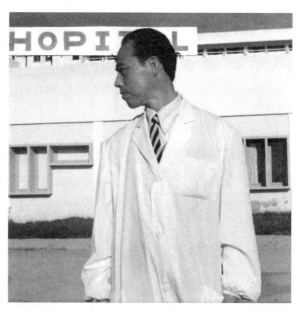

图 119　　　　　　　　　　　　　　　　图 120

4. 顺时针方向旋转头（图 121，见第 57 页），再逆时针方向旋转头（图 122，见第 57 页），各 8 圈。

5. 两手掌互擦至热，趁热将两手置于颈项两侧（图 123，见第 57 页），左右擦项操作。重复 16 次。再两手掌相擦至热，趁热以两手先后抹推颈部、面部、头部至项部（图 124，见第 57 页）。重复 16 次。

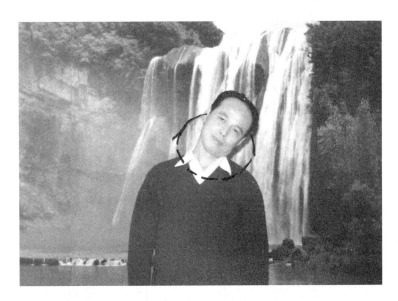

图 121

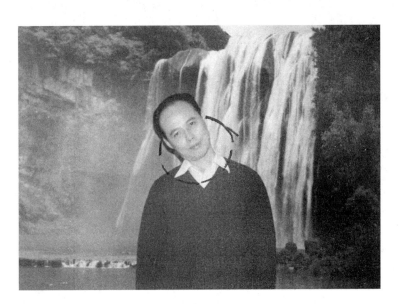

图 122

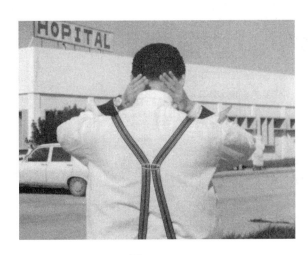

图 123

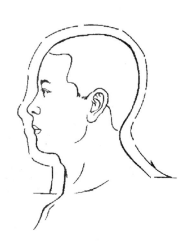

图 124

此式有健颈、美面、抗衰以及消除头、肩、上背部的酸胀、疼痛的显著效果。

五式：

1. 仰卧，两臂置于身体两侧（图 125）。呼气时，缓缓抬起双腿和躯干，直到成垂直位（图 126）让背部置于双手上，下巴要紧靠于前胸部（图 127，见第 59 页）。尽量长地保持这个姿势（初练习，保持短时间即可），然后慢慢还原（不要突然起身，否则，将不利于保护心脏）。上述动作重复 3 次。

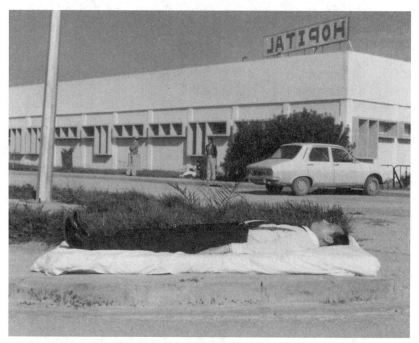

图 125

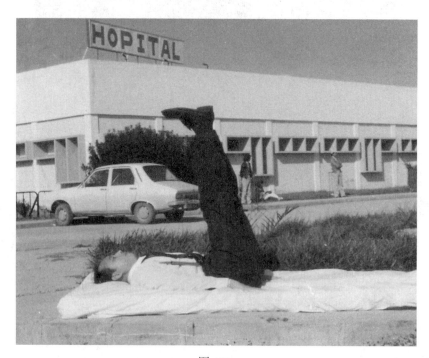

图 126

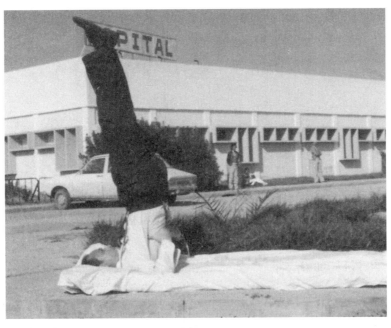

图 127

2.亦可在成 1 势后，伸直双手贴于身体两侧，仅用肩、项及后头部支身（图 128），其余尽同 1 势。

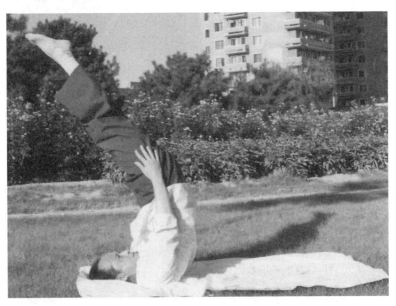

图 128

此式有宁神、安眠、除烦之功，对美容、健身、益智及防治颈肩综合征尤有良效。

附注：

1.做五式的练习时，患高血压和严重颈椎骨质增生等症者应慎重，不要强行。

2.要起居有常，饮食有节。要养成良好的卫生习惯，早睡早起，定时、定量进食，常食新鲜蔬菜、水果及富含各种维生素的食物等。

3.想保持年轻或长寿者，还应经常保持情绪乐观，心胸豁达，忠厚为本。乐观乃长寿之诀窍。

4. "生命在于运动"，它道出了运动对生命的至关重要的意义。因此，我们应根据自己的爱好，经常进行一些体育锻炼，如太极拳、保健体操、导引功、瑜伽功、游泳、慢跑、随轻音乐做轻松运动等等。

第七节　腰背部保健美容法

背部和腰部的自我保健美容法，不仅具壮腰、健肾、固精、增精、补中、益气之功。而且有疏通周身气血，调整脏腑功能，健体、美形、养生的功效。日本学者认为，浴后用干毛巾擦背5~10分钟，可健身防癌。因擦背的刺激，能引起一系列应答性反射，利于网状细胞的形成，从而可增强机体的防病、抗癌能力。

一式：

1. 按大椎穴（第七颈椎棘突下。图129）：以一中指指端罗纹面置于大椎穴处，按下时吸气，呼气时还原（图130）。重复5~7次。

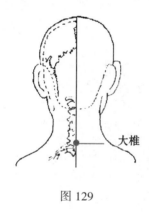

图129

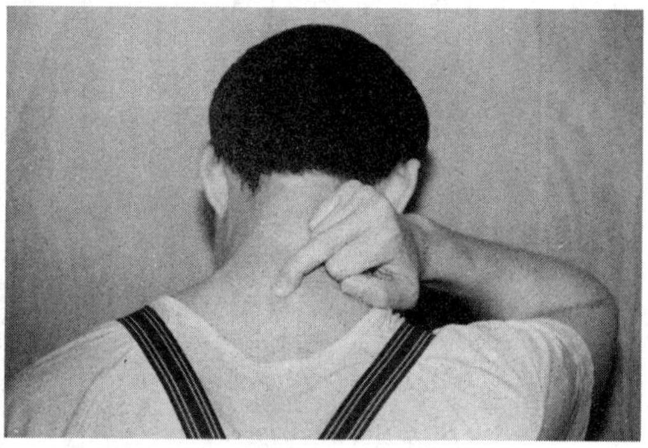

图130

2. 以一中指指端有节奏地敲大椎穴，重复16次。

3. 以一中指指端罗纹面揉大椎穴，顺时针、逆时针方向各8次。

4. 两手掌互擦至热（图131），随之以一手掌来回斜擦大椎穴，操作16次。两手掌再互擦至热，换另一手，同样斜擦大椎穴16次。

此式可解表通阳，清脑宁神，止痛。

二式：

1. 按肺俞穴（第三胸椎棘突下，旁开1.5寸。图132，见第61页）：经项后抬右手，以右中指指端罗纹面置于左肺俞穴处，按下时吸气，呼气时还原（图133，见第61页）。重复5~7次。换左中指同样按右肺俞穴5~7次。

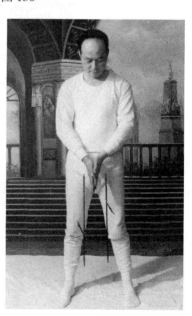

图131

　　2.同样经项后抬起右手，以右中指指端有节奏地敲左肺俞穴，操作 16 次。再换左中指指端，同样敲右肺俞穴 16 次。

　　3.按上述抬起右手，以右中指指端罗纹面揉左肺俞穴，顺时针、逆时针方向各 8 次；换左中指指端罗纹面，同样揉右肺俞穴。顺时针、逆时针方向各 8 次。

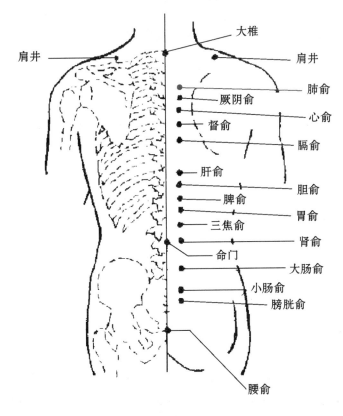

图 132

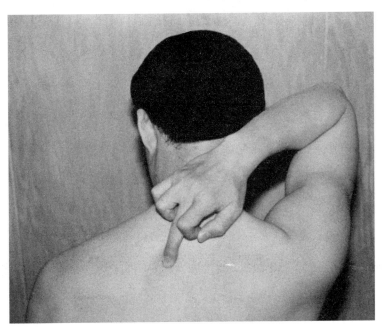

图 133

4.两手掌互擦至热，随即抬起右手，以右手掌来回斜擦左肺俞穴（图134）16次。两手掌再互擦至热，换左手，同样趁热斜擦右肺俞穴16次。

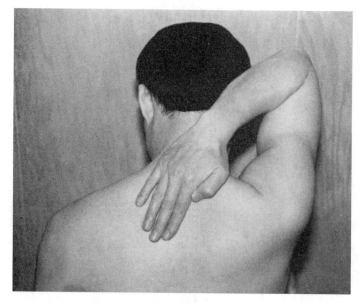

图134

此式有调肺、理气、退热、止咳、美面、健身的功效。

三式：

1.按膈俞穴（在第七胸椎突下，旁开1.5寸。图132，见第61页）：右手自然放于背后成拳，以右食指的掌指关节背部置于左膈俞穴，按下时吸气，呼气时还原（图135）。重复5~7次。再换左食指的掌指关节背部，同样按右膈俞穴5~7次。

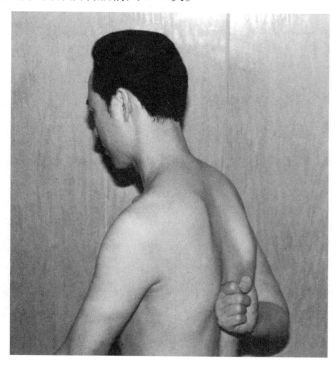

图135

2.右手放于背后自然成拳，以右食指、中指、无名指、小指四掌骨的背面有节奏地敲左膈俞穴16次。换左拳，以左食指、中指、无名指、小指四掌骨的背面同样敲右膈俞穴16次。

3.两手掌互擦至热，右掌趁热来回斜擦左膈俞16次。两手掌再互擦至热，以左手掌同样擦右膈俞穴16次。

此式有活血化瘀、宽胸膈、补虚损、止胃痛、抗衰老之功效。

四式：

按三式中1、2、3的操作与顺序，施术于肝俞穴（第九胸椎棘突下，旁开1.5寸。图132，见第61页）。

此式有利肝胆、清湿热、调气滞、美眼目、解痉挛的功效。

五式：

1.按脾俞穴（在第十一胸椎棘突下，旁开1.5寸。图132，见第61页）：双手放于背后，自然屈曲成拳，以双食指的掌指关节背部分置于两脾俞穴处，按下时吸气，呼气时还原（图136）。重复5~7次。

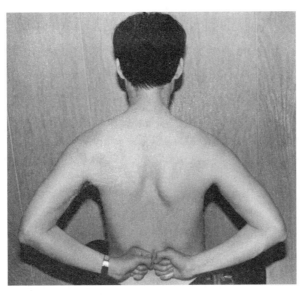

图136

2.两足分开，比肩稍宽，自然放松而立，两手握拳置于身体两侧（图137，见第64页）。呼气时，左转腰，并以左拳的食指、中指、无名指、小指四掌骨背面轻敲右脾俞穴，而以右拳的食指、中指、无名指、小指的第二节指骨之背面轻敲身前的左脾俞穴的对应处（图138，见第64页）。呼气时要叩紧牙、闭紧嘴，用鼻"喷气法"呼气，以快速发出"呼"声为宜。还原时吸气。再呼气时，右转腰，换右拳同样轻敲左脾俞穴，左拳则同样轻敲身前的右脾俞穴的对应处（图139，见第64页）。再还原时吸气。上述操作重复16次。熟练后，可逐渐加重拳敲击的力量，以能耐受为度，但应先轻后重，继而转轻。

3.两手掌互擦至热，两掌趁热来回横擦双脾俞穴16次。

此式有调脾气、助消化、除水湿、和营血、健肩臂和强身体的功效。

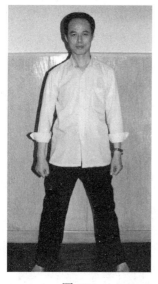
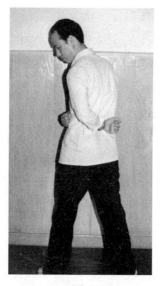
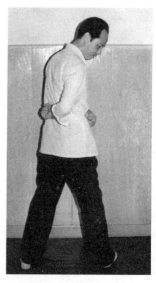

图 137　　　　　　　　　　图 138　　　　　　　　　　图 139

六式：

按五式中 1、2、3 的操作与顺序，施术于双胃俞穴（在第十二胸椎棘突下，旁开 1.5 寸处。图 132，见第 61 页）。

此式可健胃、化湿、消滞、强身。

七式：

按五式中 1、2、3 的操作与顺序，施术于双肾俞穴（在第二腰椎棘突下，旁开 1.5 寸处。图 132，见第 61 页）

此式有调肾气、强腰脊、美耳目、增精神、健身体之卓效。

八式：

1. 按命门穴（在第二腰椎棘突下。图 132，见第 61 页）：一拇指指端罗纹面置于命门穴，按下时吸气，呼气时还原。重复 5~7 次。

2. 按五式之 2 的操作施术于命门穴与神阙穴（即肚脐）。重复 16 次。

3. 两手掌互擦至热，趁热来回横擦命门穴 16 次。

此式有培元补肾、通利腰脊、强身健体的功效。

九式：

1. 按大肠俞穴（在第四腰椎棘突下，旁开 1.5 寸处。图 132，见第 61 页）：双拇指在后，其他手指在前成叉腰势。两拇指指端罗纹面分别置双大肠俞穴，按下时吸气，呼气时还原（图 140，见第 65 页）。重复 5~7 次。

2. 按五式之 2 中的操作敲双大肠俞穴及其身前之对应处，各 16 次。

3. 两掌互擦至热，趁热左右横擦（图 141，见第 65 页）与上下竖擦大肠俞（图 142，见第 65 页）。各 16 次。

此式可调肠胃、利腰膝、强身体。

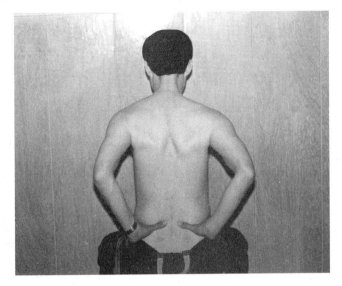

图 140

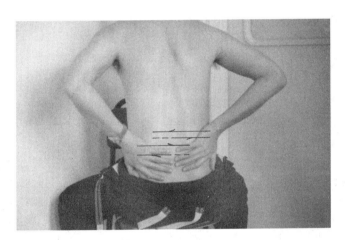

图 141

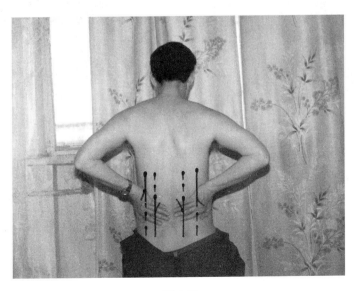

图 142

十式：

按八式中 1、2、3 的操作与顺序，施术于腰俞穴（骶骨与尾骨连接处，在骶管裂孔中。图 132，见第 61 页）。

此式有健腰骶、调月经、防治脱肛和痔疮的功效。

十一式：

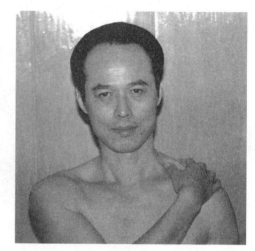

图 143

1. 按肩井穴（大椎穴与肩峰连线之中点，肩部高处。图 132，见第 61 页）：右中指指端罗纹面置于左肩井穴，按下时吸气，呼气时还原。重复 5~7 次。换左中指，同样施按于右肩井穴，重复 5~7 次。

2. 右拇指、食指两指指端罗纹面拿左肩井穴（图 143）3 次；换左拇指、食指两指，同样拿右肩井穴 3 次。

3. 右手自然屈曲成拳，以尺侧掌面及小指尺侧部有节奏地敲左肩井穴（图 144）。换左拳的尺侧掌面及小指尺侧部，同样敲右肩井穴。各做 16 次。

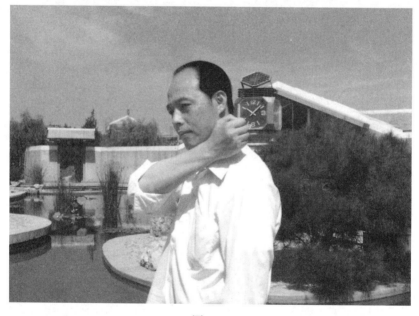

图 144

4. 两手掌互擦至热，趁热以右手掌擦左肩井穴 16 次。两手掌再互擦至热，再以左手掌擦右肩井穴 16 次。

此式有通经络、调百脉、消炎、止痛、提神的功效。

十二式：

1. 呼气时，前弯腰（直腿）至两手掌触地（图 145，见第 67 页），吸气时还原；呼气时身体尽量后仰，两手掌贴于身体两侧（图 146，见第 67 页），再吸气时还原，为 1 遍。如此重复 8 遍。

2.分开两足，稍比肩宽而直立。呼气时，左手抬起过顶，右手叉于右腰侧，同时向右侧弯腰（图147），还原时吸气；再呼气时，换手做向左侧弯腰动作（图148，见第68页），为1遍。重复8遍。

3.两足分开，稍比肩宽，做腰部旋转运动，顺时针、逆时针方向各一圈（图149，见第68页）为1遍。重复5~7遍。

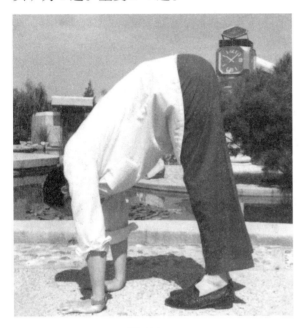

图145

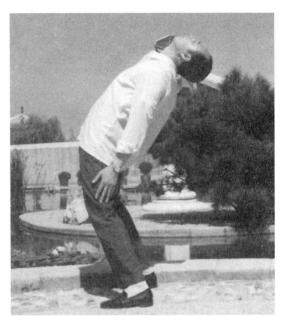

图146

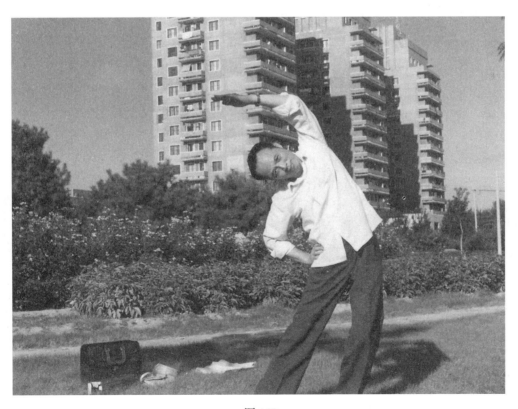

图147

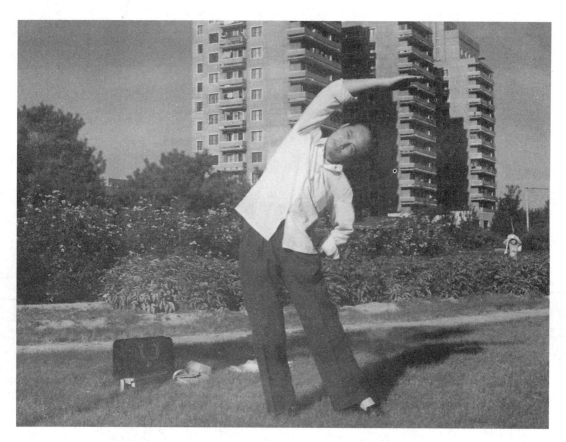

图 148

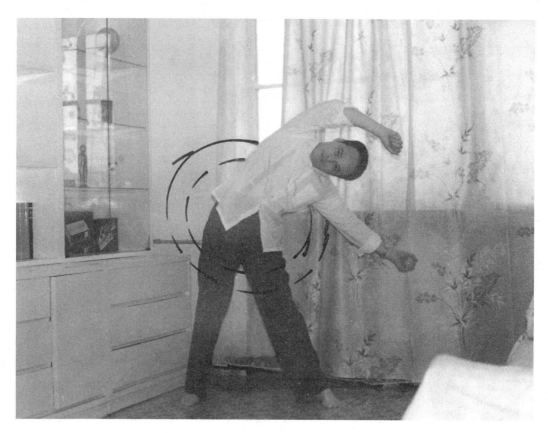

图 149

此式有壮肾、健腰、减肥、消皱、美容的良效。

十三式：

1.屈双膝仰卧，两足分开约与肩宽，让两足底及两肘着地（图 150）。吸气时用头部、双肘尖、双足底五点支撑起身体；同时叩紧齿，闭紧嘴（图 151）。还原时，用腰背敲地，同时以鼻"喷气法"呼气。重复 16 次。熟练后，可改为仅用头及两足底三点支撑起身体（图 152，见第 70 页），同样重复 16 次。

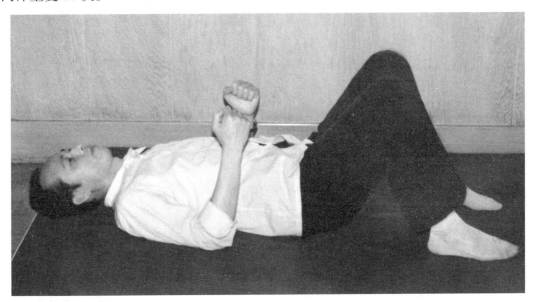

图 150

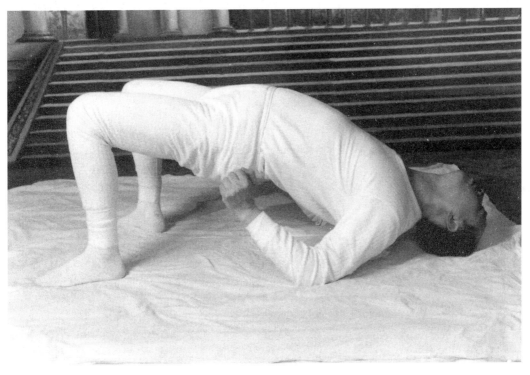

图 151

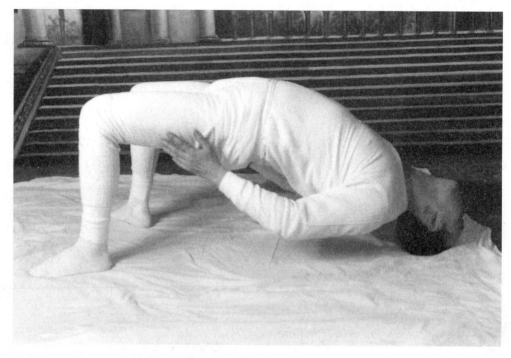

图 152

2. 屈双膝,自然放松仰卧,两手自然置于身体两侧(图 153),呼气时,头放松,向左侧偏转,右膝放松,向右侧偏倒(图 154,见第 71 页)。还原时吸气。再呼气时,头放松,向右侧偏转时,左膝放松,向左侧偏倒(图 155,见第 71 页)。再还原时吸气,为 1 遍,重复操作 16 遍。

3. 自然坐位。两手互擦至热,随后左右横擦与上下竖擦腰背部。各操作 16 次。

此式可美容、健颈、减肥、止痛,对增强腰背、下肢的肌力以及改善其功能尤为有效。

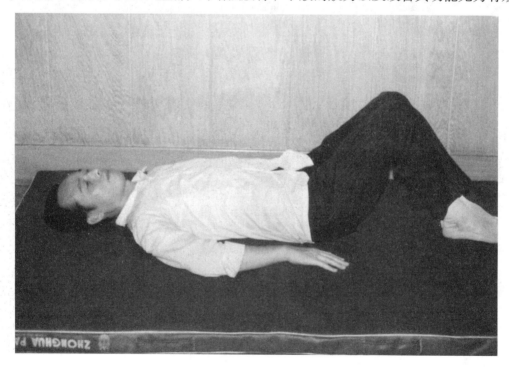

图 153

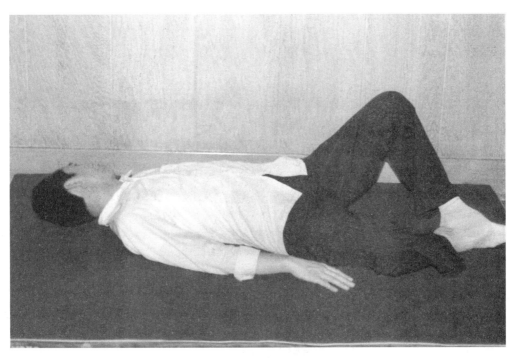

图 154

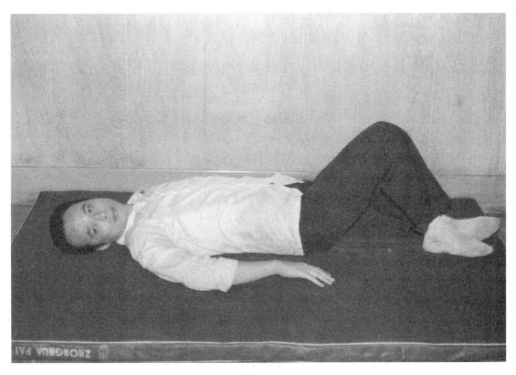

图 155

十四式:

1. 自然蹲下,两手掌和头部着地。呼气时,慢慢抬起双足成三点倒立势(图 156、图 157、图 158,均见第 72 页)。根据自己的情况,尽量维持此势,时间长些。取自然呼吸,还原时亦取自然呼气(注意不要立即起身,以利保护心脏)。重复此式 3 遍。

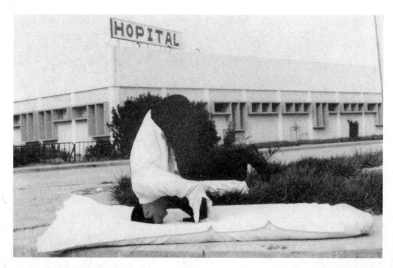

图 156

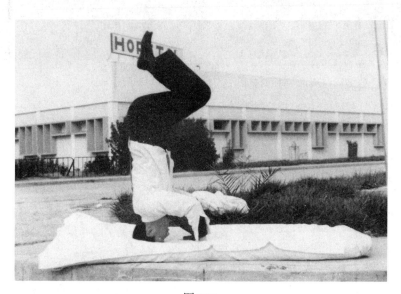

图 157

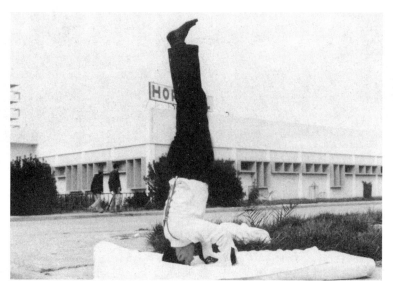

图 158

2.熟练后，亦可将 1 中的两掌换成两拳（以食指、中指、无名指、小四指的末节指骨的背部及拇指指端部）和头部成三点倒立（图 159、图 160）。其余均同 1。

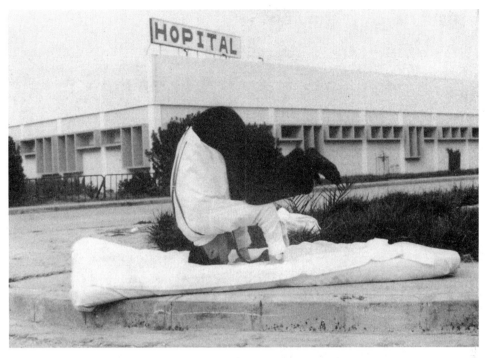

图 159

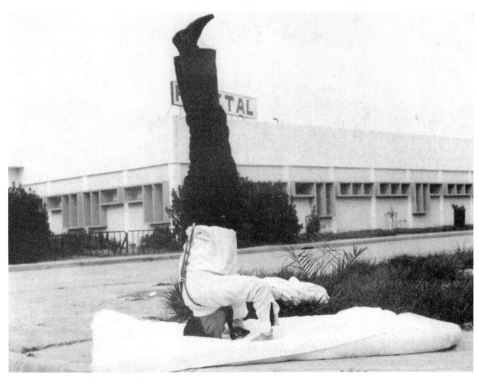

图 160

3.熟练后，亦可将 1 中的两掌变成十指交互并置于头后，而用头及双前臂内、后侧部成倒立势（图 161、图 162，均见第 74 页，图 163，见第 75 页）。其余均同 1。

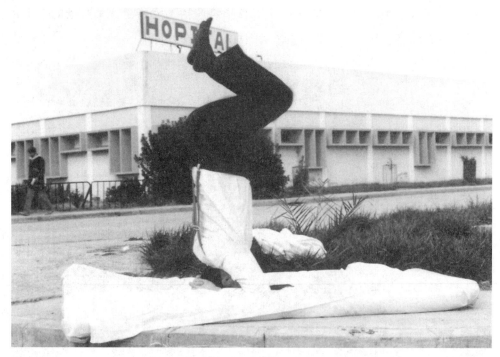

图 161

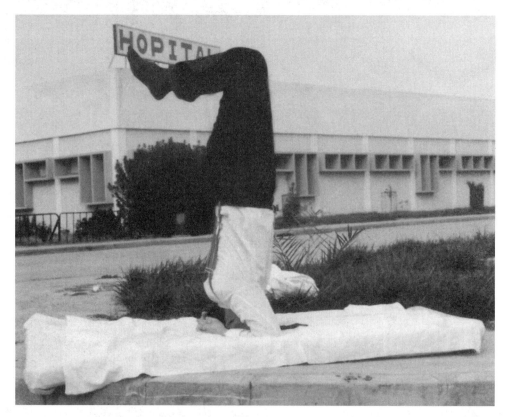

图 162

此式有增强脑部血液循环、增进平衡能力以及美容、健身的卓效。

应注意：高血压、贫血、颈椎病患者以及眼、耳、喉有炎症者，练此式时要谨慎。不舒服就不练，不要勉强。

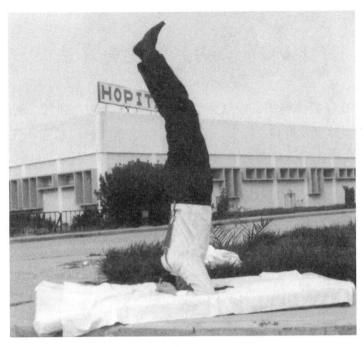

图 163

附注：

　　腰部脊柱系独立的支柱，亦为脊柱运动较大的部位之一。既负担人体大部分的重力，又从事复杂的运动。因此，在持重和运动中，其本身及周围软组织往往容易受损伤。但是，只要我们在生活和工作中加以注意，是可以大大减少其发生机会的。

　　生活中要避免受风寒，不要操劳过度，避免过猛的弯、伸腰及突然无准备活动腰的动作，要加强腰部的功能锻炼。

　　劳动时思想要集中，搬运重物时要取正确的体位和姿势。弯腰时，可尽量用屈膝、屈髋来代替屈腰的动作（图 164、图 165）。

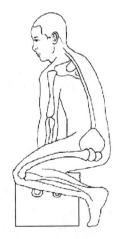

图 164　正确的姿势

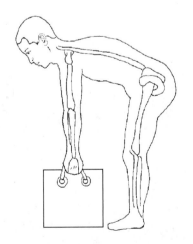

图 165　不正确的姿势

　　有骨质疏松者及有严重脊柱骨性病变或脊髓病变者，做五点支撑运动（十三式中之 1），应在医生指导下进行；腹部有肿瘤、出血、急性炎症、重症溃疡或病重时，亦禁做此节练习。

第八节　胸部保健美容法

　　胸部、胁部的自我保健美容法，能增强心肺功能。有舒胸、理气、利咽、平喘、益肝、除烦、止痛的作用，还能健身、美容及防癌。原因在于，它能维持与增强胸腺素的分泌，而胸腺素有参与细胞的免疫及防癌作用，从而会增强人体防病的免疫力和抗癌能力。

一式：

　　1. 按膻中穴（在两乳之间，前正中线上，平第四肋间。图166）：将一拇指指端罗纹面置于膻中穴，按下时吸气，呼气时还原（图167）。重复5~7次。

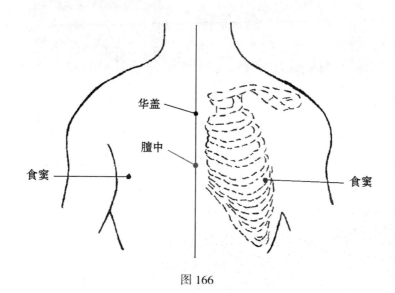

图 166

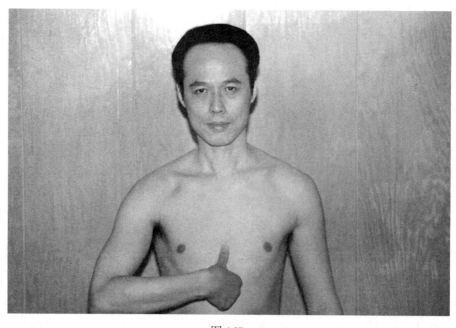

图 167

2. 一手自然成拳，以食指、中指、无名指、小指的第二节指骨背部及掌根部有节奏地轻敲膻中穴（图 168），同时叩紧齿，闭紧嘴，随横拳敲击的节奏用鼻"喷气法"呼气，吸气时休息。重复 16 次。

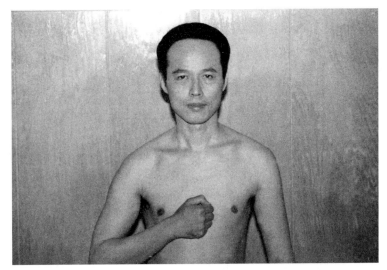

图 168

3. 以一拇指指端罗纹面揉膻中穴，顺时针、逆时针方向各 8 次。

此式有调气降逆、宽胸利膈之功，对除烦、解郁尤有显著治疗效果。

二式：

按一式中 1、2、3 的操作与顺序，施术于华盖穴（在前正中线，胸骨柄与胸骨体的结合处。图 166，见第 76 页）。

此式有吐故纳新、健肺理气、改善呼吸和健身的功效。

三式：

1. 按食窦穴（在第五肋间，前正中线旁开 6 寸。图 166，见第 76 页）：以右中指指端罗纹面置于左食窦穴处，轻轻按下时吸气（缓慢轻柔的操作，不可粗暴），呼气时还原，重复 5~7 次。换左中指，同样轻按右食窦穴 5~7 次。

2. 以右手掌有节奏地轻轻敲击左食窦穴 16 次。换左手掌，同样轻敲右食窦穴 16 次。

3. 以右中指指端罗纹面揉左食窦穴，顺时针、逆时针方向各 8 次。换左中指，同样揉右食窦穴，顺时针、逆时针方向各 8 次。

此式有消除胸胁胀痛和健脾的作用。

四式：

1. 按章门穴（腋中线，当第十一浮肋前端，屈肘合腋时，正当肘尖尽处。图 169，见第 78 页）：两拇指指端罗纹面分置于两章门穴处，按下时吸气，呼气时还原。重复 5~7 次。

2. 以两掌根部有节奏地轻敲两章门穴，各 16 次。

3. 以两拇指指端罗纹面分别揉双章门穴，顺时针、逆时针方向各 8 次。

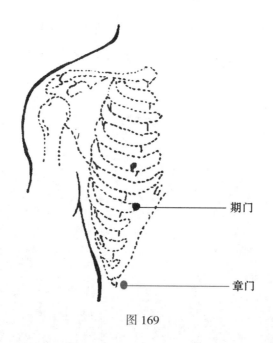

期门

章门

图 169

此式有疏肝、补脾、消胀止痛及防治额黑的疗效。

五式：

1. 两手掌互擦至热（图 170），趁热以两掌先后从上而下抹推胸腺（位于胸骨柄及肋软骨的后方，主动脉弓、上腔静脉、无名静脉及心包等的前方）。重复 32 次。

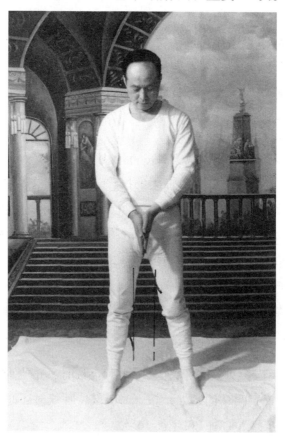

图 170

2. 一手自然成拳，以食指、中指、无名指、小指的第二节指骨背部与掌根部有节奏地轻敲胸腺所在的相应部位，用鼻"喷气法"呼气，吸气时休息，从上至下为1遍。重复8遍。

3. 再做此式中的1，重复32次。

此式有舒胸、除烦、防癌、延年及增强心肺功能的功效。

六式：

1. 左手抬置头顶，右手食指、中指、无名指、小指四指指端的罗纹面自上而下，自内向外，沿肋骨间隙揉按左胸肋（以稍有酸胀感为度。图171）为1遍。再换左手同样揉按右胸肋（图172）。各操作5~7遍。

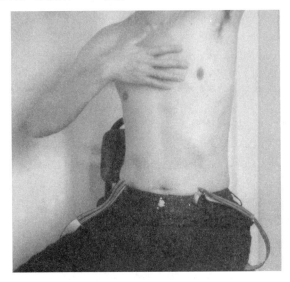
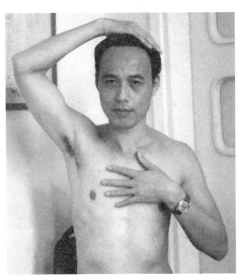

图171　　　　　　　　　　　　　　　　图172

2. 右手拿左胸大肌，拿动肌腱时呼气，吸气时休息（图173），重复5~7次。再换左手，同样拿动右胸大肌肌腱5~7次。

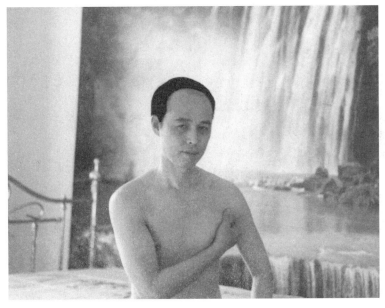

图173

3. 左手抬置头顶，右手掌自上而下，自内向外，沿肋骨间隙擦左胸肋为 1 遍（图 174）。重复 5~7 遍。换左手掌，同样擦右胸肋 5~7 遍。

4. 左手抬置头顶，右手掌自上而下地敲左胸肋（图 175）。换左手掌，同样敲右胸肋（图 176）为 1 遍。各重复 5~7 遍。

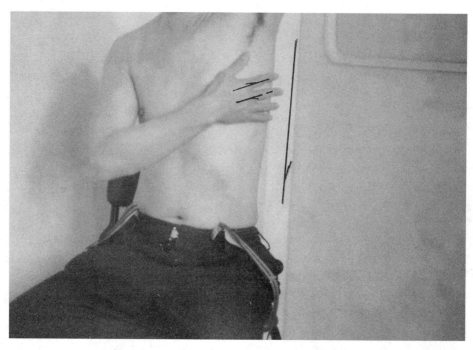

图 174

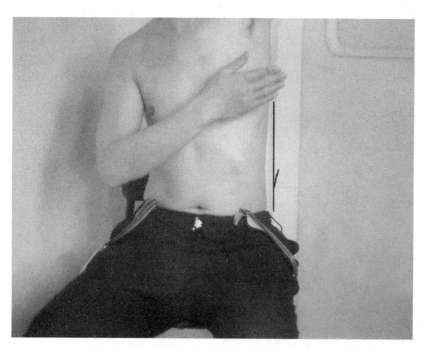

图 175

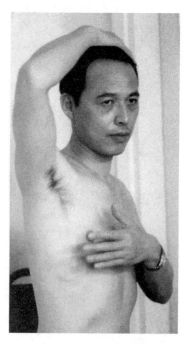

图 176

5. 左手抬置头顶，右手掌自上面下来回擦左胁肋 16 次。换左手掌，同样擦右胁肋（图 177，见第 81 页）16 次。

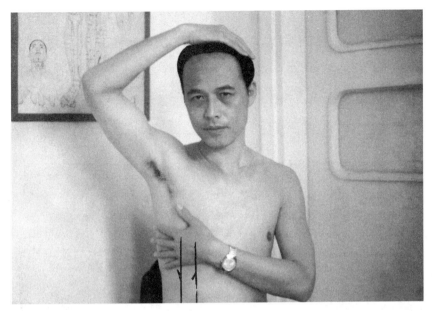

图 177

此式能补心、健肺、利咽、平喘，有止痛、消烦、防癌和防治肌肤老化的作用。

第九节　腹部保健美容法

　　腹居身体的中部，人的五脏六腑，除心、肺外，皆藏其内。腹部的保健美容法能刺激胃和肠系膜上的神经感受器，通过中枢神经的调节，引起迷走神经兴奋，促进消化道平滑肌收缩，从而使胃肠蠕动增强，有利于胃液、胆汁、胰液、小肠液的分泌，从而增进胃对食物的消化和小肠对食物的消化、吸收，消除腹部形成的或潜在的病灶。有运行气血、滋养脏腑、调节阴阳、疏通经络、降脂减肥、益脾、通便、健胃、安眠、益寿、固精等显著疗效。故古人称其有"令人能饮食、无百病"的神奇效果。

　　一式：

　　1. 按上脘穴（前正中线上，脐上 5 寸。图 178）：一拇指指端罗纹面置于上脘穴，按下时吸气，呼气时还原。重复 5~7 次。

　　2. 两足分开，比肩稍宽，自然放松而立，两手握拳置于身体两侧（图 179，见第 82 页）。叩紧齿，闭紧嘴，用鼻"喷气法"呼气；左转腰，带动右拳的食指、中指、无名指、小指的第二节指骨的背部，轻敲上脘

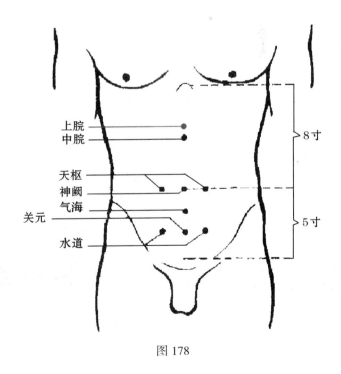

上脘
中脘

天枢
神阙
气海
关元

水道

8寸

5寸

图 178

穴；左拳拳背轻敲身后的对应部位（图180）。还原时吸气。再呼气时，右转腰，两拳互换，同样相对轻敲上脘穴和其身后对应部位（图181），此为1次。重复16次。熟练后，可渐渐加重拳敲击的力量，以能耐受为度。应注意先轻后重，继而转轻。

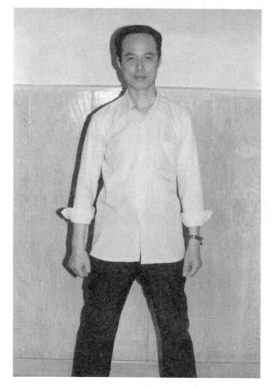

图179

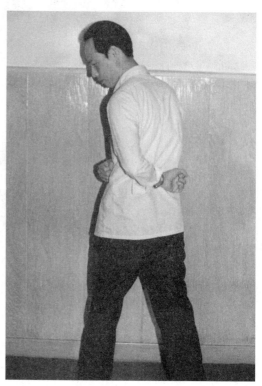

图180

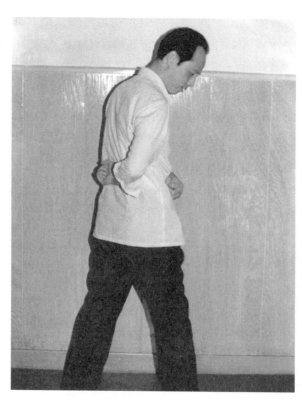

图181

3.以一手的大鱼际部揉上脘穴，顺时针、逆时针方向各16次。

4.两手掌互擦至热（图182），趁热以两掌一先一后自上脘穴向下腹推为1次。重复16次。

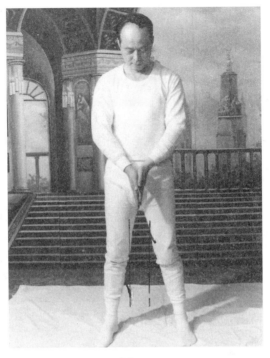

图182

练习此式，可起消腹胀、止呕吐、除烦热、缓解胃痉挛及减少腰、腹部脂肪的效果。

二式：

1.按中脘穴（前正中线上，脐上4寸。图178，见第81页）：一拇指指端罗纹面置于中脘穴，按下时吸气，呼气时还原（图183）。重复5~7次。

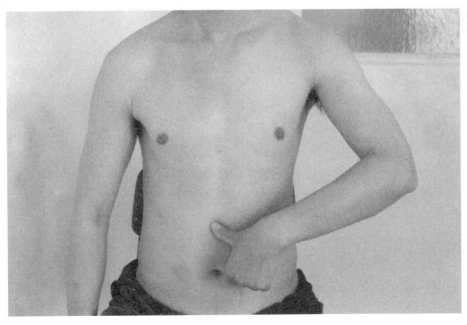

图183

2. 再按一式中之 2 的操作，施术于中脘穴和其身后的对应部位。操作 16 次。

3. 以一手的大鱼际部揉中脘穴（图 184），顺时针、逆时针方向各 16 次。

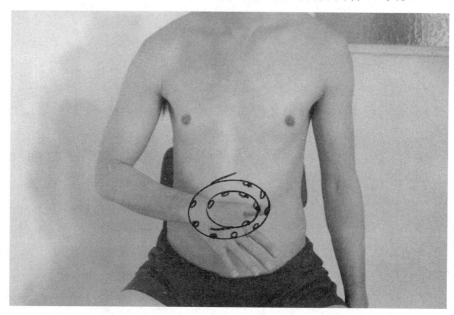

图 184

4. 两手掌互擦至热，两掌随即一先一后自中脘穴向下腹推。重复 16 次。

此式有调胃理气，化湿降逆，健脾强腰，减少腹、腰部脂肪及安眠的功效。

三式：

1. 按神阙穴（脐之正中。图 178，见第 81 页）：一拇指指端罗纹面置于神阙穴，按下时吸气，呼气时还原（图 185）。重复 5~7 次。

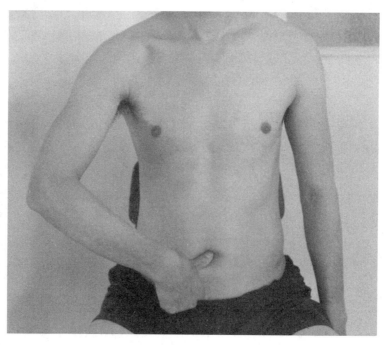

图 185

2. 再按一式中 2 的操作，施术于神阙穴及其身后的对应部位（相当于命门穴处。图 186）。
操作 16 次。

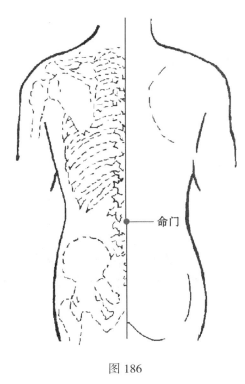

图 186

3. 一手掌心贴于神阙处，另一手掌置于前手背上，揉神阙穴处（图 187）。顺时针、逆时针
方向各 16 次。

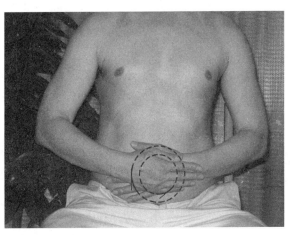

图 187

4. 两手掌互擦至热，两掌趁热一先一后自神阙穴向下腹推。重复 16 次。

此式有温阳、固脱、健运脾胃、益寿、安眠、美腰身的功效。

四式：

1. 按天枢穴（在脐旁开 2 寸处。图 178，见第 81 页）：以两拇指指端罗纹面分置于双天枢穴，
按下时吸气，呼气时还原（图 188，见第 86 页）。重复 5~7 次。

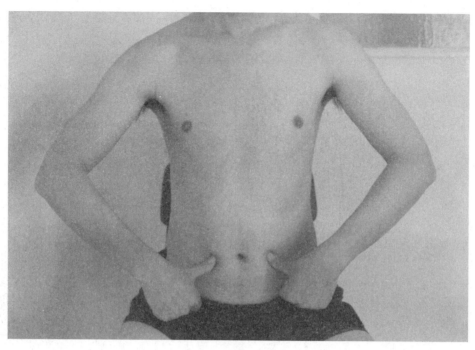

图 188

2. 再按一式中 2 的姿势和操作。但是，呼气左转腰时，则是以右拳轻敲左天枢穴，左拳背则轻敲身后之对应处（右天枢的对应处），还原时吸气。再呼气右转腰时，则以左拳敲右天枢穴，右拳背则轻敲身后的对应处（左天枢穴的对应处）为 1 次。重复 16 次。

3. 两拇指指端罗纹面揉双天枢穴，顺时针、逆时针方向各 16 次。

4. 两手掌互擦至热，随之以两小鱼际部随之上下来回斜擦双天枢穴（图 189）。各操作 16 次。

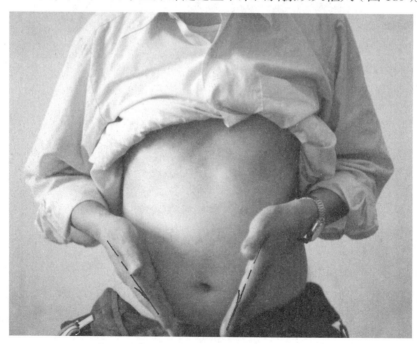

图 189

此式有疏调肠腑、理气消滞、健身安眠的功效。

五式：

1. 按气海穴（在前正中线上，脐下 1.5 寸处。图 178，见第 81 页）：一拇指指端罗纹面置于气海穴，按下时吸气，呼气时还原（图 190）。重复 5~7 次。

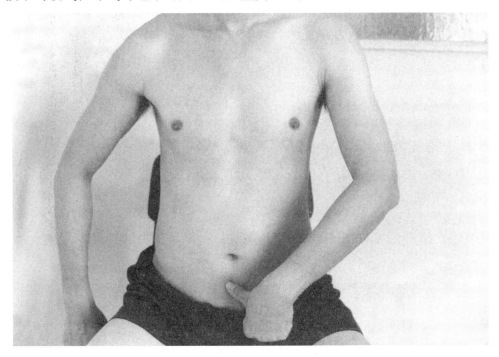

图 190

2. 再按一式中之 2 的操作，施术于气海穴及其身后的对应处。进行 16 次。

3. 以一手的小鱼际揉气海穴（图 191），顺时针、逆时针方向各 16 次。

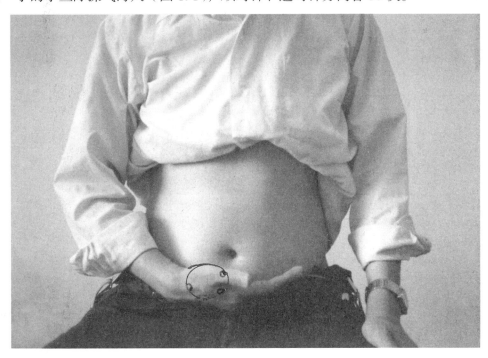

图 191

4.两手掌互擦至热，两掌趁热来回横擦气海穴各 16 次。

此式有调气机、补肾虚、消腹肥、固精、壮阳的功效。

六式：

按五式中 1、2、3、4 的操作与顺序，施术于关元穴（在前正中线上，脐下 3 寸。见图 178，见第 81 页）。

此式有培肾固本、调气回阳、益寿、保颜、强身的良好功效。

附：

遗精、早泄、阳痿者可用一手兜阴囊（缓缓上托两睾丸，使其轻轻分兜置于两腹股沟下部），另一手掌擦关元穴；再换手同样操作为 1 次。同法重复 81 次，对固精壮肾、健身强体有显著疗效。古有云："一擦一兜，左右换手，九九之数，真阳不走。"

七式：

按四式中之 1、2、3、4 的操作与顺序，施术于双水道穴（在脐下 3 寸，关元穴旁开 2 寸处。见图 178，见第 81 页，图 192）。

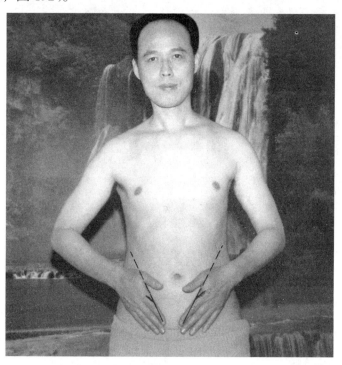

图 192

此式有清湿热、利膀胱、减腹肥、健腰肾的功效。

八式：

并足，自然仰卧，两手掌向下，置于身体两侧（图 193，见第 89 页）。吸气时，直腿慢慢抬起至 90°（图 194，见第 89 页）。呼气时，继续抬起腰背，让足尖直落至头后的地面上（图 195，见第 89 页）。自然呼吸，尽可能长时间保持此姿势。再呼气时还原。可重复 5~7 次。

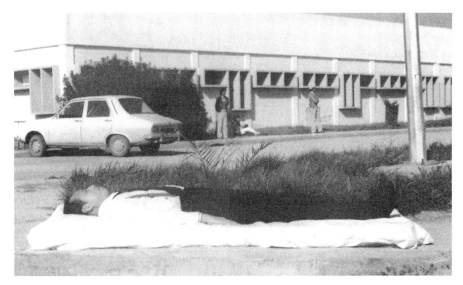

图 193

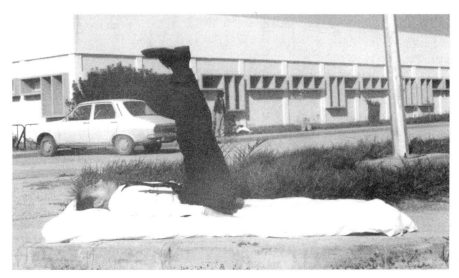

图 194

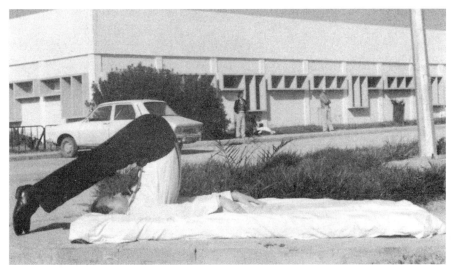

图 195

此式有消除腰腹部脂肪、健腰强背的功效，对腰痛、便秘、消化不良者尤为有效。

九式：

两手掌互擦至热，后趁热，以两手掌自剑突向下推至耻骨部，再分别沿两腹股沟向上至两腹侧，再回到剑突下（图196）。重复32次。

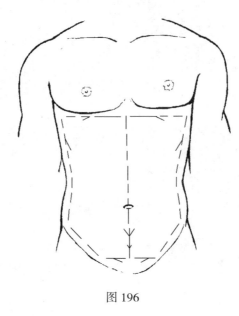

图 196

此式有健脾胃、抗衰老、减腹肥的功效。

注意：腹部有肿瘤、出血、急性炎症、重症溃疡或病重时，禁做此节的练习。

第十节　上肢部保健美容法

经络学说认为，人体的十二经脉中，就有手太阴肺经、手少阴心经、手厥阴心包经、手阳明大肠经、手太阳小肠经、手少阳三焦经六条经脉，循行于上肢，并起止于指端部，故上肢的自身保健与美容法，不仅具有健臂、活指、强心、理肺之功效，就是对其他脏腑，乃至全身的气血调和与经络疏通，均有明显的作用。

一、肩部

一式：

1. 按肩髃穴（臂外展平举，在肩关节上出现两个凹陷，本穴就在前面的凹陷中。图197）：右拇指指端罗纹面置于左肩髃穴，按下时呼气，吸气时还原。重复5~7次。再换左拇指，同样按右肩髃穴5~7次。

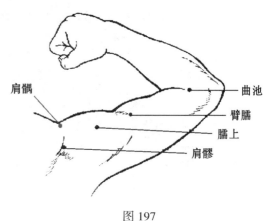

图 197

2. 以右拳的尺侧掌面及小指尺侧部有节奏地敲左肩髃穴（图198）16次。再换左拳，同样敲右肩髃穴16次。

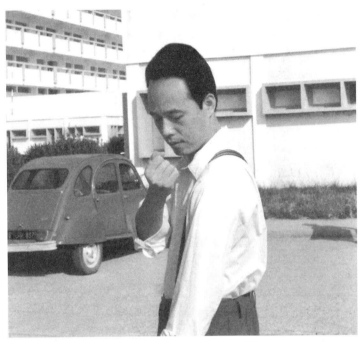

图 198

3. 以右中指指端罗纹面揉左肩髃穴（图199），顺时针、逆时针方向各16次。换左中指同样揉右肩髃穴，顺时针、逆时针方向各16次。

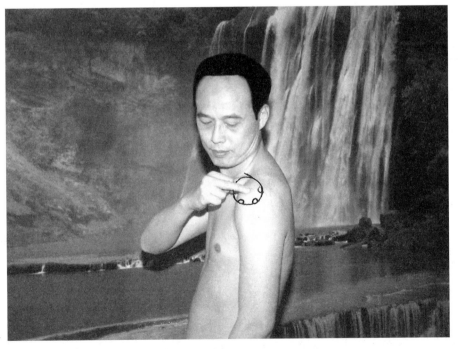

图 199

4. 两手掌互擦至热（图200，见第92页），右掌随之来回擦左肩髃穴，操作16次。两手掌再互擦至热，左掌来回擦右肩髃穴，操作16次。

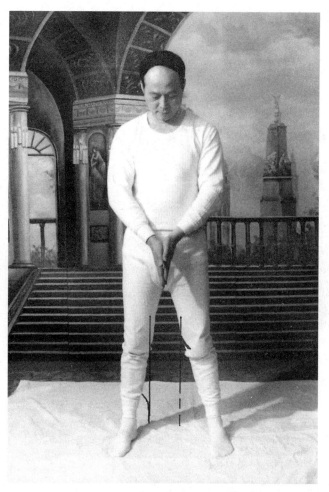

图 200

此式有健臂、活肩、止痛之功效。

二式：

按同一式中 1、2、3、4 的操作与顺序施术于双肩内陵穴（垂臂，在肩前，位于腋前纹端与肩髃连线之中点。图 201）。

此式有活肩、健臂、止痛的功效。

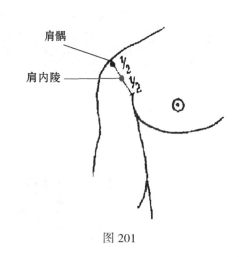

图 201

三式：

1. 按肩髎穴（肩峰的后下际，上臂外展平举，肩髃穴后约 1 寸的凹陷处。图 197，见第 90 页）：右中指指端罗纹面置于左肩髎穴。按下时呼气，吸气时还原，重复 5~7 次。再换左中指，同样按右肩髎穴 5~7 次。

2. 以右拳的食指、中指、无名指、小指四指的第二节指骨背面有节奏地敲左肩髎穴，后换左拳同样敲右肩髎穴。各施术 16 次。

3. 以右中指指端罗纹面揉左肩髎穴，顺时针、逆时针方向各 16 次；换左中指，同样揉右肩髎穴，顺时针、逆时针方向各 16 次。

4. 两手掌互擦至热，右掌随之上下来回擦左肩髎穴（图 202）。两手掌再互擦至热，左掌趁热同样擦右肩髎穴。各操作 16 次。

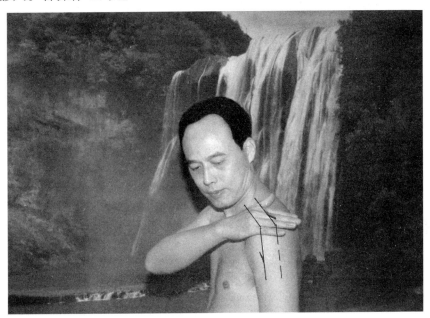

图 202

此式有健臂、活肩、止痛之功效。

四式：

1. 拿肩贞穴（垂臂合腋，在腋后皱襞尽头上 1 寸。图 203）：右拇指、食指指端罗纹面分置于左肩贞穴的前侧、后侧，拿动时呼气，吸气时还原。再换左拇指、食指，同样拿右肩贞穴。各重复 3~5 次。

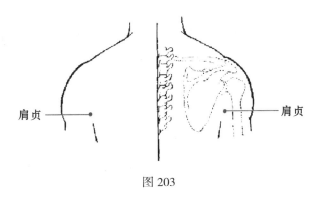

肩贞　　　　　　　　　　　肩贞

图 203

2. 左手抬起置于头顶，以右拳的食指、中指、无名指、小指四指的第二节指骨的背面有节奏地敲左肩贞穴（图 204，见第 94 页）；再换左拳，同样敲右肩贞穴。各重复 16 次。

3. 左手抬起置于头顶，以右中指指端罗纹面揉左肩贞穴；再换左中指，同样揉右肩贞穴。顺时针、逆时针方向各 16 次。

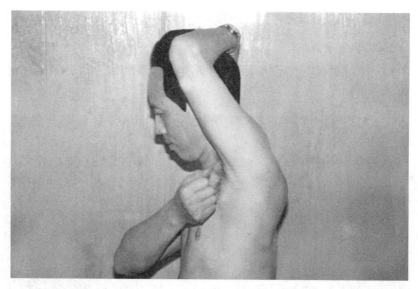

图 204

4.左手抬起置于头顶，右掌上下来回擦左肩贞穴 16 次；再换手，左掌同样擦右肩贞穴 16 次。此式有健臂、活肩、止痛与治腋下多汗症的功效。

二、上臂部

一式：

按同肩部的一式中 1、2、3、4 的操作与顺序，施术于臂臑穴（上臂外侧，三角肌止点稍前处。见图 197，见第 90 页）。

此式有通络、明目、健臂之功效。

二式：

1.左手叉腰，弓左腿成左弓箭步。伸直右臂，右肩作环转运动时呼气（图 205）。顺时针、逆时针方向各 16 次。再换右手叉腰，弓右腿成右弓箭步。同样做左肩的环转运动。顺时针、逆时针方向各 16 次。

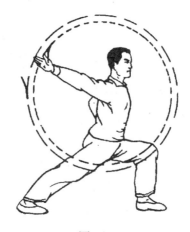

图 205

2. 用右拳的食指、中指、无名指、小指四指的第二节指骨背部有节奏地敲左肩 16 次；换左拳，同样敲右肩 16 次。

3. 两掌互擦至热，右掌随即来回擦左肩部至热。再两掌互擦至热，换左掌来回擦右肩部至热。此式有健体、强身、防治肩周炎之功效。

三、肘部

一式：

1. 按曲池穴（屈肘成 90°，肘横纹桡侧头稍外方。图 206）：右拇指指端罗纹面置于左曲池穴，按下时呼气，吸气时还原。重复 5~7 次。换左拇指，同样按右曲池穴 5~7 次。

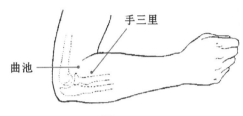

图 206

2. 以右拳的尺侧掌面及小指尺侧部有节奏地敲左曲池穴（图 207）；换左拳同样敲右曲池穴，各操作 16 次。

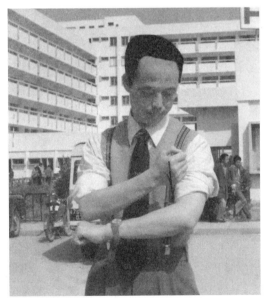

图 207

3. 以右拇指指端罗纹面揉左曲池穴，顺时针、逆时针方向各 16 次。换左拇指，同样揉右曲池穴各 16 次。

4. 两手互擦至热，后趁热，以右掌上下来回擦左曲池穴。两手掌再互擦至热，换左掌同样擦右曲池穴。各重复 16 次。

此式有祛风解表、清热利湿、调和营卫、强身健体的功效。

二式：

按同一式中 1、2、3、4 的操作与顺序、施术于双手三里穴（在曲池穴下 2 寸处。图 206）。

此式可强肩臂、健脾胃，有止痛、止泻的疗效。

三式：

按同一式中 1、2、3、4 的操作与顺序，施术于双尺泽穴（肘横纹中央稍偏桡侧，肱二头肌腱的桡侧缘凹陷处。图 208）。

此式有泄肺热、降逆气、灵活肘关节及止腹泻的功效。

四式：

按同一式中 1、2、3、4 的操作与顺序，施术于双曲泽穴（在肘横纹上，肱二头肌腱尺侧缘凹陷处。图 208）。

此式有通心气、泄血热、调肠腑及灵活肘关节的功效。

五式：

按同一式中 1、2、3、4 的操作与顺序，施术于双少海穴（屈肘，在肘横纹尺侧端与肱骨内上髁之中点凹陷中。图 209、图 210、图 211）。

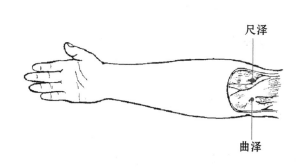

图 208

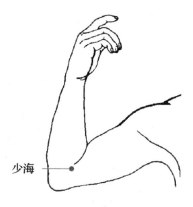

图 209

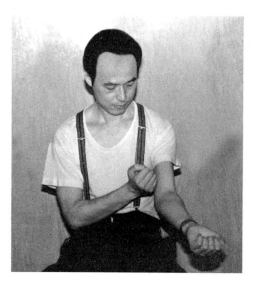

图 210

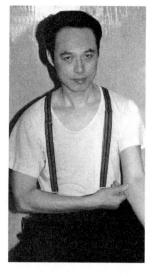

图 211

此式可宁心安神，通经活络。

六式：

1. 拨小海穴（肘关节后，屈肘，尺骨鹰嘴与肱骨内上髁连线中点的陷沟中。图 212）：右中指指端罗纹面置于左小海穴处，弹拨时呼气（以有瞬间的麻电感放射至手指为度），吸气时还原。重复 3~5 次。再换左中指，同样弹拨右小海穴 3~5 次。

2. 屈肘，抬起左手，以右拳的尺侧掌面及小指尺侧部有节奏地敲左小海穴 16 次。换左拳，同样敲右小海穴 16 次。

3. 右中指指端罗纹面揉左小海穴，顺时针、逆时针方向各 16 次。换左中指，同样揉右小海穴，顺时针、逆时针方向各 16 次。

4. 两手掌互擦至热，右手掌趁热上下来回地擦左小海穴（图 213）16 次。两手掌再互擦至热，换左手掌，同样擦右小海穴 16 次。

此式有通经活络、强健手臂的功效。

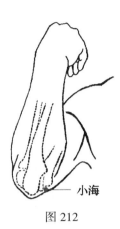

图 212

七式：

按同六式中 1、2、3、4 的操作与顺序，施术于双天井穴（尺骨鹰嘴上方，屈肘时呈凹陷处。图 214）。

此式有止肘痛、通经络、健耳目的功效。

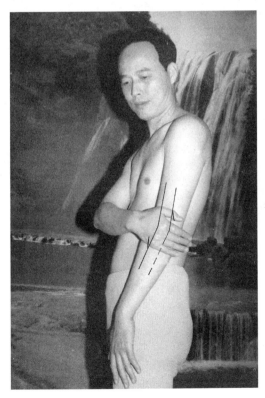

图 213

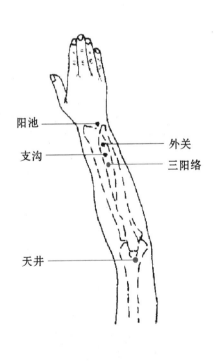

图 214

四、前臂部

一式：

1. 按三阳络穴（支沟穴上 1 寸，两骨之间。图 214，见第 97 页）：以右拇指指端罗纹面置于左三阳络穴处，按下时呼气，吸气时还原。重复 3~5 次。再换左拇指同样按右三阳络穴，重复 3~5 次。

2. 以右拳的尺侧掌面及小指尺侧部有节奏地敲左三阳络穴；再换左拳同样敲右三阳络穴。各操作 16 次。

3. 以右拇指指端罗纹面揉左三阳络穴，顺时针、逆时针方向各 16 次。再换左拇指，同样揉右三阳络穴，顺时针、逆时针方向各 16 次。

4. 两手掌互擦至热，随之趁热以右掌来回擦左三阳络穴 16 次。两手掌再互擦至热，以左掌同样擦右三阳络穴 16 次。

此式可开窍，有通络之效。

二式：

按同一式中 1、2、3、4 的操作与顺序，施术于双支沟穴（手背侧，腕横纹上 3 寸，尺、桡两骨间之凹陷中。图 214，见第 97 页）。

此式有宣气机、散瘀结、通肠腑的功效。

三式：

按同一式中 1、2、3、4 的操作与顺序，施术于双外关穴（腕背横纹正中，直上 2 寸，尺桡两骨间之凹陷中。图 214，见第 97 页）。

此式可疏表解热，有通经络、调气机的功效。

四式：

按同一式中 1、2、3、4 的操作与顺序，施术于双内关穴（腕横纹正中，直上 2 寸，两筋之间。图 215）。

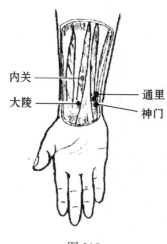

图 215

此式有宁心安神、理气镇痛的功效。

五式：

按同一式中 1、2、3、4 的操作与顺序，施术于双列缺穴（在桡骨茎突上方，腕横纹上 1.5 寸，即两手虎口交叉，食指尖下所指筋骨凹陷处。图 216、图 217）。

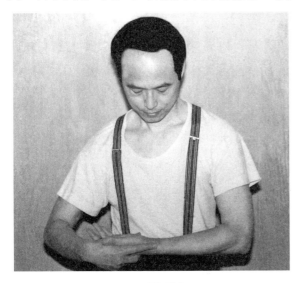

图 216

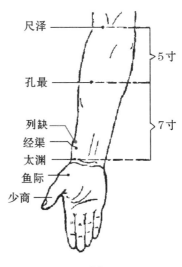

图 217

此式有宣肺、疏风、通调任脉、止痛之功效。

五、腕部

一式：

1. 两足分开，稍比肩宽，沉肩，屈肘，将两臂分置于身体两侧，手指自然分开。方向相反地转动双腕（图 218），顺时针、逆时针方向各 16 次。

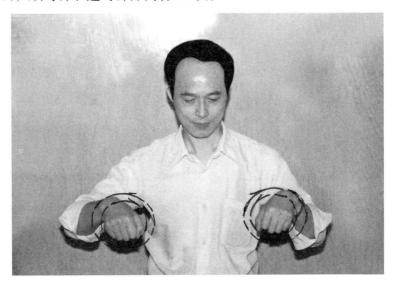

图 218

2.两手腕互敲16次。

3.两手掌互擦至热，随即以右掌来回擦左腕部至热。两手掌再互擦至热，换左掌同样擦右腕部至热。

此式有通经、活络、增强腕力、防病、健身等良好作用。

二式：

1.按太渊穴（仰掌，腕横纹的桡侧凹陷处。图219）：以右拇指指端罗纹面置于左太渊穴，按下时呼气，吸气时还原。重复5~7次。换左拇指，同样按右太渊穴，重复5~7次。

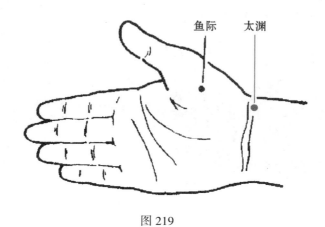

鱼际　　太渊

图219

2.两太渊穴部位有节奏地互敲（图220）。操作16次。

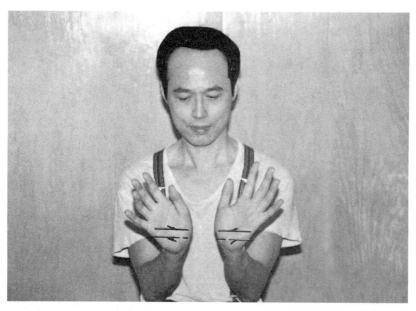

图220

3.以右拇指指端罗纹面揉左太渊穴，顺时针、逆时针方向各16次。换左拇指，同样揉右太渊穴，顺时针、逆时针方向各16次。

4.两手掌互擦至热，随之以右掌来回擦左太渊穴。两手掌再擦至热，以左掌同样擦右太渊穴。各进行 16 次。

此式可祛风化痰，有理肺止咳的功效。

三式：

按一式中 1、2、3、4 的操作与顺序，施术于双神门穴（仰掌，腕横纹尺侧端凹陷处。图 215，见第 98 页）。

此式有安神、宁心、通络、催眠的功效。

四式：

按一式中 1、2、3、4 的操作与顺序，施术于通里穴（仰掌，神门穴上 1 寸。图 215，见第 98 页）。

此式有宁神志、调心气、治失眠的功效。

五式：

按一式中 1、2、3、4 的操作与顺序，施术于双大陵穴（仰掌，腕关节横纹正中，两筋之间。图 215，见第 98 页），两"大陵"穴互敲（图 221）16 次。

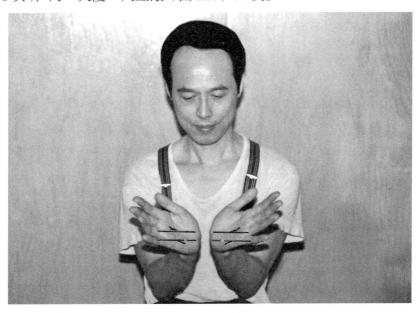

图 221

此式有清心宁神、和胃宽胸的功效。

六式：

1. 按养老穴（屈肘，掌心对胸，尺骨小头桡侧缘上 0.2 寸骨缝处。图 222，见第 102 页）：以右拇指指端罗纹面置于左养老穴处，按下时呼气，吸气时还原。再换左拇指，同样按右养老穴。各操作 5~7 次。

2. 以右拳的尺侧掌面及小指尺侧部有节奏地敲左养老穴。再换左拳，同样敲右养老穴（图 223，见第 102 页），各操作 16 次。

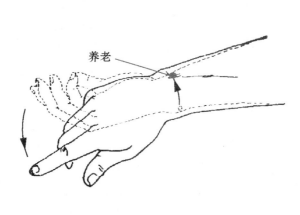

养老

图 222

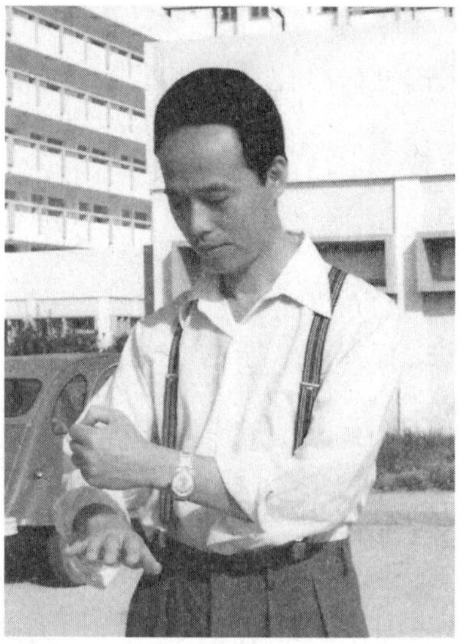

图 223

3. 以右拇指指端罗纹面揉左养老穴，顺时针、逆时针方向各 16 次。再换以左拇指同样揉右养老穴，顺时针、逆时针方向各 16 次。

4. 两手掌互擦至热，右掌随即趁热来回擦左养老穴。再两手掌互擦至热，随即以左掌同样擦右养老穴，各操作 16 次。

此式有舒筋、活络、明目、消炎、止痛之功效。

六、手部

一式：

1. 按鱼际穴（第一掌骨掌侧中点，赤白肉际处。见图 219，见第 100 页）：以右拇指指端罗纹面置于左鱼际穴，按下时呼气，吸气时还原；再换左拇指同样施术于右鱼际穴。各重复 5~7 次。

2. 两鱼际穴部位有节奏地互敲（图 224）16 次。

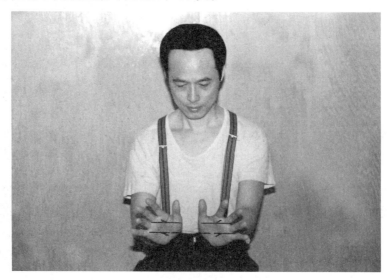

图 224

3. 以右拇指指端罗纹面揉左鱼际穴，顺时针、逆时针方向各 16 次。再换左拇指，同样揉右鱼际穴，顺时针、逆时针方向各 16 次。

4. 两鱼际穴部位互擦至热。

此式有清肺热、利咽喉、止哮喘的功效。

二式：

1. 拿合谷穴（拇指和食指张开，当第一、二掌骨之中点，稍偏食指处，或拇指、食指并拢，肌肉隆起的最高处。图 225）：以右拇指、食指的指端罗纹面分置于左合谷穴，轻轻拿动时呼气，吸气时还原。换左拇指、食指，同样轻拿右合谷穴。各进行 3~5 次。

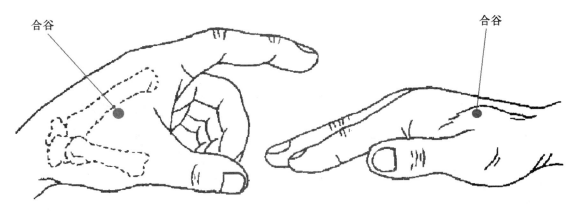

图 225

2. 两合谷穴部位有节奏地互敲（图 226）16 次。

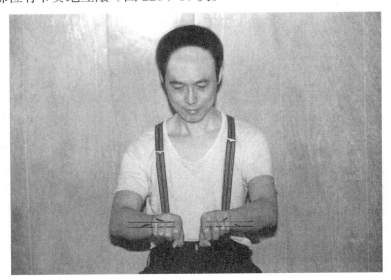

图 226

3. 以右拇指的指端罗纹面揉左合谷穴，顺时针、逆时针方向各 16 次。再换左拇指，同样揉右合谷穴，顺时针、逆时针方向各 16 次。

4. 以两合谷穴部位互擦至热。

此式有疏风、解表、镇痛、通络、健指的功效。

三式：

1. 按劳宫穴（屈指握拳，食指与中指指尖之间所对的掌中心。在二、三掌骨之间。图 227 ）：右拇指指端罗纹面置于左劳宫穴（右食指指端罗纹面，在左掌背劳宫穴的相对应处帮助托扶。图 228 ），按下时呼气，吸气时还原。换左拇指，同样按右劳宫穴。各操作 5~7 次。

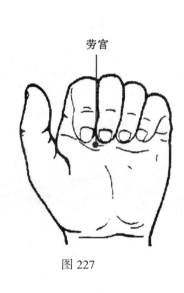

劳宫

图 227

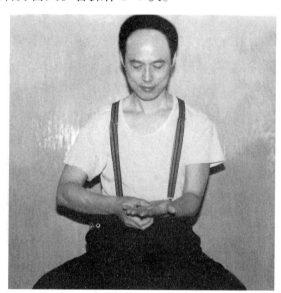

图 228

2. 以右拳有节奏地敲左劳宫穴（图 229）16 次，随后以左拳同样敲右劳宫穴 16 次。

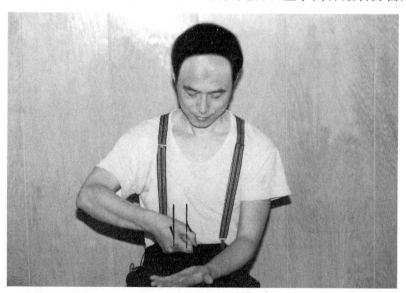

图 229

3. 以右拇指指端罗纹面揉左劳宫穴（以右食指指端罗纹面在左掌背托扶，如前述），顺时针、逆时针方向各 16 次。再换左拇指，同样揉右劳宫穴，顺时针、逆时针方向各 16 次。

4. 以两劳宫穴部位互擦，发热为止。

此式可清心泄热，有健掌、活利手指之功效。

四式：

按同三式中 1、2、3、4 的操作与顺序，施术于双中渚穴（手背第四、五掌骨间，指蹼缘后 1.5 寸处。图 230、图 231 ）。

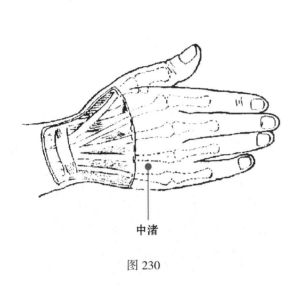

中渚

图 230

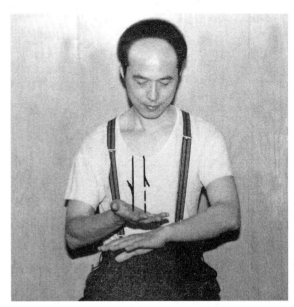

图 231

此式有疏气机、利耳窍、止牙痛、防治手指麻痛的功效。

五式：

按二式中 1、2、3、4 的操作与顺序，施术于双后溪穴（半握拳，第五掌骨小头后方掌横纹处。图 232、图 233 ）。

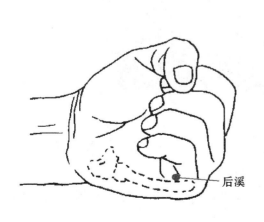

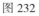后溪

图 232

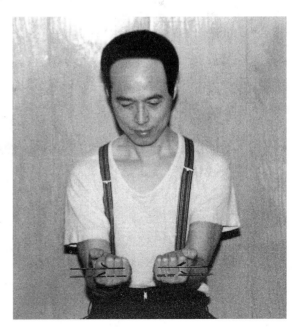

图 233

此式可疏经脉、通督脉，有清神志、美面容的功效。

六式：

1. 握按八邪穴（手背相邻两掌骨小头之间，左右共8穴。图234）：双十指交叉互握，紧握按八邪穴时呼气，吸气时还原（图235）。重复5~7次。

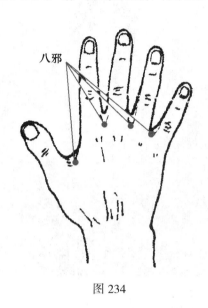

图234

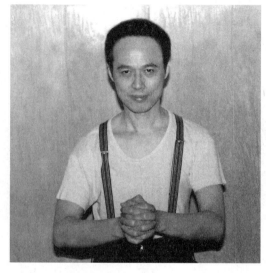

图235

2. 两手自然散开，十指同时交叉，互相有节奏地敲八邪穴（图236）。操作16次。

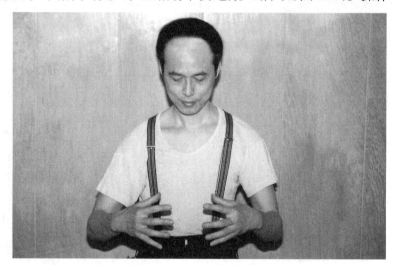

图236

3. 以右手食指、中指、无名指、小指四指指端的罗纹面揉左手的八邪穴（其中四穴），顺时针、逆时针方向各16次。再换左手，同样揉右手的八邪穴，顺时针、逆时针方向各16次。

4. 两手掌互擦至热，以右手食指、中指、无名指、小指四指指端罗纹面来回擦左手的八邪穴（其中四穴，图237，见第107页）。两手掌再互擦至热，换左手食指、中指、无名指、小指，同样擦右手的八邪穴，各重复16次。

此式可健指强身，对防治头、项疼痛及手指麻木疼痛有显著疗效。

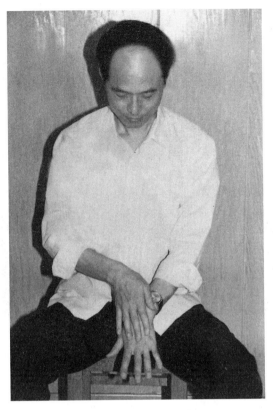

图 237

七式：

1.按四缝穴（第二、三、四、五指掌面，第一、二指关节的横纹中点。图 238。左右共八穴）：以右手食指、中指、无名指、小指四指指端罗纹面置于左四缝穴处，按下时呼气，吸气时还原（图 239）。再换左手，同样按右四缝穴。各重复 5~7 次。

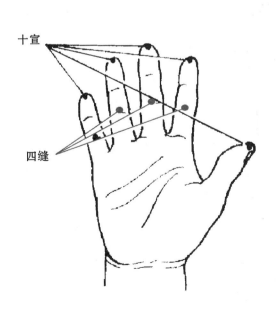

图 238

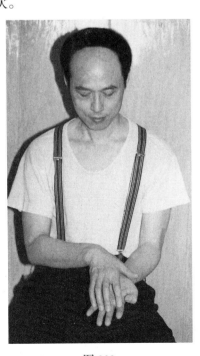

图 239

2. 以两四缝穴部位有节奏地互敲（图 240）16 次。

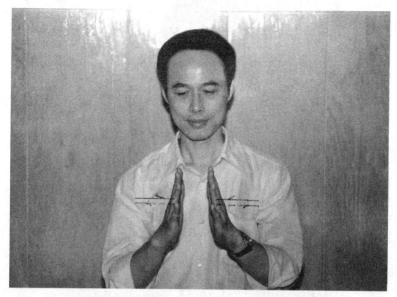

图 240

3. 以右手食指、中指、无名指、小指四指指端的罗纹面揉左四缝穴，顺时针、逆时针方向各 16 次。再换左食指、中指、无名指、小指同样揉右四缝穴，顺时针、逆时针方向各 16 次。

4. 以两手的四缝穴部位互擦至热。

此式对防治小儿的消化不良、疳积、百日咳及手指关节炎有明显疗效。

八式：

按同六式中 1、2、3、4 的操作与顺序，施术于双少商穴（在拇指桡侧，距指甲角 0.1 寸处。图 241）。

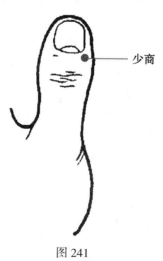

少商

图 241

此式可清肺热、利咽喉，有回阳救逆的功效。

九式：

1. 按挤十宣穴（两手十指尖端，距指甲约 0.1 寸。图 238，见第 107 页）：以双手的十宣穴互对（图242），按挤时呼气，吸气时还原。重复5~7次。

2. 以十指端的十宣穴有节奏地互敲16次（图243）。

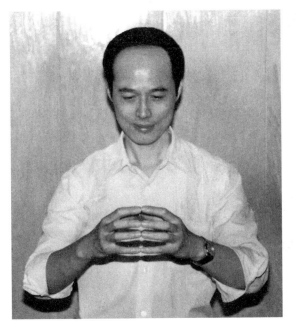

图242

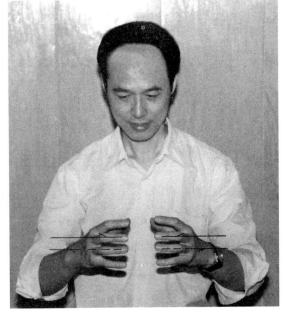

图243

3. 以十指端的十宣穴互揉，顺时针、逆时针方向各16次。

4. 以十指端的十宣穴互擦，发热为止。

此式有醒脑、宁神、通经、活络、健身的作用，对防治指端麻木有显著疗效。

十式：

1. 两足分开，稍比肩宽。沉肩，屈肘，两腕略背屈，两掌心向前分别置于身前两侧（图244）。屈十指如握小球状，同时吸气（图245），呼气时还原。重复16次。

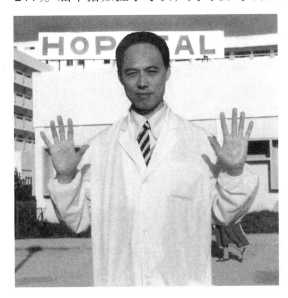

图244

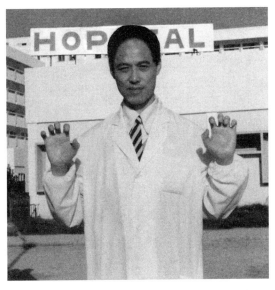

图245

2. 右手的五指背部有节奏地敲左手五指掌侧（图246）。换左手的五指背部同样敲右手五指掌侧。重复16次。

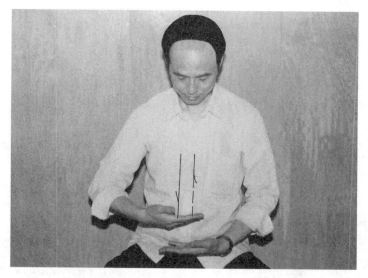

图246

3. 以右手拇指、食指依次将左手五指的每一指反复揉按（图247）一遍。再换左手拇指、食指，同样揉按右手的每一指一遍。

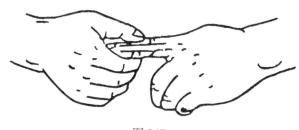

图247

4. 以右手指掌侧来回擦左手指的背侧至热（图248）。再换左手指掌侧，同样擦右手指的背侧至热。

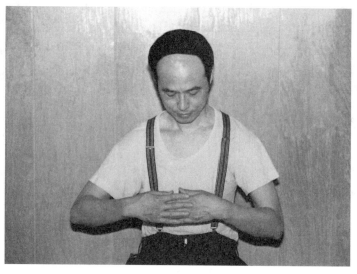

图248

此式有通经络，增强指力，健强身体，防治手指麻痛、心绞痛、关节炎的作用。

附注：甲根穴自我按摩法

自我按摩甲根穴，对防治心绞痛等多种痛症有一定效果。

甲根穴的定位：位于指背侧，距指甲后缘内外角向上各 0.1cm 处，穴位呈弧线状。每指一穴，两手共 10 穴。分别定名为：拇根穴、食根穴、中根穴、环根穴、小根穴（图 249）。

操作方法与时间：现以拇根穴为例，其余类推即可。

1. 以一手的拇指、食指（或拇指、中指）两指掐切压（图 250、图 251）另一手的拇根穴，可使自己有明显的痛感（以能耐受为度）。一般每次掐压 3~5 分钟，症状即可缓解。若未见效，可稍移动掐压点，继续操作，再换另一手同样掐切前手的拇根穴。每次 20~30 分钟。可持续操作（但注意：不要掐破了皮肤），亦可一掐一松。

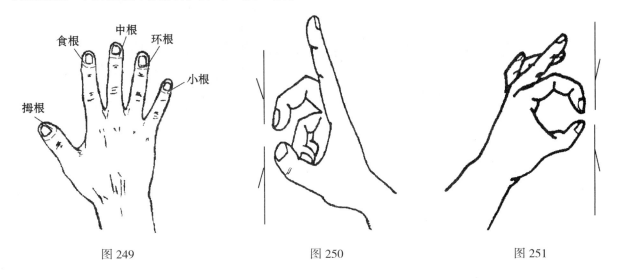

图 249　　　　　　　　图 250　　　　　　　　图 251

2. 两拇根穴有节奏地互敲（图 252），进行 32 次。

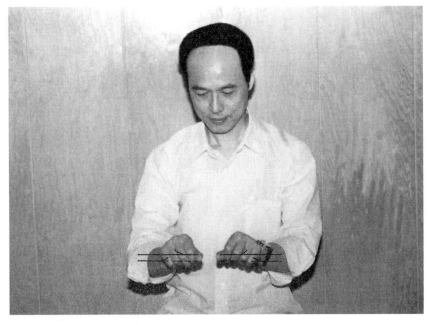

图 252

3. 一手的四指（小指除外）的掌侧面撮成筒形，来回擦另一手的拇根穴（图253），操作32次。再换另一手，同样擦前手的拇根穴，操作32次。

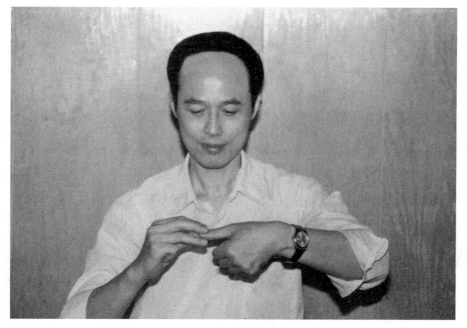

图253

甲根穴的主治病症：其共同的主治病症为中暑、发热等。

各自的主治病症分述如下：

拇根穴的主治病症：咽喉痛，咳嗽，胃、肩前痛等。

食根穴的主治病症：咽喉、牙、胃、肩、前额痛，心绞痛，鼻塞，耳鸣等。

中根穴的主治病症：胸、胃痛，肝区胀痛，心绞痛，胸闷，失眠，心悸等。

环根穴的主治病症：偏头、胸肋、咽喉、肩背痛，肝区胀痛，耳鸣等。

小根穴的主治病症：心绞痛，胸、头、肩痛，胸闷，心悸，失眠，耳鸣等。

第十一节　下肢部保健美容法

根据经络理论，下肢为足太阴脾经、足少阴肾经、足厥阴肝经、足阳明胃经、足太阳膀胱经、足少阳胆经的循行部位并起止于趾端部。故下肢的自身保健与美容的锻炼，不仅可收强腿、健膝、滋阴之效，而且可获健脾胃、补肝肾、利膀胱、通胆经与健身、美容、养生等益处。

一、髋部

一式：

1. 按居髎穴（在髂前上棘与股骨大转子最高点连线的中点凹陷处。图254，见第113页）：两拇指指端罗纹面分别置于两居髎穴处，按下时呼气，吸气时还原。重复5~7次。

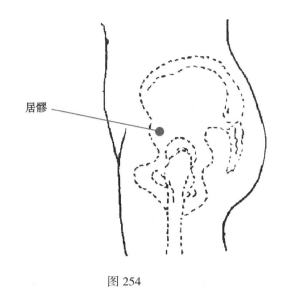

居髎

图 254

2. 以两拳的尺侧掌面及小指尺侧部有节奏地敲双居髎穴。各操作 16 次。

3. 以两拇指指端罗纹面分揉双居髎穴。顺时针、逆时针方向各操作 16 次。

4. 两手掌互擦至热（图 255），随之趁热以两掌分别来回擦双居髎穴。各操作 16 次。

此式有消炎、止痛的功效，对活利髋关节尤为有效。

说明：此式亦可先对一侧居髎穴施术，然后再做另一侧。

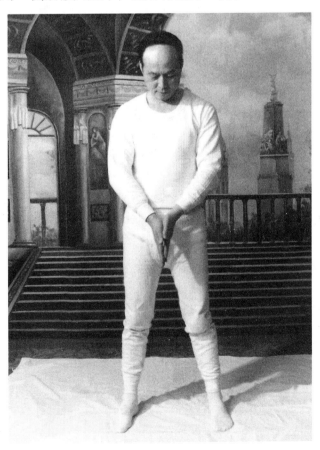

图 255

二式：

按髋部的一式中 1、2、3、4 的操作与顺序，施术于双环跳穴（侧卧，尾骨尖上 2 寸，在骶骨裂孔与股骨大转子连线的中、外 1/3 的交界处。图 256）。

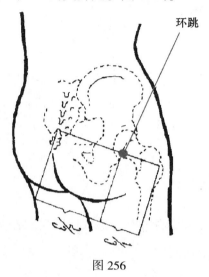

图 256

此式有活利腰腿、疏通经络的功效。

说明：此式亦可先做完一侧"环跳"，再做另一侧。

三式：

按一式中 1、2、3、4 的操作与顺序，施术于双髀关穴（伏兔穴直上 6 寸，与会阴穴水平线之交点。图 257）。

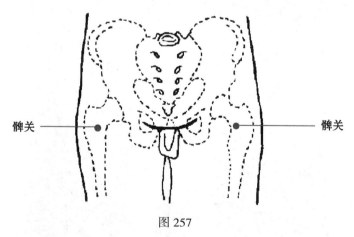

图 257

此式有消炎、止痛、健腿及消减腿前部脂肪的功效。

二、大腿部

一式：

按髋部的一式中 1、2、3、4 的操作与顺序，施术于双风市穴（直立，手臂自然下垂，中指尖所指的大腿外侧处。图 258)。

此式有止痛、消炎、健腿的功效。

二式：

按一式中 1、2、3、4 的操作与顺序，施术于双伏兔穴（髌骨外上缘，直上 6 寸。图 259)。

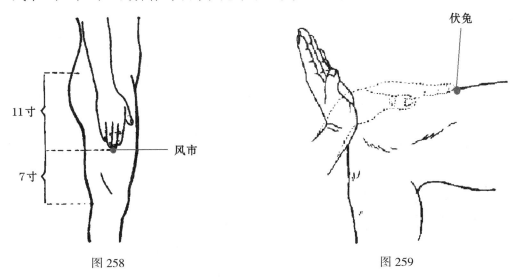

图 258 　　　　　　　　　　　　　　　　　图 259

此式有通络、解痹及消减大腿前部脂肪的功效。

三式：

按一式中 1、2、3、4 的操作与顺序施术于双血海穴（正坐屈膝，髌骨内上缘上 2 寸，在股内侧肌内侧缘。图 260)。

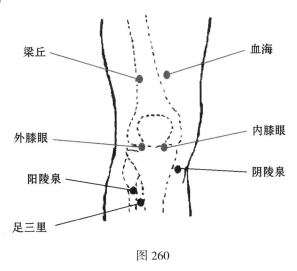

图 260

练习此式，有和营、清热、止痒、强腿、健膝的疗效。

四式：

按一式中 1、2、3、4 的操作与顺序，施术于双梁丘穴（髌骨外上缘直上 2 寸。图 260)。

此式有和胃、通络、健膝的功效。

五式：

1. 以两掌根自上而下揉按一侧大腿（以稍有酸胀感为宜。图261），重复3~5遍。再以两掌根同样揉按另一侧大腿，也重复3~5遍。

2. 以两掌根自上而下、有节奏地敲一侧大腿，重复3~5遍。再以两掌根同样敲另一侧大腿，也重复3~5遍。

3. 两手掌互擦至热，随后两掌相对，上下擦一侧大腿至热。两手掌再互擦至热，随后同样擦另一侧大腿至热。

此式可通经活络，壮腰健膝，有消除大腿部脂肪之功效。

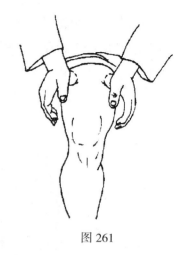

图261

三、膝部

一式：

1. 按内膝眼与外膝眼穴（屈膝、髌骨下，髌韧带内，外侧凹陷处。图260，见第115页）：两拇指指端罗纹面分置于右腿的内、外膝眼处，按下时呼气，吸气时还原。重复5~7次。再以两拇指指端罗纹面同样按左腿的内、外膝眼，重复5~7次。

2. 放松一侧下肢，以同一侧拇指指端罗纹面与食指桡侧面相对摇动髌骨（图262），顺时针、逆时针方向各16次。再换另一手，同样摇动另一侧髌骨，顺时针、逆时针方向各16次。

3. 放松一侧下肢，以双拳的尺侧掌面及小指的尺侧部有节奏地敲该侧的内、外膝眼16次。再以双拳同样敲另一侧的内、外膝眼16次。

4. 两足并拢成半蹲位，两手置于两膝部，吸气时屈双膝关节，呼气时两腿向后绷直，顺时针、逆时针方向摇动膝关节（图263）。各进行16次。

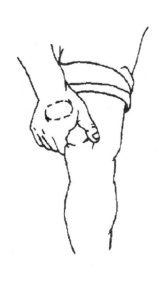

图262

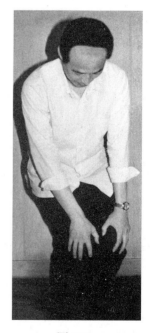

图263

5.两掌互擦至热,两掌随之上下来回地擦一侧的内膝眼、外膝眼至热。再两掌互擦至热,两掌同样擦另一侧的内膝眼、外膝眼至热。

此式有健膝、防治膝关节炎及周围软组织病症的良效。

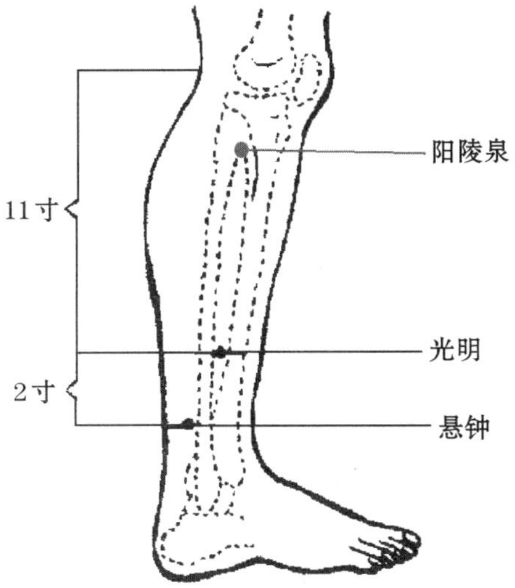

二式:

按一式中1、2、3、4的操作与顺序,施术于双阳陵泉穴(屈膝,小腿外侧,腓骨小头前下缘凹处。图264)。

此式可利肝胆、清湿热,有强筋骨、健腿膝的功效。

三式:

1.按委中穴(腘横纹中央。图265):两食指分别置于双委中穴,弹拨时呼气,吸气时还原。重复5~7次。

2.以右足背有节奏地敲左委中穴(图266)。重复16次。开始时,如果单足支身不稳,可用手稍加扶持,同样施术。再以左足背同样敲右委中穴,重复16次。

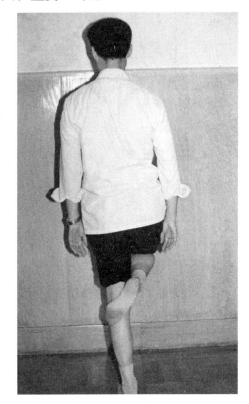

图264

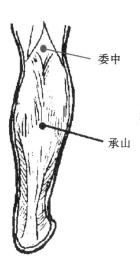

图265

图266

3.以双手的拇指、食指指端罗纹面拿双委中穴,各操作3次。

4.两掌互擦至热,随之趁热以两掌擦双委中穴至热。

此式有疏泄暑热、健利腰膝的疗效。

117

四式：

按一式中 1、2、3、4 的操作与顺序，施术于双曲泉穴（膝内侧腘窝横纹端，胫骨内髁之后，半膜肌停止部的前缘。图 267）。

此式有利膀胱、清湿热、舒筋、健膝的功效。

五式：

按一式中 1、2、3、4 的操作与顺序，施术于双阴陵泉穴（屈膝，胫骨内髁下缘凹陷处，与胫骨粗隆平齐。图 268）。

此式可化湿滞，利下焦，有强腿健膝的疗效。

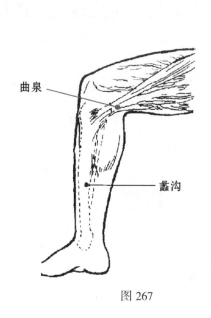

图 267

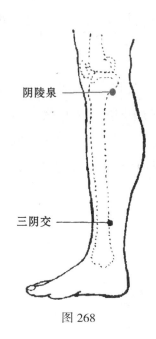

图 268

四、小腿部

一式：

按髋部的一式中 1、2、3、4 的操作与顺序，施术于双足三里穴（外膝眼下 3 寸，胫骨前嵴外侧约一横指处。图 269，见第 119 页）。

此式可理脾胃，调气血，有补虚弱、强身体的功效。

二式：

按一式中 1、2、3、4 的操作与顺序，施术于双承山穴（用力伸足，在小腿后面正中出现"人"字形的凹陷处。图 265，见第 117 页）。

此式可疏经络，调腑气，疗痔疾，对治疗腓肠肌痉挛尤有良效。

三式：

按一式中 1、2、3、4 的操作与顺序，施术于双丰隆穴（外踝上 8 寸，相当于外膝眼与外踝尖连线的中点，胫骨前嵴外开二横指处。图 269)。

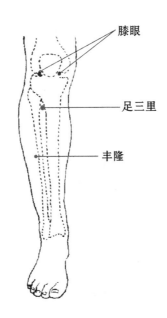

膝眼

足三里

丰隆

图 269

此式有化痰湿、宁神志之功效。

四式：

按一式中 1、2、3、4 的操作与顺序，施术于双光明穴（外踝尖直上 5 寸，腓骨后缘处。图 264，见第 117 页)。

此式有调肝、明目的功效。

五式：

按一式中 1、2、3、4 的操作与顺序，施术于双悬钟穴（外踝尖直上 3 寸，腓骨后缘处。图 264，见第 117 页)。

此式能健颈项，强下肢。

六式：

按一式中 1、2、3、4 的操作与顺序，施术于双三阴交穴（内踝尖直上 3 寸，当胫骨后缘处。图 268，见第 118 页)。

此式有健脾化湿、疏肝益肾、宁神安眠之效。

敲三阴交穴时，亦可先用一足的内侧敲另一足三阴交穴（图 270，见第 120 页)，再换足同样敲另一侧的三阴交穴。

七式：

按大腿部的五式中 1、2、3 的操作与顺序，先、后施术于两小腿部。

此式有通经、活络、健腿、强膝的功效。

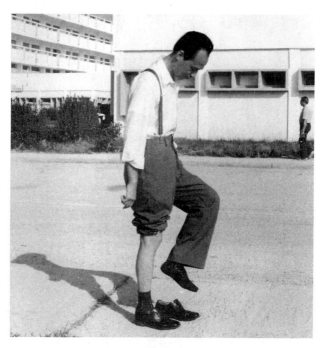

图 270

五、踝部

一式：

1. 按挤太溪穴（内踝尖与跟腱连线的中点。图 271）与昆仑穴（外踝尖与跟腱水平连线中点凹陷处。图 272）：右拇指、食指指端罗纹面分别置于左太溪穴和昆仑穴，按挤时呼气，吸气时还原。重复 5~7 次。换左拇指、食指，同样按挤右太溪穴、昆仑穴 5~7 次。

2. 以右拇指、食指指端罗纹面拿动左太溪穴和昆仑穴，操作 3~5 次。换左拇指、食指指端罗纹面同样拿动右太溪穴和昆仑穴，操作 3~5 次。

3. 以右拇指、食指指端罗纹面揉左太溪穴和昆仑穴，顺时针、逆时针方向各 16 次。换左拇指、食指同样揉右太溪穴和昆仑穴，顺时针、逆时针方向各 16 次。

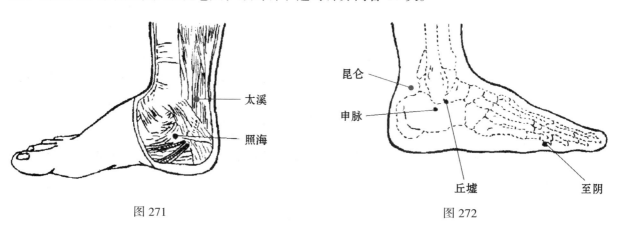

图 271   图 272

4. 两手互擦至热，两掌趁热来回擦左太溪穴和昆仑穴 16 次。两手再互擦至热，同样擦右太溪穴和昆仑穴 16 次。

此式有益胃、消热、舒筋、祛风、通络、健腰以及增加足力、消除下肢疲劳的作用，对防治足跟痛有良好效果。

二式：

按一式中1、2、3、4的操作与顺序，施术于双照海穴（内踝尖直下1寸处。图271，见第120页）。

此式有清热、宁神、利咽喉的功效。

三式：

按一式中1、2、3、4的操作与顺序，施术于双商丘穴（内踝前下方凹陷处，相当于舟骨粗隆与内踝尖连线的中点。图273）。

此式有健脾胃、化湿滞、强足踝之功效。

四式：

按一式中1、2、3、4的操作与顺序，施术于双中封穴（内踝下缘前1寸，肌腱内侧，踝关节背屈时有凹陷处。图274）。

此式有疏肝、通络的功效。

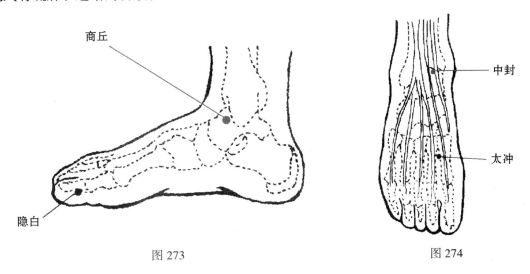

图273　　　　　　　　　　　　　　图274

五式：

按一式中1、2、3、4的操作与顺序，施术于双解溪穴（踝关节前横纹的中央，两筋之间，与外踝尖平齐处。图275，见第122页）。

此式可止痛、宁神，且有健踝的功效。

六式：

按一式中1、2、3、4的操作与顺序，施术于双丘墟穴（外踝前下方凹陷处。图276，见第122页）。

此式有疏肝、利胆、通络的功效。

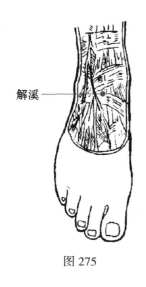

图 275

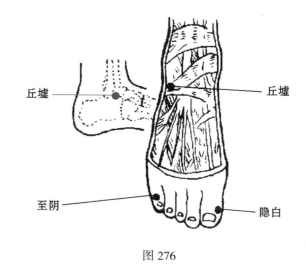

图 276

七式：

按一式中 1、2、3、4 的操作与顺序，施术于双申脉穴（外踝尖下缘下 0.5 寸凹陷处。图 272，见第 120 页）。

此式有清神志、疏经络、通阳跷、健足踝的疗效。

八式：

1. 正坐，将一脚放于另一腿上。两手分握踝关节上部与足趾，顺时针、逆时针方向各摇踝关节（图 277）16 次。同样摇另一侧踝关节，顺时针、逆时针方向各 16 次。

2. 正直立位，一腿抬高成 90°。双手按膝以直，同时向前弯腰（图 278）8 次。换另一腿，同样正压腿 8 次。为 1 遍。上述动作重复 3 遍。

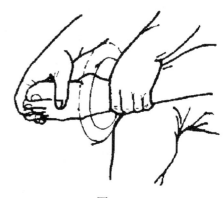

图 277

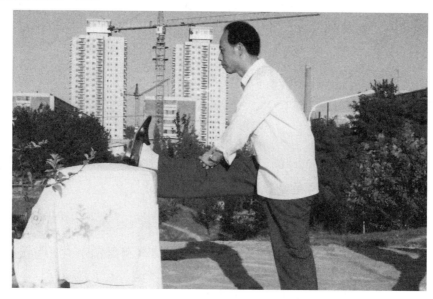

图 278

3. 再按同大腿部的五式中 1、2、3 的操作与顺序，先后施术于双下肢部。

此式有通经络、健腰腿、强身体之功效。

六、足部

一式：

按髋部的一式中 1、2、3、4 的操作与顺序，施术于双太冲穴（足背第一、二趾缝间上 1.5 寸处。图 274，见第 121 页）。

此式有平肝、理血、通络、安眠的功效。

二式：

1. 按八风穴（足背相邻每两个跖骨小头之间。图 279）：以右食指、中指、无名指、小指四指指端罗纹面置于左足的八风穴（每足有四穴，以下同处从略），按下时呼气，吸气时还原。重复 5~7 次。再换左手，同样按右足的八风穴。重复 5~7 次。

2. 以右食指、中指、无名指、小指四指指端有节奏地敲左足之八风穴 16 次。换左手，同样敲右足的八风穴 16 次。

3. 以右食指、中指、无名指、小指四指指端罗纹面揉左八风穴，顺时针、逆时针方向各 16 次。换左手，同样揉右八风穴，顺时针、逆时针方向各 16 次。

4. 两手掌互擦至热，随之以右手掌来回擦左八风穴 16 次。两手掌再互擦至热，换左手同样擦右八风穴 16 次。

此式有消炎、止痛，防治足趾关节及周围软组织炎的功效。

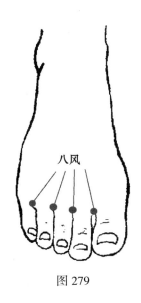

图 279

三式：

1. 按隐白穴（足踇趾内侧，距趾甲角 0.1 寸许。图 276，见第 122 页）：两拇指指端罗纹面分别置于两隐白穴，按下时呼气，吸气时还原。重复 5~7 次。

2. 以两隐白穴有节奏地互敲 16 次。

3. 以两拇指指端罗纹面揉两隐白穴，顺时针、逆时针方向各 16 次。

4. 两手互擦至热，随之以两掌擦两隐白穴各 16 次。

此式有益脾胃、调气血、通经络的功效。

四式：

按三式中 1、2、3、4 的操作与顺序，施术于双至阴穴（足小趾外侧，距趾甲角 0.1 寸许。图 276，见第 122 页）。

此式有上通颠脑、下调胎产的功效，对纠正胎位不正尤有卓效。

五式：

1. 按涌泉穴（足底，不包括足趾部，前、中 1/3 交界处，当第二、三跖趾关节后方，蜷足时呈凹陷处，图 280）：右拇指指端罗纹面置于左涌泉穴，按下时呼气，吸气时还原。重复 5~7 次。换左拇指，同样按右涌泉穴 5~7 次。

2. 以右拳的食指、中指、无名指、小指四指的第二节指骨背部有节奏地敲左涌泉穴（图 281），施术 16 次。换左拳，同样敲右涌泉穴，施术 16 次。

3. 以右拇指指端罗纹面揉左涌泉穴（图 282，见第 125 页），顺时针、逆时针方向各 16 次。换左拇指，同样揉右涌泉，顺时针、逆时针方向各 16 次。

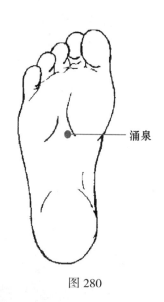

涌泉

图 280

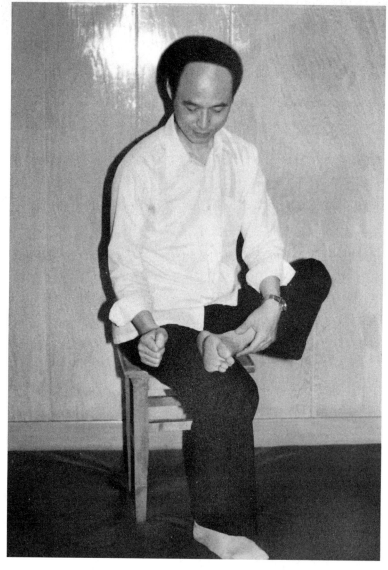

图 281

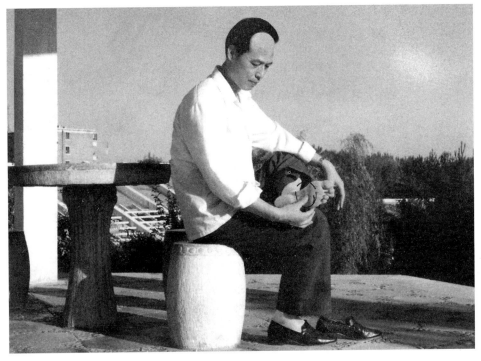

图 282

4.两手掌互擦至热，右掌趁热擦左涌泉穴至热（图 283）。两手掌再互擦至热，以左掌同样擦右涌泉穴至热。

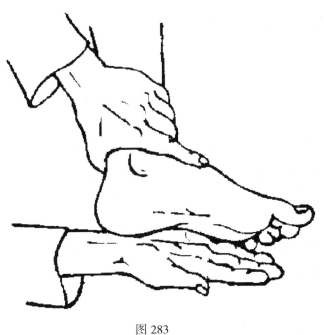

图 283

此式有开窍、宁神、补肾、疏肝、明目、安眠、降血压的疗效。

附注：搓足健身延年法

俗话说："人老先老足"。故自古以来，中国和外国均很重视对足的保健。如我国有赤足踏沙、卵石、豆子、铁砂子的锻炼方法；日本民间有踏青竹健身法等等。

科学家们发现，按摩足底，不仅对健足有良好作用，就是在强腿、健身、抗衰老、安眠、延年、美容等方面，亦有明显的效果（图284）。

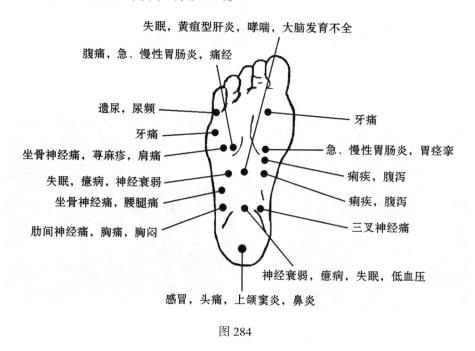

失眠，黄疸型肝炎，哮喘，大脑发育不全

腹痛，急、慢性胃肠炎，痛经

遗尿，尿频

牙痛

坐骨神经痛，荨麻疹，肩痛

失眠，癔病，神经衰弱

坐骨神经痛，腰腿痛

肋间神经痛，胸痛，胸闷

牙痛

急、慢性胃肠炎，胃痉挛

痢疾，腹泻

痢疾，腹泻

三叉神经痛

神经衰弱，癔病，失眠，低血压

感冒，头痛，上颌窦炎，鼻炎

图284

读者可在一根小圆木棒（表面光滑，长约30cm，直径5~6cm）上，赤足来回搓动小圆棒。每日做1~2次，每次10~15分钟。这样，能使您振奋精神、消除疲劳，防治腰腿痛，益寿，保颜。特别适合于春、冬季下肢冷凉者练习。

第十二节　经络减肥美形法

一位真正有素养的按摩、针灸或美容专家，不仅能帮助肥胖者减肥，瘦弱者变强壮，得心应手地帮他们调整体重和体形，而且能帮助他们调整身体自稳调节系统，增强自身防卫反应的能力，从而达到身心皆佳的境界。

经络是人体的联系、反应与调节系统，是体内多种联系系统的通路。它为按摩、针灸、导引等诸科的临床与人体奥秘的研究，提供了理论基础。经本人数十余年的临床经验与潜心研究体会，按摩、针灸、导引等诸科，无论在防病、治病方面，还是在健身、美容、催眠、抗衰老、养生等方面，潜力都很大。

一、十四经脉浅述

人体均有十四条经脉（十二经脉与督、任两脉）。这十四条经脉是经络的最主要组成部分，它们将人体的各种组织、器官、系统联成一个统一的生命活动整体，它们具有生理、病理、诊断、治疗、健身、美容、催眠、养生等多方面的作用。

十四经脉是：手太阴肺经、手阳明大肠经、足阳明胃经、足太阴脾经、手少阴心经、手太阳小肠经、足太阳膀胱经、足少阴肾经、手厥阴心包经、手少阳三焦经、足少阳胆经、足厥阴肝经、督脉及任脉。

其中，十二经脉的走行规律是：手三阴经从胸至手，手三阳经从手至头；足三阳经从头至足，足三阴经从足至胸（腹）。督脉有总督全身阳经的作用，故为"诸阳之海"。任脉系阴经经脉的总纲，故称为"阴脉之海"。

笔者所倡导的肥胖者经络健身美形法，就是根据经络学说理论，遵循一定的科学规律，循经给予适当的良性刺激，通过经络传导系统的作用，去调动、加强经络运行气血、营养周身、调和阴阳、平衡五行的作用，从而达到使人神清气爽、减肥美形和养生增寿的目的。

为了更好地掌握和应用下面的肥胖者经络健身美形法，我们首先简单地复习一下经络学说有关的部分内容。

十四经脉的循行路线与它们的保健、美容功效：

1. 手太阴肺经：从胸走向手，行于上肢屈侧外缘，至大拇指桡侧末端少商穴。即从中焦（胃）开始，下与大肠联络，回来出胃上口，过横膈入属肺脏。再从肺沿气管向两侧横行至中府穴，继而沿上臂屈侧外缘，在心包经外侧下行至肘窝内。再沿前臂前侧外缘下行，并沿鱼际边缘行至大拇指桡侧末端少商穴（图285，见第128页）。其分支从腕后列缺穴分出，沿食指桡侧行至食指末端，与手阳明大肠经相接。

刺激肺经的功效：益于人体皮毛润泽、健美。可治：咳嗽、气喘，感冒，咽喉肿痛，手心热，心烦，小便频数及本经脉循行所过处之疼痛等。

2. 手阳明大肠经：从手走向头，行于上肢伸侧外缘及面前部，止于鼻翼外缘之迎香穴。即从食指桡侧末端商阳穴开始，沿食指桡侧上行，经合谷沿前臂桡侧上行至肘部外缘。再沿上臂后侧外缘上行至肩部，与小肠经的秉风穴交会后绕至大椎穴。再向前下行至锁骨上窝的缺盆处，向下与肺脏联络，穿过横膈，连属于本经的大肠（图286，见第129页）。其分支由缺盆上行，经过颈和面颊进入下齿龈内，转出后环绕口唇，左右在人中穴交叉后止于迎香穴，与足阳明胃经相接。

刺激大肠经的功效：益于强健脾胃，改善瘦弱型体质、上肢部的减肥、皮肤过敏与晦暗无华之脸色。可治腹痛，便秘，泄泻大痢，皮疹，齿痛，颈肿，目黄，口干，衄血，喉痹，寒战不止，食指运动不灵，及本经脉循行所过处之疼痛等。

3. 足阳明胃经：从头走向足，行于面部、胸腹前面及大腿前侧的髀关、伏兔，下至膝膑中，再下沿胫骨外侧、经足背，止于第二趾端外侧的厉兑穴。共有六条路径。即：①鼻旁至前额的脉：起于鼻翼两旁，上至鼻根，再从眼眶下的承泣穴，沿鼻外侧下入上齿龈中。转出后环绕口唇，在唇下与承浆穴交会后，折向颊后，经颊车穴上行过上关穴，沿着头发边缘至前额正中。②面颊至腹内支脉：从大迎穴下至人迎穴，经喉咙进入缺盆部，下行穿横膈，连属于胃腑，并与脾脏联络。③缺盆至胸腹直行的脉：由缺盆经乳头下行，在腹部挟着脐两旁，至气街穴中。④胃口至次趾支脉：从胃口部沿着腹内，下行至气街穴，再下行至髀关穴，经伏兔穴至膝部髌骨中。尔后顺经骨前外侧至足背部，入中趾内侧，止于第二足趾端的厉兑穴。⑤小腿至中趾支脉：从膝下3寸分出，向下行入中趾外侧。⑥足跗至大趾支脉：从足背别出，进入大趾内侧，与足太阴脾经相接（图287，见第130页）。

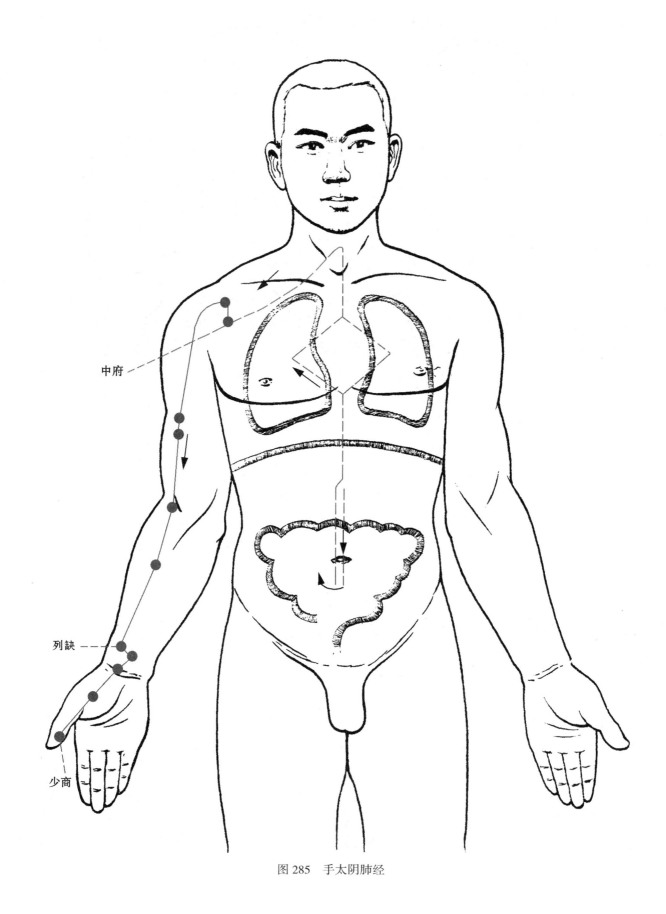

中府

列缺

少商

图 285　手太阴肺经

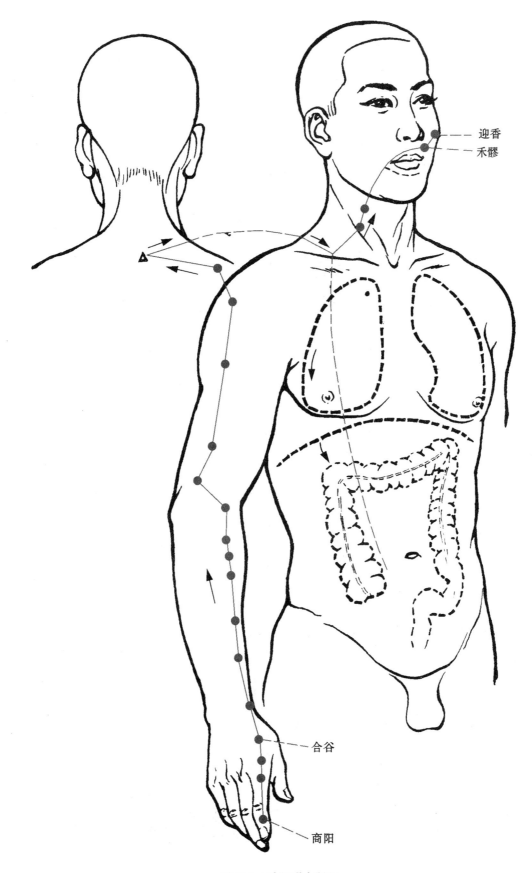

迎香
禾髎
合谷
商阳

图 286　手阳明大肠经

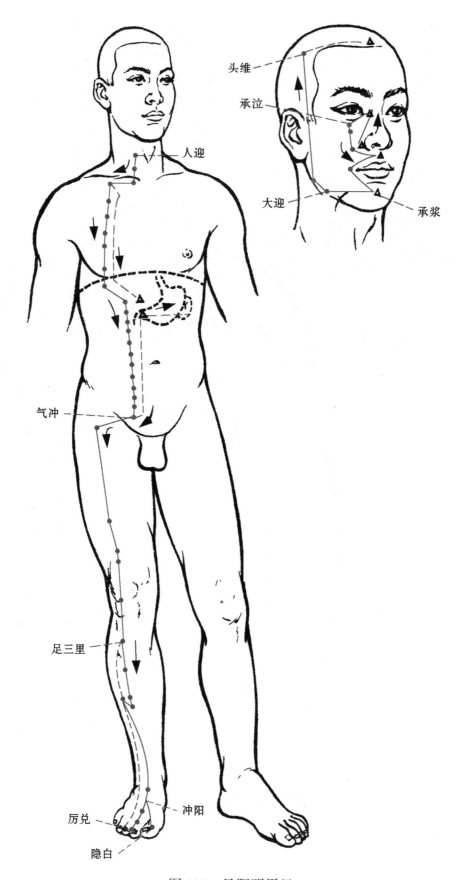

头维

承泣

大迎

承浆

人迎

气冲

足三里

厉兑

冲阳

隐白

图 287　足阳明胃经

刺激胃经的功效：益于改善额黑、晦暗无华的面色、白嫩瘦弱型体质，有强身健体之效。可治：皮疹，腹胀，胃痛，善饥，口眼歪斜，恶寒，唇生疮疡，高热，寒战，惊悸，面色发黑，癫狂，鼻塞，衄血，足二趾运动不灵及本经脉循行所过处之疼痛等。

4. 足太阴脾经：从足走向腹胸，行于下肢内侧前缘及胸腹，而至腋中线上第 6 肋间处的大包穴。即起于足大趾内侧端隐白穴，沿大趾内侧，经趾后高骨至内踝前方，沿小腿内侧的胫骨后缘上行，在内踝上 8 寸处，相交后出足厥阴肝经前面。再沿膝关节和大腿内侧上行，进入腹内，连属脾脏，并与胃联络。再穿横隔膜，挟行于咽部两侧与舌根相连，散布于舌下（图 288，见第132 页）。其分支从胃别出，上行穿过横膈膜。进入心中与手少阴心经相接。

刺激脾经的功效：益于美口唇、健身体、华姿色。可治：胃脘痛，腹胀，体重乏力，舌根强痛，呕吐，心烦，泄泻，黄疸，纳滞，腹部痞块，足大趾运动不灵，不能卧及本经脉循行所过处之疼痛等。

5. 手少阴心经：从胸走向手，行于上肢屈侧内缘，至小指桡侧末端的少冲穴。即由心上行，经肺至腋窝上方，沿上臂屈侧内缘，行于手厥阴心包经的内侧，向下行至肘窝内侧，顺着前臂屈侧内缘，进入手掌屈侧，沿小指桡侧，出其末端的少冲穴，与手太阳小肠经相接（图 289，见第133 页）。其分支有二：①起于心系，下穿横膈与小肠联络。②从心挟着咽喉两旁上行，系于眼球后的脉络。

刺激心经的功效：益于华面、美肤、健身、清神。可治：心痛，咽干，口渴，肋痛，手心热痛，目黄及本经脉循行所过处之疼痛与上肢内侧厥冷等。

6. 手太阳小肠经：从手走向头，行于上肢伸侧内缘，颊部和耳前，止于听宫穴。即起于小指尖尺侧的少泽穴，沿手内侧上行至腕部，经尺骨小头沿前臂伸侧内缘，过肘关节的尺骨鹰嘴突与肱骨内上髁之间，向上沿上臂伸侧内缘至肩关节，环绕肩胛至肩上，向前入缺盆，下行与心脏联络后，顺食道，经横膈至胃，下行连属于小肠（图 290，见第134 页）。其分支有：①由缺盆沿颈上行，经面颊达目外眦，转回入耳中，止于听宫穴。②从面颊别出，上行至眼眶下，经鼻到目内眦，交于足太阳膀胱经。

刺激小肠经的功效：益于改善瘦弱型体质、上肢部之减肥、皮肤过敏与晦暗无华之脸色。可治：便秘，皮疹，腹痛，泄泻下痢，咽痛，颔肿，少腹痛牵引睾丸，耳聋，目黄及本经脉循行所过处之疼痛等。

7. 足太阳膀胱经：从头走向足，行于头顶、后项、背部以及下肢后侧正中，止于小趾外侧端的至阴穴。共分五条路径。即：①起于眼内角睛明穴，经额上行至头顶。②由头顶横行至耳突上方。③由头顶入脑内，转出至项部，沿肩膊内侧，挟脊骨旁 1.5 寸处下行至腰部，与肾脏联络后，前行连属膀胱。④由腰部挟脊下行，经臀部至腘窝中央。⑤在肩膊内侧，距脊骨 3 寸处，经肩胛内缘，挟脊骨下行过髀枢部，沿股后外侧下行，在腘窝处和前面的经脉会合，继续下行，经过小腿肚，转出外踝后缘，沿足外侧京骨穴前行，止于小趾外的至阴穴，与足少阴肾经相接（图291，见第135 页）。

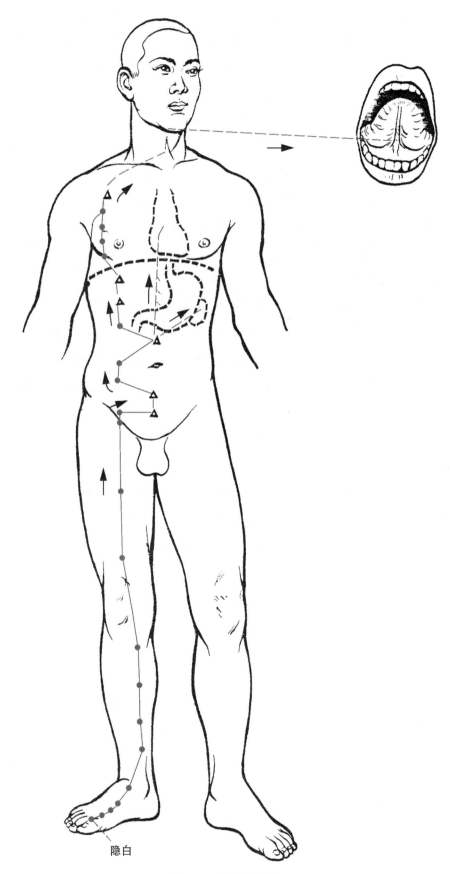

隐白

图 288　足太阴脾经

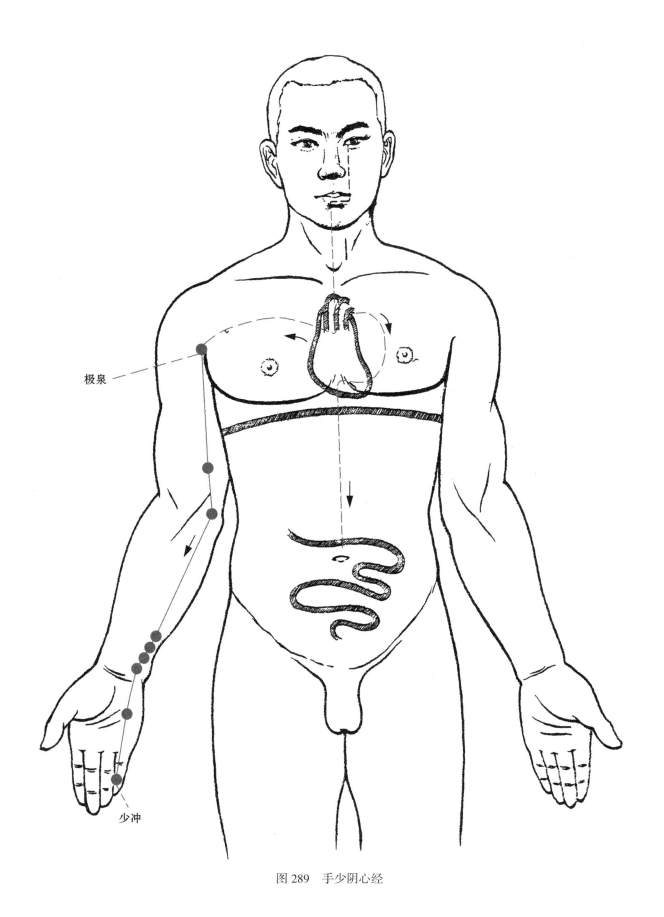

极泉

少冲

图 289　手少阴心经

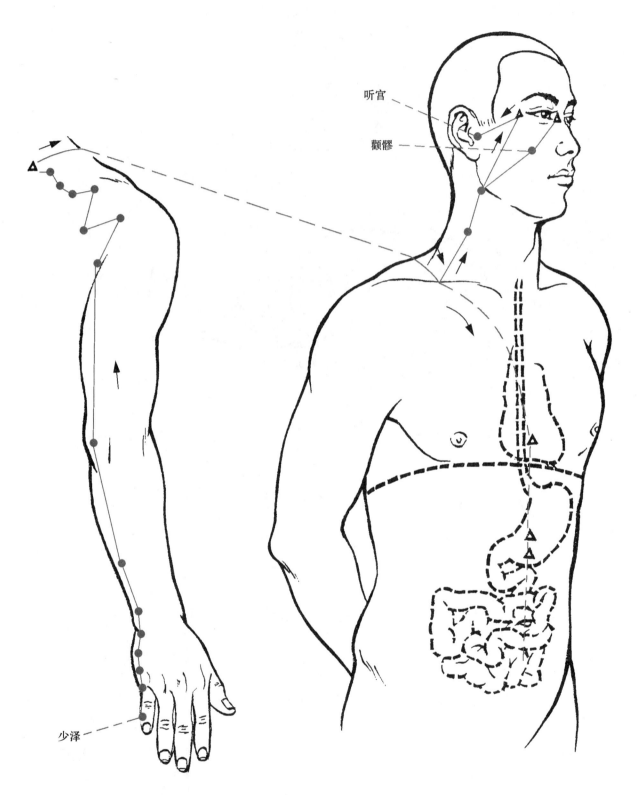

听宫

颧髎

少泽

图 290　手太阳小肠经

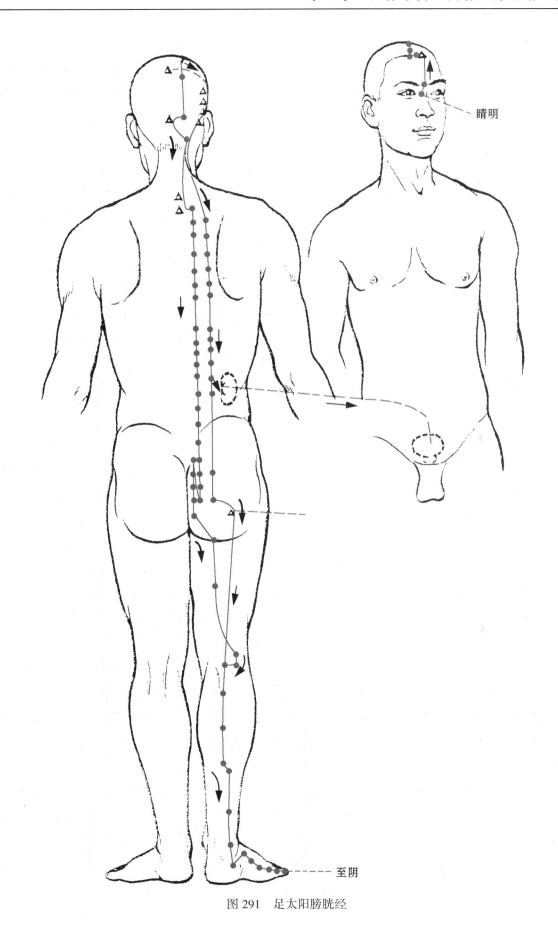

睛明

至阴

图 291　足太阳膀胱经

刺激膀胱经的功效：有减肥、改善肥胖或瘦弱型体质、美面强身、防癌之效。近年国外研究资料表明它有增强性欲，改善性功能之效。有益于改善皮肤过敏，月经不调，经期易怒，因妊娠期、产褥期或子宫发育不全而引起的雀斑等。可治：尿闭、遗尿，目痛，流泪，鼻流清涕，头痛，项、背、腰腿痛，足小趾运动不灵，目黄，鼻衄，痔疾，癫狂及本经脉循行所过处之疼痛等。

8.足少阴肾经：从足走向腹胸，行于下肢内侧后缘，经腹胸，至锁骨内端下缘凹陷，前正中线旁开2寸的俞府穴。即起于小足趾的下面，斜向足底心、出于然谷穴，沿内踝后分布足跟中，由此向上与足太阴脾经交会于三阴交穴，向上分布到腘窝的内侧，再上达大腿内侧后方，至长强穴与督脉相交，穿过脊柱里面，统属于肾，联络膀胱，并与任脉交会于关元、中极穴（图292，见第138页）。其分支有二：①由肾向上，通过肝和横膈进入肺部，沿喉咙，分布于舌。②由肺分出后与心包相联，散布于胸部。

刺激肾经的功效：有减肥、改善肥胖、瘦弱型及过敏性体质、莹脸固齿、黑发美发、增强性欲和改善性功能之功。益于调整情绪不舒而降低的功能活动及祛除瘦弱型体质的雀斑。可治：气喘、口干舌燥，咽喉肿痛，水肿，便秘、泄泻、纳呆、脸黑、目花，心悸，心烦，身困体乏，足心灼热疼痛。防治骨质疏松及本经脉循行所过处之疼痛等。

9.手厥阴心包经：从胸走向手，行于上肢屈侧正中间，至中指端的中冲穴。即起于胸中，统属于心包络，下过横膈，经上、中、下三焦。支脉从胸至肋，在乳头下外方天池穴上行，至腋窝后，沿上臂屈侧，行于手太阴肺经和手少阴心经中间，经肘关节下行，沿前臂掌长肌腱和桡侧屈腕肌腱之间，经掌中至中指端的中冲穴（图293，见第139页）。其分支在掌中别出，至无名指端与手少阳三焦经相接。

刺激心包经的功效：益于美面、美肤、健身、清神。可治：心痛，胸痛，心悸，心烦，臃肿，脸赤，目黄，手心热，腋肿，臂与肘部拘挛，癫狂，及本经脉循行所过处之疼痛等。

10.手少阳三焦经：从手走向头，行于上肢伸侧正中，耳廓外缘，至眉外侧端凹陷处的丝竹空穴。即起于无名指内侧末端，沿第四、五掌骨中间上行，上走前臂两骨之间，过肘尖，沿上臂后侧上行布于肩部，交手太阳小肠经于秉风穴，与督脉会于大椎穴，交会足少阳胆经于肩井穴，入锁骨窝。经膻中穴，过横膈，统属于上、中、下三焦（图294，见第140页）。其分支：①由膻中穴向上出锁窝，经项部分布到耳后，走出耳上角，与足少阳胆经交会于悬厘、颔厌，再弯曲下走面额，至目下，与手太阳小肠经交会于颧髎穴。②由耳后入耳中，走出行于耳前，与手太阳小肠经交会于听宫穴，经上关穴前，交接于面颊部至眼外，止于丝竹空穴，与足少阳胆经相接。

刺激三焦经的功效：益于预防化脓、治疗酒刺、有助于消除一切皮肤疾患。可治：皮疹，腹胀，遗尿，耳鸣，颊痛，咽喉肿痛，水肿，尿闭，耳聋，无名指运动不灵，及本经脉循行所过处之疼痛等。

11.足少阳胆经：从头走向足，行于头侧部，下肢外侧正中间，而止于第四趾外侧端的足窍阴穴（图295，见第141页）。共分五条路径：①起于眼外眦角瞳子髎穴，向上至额角，环绕侧头部，向下循耳后，顺着颈部循行于手少阳三焦经的前方，至肩部，交叉到三焦经的后方，入缺盆穴。②从耳后入耳内，出耳前，到达眼外眦后方。③从眼外眦角别出，下行至足阳明胃经的大迎穴，与手少阳三焦经会合，至眼眶下缘，经颊车部至缺盆穴，下行经胸穿横膈，联肝脏后，连属于本经的胆腑，再沿胁下行至气冲穴，绕阴部后向外入环跳穴。④由缺盆穴发出，下至腋窝，经胸部下行至环跳穴，再下行经膝外侧腓骨前缘，下行至外踝上 3 寸的绝骨部，经外踝前方到足背，止于第 4 足趾外侧端的窍阴穴。⑤从足背别出。沿大趾和次趾跖骨缝间，到大趾端与足厥阴肝经相接。

刺激胆经的功效：益于人体气血的正常运行，有促进机体脏腑功能相互协调及改善晦暗的肤色和润肤华面之功。可治：口苦，目眩，额痛，目外眦痛，叹气，皮肤干燥，瘰疬，疟疾，足四趾运动不灵，汗出，寒战，及本经脉循行所过处与各关节之灼热疼痛等。

12. 足厥阴肝经：从足走向腹胸，行于下肢内侧正中，经腹与第十一肋前端稍下处，而至第六肋间前正中线旁开 3.5 寸处的期门穴。即起于足蹞趾爪甲后的大敦穴，沿足背上方循行，在内踝前方 1 寸处，上行至内踝 8 寸处，交叉到足太阴脾经的后面，经膝内侧，沿大腿内侧上行，绕外阴，达小腹部，后两旁挟着胃，属肝脏并与胆腑联络，上穿横膈，布于胁肋部，沿喉咙后方上行，经腭内与眼球后的脉络相接，再上行至额部，在头顶与督脉会合（图 296，见第 142 页）。其分支有二：①从眼球后的脉络别出，下行至面颊内，并绕于口唇内部。②从肝脏别出，过横膈，上入肺，与手太阴肺经相接。

刺激肝经的功效：益于改善晦暗的肤色和润肤华面之效，有助于消除胖人的雀斑，有治疗发疹、胸满及抗衰老之功能。可治：腰痛，呕逆，泄泻，尿闭，遗尿，妇人小腹肿，咽干及本经脉循行所过处疼痛等。

13. 督脉：起于小腹内，下出会阴部，由长强穴沿脊柱上行。经风府穴进入脑部，上达巅顶，并沿前额正中至鼻柱，止于上唇内的龈交穴（图 297，见第 143 页）。督脉有总督全身阳经的作用，故有"诸阳之海"之称。

刺激督脉的功效：督脉系阳经经脉的总纲，故兼具诸阳脉之功效，乃人体保健、美容、防癌、益寿之重要经脉之一。可治：咽干，脱肛，体力衰退，脊柱强直，角弓反张，项强，眩晕，癫痫，遗尿，癃闭，痔疾，妇女不育，冲疝（少腹部上冲心而痛，二便不通），及本经脉循行所过处之疼痛等。

14. 任脉：起于会阴少腹内，下出会阴部，经前阴在腹部正中上行，沿关元穴上行到达咽喉，在面颊下缘的颐部，绕过口唇，止于眼眶下缘（图 298，见第 144 页）。任脉循行于腹，乃和诸阴经相联，系阴经经脉的总纲，故称为阴脉之海。

刺激任脉的功效：任脉系阴经经脉的总纲，故兼具诸阴脉之功效，是保健、美容、防癌、益寿的重要经脉之一。可治：胸、腹部的功能失调，元气虚弱，男子内结七疝，妇女带下，腹中结块，不孕及本经脉循行所过之处疼痛等。

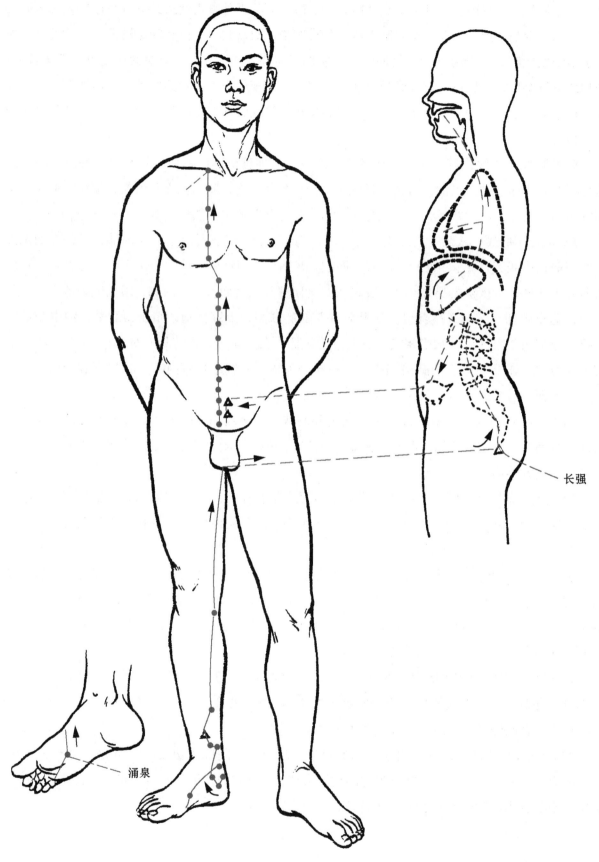

长强

涌泉

图 292　足少阴肾经

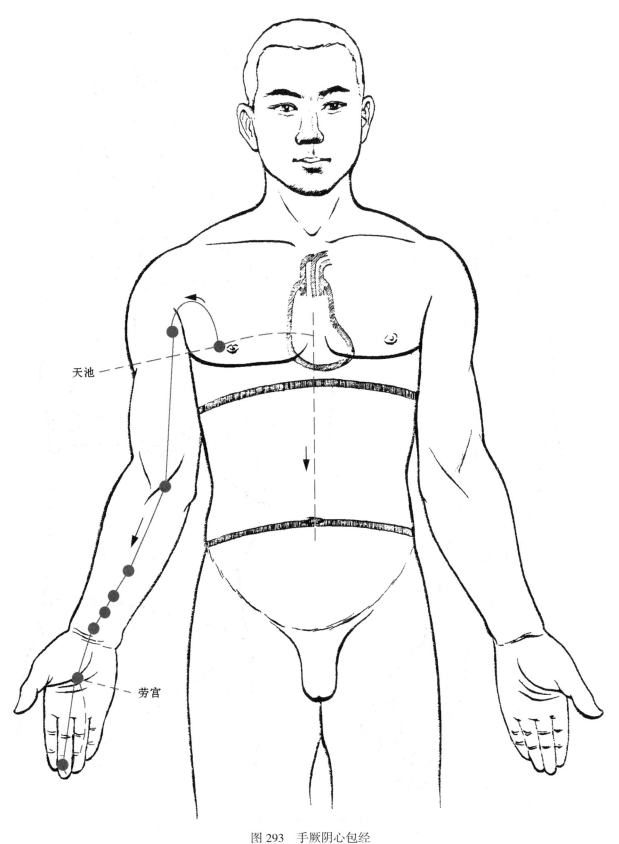

天池

劳宫

图 293　手厥阴心包经

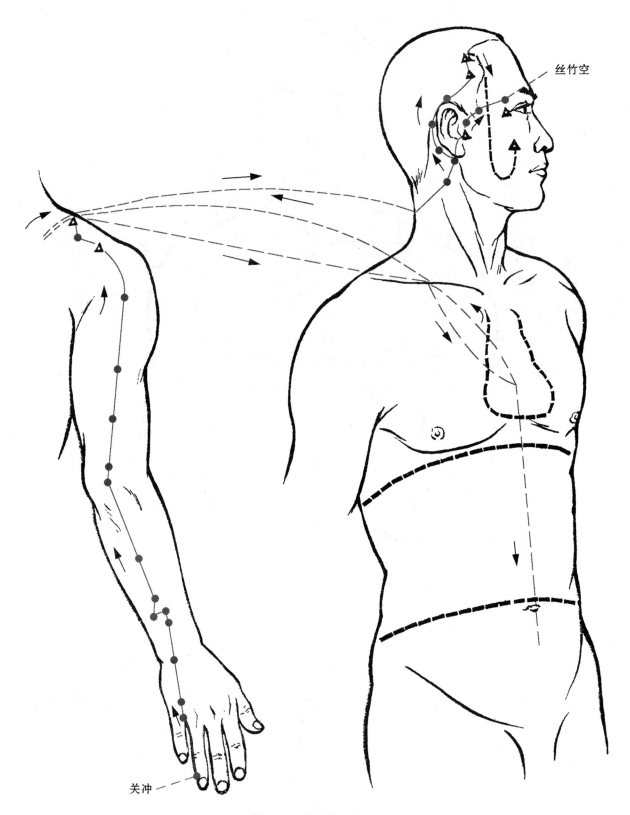

丝竹空

关冲

图 294　手少阳三焦经

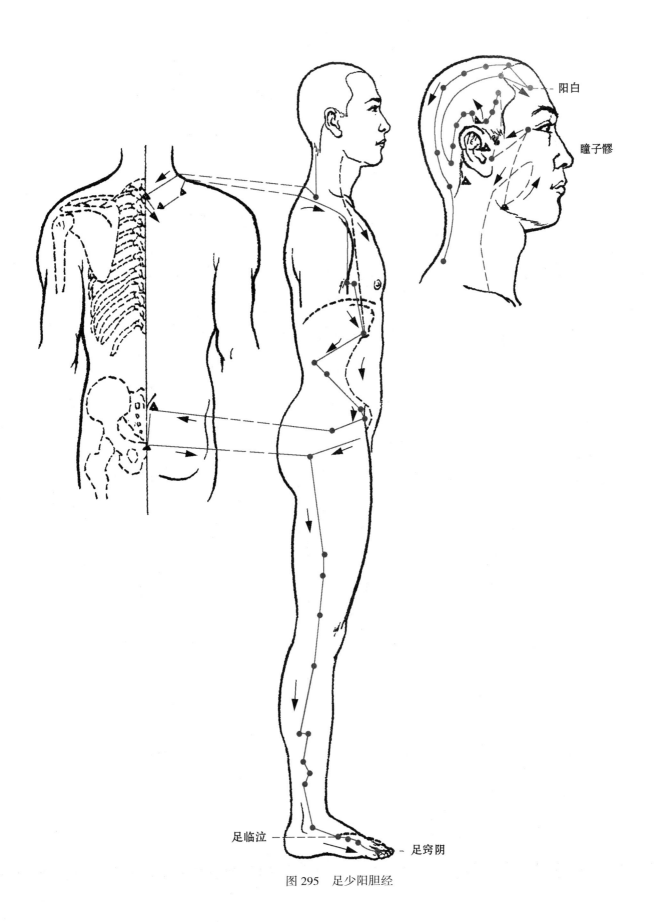

图 295 足少阳胆经

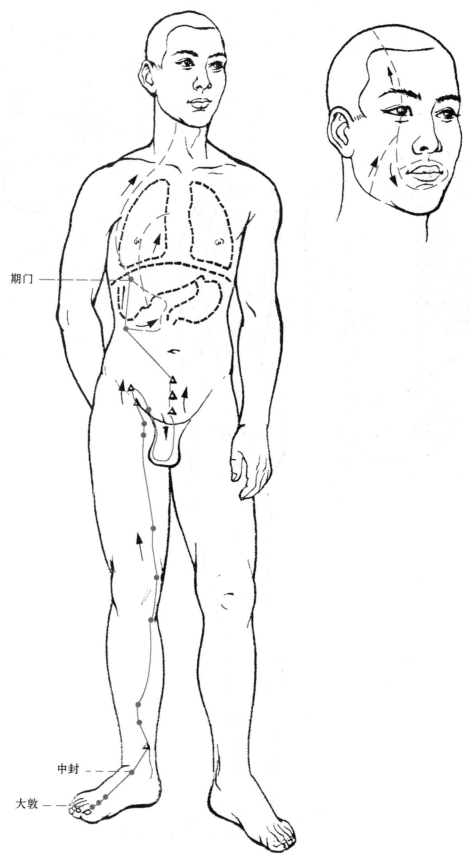

期门

中封

大敦

图 296 足厥阴肝经

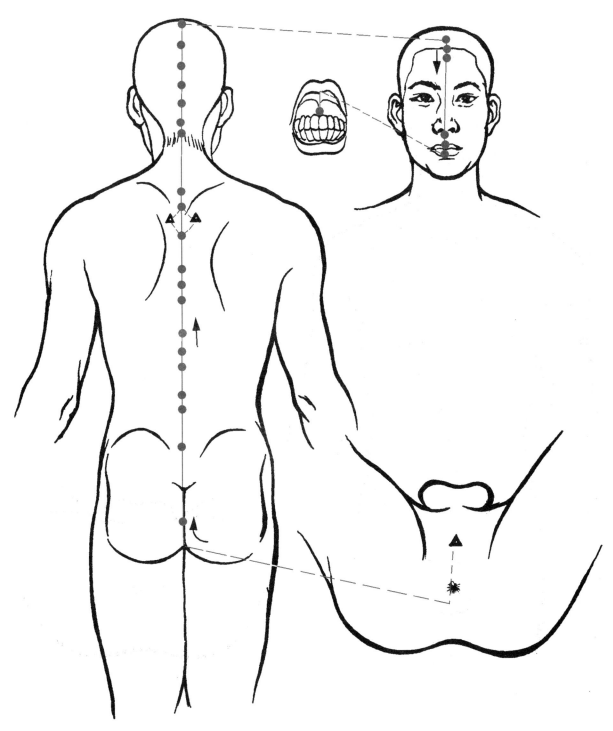

图 297 督脉

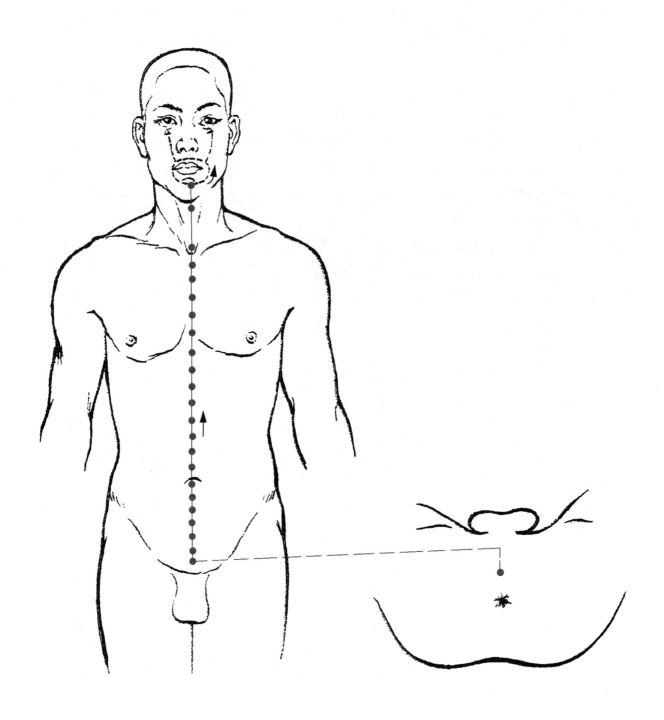

图 298　任脉

二、肥胖者经络减肥美形法

肥胖系因脂肪细胞肥大和脂肪细胞增多，导致皮下脂肪组织增厚而致。然而遗传因素、内分泌失调、情绪不良、运动方式不当、运动量不足、热量摄入多于消耗等等，都是引起肥胖的原因。

肥胖不仅会降低机体的抵抗力，使人易患传染性疾病，而且易并发高血压、动脉硬化、糖尿病、胆囊炎、偏瘫、营养不良等症，猝死的发生率也比正常体重者明显增多。研究结果显示，肥胖还会加速人体衰老的进程。当然，也有损于健美形象，而给人们带来不快和烦恼。所以，对肥胖应给予足够的重视。那么，怎样知道自己是否肥胖呢？一般认为，超过标准体重的 10% 者，为过重；而超过 20% 者，为肥胖。计算标准体重，目前尚无完全统一的方法。现举理学美容研究的一般计算法供参考。

26 岁以上标准体重：身高（cm）–100 = A（kg）最大限度

26 岁以下标准体重：A×0.9 = B（kg）最小限度

（A + B）÷2 = C（kg）标准体重

每人一天所需的热量，与每个人的体重、遗传、工种、环境、创伤、疾病以及活动量等均有关系。一般的计算方法为：体重（kg）×33 = 一天所需热量（大卡）

从健美考虑，如摄入的热量过多，应适当加大些活动量，以增加热量的消耗。当然，一般正常成年人若长期摄入的热量过小（1000 大卡以下），亦会有损于身心健美。

标准身材测定法：

可以把自己的身高、体重、胸围、腰围、臀围等填上，并将每相邻的点连接起来。如得到的图形是个等边五边形和正方形（如图 299、图 300 所示，图 300 见第 146 页），就表明您合乎标准身材；若不成等边的五角形和正方形，您就可以明白自己的缺陷或不足了，如腰部肥胖者，腰围角就会呈凸出状；若胸围小者，胸围角就会呈凹陷状等等。

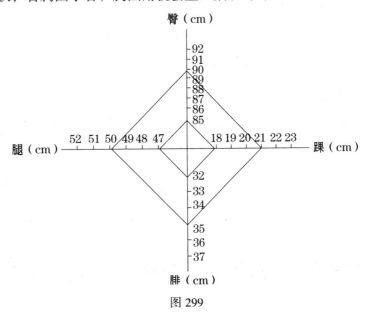

图 299

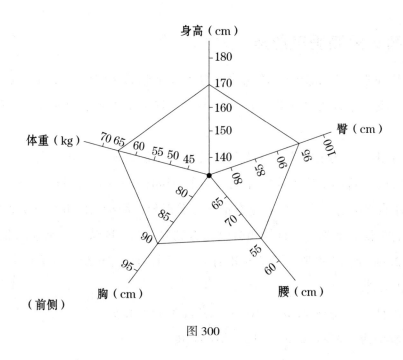

图 300

（一）减肥的一般注意事项

由于肥胖对人们的种种威胁与危害，目前就连科学技术高度发达的美国，"谈肥色变"者亦大有人在。其实，减肥并非难事，难的是到底要减到什么程度，减哪个部位最好？这个问题现在可以得到解决。按上面的测定图表，您便不难知道：自己到底胖否？身体哪个部位最需要减肥。减肥，需要做到以下几点：

1. 保持乐观的情绪，建立减肥美形的信心，不要嗜睡。

2. 用食疗方法适当地限制热量的摄入，尤其是不要过多地摄入脂肪、糖与蛋白质。

3. 采用经络减肥美形法、经穴按摩、呼吸运动、伴随轻音乐的轻松活动等各种健身运动以及物理疗法，以促进体内热能的消耗和改善新陈代谢。

以上三个关键环节应统筹兼顾，因人制宜。按经络减肥美形法减肥，减肥后，皮肤不但不会因减肥而出现皱纹，而且还会变得更富有光泽和弹性。是其又一独到之长。

（二）经络减肥美形法

每日 1 次（可渐增至 2~3 次），用健身毛刷（以马尾鬃的为佳，用普通毛巾代替亦可），循胸腹→背腰→上肢→下肢的顺序与方向（图 301 至图 303，图 304 至图 305 见第 147 页，图 306 至图 309 见第 148 页），抹推 5~7 遍，至皮肤微红为止，（以不要损伤、擦破表皮为宜）。若在沐浴时可加做左右拧腰各 16 次，并可逐渐增至 64 次。浴时或浴后施术，尤为有效。

此法可减肥，使皮肤变得更富有光泽和弹性，还可防病治病。

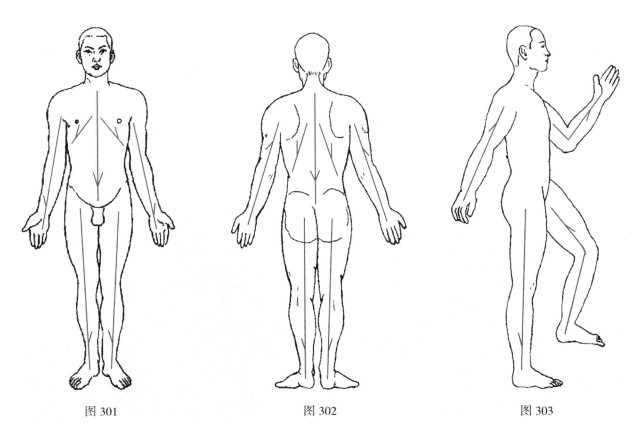

图 301　　　　　　　　　　图 302　　　　　　　　　　图 303

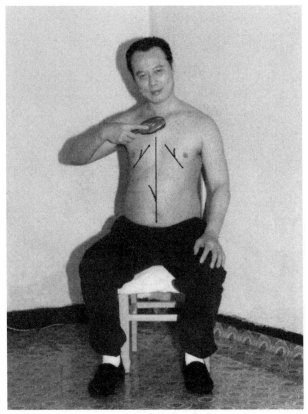

图 304

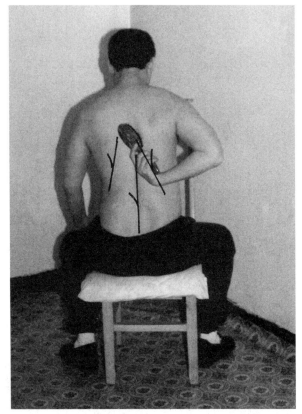

图 305

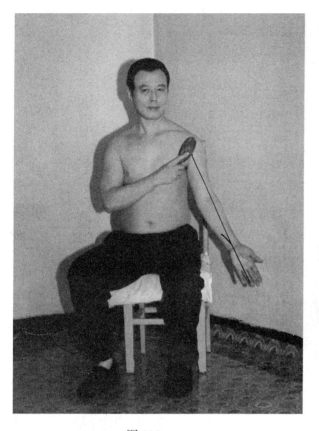

图 306

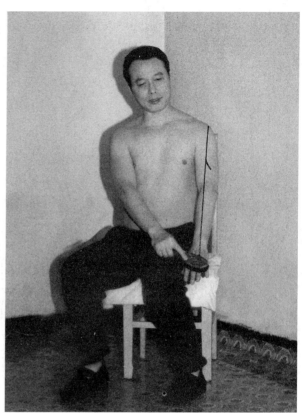

图 307

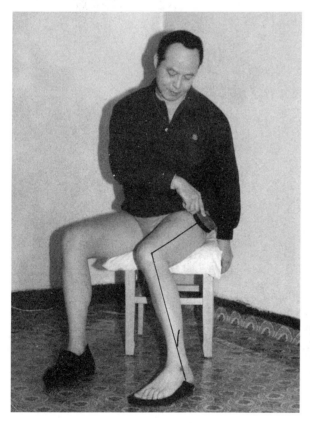

图 308

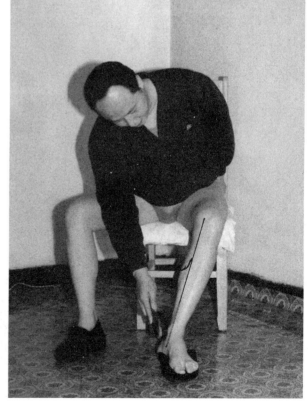

图 309

（三）仰卧抬腿运动减肥法

1. 双足伸直、合拢，仰卧（图 310），默数 1~4。

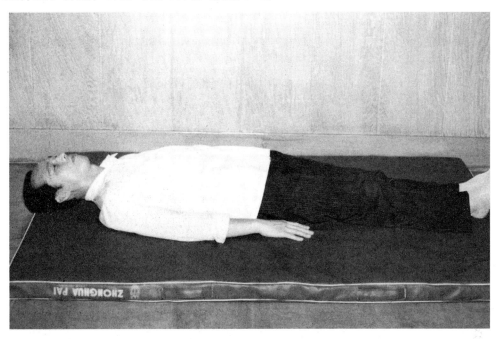

图 310

2. 默数 5~8 时吸气，并慢慢抬起合拢伸直的双足，和地面（或床面）成 45°（踝及足尖用力），同时向前绷直（图 311）。

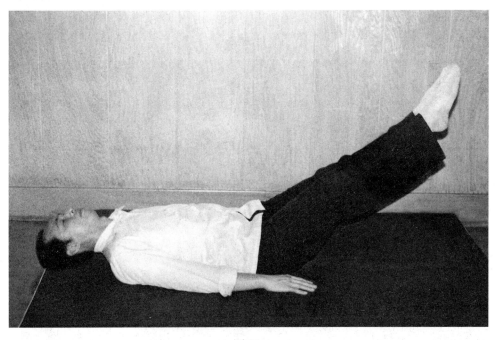

图 311

3. 再默数 1~4 时呼气，缓缓落下双足成原势（图 310）。

上述为 1 遍，重复 8 遍，渐增至 32 遍。

此法可改善呼吸和消化系统的功能，有健身、美容之功。对减腰、腹肥尤为有效。

（四）仰卧起坐减肥法

1. 双臂上举仰卧，两腿屈曲约呈 70°（图 312），呼气时默数 1~4。

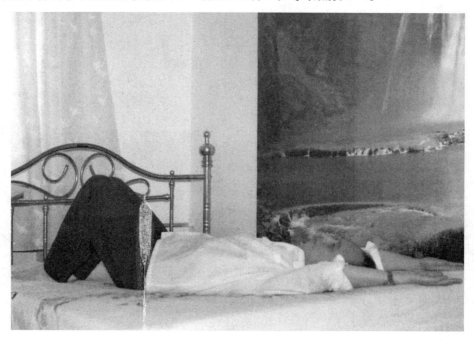

图 312

2. 默数 5~8 时吸气，着力收腹，头前倾，抬起上半身呈前屈约 40°~50° 时，两臂前举（图 313）。熟练及腹肌力量提高后，可改采用双臂胸前交叉势（图 314，见第 151 页）或两手成抱颈势（图 315，见第 151 页）练习，效果更佳。

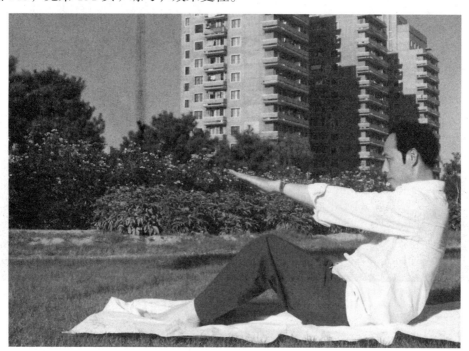

图 313

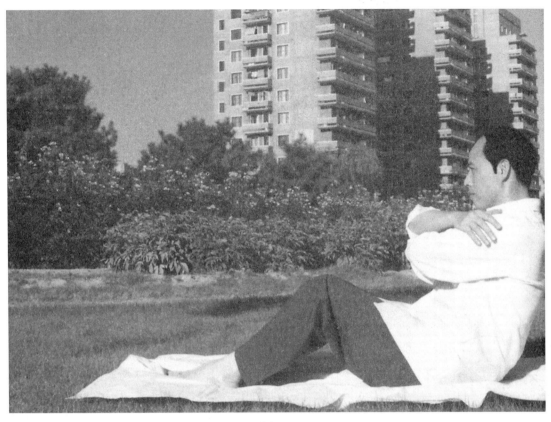

图 314

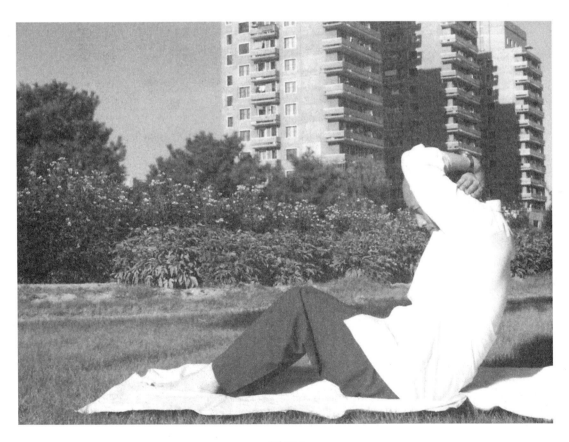

图 315

3. 再默数 1~4 时呼气，上半身缓缓后倒，两臂上举还原（图 312，见第 150 页）。

上述为 1 遍，重复 8 遍，渐增至 32 遍。

此法有提高腹肌力量，改善呼吸、消化系统的功能和强身、美容的功能。对减腹、腰肥尤为有效。

（五）纵式揉扭减肥法

双手在需减肥的部位，自上至下，轻轻满把抓牢肌肤，然后反复纵向（即平行人体正中线的方向）轻轻揉扭手中的肌肤组织（动作不要过猛，以防损伤软组织）5~7 遍。

此法有减肥、美肌肤之效。

（六）拧转抹推减肥法

1. 身躯部

（1）并足而立，双手将毛刷（或毛巾，下同从略）紧贴于需减肥部位的皮肤上，以腰为轴，在左右来回拧转身体（为 1 次）时，以毛刷抹推需施术部位。开始时操作 32 次，渐增至 64 次。

（2）欲减胸围者，又沿肩胛部至胸椎八（垂臂，自然正坐位。平肩胛下角是第七胸椎，再下一椎即胸椎八）自上而下，然后从两上肢之后、外侧由下而上，均以刷稍重各抹推 5~7 遍；再以该段后正中线为中线，向两侧分别抹推由 16 次渐增至 32 次。还可根据需要，参照《胸部保健美容法》介绍的内容，选做部分有关练习。

（3）欲减腹、腰围者，又沿肩胛骨下至腰椎五，自上而下。两下肢的后、外侧，自上而下，以刷抹推，稍重，各 5~7 遍。再以该段后正中线为中线，向两侧分别抹推，由 16 次渐增至 32 次。

2. 上肢部

（1）自然立位或坐位。一手将刷紧贴于另一手需减肥部位的皮肤上，用另一手为轴，借左右来回拧转另手（为 1 次）之势，自上而下（为 1 遍），以刷抹推需施术的部位，由 16 遍渐增至 32 遍。再换手做同样操作。

（2）又沿颈项部和肩胛上、中部，由上而下以刷抹推，稍重点，5~7 遍；再以该段后正中线为中线，向两侧分别抹推，由 16 次渐增至 32 次。

（3）根据需要，参照《上肢部保健美容法》的内容，可选做部分有关练习。

3. 下肢部

（1）自然坐位，一下肢自然伸直。双手将刷紧贴于此下肢需要减肥部位的皮肤上，以此下肢为轴，借左右来回拧转（为 1 次）之势，自上而下（为 1 遍），以刷抹推需施术部位。由 16 遍渐增至 32 遍。同样抹推另一侧下肢。

（2）可根据需要，参照《下肢部保健美容法》《腹部保健美容法》《腰部保健美容法》中的内容，选做部分有关练习。

减肥练习于食前空腹进行，效果更好。

此法有减肥、美肌肤、健身的功能。

（七）腹式呼吸减肥法

1. 预备式

练习前排尽大小便，宽衣松带，思想集中，排除杂念，调匀呼吸，身体静松，自然闭口闭目。舌尖轻抵上腭，分开双足稍比肩宽，双足尖稍向内成"八"字形，双膝稍弯曲而站立（亦可采仰卧、坐或蹲姿练习，要领相同），微含胸拔背，气沉丹田。男者以左掌的劳宫穴轻放于关元穴后，再用右掌劳宫穴，轻叠置于左劳宫穴的手背对应处（女性则反之）。

2. 方法

（1）顺式呼吸法：鼻吸气时细、匀、缓、长至吸满，肚腹随之微微鼓起，闭气数秒（不吸不呼），后鼻细、匀、缓、长将气呼尽，肚腹随之下陷。开始时20分钟，腹部起伏约120~150次。随着功力的进步，时间可增至每次30分钟。一周后，顺式呼吸时，肚腹能随意起伏活动，就可习练逆式呼吸法了。

（2）逆式呼吸法：要求细、匀、缓、长的鼻吸气时，肚腹要内收（内陷），吸满后闭气数秒后，再用鼻细、匀、缓、长的呼气时，肚腹要外鼓，其他要求均同顺式呼吸法。（1）与（2）法熟练后，可顺式、逆式呼吸法一起练习后，收功。坚持每天2次，每次1小时。1个月可获小效，3个月可见显效。

3. 收功

（1）放于腹部的双手掌摩腹，男子则顺时针（从右向左）缓摩36圈后再反时针（从左向右）缓摩36圈，后轻轻按压腹部一次结束；女者则先反时针方向缓摩腹36圈，再顺时针缓腹36圈，后轻轻按压腹部一次结束。

（2）轻轻地按摩放松全身一遍结束。可循先头部→背→腰→骶部→胸→腹部→上肢部→下肢部之序放松更好。

（八）夫勒拆式减肥法

美国富翁夫勒拆，因沉于美食，49岁时体重曾一度高达180kg，以致步履艰难，工作、生活十分不便。后来他听说细细咀嚼食物再咽下，可防治肥胖后，便规定自己每顿饭咀嚼2000次，约30分钟，结果饭量不到以前的一半，已有了饱腹之感。数个月后，他的体重减少了几十千克，步履轻捷，工作、生活轻松自如。因此夫勒拆式减肥法，曾轰动美国，肥胖者竞相仿效。夫勒拆式减肥法主要是抓住了人从吃食物到胃感觉饱时，一般需25~30分钟这一规律。此法减肥，不仅科学、简便、实用、无害，且有美面、抗衰、防癌之功（参见第53页的附2中有关部分）。

（九）耳针减肥法

耳针能调整机体功能，对减肥有一定的效果，且简便易行，无副作用，故可作辅助减肥之用。

每次在肺、脾、胃、内分泌、神门中选1~2个穴位（在上述五穴中用火柴棒压，最敏感点即是。取穴请见图 316）。按上揿针（医药器材商店可购到。使用前，可用 75% 的酒精浸泡 30 分钟消毒为宜），用小胶布固定。每日自我按摩揿针部 3 次，每次 3~5 分钟。一般 4 天更换 1 次，若 3 次后体重未下降 2kg 以上，可在 5 穴中另选 1~2 个穴位；若已见效，则不换穴位。但是，埋针处如有痒感，则应换穴，以免引起皮肤过敏或感染。

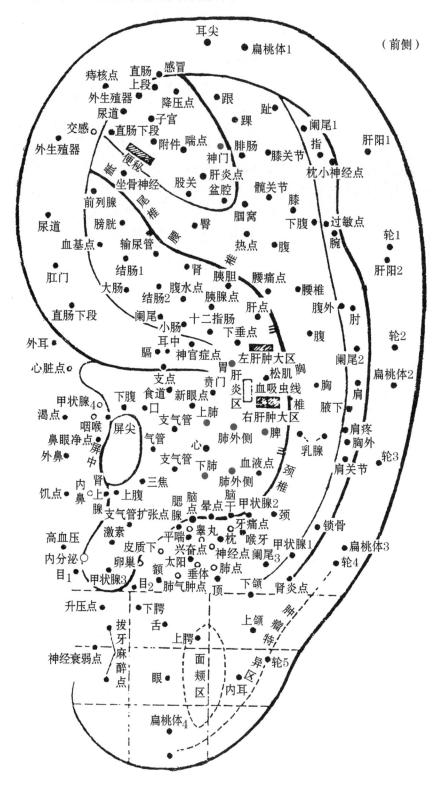

图 316　耳针减肥法取穴参考图

第十三节　经络强身美形法

一位真正有素养的按摩、针灸或美容专家，不仅能帮助肥胖者减肥，瘦弱者变强壮，得心应手地帮他们调整体重和体形，而且能帮助他们调整身体自稳调节系统增强自身防卫反应的能力，从而达到身心皆佳的境界。

经络是人体的联系、反应与调节系统，是体内多种联系系统的通路。它为按摩、针灸、导引等诸科的临床与人体奥秘的研究提供了理论基础。经本人数十余年的临床经验与潜心研究体会，按摩、针灸、导引等诸科，无论在防病、治病方面，还是在健身、美容、催眠、抗衰老、养生等方面，潜力都很大。笔者所倡导的瘦弱者经络强身美形法，就是根据经络学说理论，遵循一定的科学规律，对经络给予适当的良性刺激，通过经络的传导作用，去调动、加强经络的运行气血、营养周身、调和阴阳、平衡五行的作用，从而使人达到强身和美形的目的。

一、十四经脉浅述

人体均有十四条经脉（十二经脉与督、任两脉）。这十四条经脉是经络的最主要组成部分，它们将人体的各种组织、器官、系统联成一个统一的生命活动整体，它们具有生理、病理、诊断、治疗、健身、美容、催眠、养生等多方面的作用。

十四经脉是：手太阴肺经、手阳明大肠经、足阳明胃经、足太阴脾经、手少阴心经、手太阳小肠经、足太阳膀胱经、足少阴肾经、手厥阴心包经、手少阳三焦经、足少阳胆经、足厥阴肝经、督脉及任脉。

其中，十二经脉的走行规律是：手三阴经从胸至手，手三阳经从手至头；足三阳经从头至足，足三阴经从足至胸（腹）。督脉有总督全身阳经的作用，故为"诸阳之海"。任脉系阴经经脉的总纲，故称为"阴脉之海"。

二、瘦弱者经络强身美形法

既然全球约12亿的肥胖者可用经络减肥美形法来减肥、健身、美形，那么全球约12亿瘦弱者的变壮、强身、美形有良方吗？回答是肯定的。笔者就曾用这经络强身美形法，把因病消瘦，体重只有35kg的自己，变成体重为74kg的壮实之躯。瘦弱者要达到健壮强身美形的目的，应记住三个要旨：

一是要保持宁静乐观的情绪，树立自我健壮强身美形信心，保证足够的睡眠时间（一般每天8~9小时为宜），提高睡眠质量（失眠者可参照《防止失眠新法》的内容，来改善睡眠质量），为改变瘦弱的体质创造条件。

二是要养成良好的饮食习惯和生活习惯。注意科学调配饮食，加强营养，多吃新鲜蔬菜、水果，用食疗方法尽可能合理地多摄入人体所需的营养成分。要定时定量（亦可视自身状况，逐步增加饮食量），不要暴饮、暴食，要细嚼慢咽，以减轻胃肠的负担和提高其消化、吸收能力。

三是应用瘦弱者经络强身美形法，利用经穴按摩、呼吸运动、拍打导引功等多种健身运动和物理疗法，来调整机体代谢的失调，消除胃、肠自主神经功能的紊乱，促进消化系统潜在的或已形成的病灶的修复、吸收，从而增强食欲，加强身体消化、吸收系统的功能，提高自我健康水平，而获强身美形。

以上三个要旨，亦应统筹兼顾，因人而异，分别对待。

瘦弱者欲强身美形，可按下列诸法练习。

（一）按《头部保健美容法》里的一式练习

通过这种练习可以培补元气，健身益寿。

（二）瘦弱者经络强身美形法

1. 每日 1 次，用健身毛刷按胸腹→背腰→上肢→下肢的顺序（图 317 至图 321。图 322 至图 325 见第 157 页。图 326、图 327 见第 158 页），轻轻推抹 5~7 遍（有舒适感，以皮肤不红为宜。以下相同处，从略）。

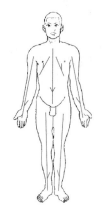
图 317

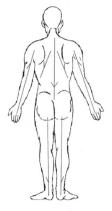
图 318

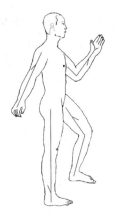
图 319

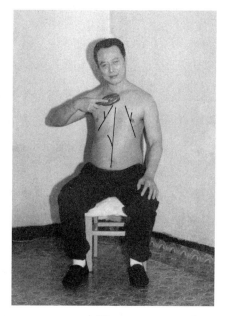
图 320

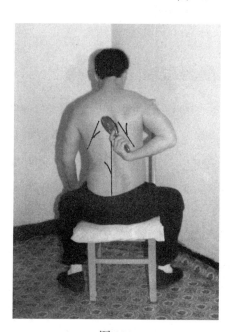
图 321

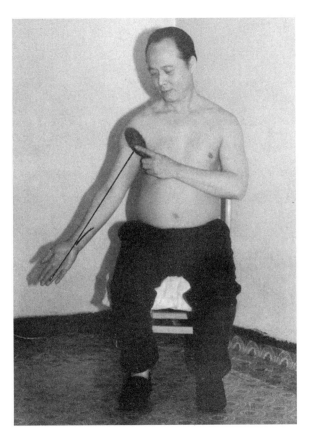

图 322

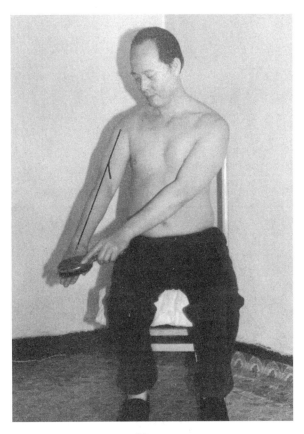

图 323

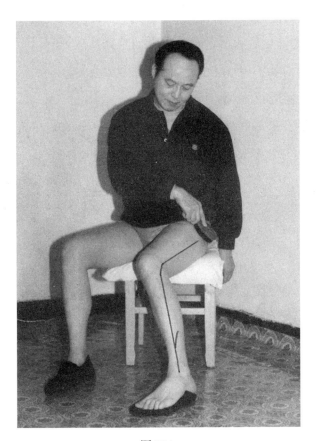

图 324

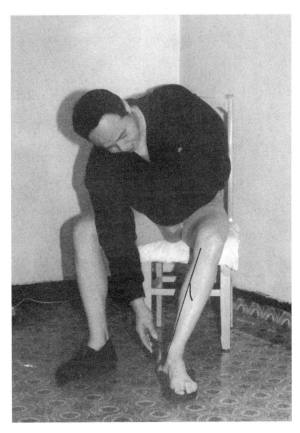

图 325

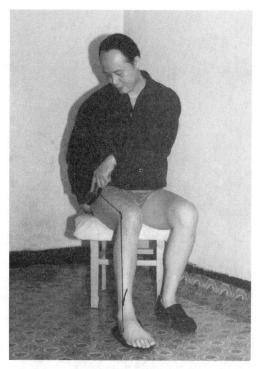

图 326

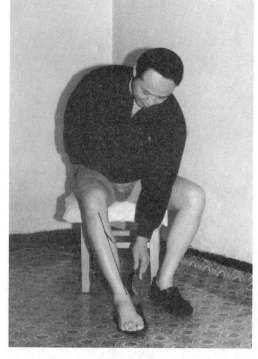

图 327

2. 沿肩胛部至腰部，自上而下同样轻轻松推抹 5~7 次；再以此段后正中线为中线，向两侧分别轻轻推抹 16 次。

3. 在沿足阳明胃经的两下肢前侧部，自上而下的轻轻推抹 16 次。

4. 在沿手阳明大肠经与手太阳小肠经的两上肢之外、后侧部，自下而上地轻轻推抹 16 次。

此法有疏通经络，改善与提高消化、吸收器官功能，增加食欲，强身健体的功效。

（三）按《腹部保健美容法》里介绍的有关内容进行练习

每日坚持 1~2 次。它能增进胃肠对食物的消化、吸收功能，具有健胃、安眠、益寿、固精等显著疗效。消化不良、腹痛、胃胀、遗精、阳痿、慢性胃炎、肠炎等患者，尤为适合。

（四）拍打导引功强身法

按《腹部保健美容法》里的一式中之 2 的方法，按神阙、气海、关元、神阙、中脘、神阙、天枢穴的顺序，以转腰身带动两拳，轮番轻敲各穴 1 分钟。而后，在满腹同样轻敲。要点为：思想专注，齿要叩紧，嘴要紧闭，用拳轻敲的同时，用快速发出"呼"声的鼻喷气法呼气；"内视"并用"意"托抗（想象腹部落拳点有托抗拳的内力在增长，不要因敲击使自己产生痛感，以免引起不该有的损伤）。敲击的力量，可先轻后重，又渐转轻结束。开始练习可每日 1 次，每次 10~15 分钟，以后渐增至 30 分钟或更长。敲击的部位，亦可由腹开始，而逐步扩展至胸、背、腋，及至肩、四肢等部位。

此法乃是一种拍打导引功，为武林中珍藏的强身健体之道。对增强食欲，和活气血，疏通经络，祛病强身有显著作用。只要掌握方法，按部就班，先轻后重，循序渐进（切切不可操之太急），1 个月即有小收获，3 个月可奏显著效果，半年则可判若两人。那时，若自己尽力拳敲，仍感力量不够，可改用石袋或铁砂袋代拳敲。

拍打完后，两手掌互擦至热（图328），随之以两掌自剑突向下推至耻骨部，再分沿两腹股沟向上至两腹侧，再回到剑突下（图329）。重复16次。可调和气血，疏散郁结。本法对腹部有肿瘤、出血、急性炎症、重症溃疡患者，以及处于病重、过饥、醉酒、妊娠等情况的人，均不适宜，暂时禁做。

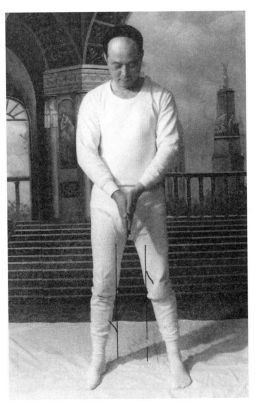

图 328

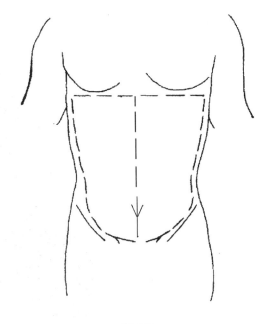

图 329

附：艾灸法

如果可能，经常艾灸食窦穴（第五肋间，前正中线旁开 6 寸处。图 330）、中脘穴（前正中线上，脐上 4 寸处。见图 331）、气海穴（前正中线上，脐下 1.5 寸处。见图 331）、关元穴（前正中线上，脐下 3 寸处。见图 331）、足三里穴（外膝眼下 3 寸，胫骨前嵴外侧约 1 横指处。图 332、图 333）、三阴交穴（内踝尖上 3 寸，胫骨后缘处。图 334，见第 161 页）、涌泉穴（足底，不包括足趾，前、中 1/3 交界处，当第二、三跖趾关节后方，蜷足时呈凹陷处。图 335，见第 161 页）等。每次选 2~3 个穴位，每次 15~20 分钟，每日 1 次，15 次为一疗程。停 3~5 天，再进行第二、三疗程。这对于老、弱、病、残者，不仅可增强自身免疫力，预防偏瘫，提高健康水平，而且能温养气血，推迟衰老，益寿延年。

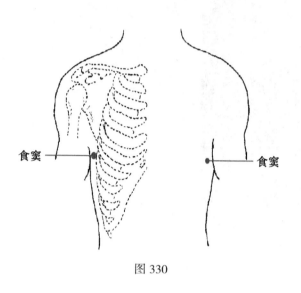

图 330

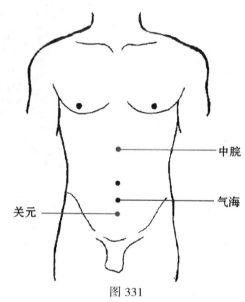

图 331

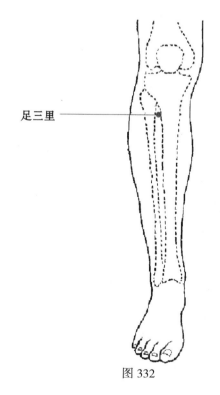

图 332

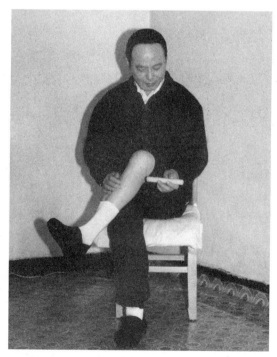

图 333

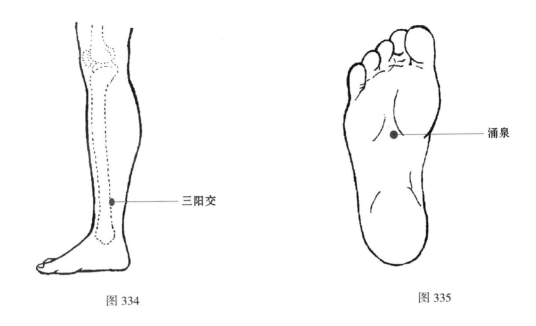

图 334

图 335

涌泉

三阳交

第十四节　新预防感冒操

感冒，会降低人的身体抵抗力，还可能由此引发支气管炎、气管炎、肺炎等其他疾病，所以有人称感冒为"百病之源"，是有一定道理的。

新预防感冒操吸取了国内已行之有效的预防感冒操的营养，又根据许多文献记载和作者的经验，增加了拳敲两个有提升自身免疫力与强身健体作用的穴位（曲池穴和足三里穴），故使其在理论上及效果上均较原来有了新的提高和突破。

一式：

双手十指交叉，擦暖大拇指，操作 32 次。从印堂穴（两眉头连线之中央。见图 336）到迎香穴（鼻翼外缘中点，旁开 0.5 寸，鼻唇沟中。见图 336）。用双大鱼际及双大拇指前缘擦鼻翼（图 337，见第 162 页），进行 64 次。

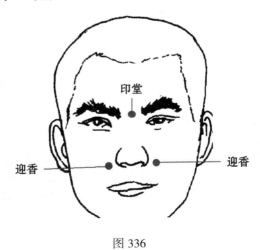

印堂

迎香　　迎香

图 336

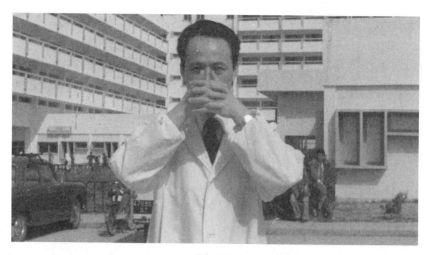

图 337

二式：

以右拇指指端罗纹面揉按左合谷穴（拇、食两指分开，以另一手拇指关节横纹放在虎口边上，拇指尖到达之处。图 338、图 339），顺时针、逆时针方向各 32 次。再换左拇指，同样揉按右合谷穴，顺时针、逆时针方向各 32 次。

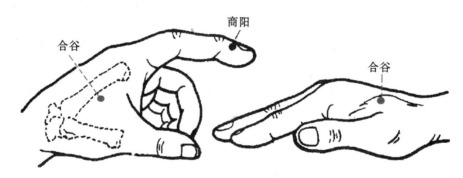

图 338

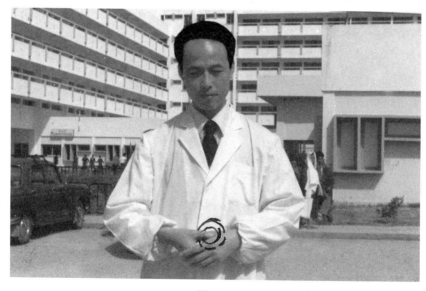

图 339

三式：

两手掌互擦（图 340）32 次，随之两掌趁热从额向下抹至颏，再分沿两颊而上至耳，并用拇、食两指轻轻提拉两耳 64 次（图 341、图 342）。

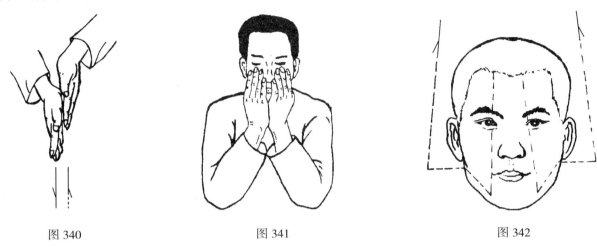

图 340　　　　　　　　　　　图 341　　　　　　　　　　　图 342

四式：

用双食指指端罗纹面揉按双迎香穴（图 343），顺时针、逆时针方向各 32 次。

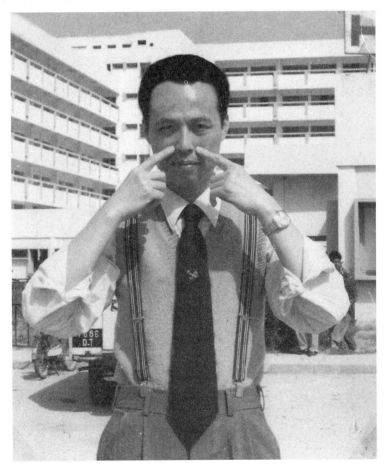

图 343

五式：

以右拳有节奏地敲左曲池穴（屈肘成 90°，肘横纹桡侧头稍外方处。图 344、图 345）。再换左拳，同样敲右曲池穴。各重复 32 次。

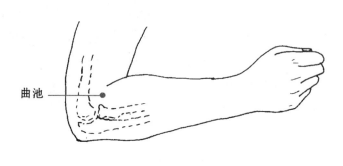

曲池

图 344

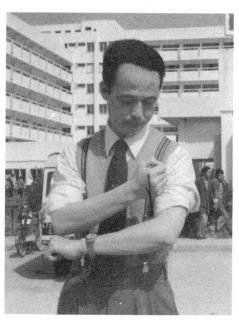

图 345

六式：

以右拳有节奏地敲左足三里穴（外膝眼下 3 寸，胫骨前嵴外侧约一横指交界处。图 346、图 347）。再换左拳，同样敲右足三里穴。各操作 32 次。

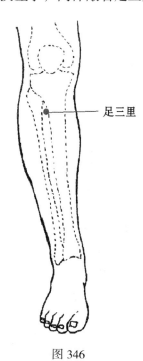

足三里

图 346

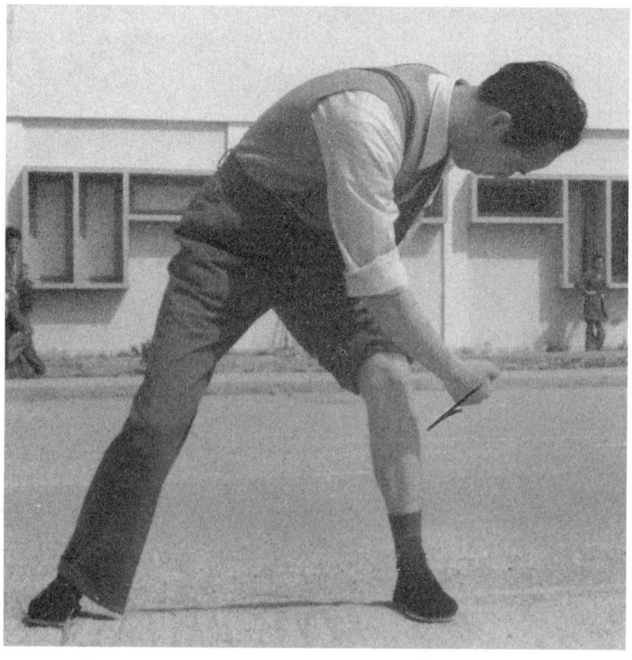

图 347

附：

1. 按摩前要用温热水洗净双手。

2. 做"擦法"操作时，不要太轻或太重，以局部擦暖为度。

3. 经常坚持做，早晚均可，每次约 6 分钟。

4. 每天早晚用冷水洗面、洗鼻、洗手，对预防感冒很有助益。

第十五节　面瘫防治操

面瘫，即面神经麻痹，民间俗称"吊线风""吊斜风""喎僻风""歪嘴巴"等，是一种常见多发病。四季均可发病，但是以春、冬季较为多见。任何年龄都可发病，尤以青、壮年较为多见。

面瘫有中枢性和周围性两种。中枢性面瘫又称面神经核上瘫，多是因脑血管疾病或脑肿瘤等所致。这里介绍的周围性面瘫，又称面神经核下瘫，以急性非化脓性茎乳突孔内的面神经炎较多见，受凉、风湿、上感及茎乳突孔骨膜炎常为其诱因。一般认为可能与局部营养神经的血管因受风寒等而痉挛，导致该神经缺血、水肿而发病，还可能与局部的病毒感染有关，耳部肿瘤等手术后，中耳炎、腮腺炎等均可继发此病。

至今西医对面瘫尚无特殊和理想的治疗，对其预防更是一个急待填补的空白。这套面瘫防治操是根据作者数十余年的临床经验与研究，依据中国传统医学的原理，针对周围性面瘫的病因而创编的。经国内外实践的反复验证，这套操不仅对于预防面瘫有效，就是对面瘫患者的治疗也有明显的巩固和提高疗效的作用。

一式：

1. 按人中穴（人中沟上 1/3 与下 2/3 交界处。见图 348）与承浆穴（颏唇沟的中央凹陷处。见图 348）：以一手的食指、拇指指端罗纹面分别置于人中、承浆两穴，按下时吸气，呼气时还原（图 349，见第 166 页）。重复 5~7 次。

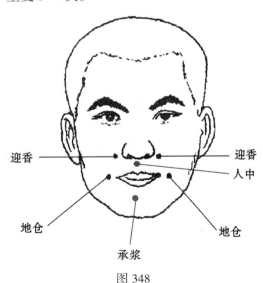

图 348

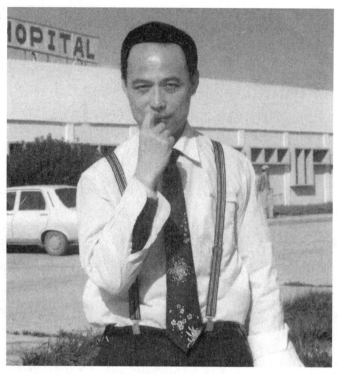

图 349

2. 以两中指指端有节奏地敲人中与承浆两穴，各 16 次。熟练后，可逐渐增至 64 次。

3. 以两食指的桡侧面平行地擦人中、承浆两穴（图 350），各 16 次。

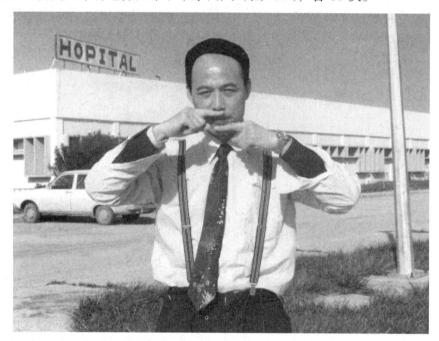

图 350

4. 两手自然相对，以两中指及两无名指分别紧贴于人中穴、承浆穴，同时由人中穴、承浆穴分别沿上、下唇与两面颊抹推至耳根部，重复 8 次。

此式有开窍、宁神、利腰脊、驱面风的功能，对美唇、乌须尤有明显效果。

二式：

1. 按地仓穴（口角外侧旁开 0.4 寸处。见图 348，见第 165 页）：两食指指端罗纹面分置于双地仓穴处，按下时吸气，呼气时还原（图 351）。重复 5~7 次。

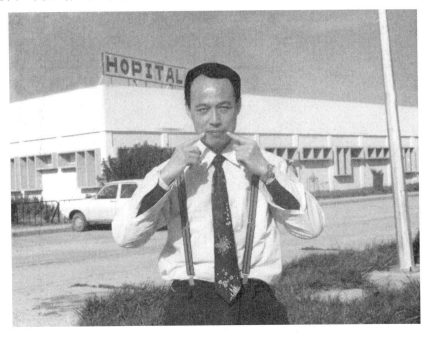

图 351

2. 两食指指端有节奏地敲双地仓穴，各 16 次。熟练后，可逐渐增至 64 次。

3. 两食指桡侧面平行竖擦双地仓穴（图 352），各 16 次。

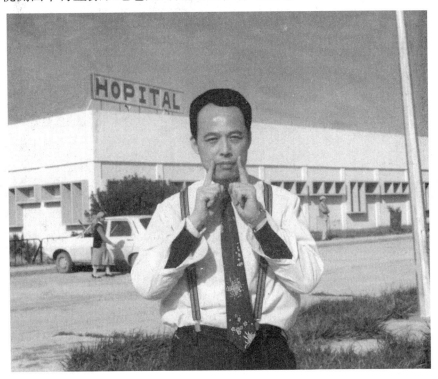

图 352

4.两食指指端罗纹面紧贴双地仓穴，同时由地仓穴沿两面颊抹推至耳根部，重复8次。

此式有防治面瘫、美唇、乌须的疗效。

三式：

1.按下关穴（下颌小头前方，颧弓后下缘凹陷处，闭口取之。见图353）：两拇指指端罗纹面分别置于双下关穴，按下时吸气，呼气时还原（图354）。重复5~7次。

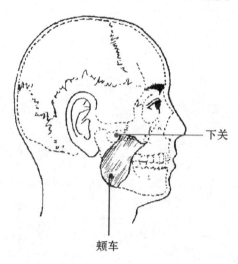

图 353

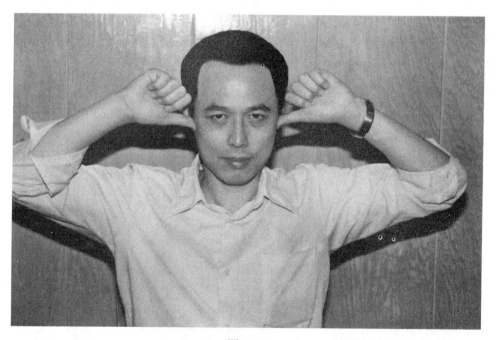

图 354

2.以两中指指端有节奏地敲双下关穴，各16次。熟练后，可逐渐增至64次。

3.两手掌互擦至热，随之上下来回竖擦双下关穴32次。

此式有活络、消炎、止痛、美面的效果。

四式：

用三式中的 1、2、3 的操作与顺序，施术于双颊车穴（下颌角前下方约一横指，咀嚼时肌肉隆起处。见图 353，第 168 页，图 355）。

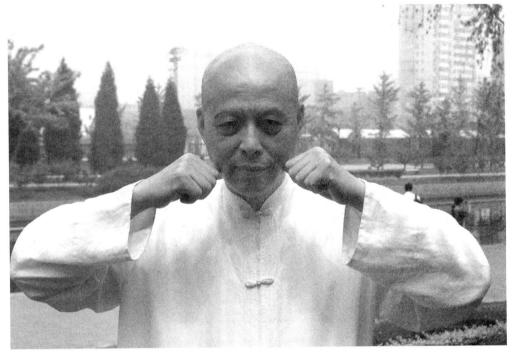

图 355

此式有疏风通络、活利牙关、舒皱纹、美面唇的功能。

五式：

1. 按太阳穴（眉梢与眼外眦之间，向后 1 寸许的凹陷处。图 356）。以双中指指端罗纹面分置于双太阳穴处（图 357，见第 170 页），按下时吸气，呼气时还原。重复 5~7 次。

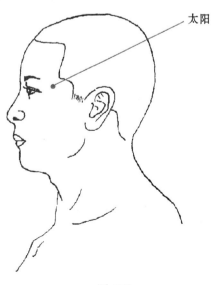

图 356

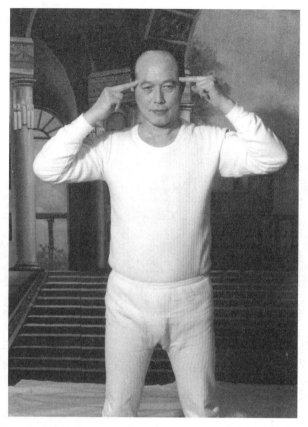

图 357

2. 以双中指指端有节奏地敲双太阳穴，重复 16 次。熟练后可逐渐增至 64 次。

3. 以双中指指端罗纹面揉双太阳穴，顺时针、逆时针方向各 8 次。

4. 以双中指指端罗纹面分由双太阳穴沿头两侧抹至脑后部，重复 8 次。

此式有美容、消除眼外眦皱纹、疏解面风、清热明目的功效。

六式：

1. 按翳风穴（耳垂后，乳突和下颌骨之间凹陷处。图 358）。以双中指指端罗纹面分置于双翳风穴处（图 359，见第 171 页），按下时吸气，呼气时还原。重复 5~7 次。

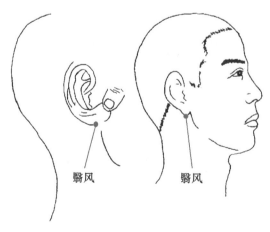

翳风   翳风

图 358

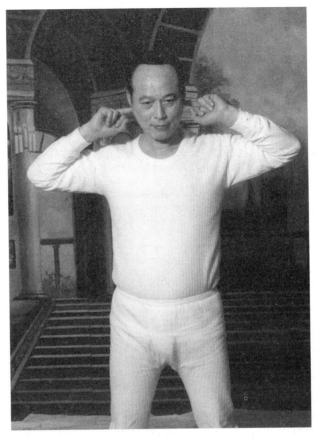

图 359

2. 以双中指指端有节奏地敲双翳风穴，重复 16 次。熟练后可逐渐增至 64 次。

3. 以双中指指端罗纹面揉双翳风穴，顺时针、逆时针方向各 8 次。

4. 以两手的中指和食指分别置于两耳根之前、后侧（图 360），上下来回地竖擦翳风穴（及耳根）16 次。

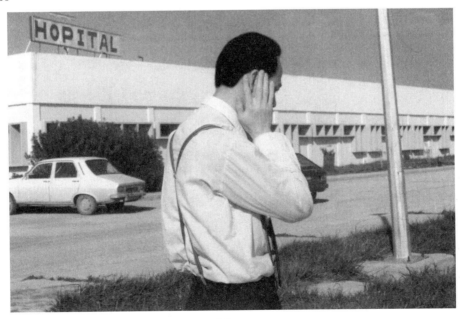

图 360

此式有聪耳明目、驱面风、通经络的功效。

七式：

两手掌互擦至热（图361），随之两掌趁热从下颌下沿两颊而上，经额、头顶至项后再返回下颌为1次。重复32次。熟练后可逐渐增至64次。

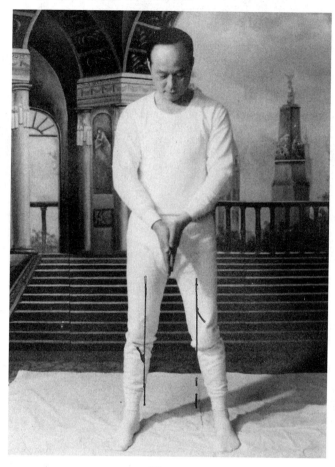

图 361

此式有美面目、驱面风、通经络的功效。

附注：

1. 此防治操每日做1次，就可收到预防的效果。如为面瘫患者，则可每日早、晚各1次即可。

2. 面瘫患者还可用梅花针（图362，见第173页。也可自制：用7根小缝衣针捆成一束呈梅花型，固定在一小棒上）每天轻轻叩击口、鼻翅、眼、耳的周围各3圈，以轻度潮红为度。如有患侧耳后压痛者，则可加重叩击双翳风穴，以出现小血点为佳，各3~5次。这样耳后压痛会很快消失，面瘫亦会加快康复。做此操作时要求严格消毒，无菌操作，针具专人专用，以防感染。

3. 面瘫患者康复期间要尽量避免风寒袭击，非外出不可时，带口罩为好。另外，充分的休息、良好的营养和愉悦的心情都是加快康复的重要辅助因素。

4. 面瘫患者，若条件允许时能配合运用新型按摩（即小剂量按摩。又称无痛按摩或轻量按摩）或其他疗法治疗，效果更佳。

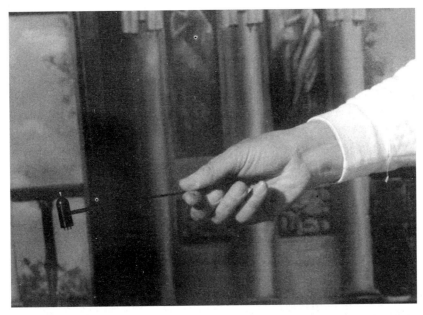

图 362

第十六节　腰腿痛新防治操

腰腿痛是一种多发常见病，有调查资料显示，约有 20% 的人患过腰腿痛。腰部脊柱系独立的支柱，亦为脊柱运动较大的部位之一。它支持着人体 60% 以上的重量，又要从事伸屈、旋转等复杂运动。人们在生活、工作及运动过程中，腰部脊柱结构中的任何部分发生了异常，都可能引起腰腿痛。虽然，腰椎骨及腰部软组织损伤、病理性改变、腰椎结构异常、全身代谢与内分泌紊乱、长期体位不良、搬运重物姿势不当、身体虚弱、肌肉无力、风寒湿之入侵和肾虚等都是引起腰腿痛的成因。但是，其中发病率最高、影响劳动出勤率最大的，则是急性腰扭伤、腰部软组织劳损、腰椎间盘突出症和坐骨神经痛。这些病都给人们生活和工作带来了痛苦和不便。腰腿痛新防治操正是为这类患者所创编的。

根据作者数十多年的临床经验和研究体会，现介绍几式简便易学、行之有效的防治方法，以加快腰腿痛患者的痛减病除的过程，对于预防慢性腰腿痛的复发亦有显著疗效。

一式：

1. 屈双膝仰卧，两足分开约与肩宽，让两足底与两肘着地（图 363，见第 174 页）。吸气时用头部、双肘尖、双足底五点支撑起身体，同时叩紧齿，闭紧嘴（图 364，见第 174 页）。还原时，用腰背敲地，同时以鼻"喷气法"的方式呼气。重复 16 次。熟练后，可逐增至 32 次。

2. 屈双膝，自然放松仰卧，两手自然置于身体两侧（图 365，见第 174 页）。呼气时，头放松，向左侧偏转；右膝放松，向右侧偏倒（图 366，见第 175 页）。还原时吸气。再呼气时，头放松，向右侧偏转时，左膝放松，向左侧偏倒（图 367，见第 175 页）。再还原时吸气，为 1 遍。重复操作 16 遍。熟练后，可逐增至 32 遍。

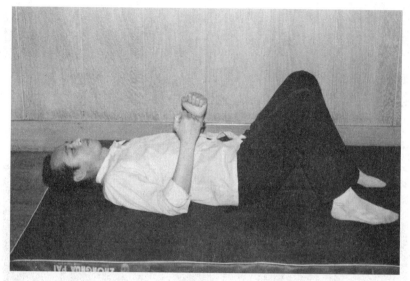

图 363

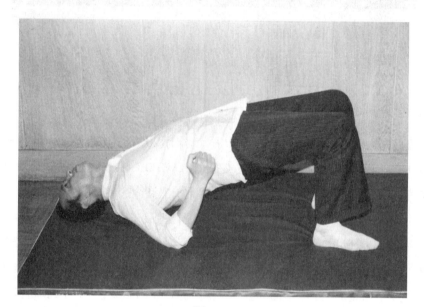

图 364

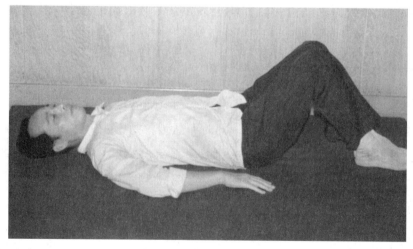

图 365

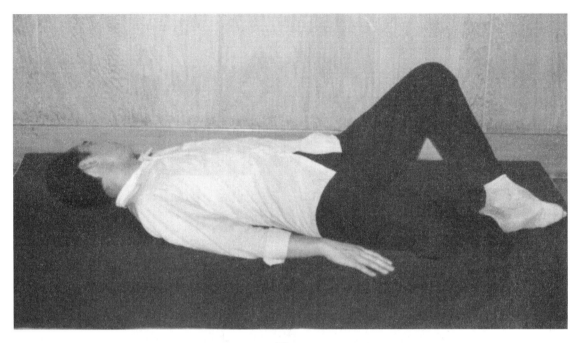

图 366

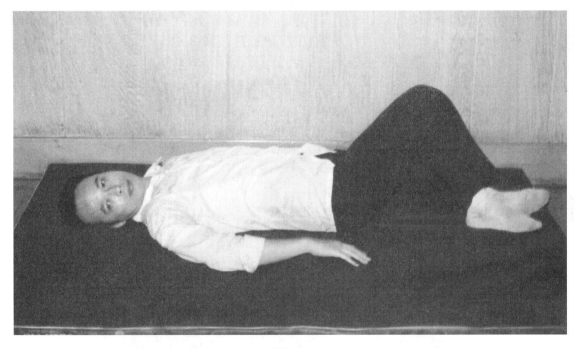

图 367

此式对增强腰背、下肢的肌力以及改善其功能尤为有效。

二式：

1. 呼气时，前弯腰（直腿）至两手掌触地（图 368，见第 176 页），吸气时还原；呼气时身尽量后仰，两手掌贴于身体两侧（图 369，见第 176 页）再吸气时还原，为 1 遍。如此重复 8 遍。

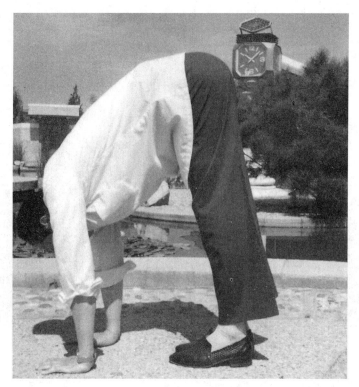

图 368

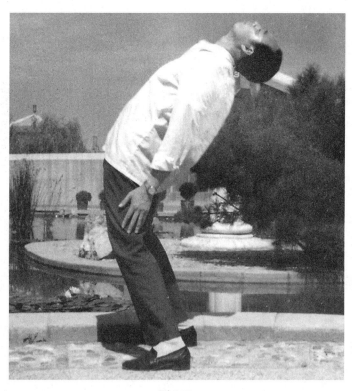

图 369

2. 分开两足，稍比肩宽，直立。呼气时，左手抬起过顶，右手叉于右腰侧，同时向右侧弯腰（图 370，见第 177 页），还原时吸气；再呼气时，换手同样做向左侧弯腰动作（图 371，见第 177 页），为 1 遍。上述动作重复 8 遍。熟练后，可逐增至 16 遍。

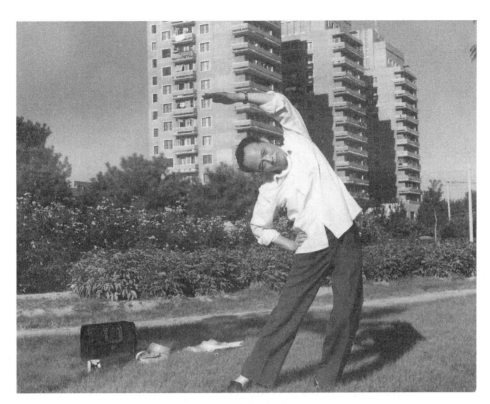

图 370

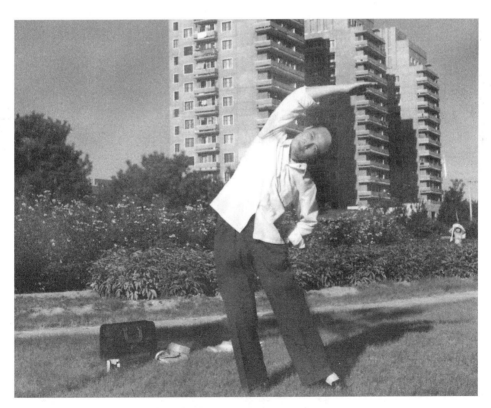

图 371

3.两足分开，稍比肩宽，做腰部旋转运动，顺时针、逆时针方向各1圈（图372，见第178页）为1遍。重复5~7遍。熟练后，可渐增至10~12遍。

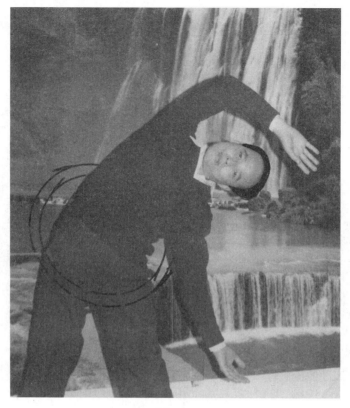

图 372

此式有壮肾、健腰、减肥、消皱、美容的功效。

三式：

1. 自然蹲下，两手掌和头部着地。呼气时，慢慢抬起双足成三点倒立势（图 373、图 374、图 375，图 374、图 375 见第 179 页）。根据自己的情况，尽量维持此势长些。取自然呼吸，还原时亦取自然呼气（注意不要立即起身，以利保护心脏）。重复此式 3 遍。

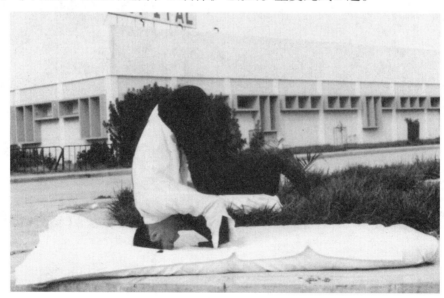

图 373

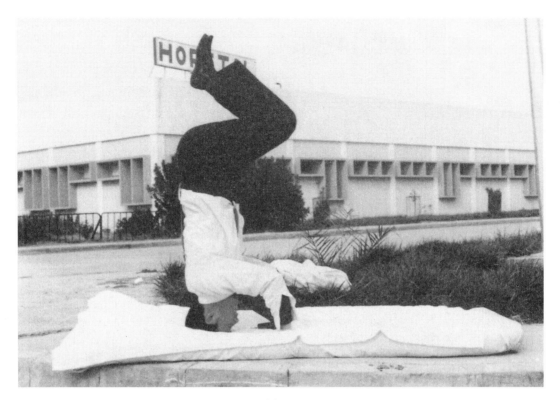

图 374

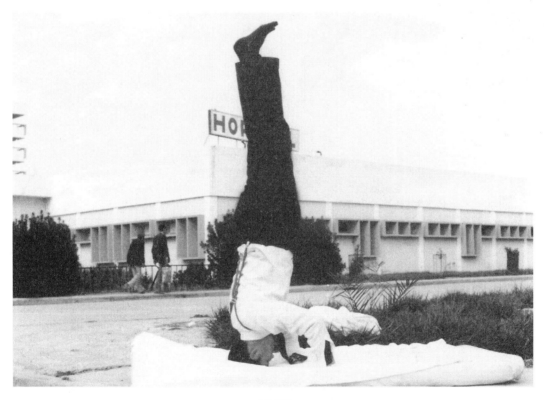

图 375

2.熟练后，亦可将 1 中的两掌换成两拳（以食、中、无名指和小指四指的第一节指骨的背部及拇指指端部）和头部成三点倒立（图 376、图 377，均见第 180 页）。其余均同 1。

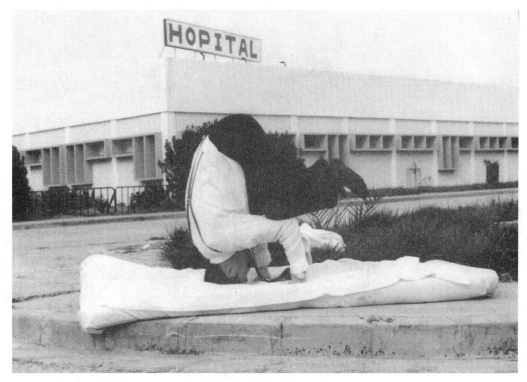

图 376

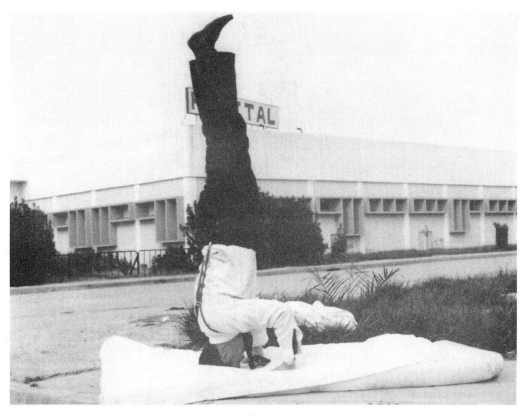

图 377

　　3. 熟练后，亦可将 1 中的两掌变成十指交互并置于头后，而用头及双前臂内、后侧部成倒立势 [图 378、图 379 (均见第 181 页)、图 380 (见第 182 页)]。其余均同 1。

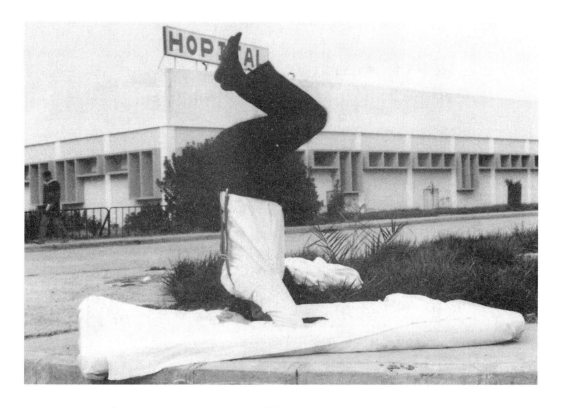

图 378

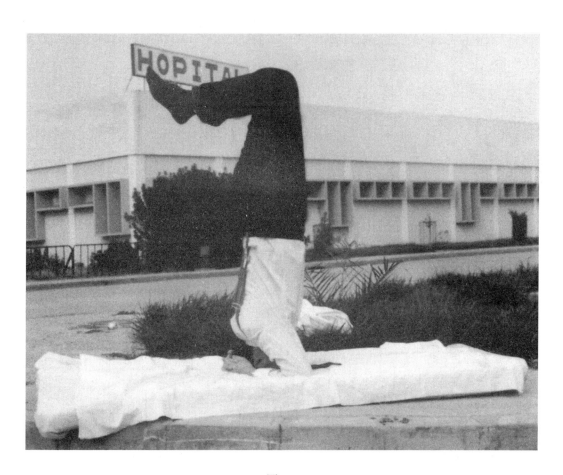

图 379

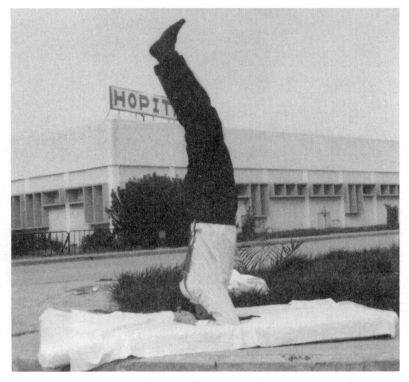

图 380

此式有增强脑部血液循环，增进平衡能力以及美容、健身的显著效果。

应注意：高血压、贫血、颈椎病患者以及眼、耳喉有炎症者，练此式时要谨慎。若不舒服就不练，不要勉强。

四式：

1. 按肾俞穴（在第二腰椎棘突下，旁开 1.5 寸处。图 381）：双手放于背后，自然屈曲成拳，以双手食指的掌指关节背部分置于两肾俞处，按下时吸气，呼气时还原（图 382，见第 183 页）。重复 5~7 次。

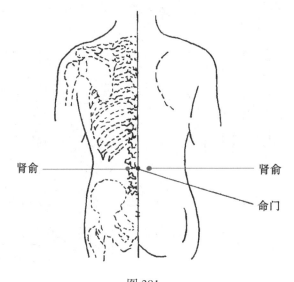

肾俞　　　　　　　肾俞

命门

图 381

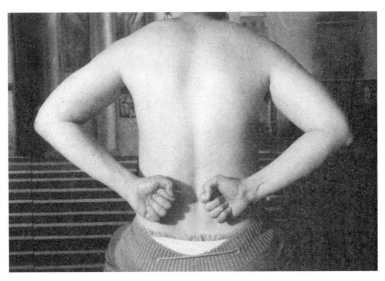

图 382

2.两足分开，比肩稍宽，自然放松而立，两手握拳置于身两侧（图 383）。呼气时，左转腰并以左拳的食、中、无名、小指掌骨背面轻敲右肾俞穴，而以右拳的食指、中指、无名指、小指的第二节指骨之背面轻敲身前左肾俞的对应处（图 384，见第 184 页）。呼气时要叩紧牙，闭紧嘴，用鼻"喷气法"的方法呼气，以快速发出"呼"声为宜。还原时吸气。再呼气时，右转腰，换右拳轻敲左肾俞，左拳则轻敲身前的右肾俞的对应处（图 385，见第 184 页）。再还原时吸气。上述操作重复 16 次。熟练后，可逐渐加重拳敲击的力量，以能耐受为度，并可逐渐增至 64 次。但应先轻后重，继而转轻。

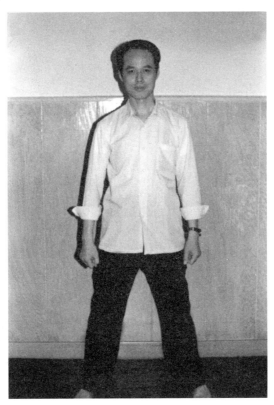

图 383

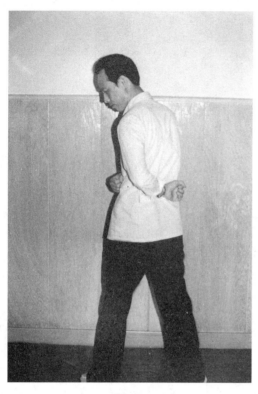

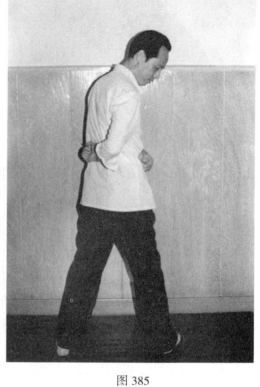

图 384   图 385

3.两手掌互擦至热（图 386），两手掌趁热来回横擦（图 387，见第 185 页）及上下竖擦（图 388，见第 185 页）双肾俞 16 次。

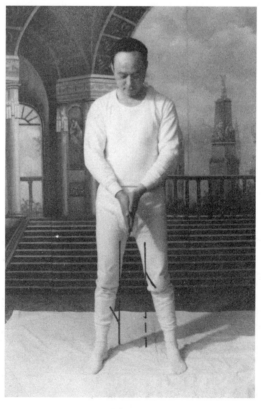

图 386

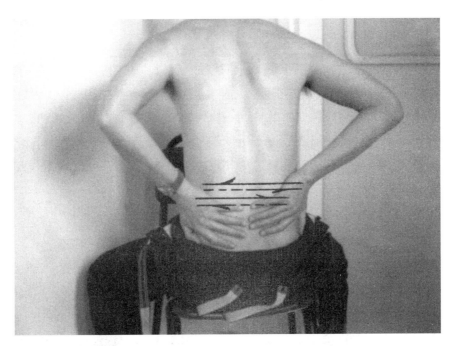

图 387

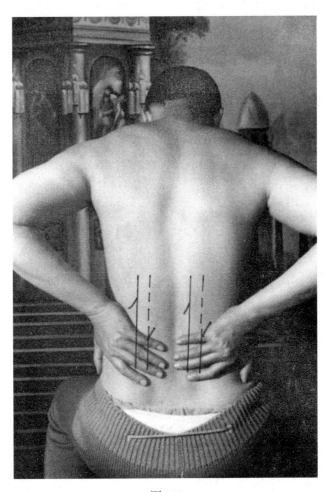

图 388

此式有调肾气、强腰脊、美耳目、增精神、健身体的功效。

五式：

患者双臂上举伸直，双足分开稍比肩宽，面墙而立。助手立其背后，用两大拇指罗纹面分置于患者两肾俞穴（或疼痛部位）处，其他手指则自然张开，分贴于患者的腰部两侧（图389），助手用力按着患者后腰（不能让患者有痛感），让患者呼气时下蹲（图390）或至极限成下蹲位后（图391），让患者吸气时还原（图389）。同法重复做3次。如下蹲时已无不适，则可让患者在最后起立时接着往上跳起，并向后伸腰（图392）。助手亦用力帮助托扶，以免患者跌倒，让患者平稳落地后撒手即可。

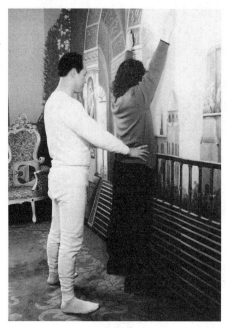

图389

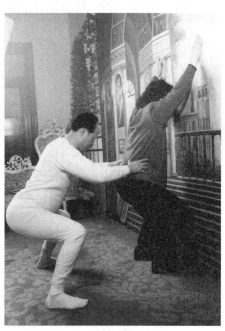

图390

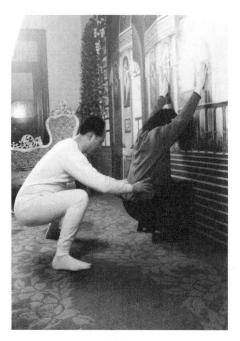

图391

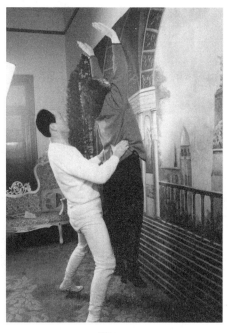

图392

此式对整复腰部小关节错位，消除腰部疼痛，恢复腰部活动功能，甚有奇效。

附注：

1. 只要我们在生活和工作中加以注意，腰椎骨及其周围软组织受损伤机会是可以大大减少的：

（1）生活中要避免受风寒，不要操劳过度，避免过猛的弯伸腰及无准备突然活动腰的动作，要加强腰部的功能锻炼。

（2）劳动时思想要集中，搬运重物时要取正确的体位和姿势。弯腰时，可尽量用屈膝、屈髋来代替屈腰的动作（图393、图394）。

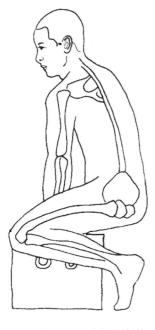

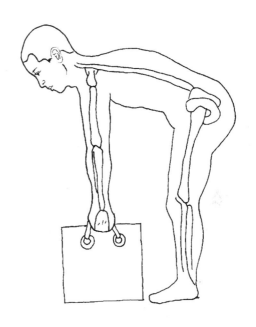

图393　正确的姿势　　　　　　　　　　　图394　不正确的姿势

2. 对腰腿痛患者来说，若条件允许时，可配合运用其他疗法治疗，效果更佳。

3. 有骨质疏松者及有严重脊柱骨性病变或脊髓病变者，做五点支撑运动（一式中之 1）应在医生指导下进行；腹部有肿瘤、出血、急性炎症、重症溃疡或病重时，亦禁做此节练习。

第十七节　防治失眠新法

睡眠是机体的重要功能之一。人体大脑清醒与睡眠之交替，是受其"生物钟"内在控制最明显的一种"近似昼夜节律"的生物节律现象。睡眠能使人的体力和脑力得到恢复，益于大脑、机体的发育和保养。它的任何失调对人的健康与美容都有影响。有研究资料揭示，失眠常常置人们于身心疲惫、精神恍惚的痛苦之中，严重时甚至能危及人们生命。有一份历经 6 年时间的研究成果表明，每晚睡眠长期不足 4 小时的成人，其死亡率比每晚睡 7~8 小时的人要高出 1.8 倍。还有资料表明，人只要有水喝，即便不吃饭也可活五周或更长些，然而，连续 10~14 天不睡觉，人就活不下去了。可见，对人体健康来说，保证睡眠，比保证吃饭、喝水，似乎更为重要。

科学家告诉人们：安眠药物虽可暂时解除失眠之苦，却不能从根本上改变睡觉的质量，而且由于药物的副作用，常使人们不知不觉地为它付出很大的"损害自己"的代价。美国的克瑞佩克博士在研究中发现：那些需要服用安眠药才能睡眠者，其死亡率比从不吃安眠药的人要高 50%。

要防治失眠，并不困难。现代睡眠理论指出：①体力疲乏对于进入睡眠作用最大。因此，脑力劳动者应注意定时进行些适宜的体育锻炼，或适当的庭园劳动等，以利体力消耗。②精神疲乏对入睡也有不小的作用。所以有人提倡用慢慢默数数字等方法，使人精神疲乏、发困的催眠方法。眼睛的疲劳亦有助于进入睡眠，比如闭眼数无形的物品，用思想打一套太极拳，或看一些乏味的书，让眼产生疲劳，以帮助催眠。③养成固定时间睡眠和起床的良好习惯，可以培养、保持正常的睡眠节奏。④正确的睡眠姿势亦有助于睡眠。睡时最好取侧卧位，因为这有利于全身各部位肌肉最大限度的放松。若仰卧入睡后，颈部两侧肌肉不能得到充分休息，疲劳时，就会发出觉醒刺激，要求改换一个睡势，而影响您的睡眠。另外侧卧还益于避免鼾声。⑤睡前，要造成一个将安然入睡的身心状态，不要去考虑不相干、不愉快的事情。良好的卫生习惯和得当的措施均有利于入睡。如保持卧室空气的清新，柔弱的蓝色或绿色灯光，稍感凉意的室温，卧具及身体的清洁，内衣裤的宽舒、整洁。临睡前不要吃得过饱，不要喝浓茶、咖啡等有刺激性饮料，但可喝一小杯加蜂蜜的温热牛奶或冲鸡蛋；睡前要刷牙，用热水洗脚或散散步等等，这些均是可以帮助您安然入睡的因素。

心神紧张、环境不安、情绪焦虑、内分泌功能失调等，往往是引起失眠的诸种原因。下述的防治失眠法，就是针对这些内外因素，帮助失眠者克服失眠的。它还有助于调整已失调的内分泌功能。

睡前，先做：

一式：

思想集中，排除杂念，调匀呼吸，身体放松（各式均同，以下从略）。自然仰卧，双下肢分开，稍比肩宽，伸直放松，一手掌心置于神阙穴（即肚脐），另一手心置于前手背上（图395，见第189页），做缓慢而有节奏的深腹式逆呼吸（用鼻吸气时，收腹；用口呼气时，腹还原，两手随腹起落）。重复 3~5 次。

练习后，可感腹部温暖舒适。有增补元气、健身益寿之效。

二式：

体位同前式。吸气时，将足、手、头均稍抬起，距床（或地）约 5cm。随之屏气，眼看（或"内视"）足尖，保持此全身紧张姿势，意想足在伸展又伸展，直至无限远处（图396，见第189页）。到屏不住气时，呼气，放松还原。重复 3~5 次。

练习过后，全身温暖，微汗，轻松，有消除疲劳、治疗失眠之功。

然后在下面诸法中任做一种，都将助您顺利入睡。

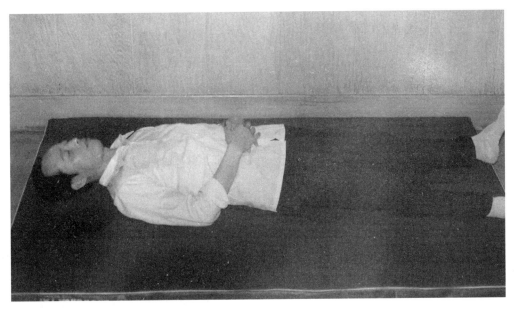

图 395

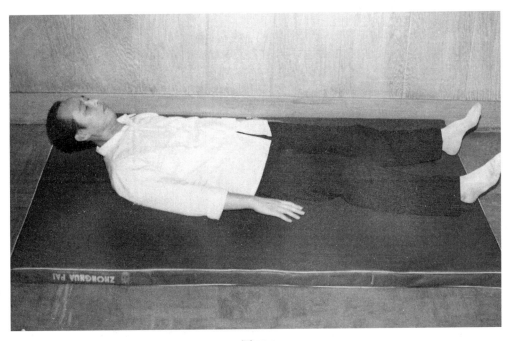

图 396

一、身心放松催眠法

姿势同前。心里缓慢默念：我排除杂念，身心放松；我身心放松，如入云中；我如入云中，飘渺悟空；我飘渺悟空，安然入梦。同时，以安然入睡的意念，轮流沿以下三线从头降至足：

一线：自头顶始，经面部→胸部→腹部→双下肢之前面，终于足下。

二线：自头顶始，经枕部→项背→腰骶部→双下肢之后面，到达足下。

三线：自头顶始，经头颈之两侧→身躯之两侧→双下肢之两侧，到达足下。

放慢呼吸，重复放松。不久，便能进入甜美的沉睡。

二、经穴按摩催眠法

1. 以一拇指指端罗纹面揉按另一手的神门穴（仰掌，腕横纹尺侧端凹陷处。图 397）；换另一拇指，同样揉按前手的神门穴。以稍有酸胀感为宜。各重复 32 次。

2. 以一拇指指端罗纹面揉按一足的三阴交穴（内踝尖直上 3 寸处，当胫骨后缘。图 398），以稍有酸胀感为宜。换另一拇指，同样揉按另一足的三阴交穴。各操作 32 次。

3. 两拳分别置于上脘（前正中线上，脐上 5 寸处。图 399）与中脘部（前正中线上，脐上 4 寸处。图 399）俯卧，保持此姿势 2~3 分钟。

4. 左侧卧，自然放慢呼吸，尽量做到细、长、慢、匀，保持 2~3 分钟。

5. 右侧卧，呼吸与左侧卧位同。尔后，睡姿不变，也可慢慢换取习惯的姿势，呼吸则继续保持细、长、慢、匀。这样亦能很快入睡。

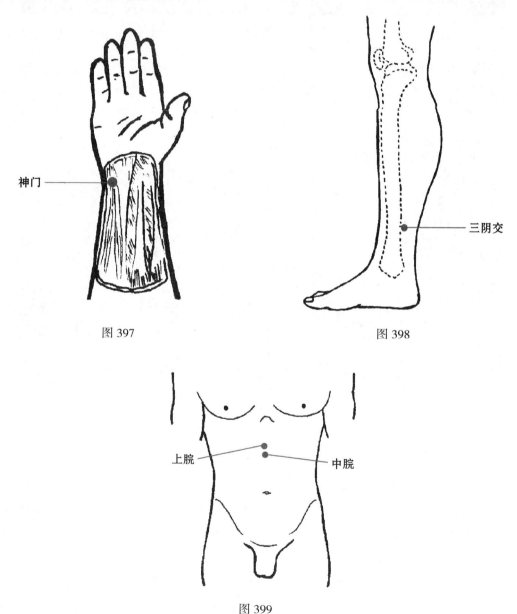

图 397

图 398

图 399

三、其他催眠法

1.按本节第二法中的1、2之操作与顺序,揉按双神门穴与双三阴交穴。然后,取自己习惯的睡姿,一手半握空拳,以其食指掌指关节突起部轻压印堂穴(两眉头连线之中央。图400),"内视"印堂穴,这样可很快入睡。

2.按本节第二法中的1、2之操作与顺序,揉按双神门、双三阴交穴。接着,以一拇指指端罗纹面缓缓地轻轻揉另一手的睡眠穴(在合谷穴与三间穴连线之中点处。图401),并默数1至120。再换另一拇指,同样轻揉前手的睡眠穴并默数数。反复2~3遍,亦可入睡。

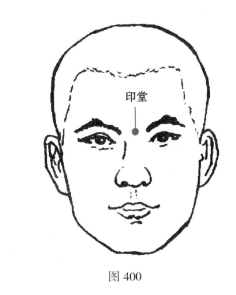

图 400

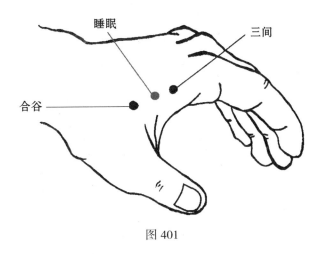

图 401

附：耳针催眠法

在耳穴的"心""肝炎点""神门""脑点""耳尖"五穴(取穴请见第192页的图402)中,每次选取1穴(双侧)。常规消毒后,按上揿针,以胶布固定。早、中、晚及睡前,各按摩揿针1次,每次3分钟。此法亦有催眠的满意效果。

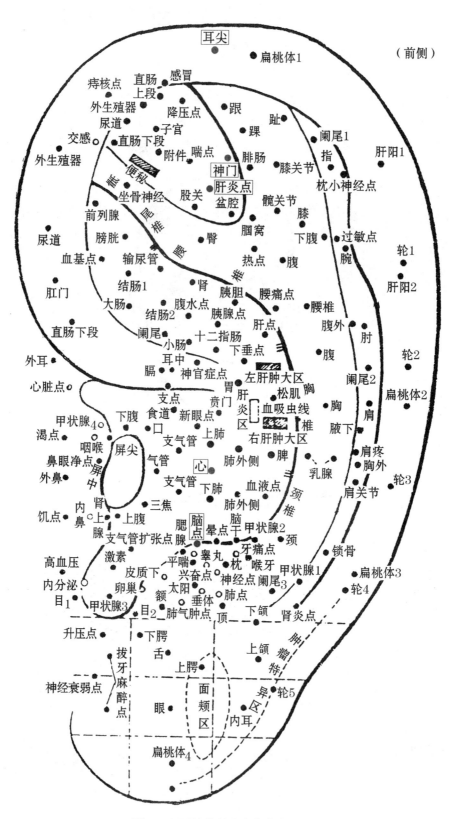

图 402　耳针催眠法取穴参考图

第十八节　新防治慢性支气管炎法

慢性支气管炎是危及人们，尤其是严重危及老年人健康、长寿和美容的常见病之一。

慢性支气管炎是一种常见、多发性疾病。普查资料表明：50 岁以上的患病率高达 15%~24%，有些尘染严重的工厂和矿区以及寒冷地区，发病率更高。咳嗽、咳痰甚或小量咯血、喘气、低热与全身不适等烦扰人的症状，常与季节、天气变化有关，每遇冬、春寒冷季节则多会加剧，常连续两月有余。

引起慢性支气管炎的外因，虽主要是由于细菌、病毒或物理、化学等因素的刺激（如有害气体、尘埃的吸入，太冷、太热、太干燥等空气的刺激），引起支气管黏膜及其周围炎症发展所致；然而引起该病的内因，却是机体及呼吸道局部抵抗力降低。因此，只有设法增强机体及呼吸道局部的抗病能力，才是根本性的治疗、保健措施。

下面介绍几个简便易行、行之有效的自我保健法。若能坚持实行，不仅对慢性支气管炎有预防、治疗效果。且有助于促进气血之运行，改善新陈代谢与微循环，增强脏腑功能，益于肺功能的康复，收到提高健康水平与益寿、美肤的疗效。

一、盐包按摩法

取食盐 1000 克，生姜七片，葱白七个，纯艾条三根（去掉卷艾条的纸或改用艾叶一把）。一起置锅中炒热至约 80℃左右，后置于一清洁的白布内（最好用两层新白布），用绳子扎一下，即可。后趁热用盐包按下列顺序、方向按摩患者：

1. 先背腰（从上而下及从中间至两侧，图 403，见第 194 页）及双下肢后、外侧至足（图 404，见第 194 页），从上而下按摩（患者裸体，请亲人协助进行）。

2. 再同样从上而下及从中间至两侧按摩胸、腹及从上而下的施术于双下肢前侧至足（图 405，见第 194 页），最好是操作至患者足底出微汗为佳。

3. 再从下而上同样施术于双下肢内侧（图 404）。

4. 再从胸至手（图 405）与手至肩（图 404）之同样按摩双上肢之前、内侧和后、外侧（以患者手掌有微汗为佳）。

每日 1~2 次（盐可反复使用多回，但每次使用前都需炒热再用），每次 30~45 分钟。每 30 天为一疗程。休息 3~5 天后，即可如法进行下一疗程。

二、艾灸法

每日用纯艾条（药店有售），悬灸一组具有强身健体、理肺顺气、提高肌体免疫力作用的穴位：第一组：肺俞穴（位于第三胸椎棘突下旁开 1.5 寸处。图 406，见第 194 页）、气海穴（位于前正中线上，脐下 1.5 寸处。图 407、图 408，见第 194 页）、足三里穴（位于外膝眼下 3 寸处，胫骨前嵴外侧约一横指处。图 409、图 410，均见第 195 页）。

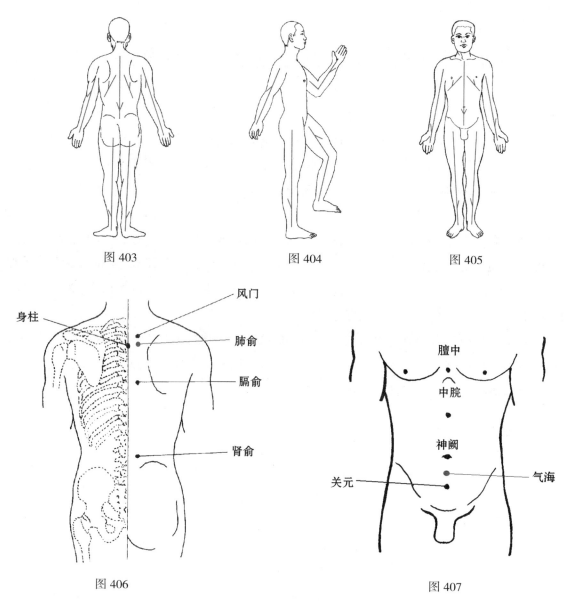

图 403　　　　　　　图 404　　　　　　　图 405

身柱

风门

肺俞

膈俞

肾俞

图 406

膻中

中脘

神阙

关元

气海

图 407

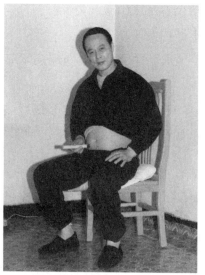

图 408

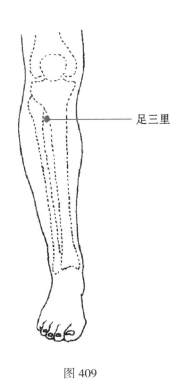

图 409

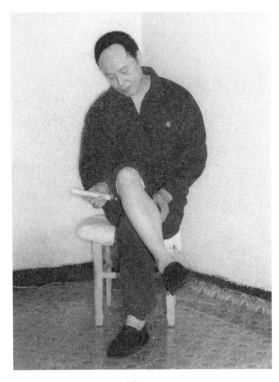

图 410

第二组：大椎穴（位于第七颈椎棘突下处。图 411）、膈俞穴（位于第七胸椎棘突下，旁开 1.5 寸处。图 406 见第 194 页）、关元穴（位于前正中线上，脐下 3 寸处。图 407，见第 194 页、图 412）。

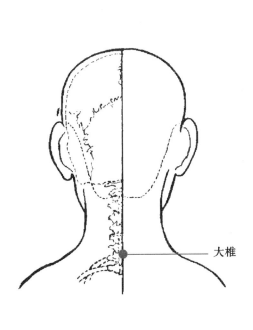

图 411

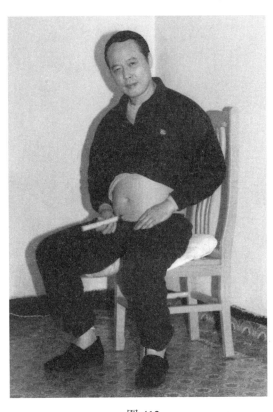

图 412

两组穴位交替使用，每次 20~30 分钟，30 次为一疗程。停灸 3~5 天，即可如法进行下一个疗程。

三、按摩保健法

任取卧、坐、立姿中之一种（各据自己的具体身体状况而定），认真、专一地做下列练习：

（一）鼻部

1.用双食指指端罗纹面揉按两迎香穴（位于鼻翼外缘中点旁开 0.5 寸，鼻唇沟中。图 413、图 414）1 分钟。

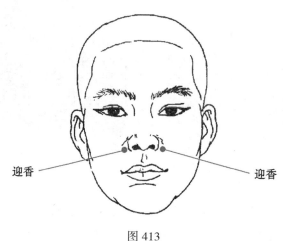

图 413

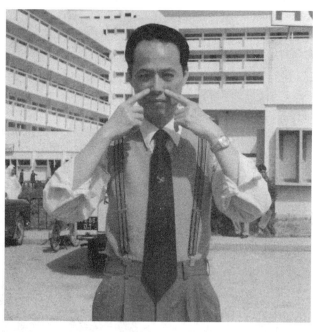

图 414

2.先以左食指指端罗纹面从鼻左侧关（按）闭左鼻孔，右手成拳，以右拇指前侧上、下轻擦右鼻翼 8 次（擦前吸满一口气，擦时只用右鼻孔呼气。图 415，见第 197 页）；后换手同样施轻擦于左鼻翼 8 次（为 1 遍）。重复 3 遍。

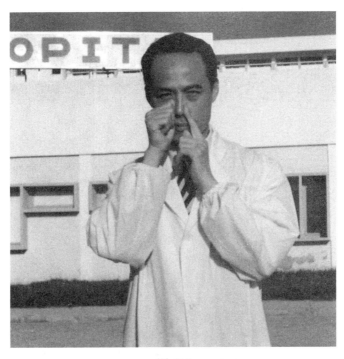

图 415

3.先以一手的拇、食指指端罗纹面，分置于双眼内眦（鼻梁两侧）处，从上而下地挤拉，同时用力以鼻孔呼气，吸气时休息；再换手同样施操作于鼻，反复进行 1 分钟（图 416）。

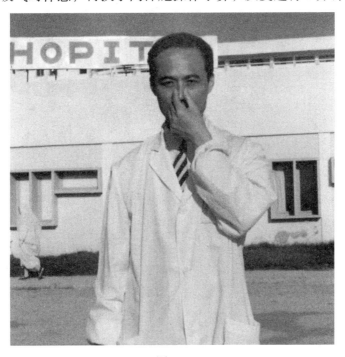

图 416

（二）头、颈部

1.以一中指指端罗纹面揉按天突穴（位于胸骨板上缘凹陷处。图 417、图 418，见第 198 页）1 分钟。

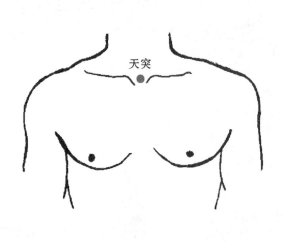

图 417

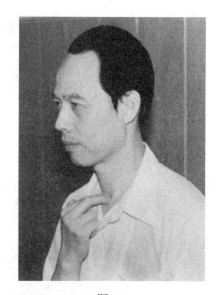

图 418

2.先搓热两手掌（图 419），后趁热以两手掌自下而上由"天突"→颈→面→头顶，再自上而下由枕部→两耳后→颈项两侧，再回到"天突"的线路，反复按摩 1 分钟。

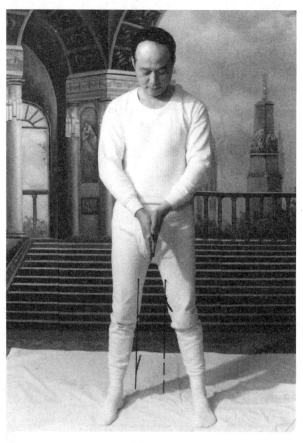

图 419

（三）腹部

1.以一拇指指端罗纹面分揉按中脘穴〔位于前正中线上，脐上 4 寸处。图 407（见第 194

页）、图 420］、神阙穴 ［位于脐的正中处。图 407（见第 194 页）、图 421］、关元穴（位于前正中线上，脐下 3 寸处。图 407，见第 194 页）各 1 分钟。

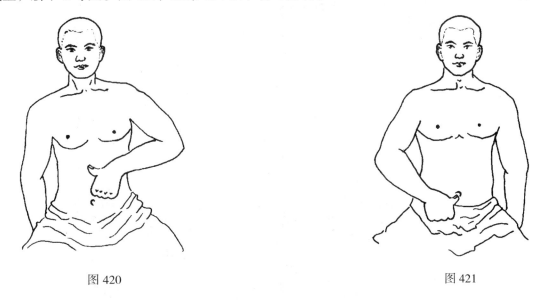

图 420　　　　　　　　　　　　　　　　　　图 421

2. 先搓热两掌后，趁热以两手掌自剑突向下推至耻骨部，再分沿两腹股沟上→两腹侧→再回到剑突下（图 422），反复按摩 1 分钟。

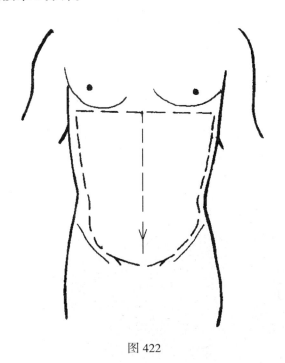

图 422

（四）腰部

1. 两手握拳置于身后，分以两食指指掌关节背部揉按双肾俞穴（位于第二腰椎棘突下旁开 1.5 寸处。图 406，见第 194 页）1 分钟。

2. 先搓热两手掌，后趁热，以两手掌上下及左右擦腰（图 423、图 424，见第 200 页）各 1 分钟。

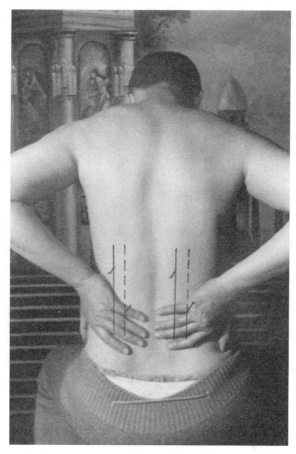

图 423

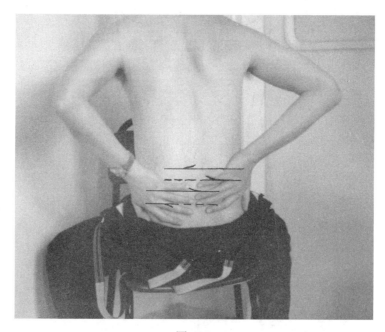

图 424

（五）上肢部

1.先以右拳的尺侧掌面及小指尺侧有节奏地敲（轻重以稍有酸胀感为度）左曲池穴（位

于肘屈成 90°，肘横纹桡侧头稍外方处。图 425、图 426）32 次；再换以左拳同样敲右曲池穴 32 次。

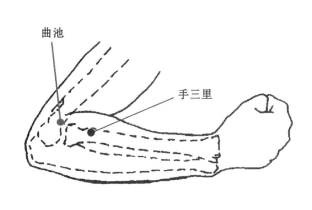

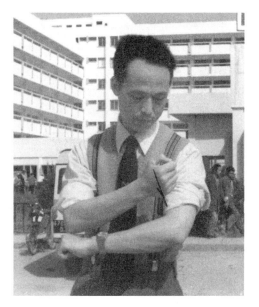

图 425　　　　　　　　　　　　　　　　　　　图 426

　　2. 先搓热两手掌，后趁热，以右手掌按摩左上肢（自上而下沿掌侧由胸至手指端，图 405，见第 194 页），再由下而上沿后侧自手指端至肩部的方向，图 404，见第 194 页）1 分钟；再互搓热两手掌，后又趁热以左手掌同样按摩右上肢 1 分钟。

（六）下肢部

　　1. 以两拳尺侧掌面分敲两足三里穴各 1 分钟（右拳敲左足三里穴。图 427）。

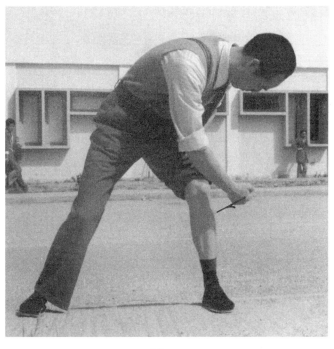

图 427

2. 先两手掌搓热,后趁热以右手掌擦左涌泉穴(位于足底,不包括足趾,前、中 1/3 交界处,当第二、三跖趾关节后方,蜷足时呈凹陷处。图 428、图 429)至热;再两手掌搓热,又趁热以左手掌同样擦右涌泉穴至热。

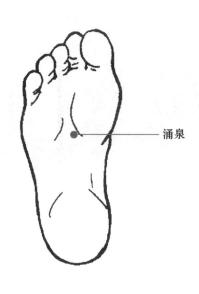

涌泉

图 428

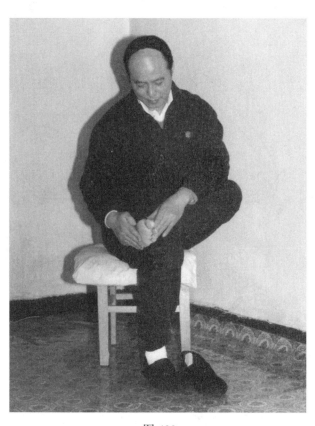

图 429

每日早、晚各 1 遍,坚持长期练习尤佳。

四、火罐法

有条件者,可用火罐每日拔一组穴位。

第一组:大椎穴(位于第七颈椎棘突下。图 411,见第 195 页),风门穴(位于第二胸椎棘突下,后正中线旁开 1.5 寸处。图 406,见第 194 页),膈俞穴(位于第七胸椎棘突下,后正中线旁开 1.5 寸处。图 406),膻中穴(位于两乳之间,前正中线上,平第四肋间。图 407,见第 194 页)。

第二组:身柱穴(位于第三胸椎棘突下。图 406),肺俞穴(位于第三胸椎棘突下,身柱穴旁开 1.5 寸处。图 406),肾俞穴(位于第二腰椎棘突下,后正中线旁开 1.5 寸处。图 406),中府穴(位于锁骨下 1 寸,前正中线旁开 6 寸处。图 430、431,见第 203 页)。

两组穴位,交替选用,10 天为一疗程,隔 3~5 天,即可继行第二、第三疗程等。拔火罐前,若在所取穴位上加用梅花针(皮肤及针具均要消好毒),效果更佳。

注意事项:

1. 本病尤应以预防为主。要禁烟禁酒。注重保暖、营养、休息,房事要有节制(有哮喘病者尤须注意节制)。不食生、冷食品。避免寒冷、烟尘等有害刺激。

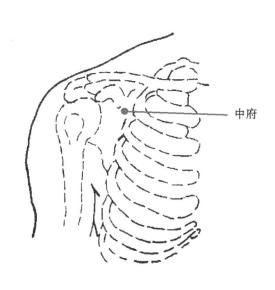

图 430

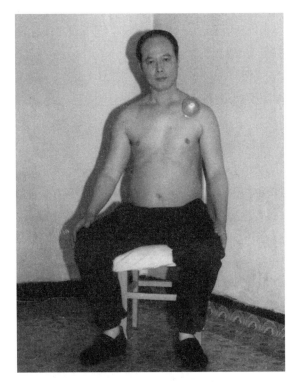

图 431

2.俗话说："健身先健心"。国内、外大量研究成果提示：情绪能影响人之健康与治疗效果。故应取愉快与乐观之情绪，进行本按摩保健法为佳。

3.各法可单独施行，或二、三法并用，后者效果尤佳。

4.用火罐法时，最好能在有经验专科医生指导下进行，以免拔罐要领掌握不当而烫伤患者。

第十九节　回春益寿操

从衰老机制的观点来看，当今生命科学的研究提示：影响衰老的因素，有精神的、生理的、环境的、社会的诸多方面。研究衰老原因的学者们，从不同的角度和用不同的研究方法，为解释生物衰老原因提出了多种学说，如中毒学说、伤害学说、慢性炎症学说、基因突变学说、细胞能量枯竭学说、钙化作用学说、脂肪酸不平衡学说、激素失衡学说、非消化酶不平衡学说、消化酶不足学说、血液循环衰竭学说、自由基学说、交联学说、细胞结构改变和蛋白质变性学说、遗传学说、细胞脱水学说，等等。但是，归根结底，衰老始于细胞，特别是脑神经细胞，细胞的衰老又发生于代谢失调。而回春益寿操恰恰有改善机体新陈代谢的功能。如某些安神、益智、醒脑等的施术操作，能使患者顿感疲劳消除，头脑清醒，浑身舒适、轻灵等感觉。这无疑有利于推迟脑细胞的衰老进程，有利于人的身心健康与健美。

我们知道，自由基学说的研究结果表明，随着人的年龄增长，人体细胞逐渐老化、衰老。人体内过氧化酶活性减低，自由基反应水平升高与增多，各种自由基与蛋白质交联后就形成棕黑色素的沉着，即脂褐素（老年斑）。故老年斑可视为生命老化的重要标志之一。

203

近年临床与科研成果揭示：得当的按摩手法治疗能够明显改善患者体内自由基的代谢，消除老年斑和皱纹。这从分子水平上为中国新型按摩的手法治疗提供了能抗衰老的机制佐证。

根据中外的科研成果与作者数十余年的临床经验，现介绍十式行之有效的回春益寿导引医学的锻炼方法。只要长期坚持实行，您将会获得体柔气和、神清气爽之境和延年益寿之乐。

一式：

思想集中，排除杂念，调匀呼吸，身体静松（各式均同，以下从略，此注）。自然闭口闭目仰卧，舌尖轻抵上腭，双下肢分开，稍比肩宽，伸直放松。一手掌心置于神阙穴（即肚脐），另一手心置于前手背上（图432），做缓慢而有节奏的深腹式逆呼吸（用鼻吸气时，收腹；用口呼气时，腹还原，两手随腹起落）。重复16次。

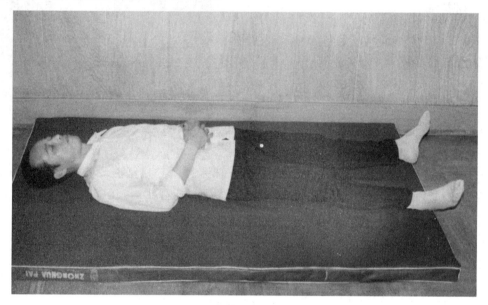

图 432

练习后可感腹部温暖舒适。有培补元气、健身益寿之效。

二式：

自然闭目闭口仰卧，舌尖轻抵上腭，两臂置于身体两侧（图433，见第205页），用口呼气的同时抬起上身，两手向前抱住（或尽量接近）双足（图434，见第205页）。几秒钟后用鼻（闭口）吸气时，上身缓缓还原。重复7~9次。

此式有补肝益肾、强健脾胃、减腹部肥胖的效果，对强健性功能尤为有效。

三式：

屈双膝仰卧，两足分开约与肩宽，让两足底及两肘着地（图435，见第205页）。吸气时用头部、双肘尖、双足底五点支撑起身体，同时叩紧齿，闭紧嘴（图436，见第206页）。还原时，用腰背敲地，同时以鼻"喷气法"的方式呼气。重复16次。熟练后，可改用头部及双足底三点撑起身体（图437，见第206页），做同样练习16次，效果更佳。

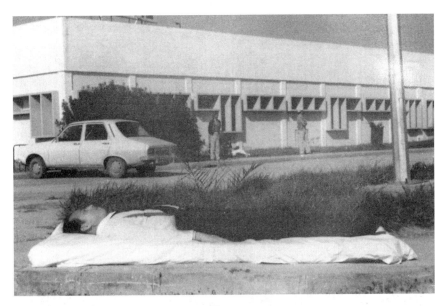

图 433

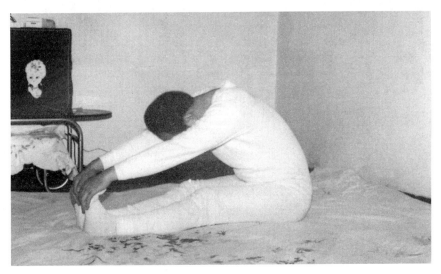

图 434

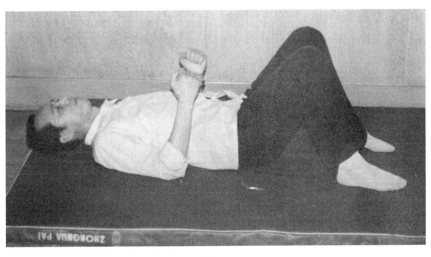

图 435

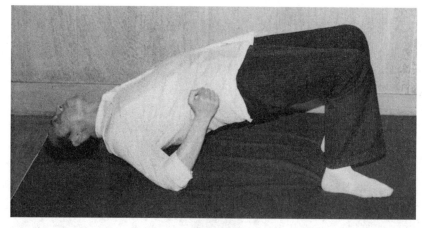

图 436

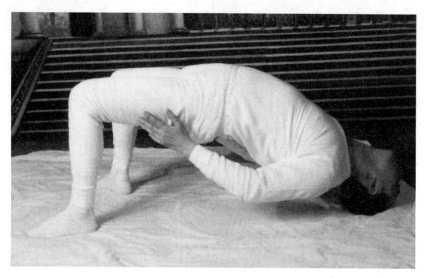

图 437

此式可美容、健颈、减肥，对增强腰背、下肢的肌力以及改善其功能尤为有效。

四式：

自然闭目闭口双手抱膝而坐，舌尖轻抵上腭（图 438，见第 207 页）。用鼻吸气的同时，双手用力抱紧双膝，下腭尽量接近前胸（图 439，见第 207 页）。几秒钟后，用口吐气的同时，双手放松，仍呈抱双膝势，头尽量后仰（图 440，见第 207 页），持续几秒钟。重复 7~9 次。

此式有强健身体，活血顺气，改善性功能之效。

五式：

自然闭目闭口，舌尖轻抵上腭，双手抱膝而坐（图 438），用鼻吸气的同时，双手用力抱紧双膝，屈身自然后倒，呈滚背势（图 441，见第 208 页）至肩部、枕部触地。接着用鼻呼气的同时，双手放松仍呈抱双膝势，屈身自然前起呈滚背势（图 442，见第 208 页）至还原（图 438）。重复 7~9 次。

此式有校正脊柱侧弯，消除疲劳、膈肌痉挛及肋间神经痛和振奋精神之功。

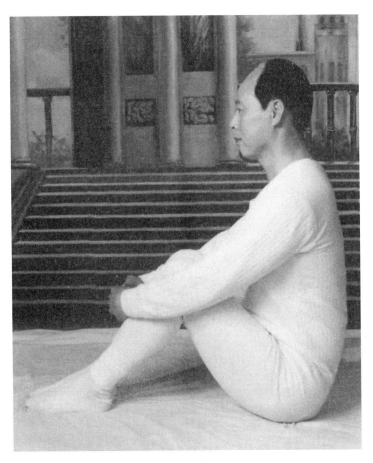

图 438

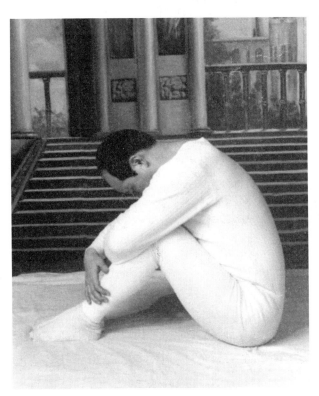

图 439

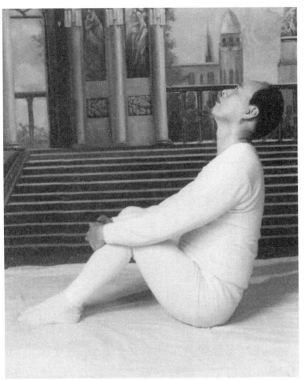

图 440

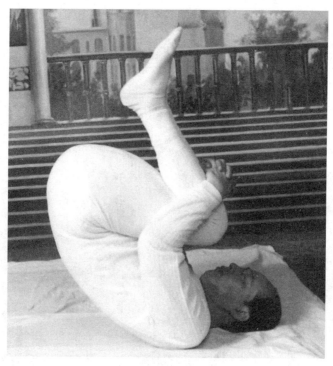

图 441

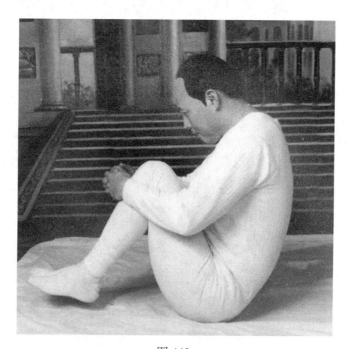

图 442

六式：

　　起身，并足成跪势，足背向下，双手在身后互握，舌尖轻抵上腭（图 443，见第 209 页）。呼气时，先将臀部坐在双足跟上，再身前屈，至头触地（或床面），使眉中点、鼻尖、肚脐摆正在同一直线上，眼视肚脐（图 444，见第 209 页），静静默数肚脐自然呼吸 8 次。吸气，还原成跪势。重复 3~5 次。

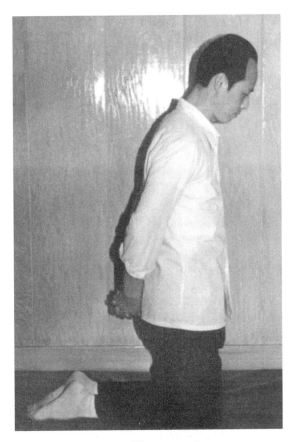

图 443

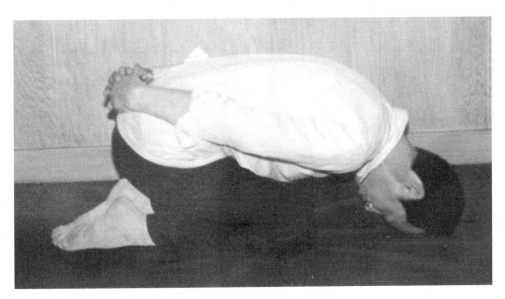

图 444

此式可调节身心统一，安定情绪，坚定意志。

七式：

自然闭目闭口而跪，舌尖轻抵上腭，足背向下，掌心向内，双臂自然置于身体两侧（图445，见第210页），用鼻呼气的同时，先将臀部坐在双足跟上，随之身体先顺时针方向缓缓右倾斜（图 446）至上身后倒至枕部触地（或床面），使双眉中点、鼻尖、肚脐摆正在同一直线上，眼内视肚脐（图 447），静静默数肚脐自然呼吸 8 次。用鼻吸气时，缓缓抬起上身，先呈左倾斜（图 448，见第 211 页），再使前额触地（或床面。图 449，见第 211 页）至还原势（图 445）。再用鼻呼气的同时，先将臀部坐在双足跟上，随之身体再逆时针方向缓缓左倾斜（图 450，见第 212 页）至上身后倒至图 447 势。同样默数肚脐自然呼吸 8 次后，用鼻吸气时，缓缓抬起上身先呈右倾斜（图 451，见第 212 页）至还原势（图 445）。重复 3~5 次。

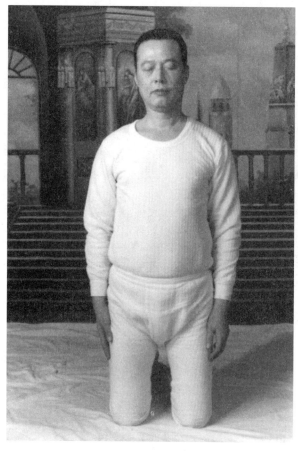

图 445

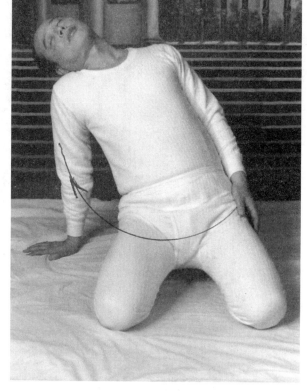

图 446

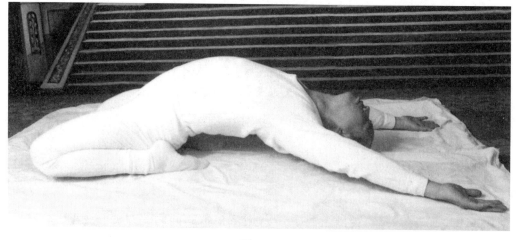

图 447

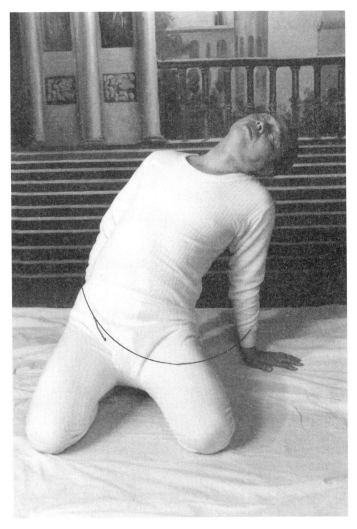

图 448

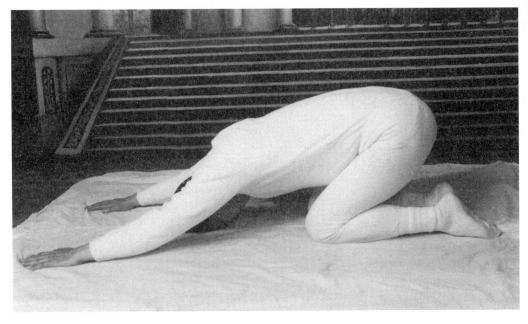

图 449

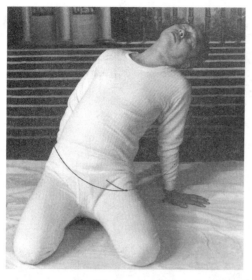

图 450

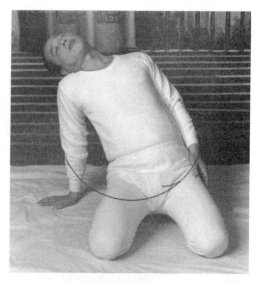

图 451

此式对增强腰部、腹部、下肢部的肌力，矫正身体畸形，消除疲劳，振奋精神有显著效果。

八式：

双臂前平伸直，双手掌平行同肩宽，置于清洁的墙壁上，舌尖轻抵上腭，面对墙立正势（图452）。用鼻呼气，同时屈双臂，抬起足跟，让前胸贴靠墙面（图453）后，让鼻尖缓缓沿墙面下蹲（图454，见第213页），至臀部接近足跟部。下蹲时始终让鼻尖、肚脐及两足尖之中点保持在一条直线上，在两掌位置不动的情况下两臂则随下蹲而渐渐伸展至完全伸直位（图455，见第213页）。几秒钟后，用鼻吸气的同时，让鼻尖缓缓沿墙面起立至图453势。在起立时，双手掌位置同样不变，两臂随起立而由直变屈，并始终让鼻尖、肚脐及两足的中点保持在同一条直线上。再双臂同时用力推身至还原势（图452）。重复7~9次。

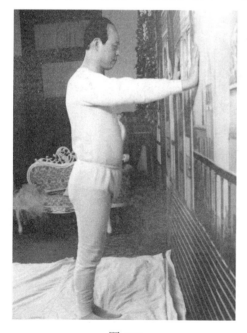

图 452

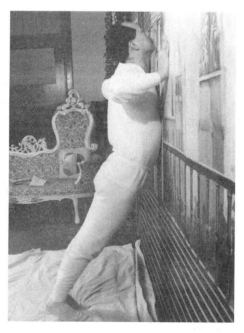

图 453

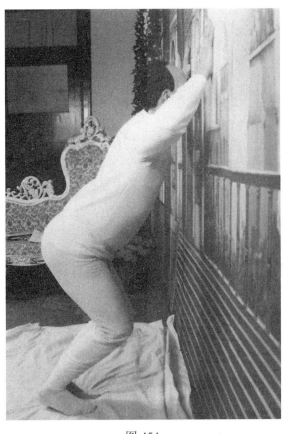

图 454

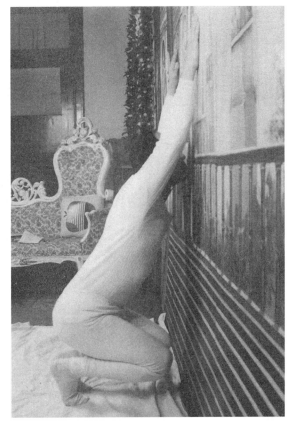

图 455

此式有活利周身气血，改善肢端微循环之功，对防治下肢老化，增长足力、防治足跟疼痛尤有良好效果。

九式：

立正势（图 456，见第 214 页），舌尖轻抵上腭，用鼻吸气时，单足支稳身体，抬起（屈膝）一足，用双手用力抱住，让大腿根部贴靠腹部（图 457，见第 214 页），完成有困难者可用一手帮助支扶（图 458，见第 214 页），数秒钟后（尽量延长保持此势的时间更好），用鼻呼气时，放下抬起之足至还原势。再换足同样做另侧为一次。重复 7~9 次。

此式有增强足力和身体平衡能力之功。

十式：

先双手掌互擦（图 459，见第 214 页）至热后，则循先头部、面部、颈项部、背部、腰部、骶部、胸部、腹部、上肢和下肢部的顺序，使全身都得到按摩放松，感觉清灵舒适（图 460、图 461、图 462，见第 215 页）。

此式有消除疲劳、醒脑清神、愉悦心身之功。

附注：

1. 天天都有一个好心情是长寿的秘诀之一，亦是最好的自我回春益寿精神保健美容方法之一。故欲想长寿者应有一个健康的生活志向，温馨的家庭氛围与和谐的人际关系。

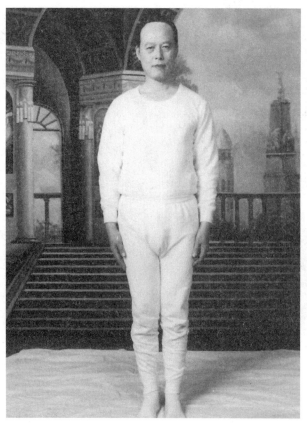

图 456

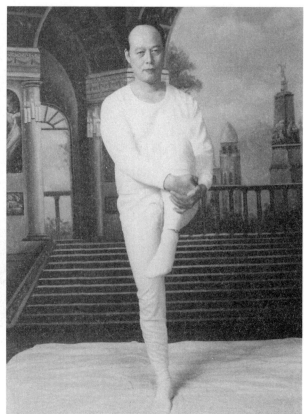

图 457

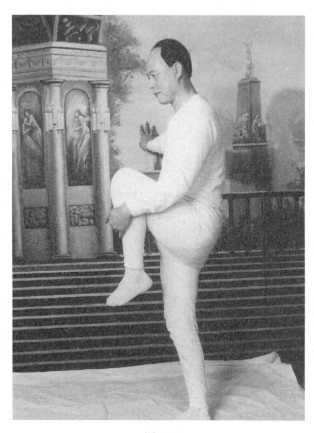

图 458

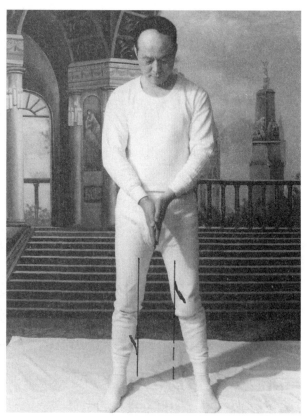

图 459

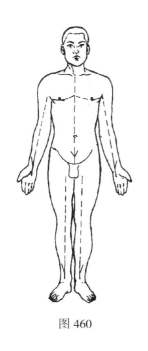
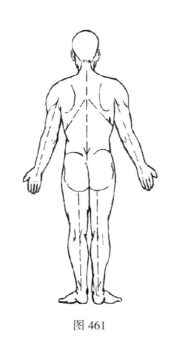
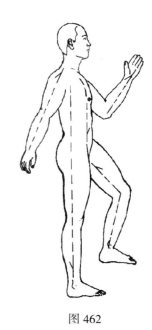

图 460　　　　　　　　　　　　图 461　　　　　　　　　　　　图 462

2. 顺应自然，起居有常，科学饮食，心常静、身勤动，清洁、优美、静雅的生活环境和良好的卫生习惯等都是长寿者的应循之道。

3. 科学家的研究结果揭示：弱碱性的清洁的 25~30℃左右微微温热白开水与人体细胞有良好的亲和性，是一种很好的养生与美容饮料。建议成人最好每天能饮 8~10 杯（200CC/杯）25~30℃的微微温热白开水。

4. 生物力学研究结果提示：人体的姿势对人的健康、长寿均有明显影响。故若我们取站如松、坐如钟、行如风、卧如弓的良好习惯都有助于健康和长寿。

5. 明代冷谦在《修龄要旨》提出的养身十六宜，曾在国外被人们争相传抄。十六宜是：面宜多擦，发宜多梳，目宜常运，耳宜常凝，齿宜常叩，口宜常闭，津宜常咽，气宜常提，心宜常静，神宜常存，背宜常暖，腹宜常摩，胸宜常护，囊宜常裹，语言宜常简默，皮肤宜常干沐。

6. 有关身体各部分抗衰老的锻炼方法，可根据自己的需要和身体条件，选做本书中其他各有关练习，其效果更佳。

第二十节　治疗感冒新法

近年来，常发生因感冒后滥用药物导致各种并发症的事件。1997 年 4 月 10 日《扬子晚报》就登载过一则有关天津某大学学生因患感冒滥用药物引发药疹，最后导致肾功能衰竭不治而亡的消息。因此建议大家不慎患感冒后，不要因病情轻、工作忙而不予重视；若需服药，一定要去医院看，按医嘱服用药物。

感冒有普通感冒与流行性感冒之分，医学上均称为上呼吸道感染。感冒是临床多发、常见病之一，乃由病毒感染所致。而流行性感冒引起的急性上呼吸道感染又是一种最常见的，对人们健康危害很大的传染病。感冒全年均可发生，而以秋、冬、春季居多。医学研究资料提示：每年全世界约有六亿人次患感冒。单美国因流感引起死亡的人数每年约 3 万多。1999 年秋、冬季，欧美爆发流感，医院人满为患。2000 年秋季英国政府以重金回聘退休医护人员工作，以应付流感流行。另据卫生部门报道：仅 1998 年 11 月 1 日至 1999 年 1 月 31 日期间，单北京市的流感发病率就高达 10.1%（约 100 万多人患流感）。2003 年冬，一场近 30 年最严重的流感疫情正在欧美州肆虐，此次流感是由一种名为 Fujian 的新病毒引起，它对过去流感疫苗有很强的抵抗力。法国卫生官员 12 月 2 日表示：已有 50 万人因流感到医院就诊。至周末感染流感人数可能高达 200 万；至 12 月 23 日，美国人患流感的疫情已殃及各州，无一州幸免，并因此已死亡 40 多人，预计为此可能造成 7 万美国人死亡。常年在高楼大厦工作，再加上繁忙的工作所致，较常人更易患感冒。

1. 普通感冒又称伤风、急性鼻炎和上呼吸道卡他性炎。主要病原体是鼻病毒、副流感病毒、呼吸道和胞病毒、ECHO 病毒或柯萨奇病毒等感染引起。中医学将其归为"外感"证之范畴。认为其系因风邪入侵肺表所致。其潜伏期为 12~72 小时，全身症状较轻，初起病或数小时后，出现轻度畏寒、咽部干燥、咽痛喉痒、打喷嚏、鼻塞、流清涕、流眼泪。1~2 天后症状逐渐加重可出现：呼吸不畅、咳嗽、头痛、胸骨后有压迫感或隐痛、全身不适、酸痛无力。有的患者还可出现便秘或腹泻，味觉迟钝，轻度发热及少许痰液。五官科检查此时可见：鼻甲黏膜充血、水肿、鼻涕增多、呈粘液性或黏液脓性，咽部充血与扁桃体充血与肿大等。3~5 天后鼻腔分泌物转黄稠，约 1 周左右，全部体症可消退痊愈，愈后良好。

2. 流行性感冒是由流感病毒（有甲、乙、丙三型）引起的急性上呼吸道传染病。中医学将其归入"时行感冒""风温""春温"等证之范畴。认为其系因时令疫疠之邪侵肺卫所致。该病起病急骤，蔓延迅速，症状变化较为复杂，通常以突然畏寒、寒颤、高热，兼有全身酸痛，头晕、剧烈头痛、面部潮红、眼结膜充血、虚弱无力等全身性中毒症状为主，呼吸道症状却轻微或不明显。高热常可达 39~40℃，一般持续 2~3 天渐降，有的患者有程度不同的打喷嚏、鼻塞、流涕、舌燥、咽干、咽痛、干咳或少量黏痰。有的流感患者主要症状为恶心、呕吐和严重腹泻，临床上称其为胃肠型流感。极少数患者可出现一系列的心血管系统和神经系统损害的临床表现：如高热不退、谵妄、昏迷，甚至血压下降或休克，对人的生命构成严重危胁。有统计资料提示：在 20 世纪中，有证可考的，至少共发生过四次世界性的流感大流行，在全球范围内被流感夺去生命的人数比第一次世界大战死的总人数还要多。最严重的一次是 1918~1919 年的流感大流行，死亡人数为 2000 万~5000 万人。

由于流感波及范围广，影响人群多，对健康危害大，常是造成缺勤、缺课现象的原因之一。流感不但会降低人的身体抵抗力，而且还可能由此引发支气管炎、气管炎、肺炎、心包炎、心肌炎等其他疾病。为此各国政府对该病都高度重视，如美、英、日和我国等国都设有专门的国家流感研究机构。

3. 英国皇家感冒防治研究所的科学家们一项花了十年心血，耗资 600 万英镑的研究报告指出：目前尚无理想的治疗流感的方法及特效药物。感冒药一般只能缓解症状，目前国内外医学界公认最有效的预防方法，是接种流感疫苗，它虽然可以降低发病率，但因流感病毒的病毒株的数目很多并且经常容易发生变异（尤其是甲型病毒极易变异），这就增加了流感预防的难度，使其防不胜防。因此，预防工作就更显得格外的重要。笔者撰写的《新预防感冒操》，及笔者发明的感冒预防治疗仪（已获国家专利局颁发的专利证书）可以帮助读者大大减少患感冒的烦恼和痛苦。

目前医学界对流感治疗的原则是：减轻症状，保护体力，缩短病程，防止并发症的发生。患感冒后通常有两种观点：一是应及时治疗；二是初起时暂不要急于治疗，因感冒一无特效疗法；二因人感染有利于调动患者机体内之自身抗病能力。实际上医学研究结果证实，后一种观点是正确的。但因众所周知的流感之发病急、来势凶、蔓延快、引起后果严重的特点，又迫使后一种观点很难普遍实施。为了攻克感冒、尤其是流感的难关，世界上不少的医务工作者、研究者仍在孜孜不倦的探索着、苦求中……

能不能独辟新径，克服重重困难，寻找到一种科学新颖、简便易行、安全无副作用，能避免药物的毒、副作用，同时又能直接杀灭感冒病毒，促进血液循环，增强身体抵抗力，且效果显著，加速康复进程，既经济又有推广价值的，较为理想的有利于控制流感或切断其流行的非药物治疗方法呢？这是众望所归的。

4.根据笔者数十余年来的临床经验与研究，现给大家介绍这样一种治疗感冒初起时的新法。该新法抓住了感冒病毒容易变异的难点，根据高温能直接杀灭感冒病毒与改善微循环的科学原理，又结合了全息生物医学和经络学说的研究成果，术后还能有一种立感轻松之感受。

（1）用电吹风机的热风，在距鼻子约10cm处从下向上吹素髎穴（鼻之尖端）及两鼻孔5~8分钟（图463、图464）。

（2）根据全息医学的研究成果发现，人体的第二掌骨与人体各部分存在着一种生理性的内在联系（图465、图466，均见第218页）。用电吹风机的热风在距第二掌骨约10cm处吹第二掌骨（双侧）各3~5分钟（图467，见第218页）。

（3）用电吹风机的热风在距大椎穴（第七颈椎棘突下）约10cm处吹大椎穴3~5分钟（图468、图469，均见第218页）。

（4）用电吹风机的热风在距涌泉穴（足底，不包括足趾的前、中1/3交界处，当第二、三跖趾关节后方，蜷足时的凹陷处。图470，见第219页）约10cm处吹涌泉穴（双侧）各3~5分钟（图471，见第219页）。

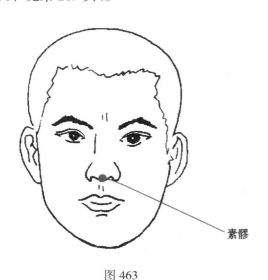

图463

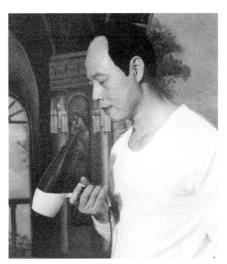

图464

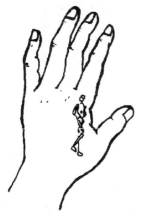

图 465

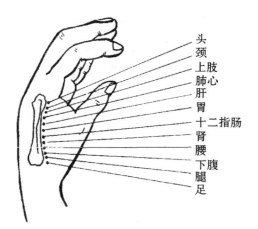

头
颈
上肢
肺心
肝
胃
十二指肠
肾
腰
下腹
腿
足

图 466

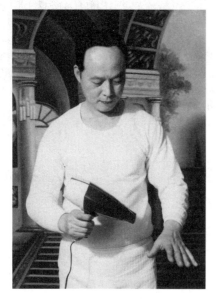

图 467

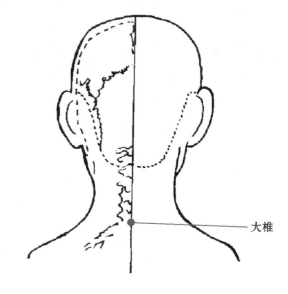

大椎

图 468

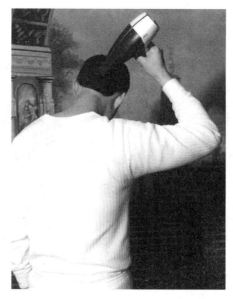

图 469

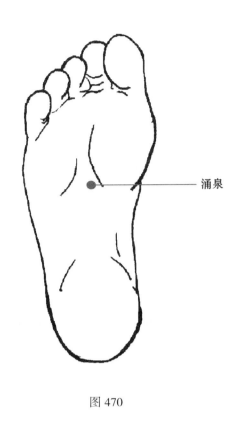

涌泉

图 470

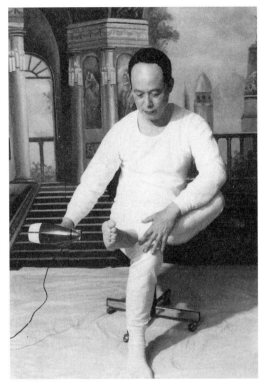

图 471

附注：

此法可单独施行，亦可同下述诸种措施结合使用，有利于提高疗效，缩短病程，减少、避免感冒并发症的发生和加快感冒的康复：

1. 适当的户外活动，寒冷季节应当加强防寒保温，经常注意室内的通风换气，勤晒衣被，流感流行期间尽量避免到公共场所去，以减少被感染的机会。已知感冒病毒在人手上可存活 2 小时，而在把手、桌子等硬物体上却能存活 72 小时，故在和人握手或接触已感染物品后，一定要洗净手。

2. 感冒期间要忌劳累，保证充足的睡眠，有利于保持体力及神经、内分泌系统功能的良好，有助于提高机体免疫力。

3. 感冒期间要科学合理的调配饮食营养，忌多食荤，以易消化、清淡为宜。并可适当的多吃点葱、姜、蒜和洋葱，有一定的杀灭感冒病毒的作用。还可适当多吃胡萝卜、西红柿、苜蓿等富含乙种胡萝卜素的蔬菜，人体吸收后，可转化成维生素 A，有利于保护鼻、咽、喉、支气管、气管等部的黏膜。增强其对病毒的抵抗力。宜多喝些弱碱性的温开水或绿茶，以便稀释血液中的有毒物质，加速代谢废物的排泄。

4. 用盐开水漱口。注意身体和下肢的保暖。最新研究发现：人体体温下降 1 度，免疫力则会随之下降 12%。睡前用热水洗脚 15~20 分钟及按摩涌泉穴各 2 分钟。都将有利于减轻感冒症状，加速康复进程。

5. 研究发现人体的每一块肌肉都会受情绪的影响，尤其是血管壁的肌肉，头颅内、外的中型血管对情绪的刺激都高度敏感。每个人的体内都有一种最有助于健康的力量，这就是良好的情绪的力量。愉快的情绪可通过对脑垂体的良性刺激，来促使激素分泌的旺盛与内分泌的适度平衡，这种平衡又会给人以新的愉快感觉，其良性循环有利于感冒的康复。

6. 医学家研究发现：感冒期间服用维生素 C 片，可使感冒的时间和强度减少约 20%。建议感冒患者每次饭后 15 分钟，服用维生素 C 片（5mg）2 片，每日 3 次，至感冒愈好为至。

7. 此治疗感冒新法还可和药物疗法配合使用，则可增效减毒，加快康复进程。

第二十一节　治疗牙痛新法

牙痛为口腔疾患里最常见的症状。牙齿本身的疾病、牙周疾病、颌骨的某些疾病，甚至神经疾患及风热、胃火、肾亏等都可引起牙痛。一般则多因龋齿、牙周炎、冠周炎、牙髓炎、牙根尖周围炎、牙本质过敏而引起，并且遇冷、热、酸、甜等刺激时加剧，常给人们的生活与工作带来诸多不便与痛苦。

根据研究资料与作者数十余年的临床经验，现介绍几种简便易学、行之有效的治疗牙痛新法，如果使用得当，常常能让牙痛速减、立停。

1. 拔牙 1 穴（在下关穴的附近。下关穴位于：闭口，在颧弓与下颌切迹所形成的凹陷处。图 472）：

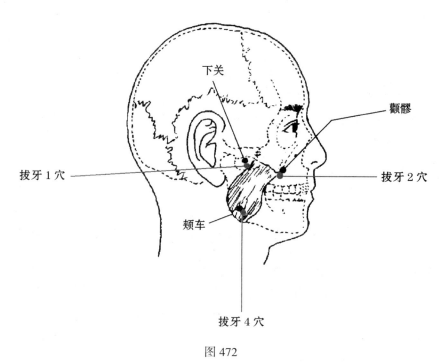

图 472

取穴：颧弓下缘，按之有酸麻感处。

作用：止上牙痛。

方法：用拇指（或食指、中指）的指端罗纹面向内上方逐渐缓缓加力按之（图 473，见第 221 页），至痛减（或痛止）后稍停片刻，渐渐转轻，至微微接触皮肤时，则用轻缓的揉法操作 1~2 分钟，以缓和强手法的刺激和巩固疗效。

2. 拔牙 2 穴（在颧髎穴的附近。颧髎穴位于：目外眦直下，颧骨下缘凹陷处。图 472，见第 220 页）：

取穴：颧突下缘，按之有酸麻感处。

作用：止上牙痛。

方法：与拔牙 1 穴的操作方法相同（图 474）。

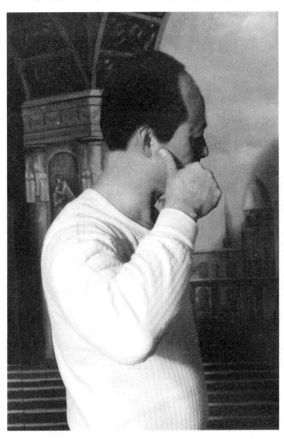

图 473

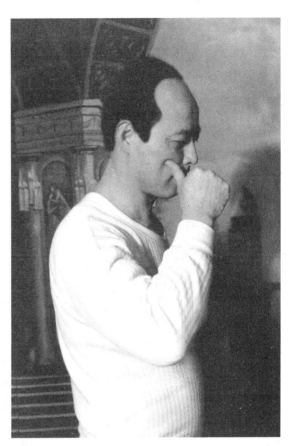

图 474

3. 拔牙 3 穴（图 475）：

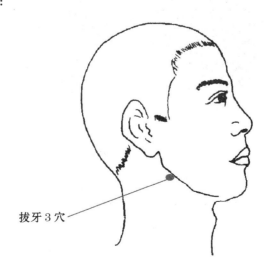

拔牙 3 穴

图 475

取穴：耳垂下端至下颌角联线中点的后缘，按之有较重的酸麻感处。

作用：止下牙痛。

方法：用拇指指端罗纹面，由后向前逐渐缓缓加力按之（图476），至痛减（或痛止）后的结束操作方法均同拔牙1穴的结束操作方法。

4. 拔牙4穴（在颊车穴附近。颊车穴位于：下颌角前上方1横指，用力咬牙时，咬肌隆起处。图472，见第220页）。

取穴：下颌角前上方的咬肌之前缘或中部，按之有酸麻感处。

作用：止下牙痛。

方法：用拇指（或食指、中指）指端罗纹面，由前向内后方逐渐缓缓加力按之（图477），至痛减（或痛止）后的结束操作方法亦均同拔牙1穴的结束操作方法。

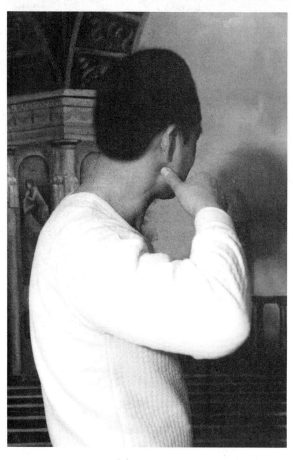

图476

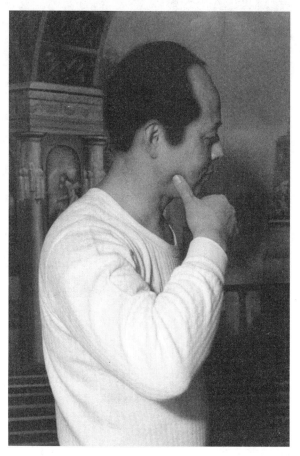

图477

穴位配方：

止上颌后牙痛：常取患者患侧的拔牙1穴或加拔牙2穴。

止上颌前牙痛：常取患者双侧的拔牙2穴或加拔牙1穴。若仍不止痛者，可酌情同前法加按及揉人中穴（位于人中沟上1/3与下2/3交界处。图478，见第223页）、迎香穴（位于：鼻翼中点旁开0.5寸处，鼻唇沟中。图478）或合谷穴（位于拇指、食指张开，当第一、二掌骨之中点，稍偏食指处或拇指、食指并拢，肌肉隆起最高处。图479，见第223页）。

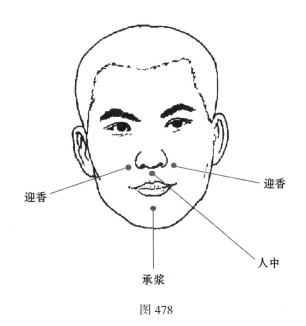

图 478

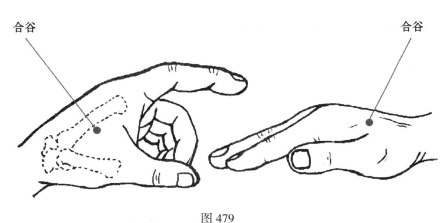

图 479

止下颌后牙痛：常取患者患侧的拔牙 3 穴或加拔牙 4 穴。

止下颌前牙痛：常取患者双侧拔牙四穴或加拔牙 3 穴。若仍未止痛者，可酌情同前法加按及揉承浆穴（位于颏唇沟之中央凹陷处。图 478）或合谷穴（图 479）。

附注：

1. 此方法可自我运用，亦可用来为他人止牙痛。

2. 帮助他人止牙痛时，要先用温热水洗干净手，要注意消除患者的顾虑，解除其紧张情绪，根据病情，找准穴位，按述施法即可。

3. 若条件允许时，患者可根据具体情况，酌情配合选用中国新型按摩（即小剂量按摩，又称无痛按摩或轻量按摩）、针刺、穴位注射或其他疗法，效果更佳。

4. 如属风热、胃火及肾亏引起的牙痛，一般很快就能治愈。但是，龋齿、牙周炎等所引起的牙痛，使用本法只能起暂时的止痛作用。有条件的话，仍应看牙科，以求治其本。

5. 注重口腔卫生，饮食卫生，身体锻炼，劳逸结合，身心愉快及定期去牙科检查、治疗、均有利于预防牙痛的发作。

第二十二节　急性胃肠炎新防治法

急性胃肠炎是夏、秋季最常见的一种疾病。其主要病理变化表现是胃黏膜、胃壁及肠道黏膜的非特异性的急性炎症、水肿、充血和分泌物增加。临床表现：起病突然，轻者一般只有消化不良、上腹部饱胀不适、嗳气或轻度恶心、呕吐等症状；重者则腹部剧烈疼痛，腹泻每日 3~5 次，甚者重达每日 10 余次或更多，粪便呈黄水样，一般无黏液脓血，恶心、呕吐厉害，呕吐物中有酸腐气味且可看到引起发炎的刺激物，并可带血，有的患者上腹部伴有压痛和发热（38~39℃），严重者可出现脱水、电解质紊乱、酸中毒、血压下降与休克。本病在中医属"泄泻""呕吐""发痧""霍乱"等范畴。该病常因患者暴饮暴食、酗酒、服药或食用过多生冷、不易消化、刺激性强、腐败污染的食物等情况而引起。食物中常见的致病菌有：沙门菌、金黄色葡萄球菌、变形杆菌、嗜盐菌、致病性大肠菌、铜绿假单胞菌、韦氏杆菌、真菌、空肠变杆菌、轮状病毒和腺病毒等。

由于该病起病急、来势较凶、变化较快，故常给人们的生活和工作带来诸多不便。现据作者数十余年的临床经验与研究，给您介绍几种科学新颖、简便易学、无副作用、见效快、疗效好的自我防治法。

一、艾灸法

1. 灸神阙穴（位于脐的中央。图 480、图 481）10~15 分钟（温灸纯艾条药房有售）。

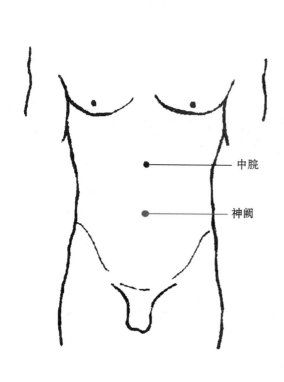

中脘

神阙

图 480

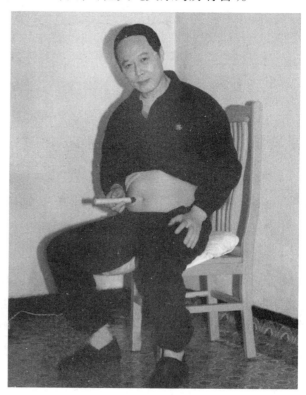

图 481

2.灸中脘穴（位于前正中线上，脐上 4 寸处。图 480，见第 224 页）10~15 分钟。

3.再灸神阙穴 10~15 分钟。

4.灸尺泽穴（位于仰掌，肘部微屈，在肘横纹上，肱二头肌腱桡侧缘凹陷处。图 482）8~10 分钟。

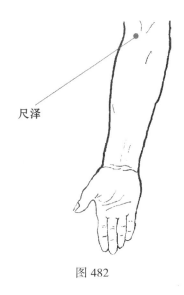

尺泽

图 482

注意：

男性灸左尺泽穴。

女性灸右尺泽穴。

5.灸双足三里穴（位于外膝眼下 3 寸，胫骨前嵴外侧约一横指处。图 483、图 484、图 485）各 8~10 分钟。

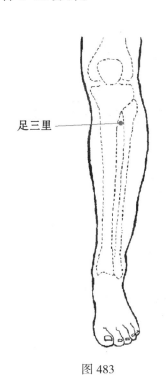

足三里

图 483

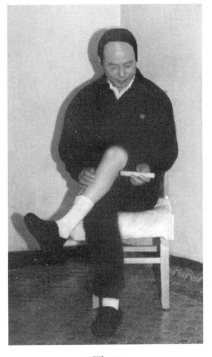

图 484

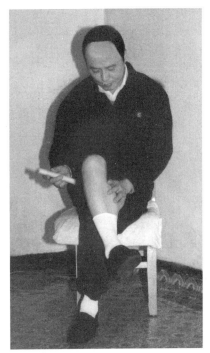

图 485

艾灸后，临床症状当即会缓解或消除。每日 1~2 次。愈后再巩固治疗 1~2 次。

二、按摩法

1. 按胃俞穴（位于第十二胸椎棘突下，后正中线旁开 1.5 寸处。图 486）：双手大拇指指端罗纹面分置于两胃俞穴处，同时向前向内逐渐缓缓加力按之，至腹痛减轻（或痛止）后稍停片刻，渐渐转轻，至微微接触皮肤时，则用轻缓的揉法操作 1~2 分钟，以缓和强手法的刺激和巩固疗效。

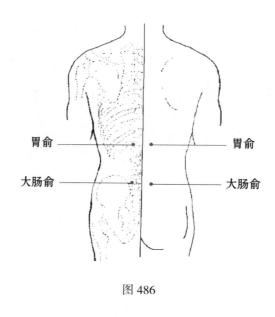

图 486

2. 用按双胃俞穴的方法同样施术于双大肠俞穴（位于第四腰椎棘突下，旁开 1.5 寸处。图 486）。

3. 抹推尾闾穴（位于尾骨端。图 487）：先两手掌互擦（图 488，见第 227 页）至热，后趁热以一手的食指及中指的指端罗纹面向上抹推尾闾穴 36 次（注意不要擦伤或擦破皮肤）；再两手掌互擦至热，再趁热换以另一手的食指及中指同样向上抹推尾闾穴 36 次。

此法对缓解或消除腹泻及痢疾的里急后重症状有显著疗效。

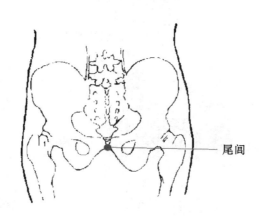

图 487

4. 先两手掌互擦（图 488）至热，然后趁热左手掌在下，右手掌在上，以神阙穴（图 480，见第 224 页）为中心，轻柔、缓和、协调地先逆时针方向按腹部 100 圈，后顺时针方向按摩腹部 100 圈（图 489），再逆时针方向按摩腹部 100 圈结束（注意：让腹部感觉温暖、舒服，以腹部皮肤微红、无损伤为准）。

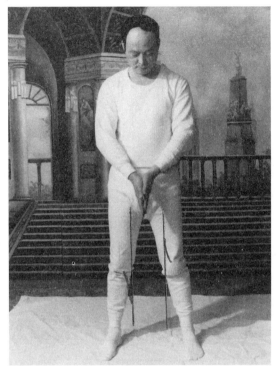

图 488

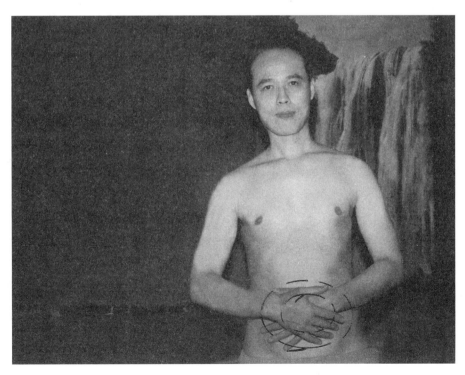

图 489

5.拳敲双足三里穴（图483，见第225页）：右拳敲左足三里穴（图490），再左拳敲右足三里穴，各36次。

6.拳敲双曲池穴（位于肘屈成90°，肘横纹桡侧头稍外方处。图491）：右拳敲左曲池穴（图492），再左拳敲右曲池穴，各36次。

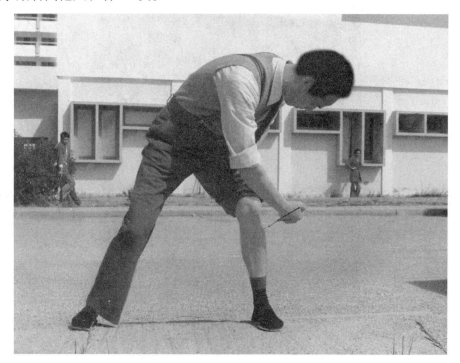

图 490

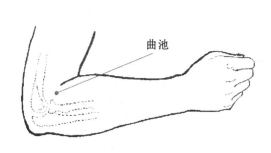

图 491

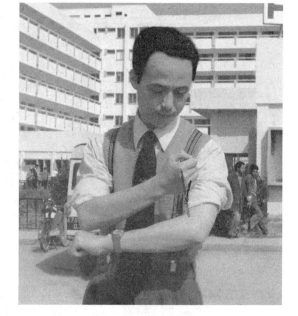

图 492

按摩后，临床症状会很快缓解或消除，感到腹部温暖舒适。每日1~2次。愈后再巩固治疗1~2次。若愈后每日还坚持做按摩腹部顺时针、逆时针各做100圈。（图489，见第227页）及拳敲双曲池穴和双足三里穴 1~2 次，则有提高自体免疫能力，调理腑脏、利气血与健身益寿的功效。

三、火罐法

用火罐拔中脘穴（图 480，见第 224 页）、神阙穴（图 480、图 493）、双胃俞穴（图 486，见第 226 页）、双大肠俞穴（图 486）、双曲池穴（图 491，见第 228 页）、双足三里穴（图 483，见第 225 页）各 10~12 分钟（注意：对儿童患者若采用拔火罐法，时间要短，具体时间视具体情况而定，并最好应在有经验的医生指导下进行，以免损伤儿童皮肤）。

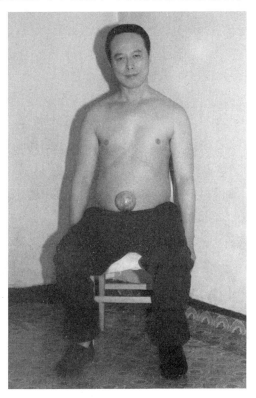

图 493

火罐法除对缓解或消除临床状况有显效外，对止呕及退热尤有良效。每日 1 次即够。

四、热水袋法

1.用热水袋敷神阙穴（图 480，见第 224 页）。若用双手轻轻帮助移动热水袋按图 489（见第 227 页）所述，以逆时针—顺时针—再逆时针的次序代替两手掌相叠摩腹 25~30 分钟，效果更佳（注意：以腹部感觉温暖舒服，皮肤发红，但不要损伤腹部皮肤为准）。

2.用热水袋敷上髎穴（位于骶中嵴的外侧，相当第一骶后孔中。图 494，见第 230 页）、次髎穴（位于骶中嵴的外侧，相当第二骶后孔中。图 494，见第 230 页）、中髎穴（位于骶中嵴的外侧，相当第三骶后孔中。图 494，见第 230 页）、下髎穴（位于骶中嵴的外侧，相当第四骶后孔中。图 494，见第 230 页）25~30 分钟。

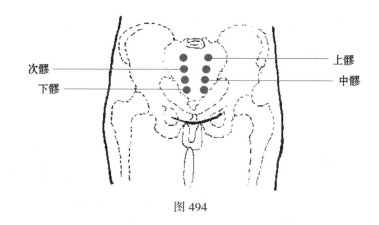

次髎
下髎
上髎
中髎

图494

热敷后，亦当即对临床症状有缓解或消除的功效，并能获轻松舒适感。每日可 1~2 次。愈后再巩固治疗 1~2 次。

附注：

1. 以上诸法，可单独使用，小可 2 法、3 法或 4 法联合使用，效果更佳。倘联用时，则以先拔火罐、按摩，后再艾灸、热敷之序为好，以利保护皮肤不受损伤。若条件允许时，它们还可根据具体情况与需要，酌情选用中国新型按摩、针刺、穴位注射和其他物理疗法或药物疗法配合使用，既有利于提高药物效果，又有利于减少或避免药物的副作用，加快康复。

2. 患者要注意休息，有腹泻者要及时补充水分，以防脱水。12~24 小时内最好渐渐地食些温和的流质（米汤加少许盐等）、半流质（稀饭或加食 5~6 枚红枣更佳）等易消化和吸收的食物，少食甜食、牛奶，不食生冷、大蒜等刺激性强的食物，以利加快康复。

3. 建议读者要注意饮食卫生，不暴饮暴食和酗酒，不过多食用生冷食物（尤其是老人、妇女和孩子），不食用不易消化、刺激性强、腐败变质及被污染过的食物。夏、秋季和出门在外时尤需格外注意饮食卫生，科学搭配，劳逸结合。以利有效的预防急性胃肠炎的发生。

4. 如因误食了有毒的食物，应尽快用 0.1% 过锰酸钾水洗胃，病情凶险者应及时送医院急诊治疗。

第二十三节　高血压病新防治法

高血压病是一种常见病、多发病。它是一种以动脉血压增高，特别是舒张压持续升高为特点的全身慢性血管疾病。多见于中老年人。但近年有医学调查资料显示，发病人群有向年轻化发展趋势。如一份对贵阳市中、小学 9913 名儿童的抽查结果显示，有 465 人血压不同程度偏高，发病率竟达 5.16%，值得引起足够的重视。高血压病的早期诊断虽较困难，但通常成年人在休息状态下，经过反复测定：凡收缩压均等于或高于 160mmHg（21.3kPa）者；凡舒张压等于或高于 95mmHg（12.7kPa）者，两者具有一项，即可以诊断其有高血压病。本病有原发性和继发性（亦称症状性）两种。其中原发性高血压约占高血压病的 90%。其发病机制尚未完全探明，已知其与精神过度紧张、缺乏体力劳动、肥胖、长期吸烟、饮酒过量、食盐过多、高脂质饮食习惯、年龄增长、职业、环境和遗传等有关，中医理论认为本病的发生主要是情志失调、肝阳上亢、心火上炎、饮食失节、内伤虚损、冲任不调等有关，并认为痰、火、风、瘀是该病的发病原因，又是本病的病理产物。

一、原发性高血压

原发性高血压病多因长期强烈的外界刺激或长期的精神紧张导致大脑皮层功能紊乱，下丘脑自主神经中枢兴奋性提高，通过脑垂体促肾上腺皮质激素的调节，肾上腺皮质激素分泌增多，使血管对各种加压物质的敏感性增高，而导致周身细小动脉的痉挛、硬化，故血压升高。随着病史时间的推移，心、脑、肾等脏器也会出现继发性的病理损害。原发性高血压病，根据病程进展的快慢可分为居多的缓进型（良性）和只约占 5% 的急进型（恶性）两类。

（一）缓进型

在临床上占绝大多数。病者往往有家族史，体质较壮实，发病年龄多在 40 岁以上。其病情发展缓慢，常达 10~20 年之久，且早期多无症状，仅体检时血压增高。

初期症状通常为：头晕、头痛、失眠、记忆力减退、烦闷、乏力、心悸等。后期症状通常为：除有初期症状外，并兼有左心室代偿性肥厚，眼底小动脉痉挛，晚期眼底可有出血、渗出物等，肾功能逐渐减退，多尿、夜尿等。

（二）急进型

临床上较为少见。患者多是 40 岁以下，血压明显增高，舒张压常在 130mmHg 以上。常伴有视网膜病变严重（出血、渗出物）及视乳头水肿。其病程发展很快，如未得到积极、有效的治疗，往往于数月至两年内，就可出现心、脑、肾等重要器官的损害而引起心力衰竭、肾功能衰竭、高血压脑病等症状。

二、继发性高血压

这类高血压是由某些疾病所引起，是这些疾病的主要症状之一。如：肾炎、先天性多囊肾、肾结核、急性肾功能衰竭、巨大肾积水、肾肿瘤、结节性多动脉炎、播散性红斑狼疮、多发性大动脉炎、糖尿病、痛风、慢性铅中毒、妊娠、皮质醇增多症、嗜铬细胞瘤、原发性醛固酮增多症、甲状腺功能亢进症、主动脉粥样硬化、颅内压增高综合征、间脑综合征、血紫质病等疾病均可引起继发性高血压。当患者的原发性疾病治愈后，继发性高血压症状亦随之消失。

三、临界高血压标准

通常是收缩压在 140~159mmHg；舒张压在 90~94mmHg。
高血压病分期标准：

Ⅰ期高血压：舒张压低于 100mmHg，无高血压引起的心、脑、肾的器质性病变。

Ⅱ期高血压：舒张压高于 100mmHg，有高血压所致一项或一项以上的心、脑、肾的器质性病变，但无功能障碍。

Ⅲ期高血压：舒张压高于120mmHg，有高血压所致一项或一项以上的心、脑、肾的器质性病变及其功能障碍。

严重的高血压或急进型高血压病者，如出现暂时性脑动脉强烈痉挛，血压可突然上升，引起剧烈头痛、视力模糊、心动过速、心绞痛、气促等症状，则为高血压危象。若因血压升高，造成脑部循环急性障碍而发生脑水肿和颅内压增高，引起严重水肿、头晕、恶心、呕吐、惊厥甚至昏迷等症状，则为高血压脑病。

四、降血压方法

中国医学不仅历史悠长，而且博大精深。尤其是近年的飞速进展，对高血压病的研究与治疗，积累了丰富的经验，且有许多独到之处。现根据笔者数十余年的临床经验与研究，给您介绍几种科学新颖、简便易学、无副作用、见效快、疗效好的自我防治法。它们主要适用于缓进型原发性高血压病，对于急进型原发性高血压病及继发性高血压病，亦可用于作综合治疗的重要措施之一。

（一）按摩降压法

1. 提拉印堂穴（位于两眉头间的连线与前正中线之交点处。图495）：以一手拇指、食指指端罗纹面轻轻提拉印堂穴处皮肤；后换以另手拇指、食指指端罗纹面同样操作，各重复3次。

2. 抹推印堂穴至大椎穴（位于第七颈椎棘突下处。图496）：两手掌互擦（图497，见第233页）至热。随之两手掌（一前一后）依印堂→头顶→枕部→后发际的顺序抹推（图498，见第233页、图499，见第234页）至大椎穴。重复操作2~3分钟。

3. 双食指均屈成弓型，以第二指节的桡侧面（图500，见第234页）紧贴印堂，同时由眉间沿前额分向两侧抹推（图501，见第234页）至脑后。重复操作2~3分钟。

4. 抹推桥弓穴：位于翳风穴与缺盆穴的连线上（翳风穴在耳垂后，乳突和下颌骨之间凹陷处。缺盆穴在锁骨上窝的中点。约与乳头相对处。图502，见第234页）。右手四指自然伸直并拢（拇指自然屈曲），放于颈项左侧，让中指指端罗纹面置于左翳风穴。呼气时，右手沿左桥弓穴向下抹推（图503，见第234页）至左缺盆穴，重复操作2~3分钟。再换左手，同样抹推右桥弓穴2~3分钟。

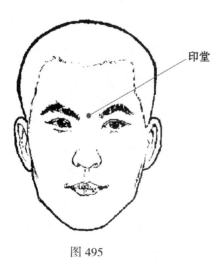

图495

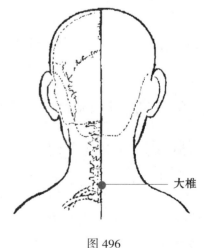

图496

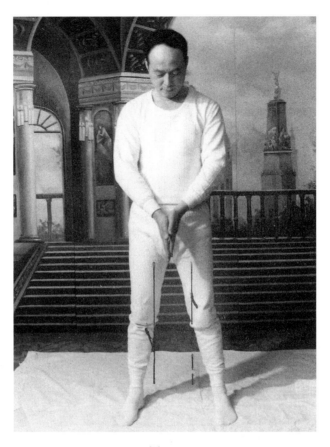

图 497

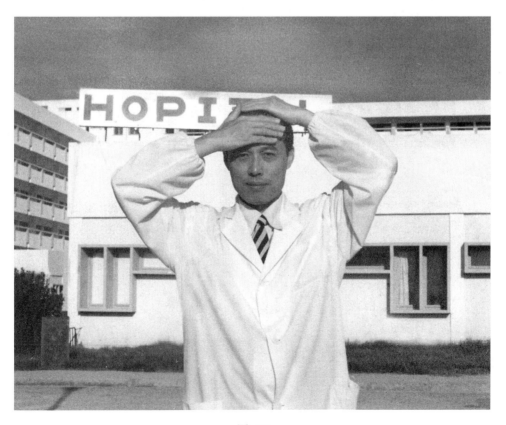

图 498

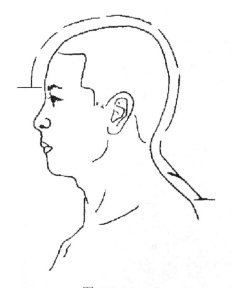

图 499

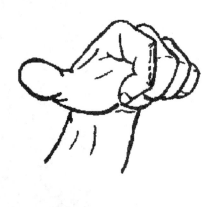

图 500

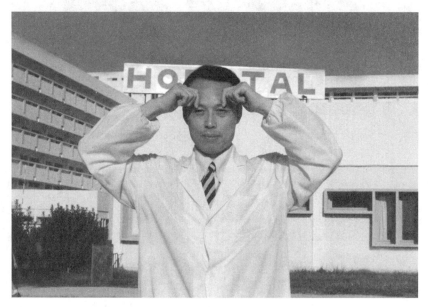

图 501

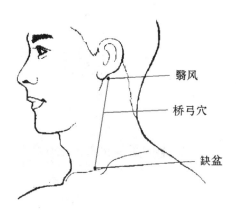

翳风

桥弓穴

缺盆

图 502

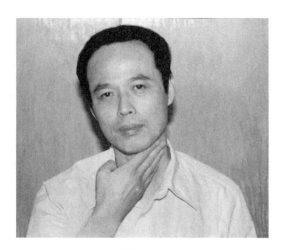

图 503

5. 横擦双肝俞穴（位于第九胸椎棘突下，旁开 1.5 寸处。图 504）：两手掌互擦（图 497，见第 233 页）至热。两手掌随之来回横擦双肝俞穴 2~3 分钟。

6. 用同横擦双肝俞穴的方法横擦双肾俞穴（位于第二腰椎棘突下，旁开 1.5 寸处。图 504、图 505）2~3 分钟。

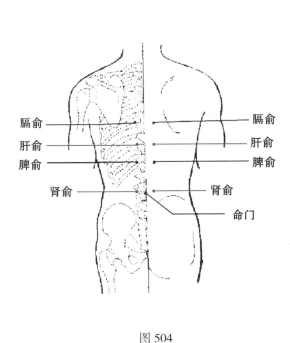

图 504

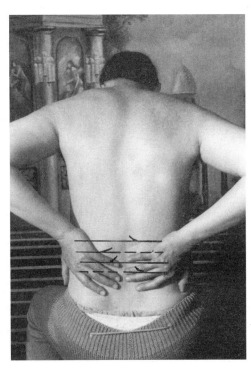

图 505

7. 两手掌互擦（图 497，见第 233 页）至热，后趁热，以两手掌自剑突向下抹推至耻骨部，再分别沿两腹股沟向上至两腹侧，再回到剑突下（图 506）。重复操作 2~3 分钟。

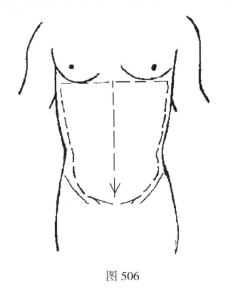

图 506

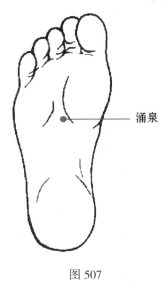

图 507

8. 先以一手从肩部到手指指端揉捏放松另一上肢 1~2 分钟；再换手同样揉捏放松前一上肢 1~2 分钟。

9. 先以双手十指从大腿跟部到足趾端揉捏放松左下肢 1~2 分钟。再同样揉捏放松右下肢 1~2 分钟。

10. 擦双涌泉穴（位于足底，不包括足趾部，前、中 1/3 交界处，当第二、三跖趾关节后方，蜷足时，呈凹陷处。图 507，见第 235 页）：两手掌互擦至热，右掌趁热擦左涌泉穴至热（图 508）。两手掌再互擦至热，以左掌同样擦右涌泉至热。

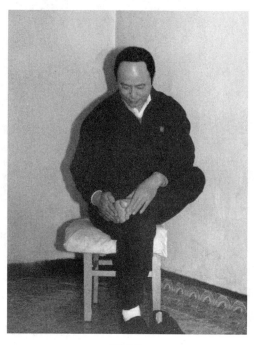

图 508

此法每次约 30 分钟。每日 1 次或早、晚各 1 次。此法不仅有明显降压作用，而且术后有醒脑、提神的舒服感。

（二）第二掌骨降压法

根据全息医学的研究成果发现，人体的第二掌骨与人体的各部分存在着一种生理性的内在联系（图 509、图 510）。

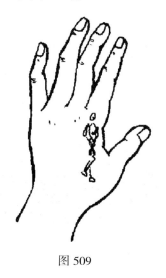

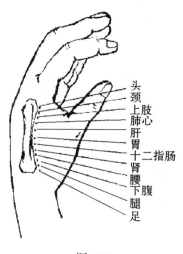

图 509

图 510

1. 以右拇指指端罗纹面揉按左手第二掌骨（图 511）的肝穴（手法稍重点，以稍有酸胀感为度，方向为逆时针方向）2~3 分钟。

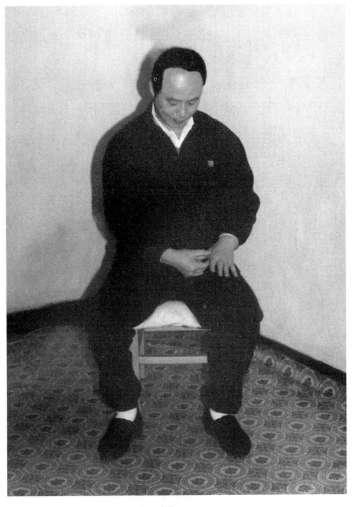

图 511

2. 以右拇指指端罗纹面揉按左手第二掌骨的肾穴（手法稍轻点，以稍有酸胀感为度，方向为顺时针方向）2~3 分钟。

3. 以右拇指指端罗纹面顺时针、逆时针方向的次序从左手第二掌骨的头穴至足穴各揉按 1 分钟。

4. 再换左拇指，按 1、2、3 的操作与顺序，同样施术右手第二掌骨即结束。

此法降压简单、迅速、有效、可靠。每次降压作用可持续 3~6 小时。每日 1~3 次，视具体情况而定。只须注意揉按肝穴时（因手法稍重），不要损伤局部皮肤或不要因刺激太频，而造成穴区局部组织过度疲劳即可。

（三）火罐降压法

主穴：双丰隆穴（位于：小腿前外侧，外踝尖上 8 寸，距胫骨前嵴 2 横指处。相当于外膝眼与外踝尖连的中点。图 512，见第 238 页）、双足三里穴（位于：外膝眼直下 3 寸，胫骨前嵴外侧约一横指处。图 512，见第 238 页）、双肾俞穴（图 504，见第 235 页）。有肝火上亢者加拔双肝俞穴（图504，见第235页），有阴阳两虚者加拔命门穴（位于：第二腰椎棘突下处。图504，见第235页）、关元穴（位于：前正中线上，脐下3寸处。图513、图514），有阴虚阳亢者加拔三阴交穴（位于：内踝尖直上3寸，当胫骨内侧面后缘处。图515，见第239页），有痰瘀互阻者加拔膈俞穴（位于：第七胸椎棘突下，旁开1.5寸处。图504，见第235页）、脾俞穴（位于：第十一胸椎棘突下，旁开1.5寸处。图504，见第235页）。

每次选5~6个穴位拔火罐。每日1次，每次10~15分钟。此法不仅对绝大多数患者（约90%）有明显降压作用。而且有改善症状、强健脾胃、强腰健肾之功。注意不要损伤皮肤，有条件者最好能在有经验的医生指导下进行。10次为一疗程。休息3~5日后，可以进行下一疗程。

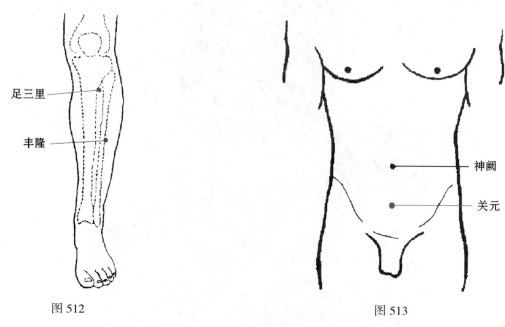

图512 图513

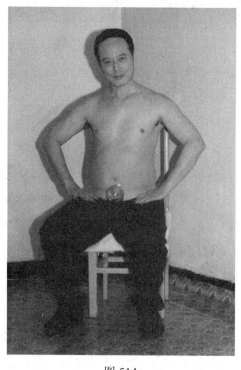

图514

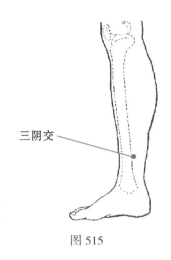

图 515

（四）艾灸降压法

主穴：双丰隆穴（图 512，见第 238 页）、双足三里穴（图 512、图 516、图 517）、双肾俞穴（图 504，见第 235 页）、双悬钟穴（位于：外踝尖上 3 寸，腓骨后缘处。图 518，见第 240 页）。

配穴：有肝火上亢者加双肝俞穴（图 504，见第 235 页），有阴虚阳亢者加三阴交穴（图 515），有阴阳两虚者加命门穴（图 504，见第 235 页）、关元穴（图 513，见第 238 页、图 519，见第 240 页），有痰瘀互阻者加膈俞穴（图 504，见第 235 页）、脾俞穴（图 504，见第 235 页）。

每次选 5~6 个穴位。每穴均用温灸纯艾条（中药店有售）悬灸 3~5 分钟，每日 1 次。10 次为一疗程。休息 3~5 日后，可继续进行下一疗程。

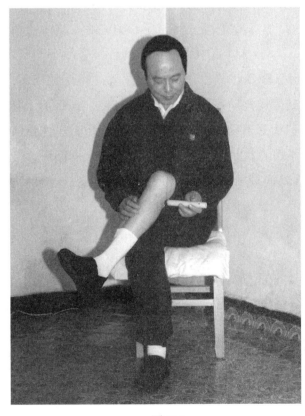

图 516

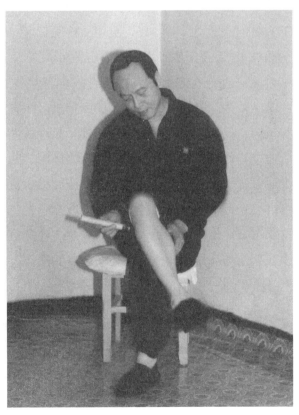

图 517

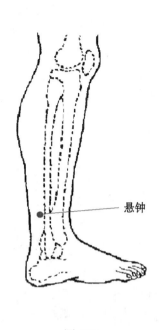

图 518

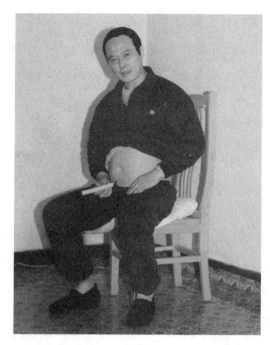

图 519

此法不仅有明显的降压作用，而且有保健与延年作用。对老年人尤为适宜。注意：艾灸时以施术穴位有温和的灼热感，灸后穴区温暖、微红，而不灼伤皮肤为度。

（五）敷脐降压法

取吴茱萸、川芎（中药店均有售）各半混合研成粉末，密贮备用。使用时，将神阙穴（位于：脐的中央处。图 513，见第 238 页）用 75% 酒精棉球擦干净，取药粉 5~10g 纳入脐中（填平即可），上盖用麝香止痛膏固定即可。

此法对绝大多数患者（总有效率为 93%）有明显降压作用。中医认为神阙穴和百脉相通；西医学认为，脐在胚胎发育中为腹壁最后闭合处，其表皮角质最薄，屏障作用较差，且脐下无脂肪组织，皮肤筋膜和腹壁直接相连，故渗透性强，药物分子易透过脐部进入细胞间质，迅速弥散于血中。此外，脐下有丰富的动、静脉网，药物分子可直接扩散于血脉中，而后进入体循环，极少通过肝脏，免遭破坏，而达到降压和治病目的。3 日换敷 1 次。10 次为一疗程。休息 3~5 日后，可继续进行下一疗程。若贴膏药处有痒感者，则可撕下膏药休息 1~2 日即可继续使用，以免引起皮肤过敏。换敷膏药后，脐周处残余之膏药痕迹，只需要用松节油棉球轻轻清理干净，而不要用手或其他物品用力去擦，以免引起皮肤损伤。

（六）三线放松降压法

自然站、坐、卧中任选一姿势（注意头均要求稍向前、向下自然倾点，而不能平直和向上）思想集中，排除杂念，调匀呼吸，身体松静，心身愉悦，双下肢分开，稍比肩宽，双手取自然伸直垂放于身体的两侧，自然呼吸，心里缓慢默念"我排除杂念，身心放松；我身心放松，如入云中；我如入云中，血压正常；我血压正常，神清气爽"。1~3 遍之后，以安然、轻松达血压正常之境的意念，轮流沿以下三线放松从头降至足：

一线：自头顶始，经面部→胸部→腹部→双下肢之前面→终于足下。

二线：自头顶始，经枕部→项部→背、腰骶部→双下肢之后面→到达足下。

三线：自头顶始，经头颈之两侧→身体之两侧→双下肢之两侧→到达足下。

放慢呼吸，身体放松。不久，便能达到血压下降，身心平静，神清气爽之境。

每次 15 分钟即可。熟练后，时间视各人之具体情况适当延长至 30~60 分钟更好。每日 1~2 次。

此法不仅有降压效果，而且有利于安眠与保健之作用。长期坚持习练有利于长寿。

（七）热水洗足降压法

先取温水适量于脚盆中，水温以足感温暖舒适为准。先用双足在水盆里浸洗（可两足自由互相搓洗）5~15 钟。水温变低后，可随时将预备的一壶热水，边洗边加热水（始终以足感水温温暖舒适为准）。随后用手或毛巾从膝关节至足趾边洗边搓揉双下肢，重点可用拇指指端罗纹面揉按双丰隆穴（图 512，见第 238 页）、双足三里穴（图 512，见第 238 页）、双悬钟穴（图 518，见第 240 页）、双涌泉穴（图 507，见第 235 页）各 1~2 分钟，每次以 20~30 分钟为宜。每日 1 次，睡前洗更好。

俗曰："有钱吃药，没药洗足"，其实有钱者洗足亦受益无穷。正如有民谣道："春天洗足，升阳固脱；夏天洗足，暑湿可却；秋天洗足，肺润肠濡；冬天洗足，丹田温灼"。此法不仅有明显的降压的作用，而且对感冒、关节炎、神经衰弱、眩晕、头痛、失眠、便秘、尿频及下肢麻木冷凉等病症均有良好的防治作用。

（八）踏搓绿豆降压法

用绿豆 1000~1500g，置于铁锅内文火炒热（夏季不炒亦可），倒入盆内，同时将洗净、擦干的双足踏搓于装有温热绿豆的盆内，自由地边踏边搓。每次 20~30 分钟。每日 1 次，睡前踏搓更好。

此法不仅有一定的降压的作用，而且对下肢麻木冷凉及失眠症状的改善亦有良效。

（九）高血压防治法

医学研究结果发现，人类的高血压病、冠心病、痔疮、下肢静脉曲张等许多疾病之发生，均和人的直立行走习惯有关，而爬行动物则不会发生上述诸病。有研究资料表明：爬行运动是一种适合人类生理功能活动的良好的全身活动。因其改变了直立行走姿势及地心引力对人体各部分之作用力大小。爬行时，头和心脏的位置降低了，改善了脊柱的姿势和体位，有利于加强全身血液循环，使上肢、肩、背、膝等乃至全身的肌肉组织都得到了充分的锻炼，进而有利于练习者的身体健康水平之提高，并能使人获精神焕发、食欲增加、睡眠安好之益。

方法：用双膝、双手掌（熟练后亦可改用双手前臂内侧代替两手掌）着地爬行。先慢后快，量力而行，以不喘、不累、不损伤皮肤为准。时间可由少（几分钟）逐渐增多（30 分钟）。每日 1~2 次。每周可休息 1~2 日。

此法不仅有一定降压作用，而且对预防高血压病的发生及前述过的诸病症均有良好的防治作用。但病情严重及练习有不适感的患者，练此式时要谨慎，不舒服就不练，不要勉强。

附注：

1. 以上诸法可单独使用，亦可诸法联合使用，效果更佳。若条件允许时，它们还可以和中国新型按摩、针刺、穴位注射和其他物理疗法或药物疗法配合使用，既有利于提高药物的效果，又利于减少或避免药物之副作用，以利于进一步加快康复。

2. 以上诸法虽然一改以往医学界通常认为它们不适用于急进型与继发性高血压病的学术观点，大量临床与研究表明这些方法同样可以较快的和无任何副作用的改善中、晚期高血压患者的症状。但因发展到了中、晚期高血压的患者，常常伴有心、脑、肾等脏器损害，有的患者还会出现高血压危象等严重情况，此时应及时去医院就诊治疗和配合用降压药物控血压，以免发生脑血管意外。

3. 对患有高血压病者，生活要规律，心情要愉快，睡眠要充足，要讲究心理卫生，性情不要暴燥。应避免精神紧张、情绪波动和过度劳累，积极参加适当的体力活动。饮食应多吃点素菜（常食有降血压作用的芹菜及其他蔬菜更好）、水果、豆制品、牛奶，提倡采用低糖、低脂肪、低胆固醇的食品。应避免过饥、过饱，最好戒烟。起床宜缓、要常饮弱碱性的白开水（25~30℃左右为宜。饮用水温度过高可引起血压升高）、早餐清淡、中餐适量、晚餐宜少、适度午睡（30~60分钟为宜）、房事适度。在实行药物治疗时，应在医生指导下进行，不要擅自停服、少服或滥服降压药，以免加重病情。

4. 我国血压计量单位一直沿用毫米汞柱（mmHg），而国际使用的单位是千帕（kPa），它们间有多种方法相互换算，为方便读者换算，现举一种换算方法如下：

血压 mmHg 值乘 4 除 3 再除 10，即得 kPa 值。

例：假设收缩压是 120mmHg

$120 \times 4 \div 3 \div 10 = 16$（kPa）

反之，血压 kPa 值乘 10 再乘 3，然后除 4 即得 mmHg 值。

$16 \times 10 \times 3 \div 4 = 120$（mmHg）

第三章　融会贯通东西方按摩理论的新型按摩常用穴位表

众所周知，近半个世纪以来，中国新型按摩倡导与采用以人为本，医患互动，提升按摩学科水平，让其更好地服务于中国人民与世界人民的预防、临床、康复、美容、养生与公共卫生安全等方面，作了许多临床与理论上之探索工作，取得了丰硕之成果。

中国新型按摩同传统的按摩比较，有其许多独特之处：在手法上，对数千年的按摩手法进行了大胆的、有意义的创新；在理论上，吸取了西医学与近代科研成果的营养；在方法上，博采诸家之长，既较完美地保持了常见按摩的优点，又在按摩用劲、方向、取穴、疗时、疗程、治疗范围、疗效和感应等方面，均进行了积极的探索，并取得了可喜的进展；在使用上，大大扩展了治疗范围与领域；在模式上，倡导与采用生理—心理—社会和被动与主动相结合的新世纪医学模式。

新型按摩将丰富的临床经验与卓著的理论建树完美结合。它将中华民族传统中医学里最基本又最精华的"天人合一"理论，完美地应用到人们的治疗与日常生活中。在国内外临床治疗中擅长结合运用按摩、针灸、导引医学，和被动治疗与主动治疗相结合，尤其对疑难病症的治疗颇有独到之处。

20 世纪 70 年代以来，在国内经新型按摩治疗的患者达数十万人次。除西藏以外，遍布包括台湾在内的全国各省市。其中主要知名要人有：谭政大将、刘志坚将军、刘有光将军、丁衡高上将、我国"两弹一星"主要领导人之一的马捷将军、"两弹一星"功臣元勋邓稼先、叶剑英元帅家人、李先念主席家人、杨尚昆主席家人、聂荣臻元帅亲属、徐向前元帅亲属与许世友将军家人等。

20 世纪 80 年代以来，在中国驻外大使和中国原卫生部的安排下，我用新型按摩治疗了 20 多个不同国籍的外交使团的高官和知名要人。仅 1981 年至 1985 年在突尼斯共和国中国医疗队期间就为患者进行了 4 万多人次的治疗。如：巴勒斯坦的卡杜米先生、突尼斯共和国的总理家人、议长夫人默莎蒂及突尼斯首富呼哈蒂夫人和突尼斯政府、军队、执政党的高官要人、阿曼苏丹国国王外交事物顾问扎瓦维先生等。深受当地政府和人民的欢迎和称赞，被誉为"魔掌""中国的魏"，为中华民族赢得了荣誉。

如大家所知，新型按摩还有一个融会贯通东西方按摩理论的常用穴位表。

按摩取穴和针刺取穴在临床上基本是一致的，不同的是针刺是以针作为刺激工具，针本身直接触及、作用的人体部位之结构较小，而按摩是以手代针，故触及、作用人体部位的组织层次、神经、血管等均较针刺为广泛。不同的按摩手法即使在同一部位（或穴位）所作用触及的组织亦不尽同，而新型按摩——小剂量按摩则是以在穴位处垂直至相应部位之骨性组织施点按手法，现以此为依据介绍小剂量按摩所取穴位及其作用、触及的组织层、神经及血管等（因在各穴位施术时首先作触之组织层均是皮肤和皮下组织，为精简篇幅，故在以后介绍具体穴位时不一一赘列）。

取穴法见第一章第七节。下面将新型按摩——小剂量按摩十四经的 361 个经穴与 20 个新穴位的定位、常用手法、作用（主要是介绍治疗、保健方面的作用，美容、抗衰老等方面的作用未全部包括。特此注明）及局部解剖等列表简述如下：

第一节　手太阴肺经

从胸走向手，行于上肢屈侧外缘，至大拇指桡侧末端少商穴（详见第二章第十二节的十四经脉浅述中的有关部分）。计11穴（左右共22穴，见图520及表2）。

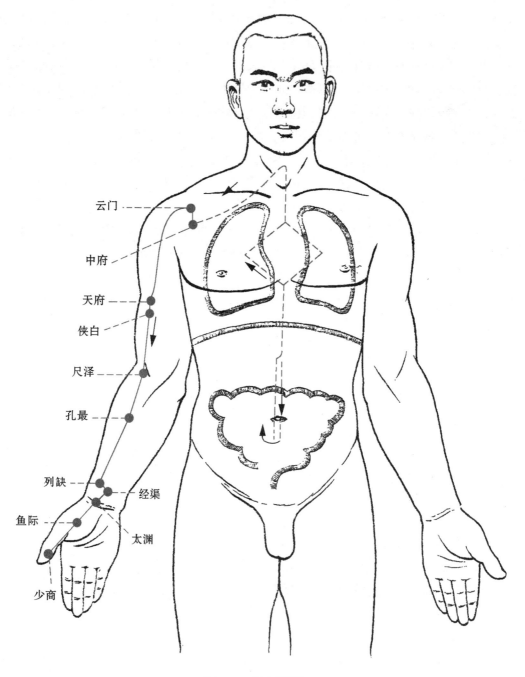

图 520　手太阴肺经

表2　手太阴肺经

序号	穴名	体表定位	常用手法	本穴作用	局部解剖		本穴首见于及别名首见	附注
					按摩可作触之组织层	按摩可作触之神经、血管		
1	中府 Zhongfu	仰卧取之。位于胸壁外上方，前正中线旁开6寸，锁骨下1寸（适对第一肋间隙）	捻、拂、揉、拨、按、摩、推、颤等	开胸顺气，宣上焦，止痛	胸大、小肌，肋间外、内肌，骨膜，肋骨等	胸前神经，锁骨上神经，助间神经，胸肩峰动、静脉，头静脉	首见于《甲乙》。腧俞《素问》，膺中俞《甲乙》，府中俞《针灸大全》	是肺之募穴，及手太阴肺经、足太阴脾经之会穴
2	云门 Yunmen	仰卧取之。位于胸壁的外上方，锁骨下缘，前正中线旁开6寸处（中府穴上1.6寸）	捻、拂、揉、拨、按、摩、推等	开胸顺气，宣上焦，止痛	胸大、小肌，骨膜，锁骨	胸前神经，锁骨上神经中，头静脉，胸肩峰动脉分支	首见于《素问·水热穴论》	
3	天府 Tianfu	正坐垂臂取之。位于腋前皱襞尽头向下3寸，肱二头肌外侧缘处（简易定位法：臂前平举，鼻尖接触之处）	捻、拂、揉、拨、按、摩、推、叩、搓等	调理肺气，清热散风，止痛	肱二头肌，肱骨	肌皮神经，臂外侧皮神经；头静脉，肱动脉分支	首见于《灵枢·本输》	
4	侠白 Xiabai	正坐垂臂取之。位于肱骨前外侧，肱骨前，天府穴直下1寸处	捻、拂、揉、拨、按、摩、推、叩、搓等	止痛，顺气，活络	肱二头肌，肱骨，骨膜	肌皮神经，臂外侧皮神经；头静脉，肱动脉分支	首见于《甲乙》	是手太阴肺经之经别
5	尺泽 Chize	微屈肘取之。位于肘横纹上，肱二头肌腱桡侧缘凹陷处	捻、拂、揉、拨、按、摩、推、叩、搓等	清肺，顺气，止血，止痛	肱桡肌，肱二头肌腱，骨膜，桡骨小头及肱骨外上髁相移行处等	前臂外侧皮神经，桡神经干；桡动脉	首见于《灵枢·本输》。鬼受《备急千金要方》，鬼堂《千金翼方》	是肺经之合穴
6	孔最 Kongzui	位于前臂内侧，尺泽下5寸处（腕横纹上7寸）	捻、拂、揉、拨、按、摩、推、叩、搓等	清热，理气，降逆，止血	肱桡肌，指浅屈肌，旋前圆肌，桡侧腕屈肌，拇长屈肌，桡骨，骨膜等	前臂外侧皮神经，桡神经浅支，正中神经分支；桡动脉	首见于《甲乙》	是肺经的郄穴

注：《甲乙》即《针灸甲乙经》之简称，以下同处均从略。

245

续表2

手大阴肺经

序号	穴名	体表定位	常用手法	本穴作用	局部解剖 按摩可作触之组织层	按摩可作触之神经、血管	本穴首见于及别名首见	附注
7	列缺 Lieque	位于腕横纹桡侧端上1.5寸，桡骨茎突上方的凹陷处（两手虎口交叉，食指尖下所指筋骨回陷处）	捻、拂、揉、按、摩、推等	宣疏肺热，通利咽喉，胸膈	肱桡肌腱、外展拇长肌腱、桡侧腕屈肌腱、骨膜、桡骨	前臂外侧皮神经、桡神经分支；桡动、静脉、头静脉	首见于《灵枢·经脉》。童玄、腕劳《针灸大辞典》	是肺经之络穴。别走手阳明大肠经。是古代常用的四总穴①之一，又是八脉交会穴之一，通于任脉
8	经渠 Jingqu	舒腕仰掌取之。位于腕横纹桡侧端上1寸	捻、拂、揉、按、摩、推等	顺气，利咽喉，止痛	肱桡肌腱、屈肌腱、旋前方肌、骨膜	前臂外侧皮神经分支；桡动、静脉	首见于《灵枢·本输》	是肺经之经穴
9	太渊 Taiyuan	舒腕仰掌取之。位于手腕横纹桡侧端，桡动脉搏动处	捻、拂、揉、按、摩、推等	祛风化痰，理肺止咳，止痛	肱桡肌腱、桡侧腕屈肌腱、旋前方肌，桡骨远端与舟骨相移行处	桡神经浅支；桡动、静脉	首见于《灵枢·本输》。大泉，鬼心《备急千金要方》大泉，鬼心《针灸聚英》	是肺经之俞穴、原穴，也是八会穴中的脉会穴
10	鱼际 Yuji	仰掌取之。位于第一掌骨中点桡侧（拇指掌关节与腕关节的中点）。赤白肉际处	捻、拂、揉、按、摩、推、拿等	宣肺解表，顺气，止痛	拇短展肌、拇对掌肌、拇短屈肌，第一掌骨	正中神经的指掌侧固有神经；桡动脉分支	首见于《灵枢·本输》	是肺经之荥穴
11	少商 Shaoshang	立拳伸指取之。位于拇指桡侧，距指甲根角约0.1寸处	捻、拂、揉、按、摩、推等	清肺热，利咽喉，回阳救逆	拇指甲桡侧角，骨膜，拇指第二节骨	正中神经分支，桡神经之浅支；第一掌背动脉	首见于《针灸大成》。鬼信	是肺经之井穴

① 四总穴歌曰："肚腹三里留，腰背委中求，头项寻列缺，面口合谷收。"

注：有关本节里述及之拂法、屈法，伸法等其他按摩手法的定义、分类、操作，效能等项为省篇幅，容不赘述。有兴趣者可查看主要中文参考文献之144中的有关介绍。

第二节　手阳明大肠经

　　从手走向头，行于上肢伸侧外缘及面前部，止于鼻翼外缘之迎香穴（详见第二章第十二节里的十四经脉浅述中之有关部分）。计20穴（左右共40穴，见图521及表3）。

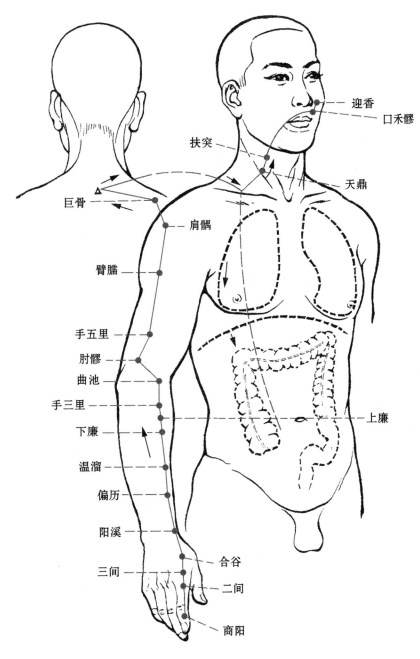

图 521　手阳明大肠经

表 3　手阳明大肠经

序号	穴名	体表定位	常用手法	本穴作用	局部解剖		本穴首见于及别名首见	附注
					按摩可作触之组织层	按摩可作触之神经、血管		
1	商阳 Shangyang	立拳伸指取之。位于食指桡侧，指甲根角旁0.1寸处（相当平齐桡侧指甲与指腹桡侧缘间连线之中点）	捻、拂、揉、拨、按、摩、推等	开窍、醒神、泄热、消肿、利咽	指甲角、骨膜、食指第三节指骨等	指神经、指掌侧固有神经分支；指掌侧固有动脉分支	首见于《灵枢·本输》。绝阳《甲乙》	是大肠经的井穴
2	二间 Erjian	侧掌屈指取之。位于食指桡侧处，掌指关节前赤白肉际处的凹陷处	捻、拂、揉、拨、按、摩、推等	清热、解表、利咽、消肿	蚓状肌腱、骨间背侧肌腱、骨膜、食指第一节指骨等	桡神经浅支、指掌侧固有神经分支；指掌侧固有动脉分支	首见于《灵枢·本输》	是大肠经的荥穴
3	三间 Sanjian	立拳取之。位于手食指桡侧，第二掌骨小头后赤白肉际的凹陷处	捻、拂、揉、拨、按、摩、推等	止痛、消肿、清热、散风	蚓状肌腱、骨间背侧肌、骨膜、第二掌骨等	桡神经浅支；掌背动脉分支	首见于《灵枢·本输》。少谷《甲乙》	是大肠经的俞穴
4	合谷 Hegu	立拳取之。位于手背侧第一、二掌骨之间，近第二掌骨侧的中点处，或拇、食指张开，以另手拇指指关节横纹放在虎口边上，拇指尖到达之处	捻、拂、揉、拨、按、摩、推、拿等	镇痛、安神、通经活络、疏风解表	拇收肌、骨间背侧肌、骨膜、骨等	桡神经浅支、尺神经分支；掌背动脉	首见于《灵枢·本输》。虎口《甲乙》	是大肠经的原穴。也是"四总穴"之一
5	阳溪 Yangxi	侧掌取之。位于手腕背横纹桡侧端，拇长伸肌腱与拇短伸肌腱之间凹陷处	捻、拂、揉、拨、按、摩、推、拿等	通窍、止痛、祛风、泄火	拇长展肌腱、短伸肌腱、骨膜、舟骨与桡骨远端相移行处等	桡神经浅支；桡动脉	首见于《灵枢·本输》。中魁《甲乙》	是大肠经的经穴
6	偏历 Pianli	屈肘侧掌取之。位于手腕背横纹桡侧端阳溪穴与肘横纹桡侧端曲池穴的连线上，阳溪穴上3寸处	捻、拂、揉、拨、按、摩、敲、搓等	消炎、消肿、活络、祛风、解痹止痛	拇长展肌、拇长伸肌、桡侧腕长伸肌腱、骨膜、桡骨等	前臂背外侧皮神经、桡神经浅支及深支；桡动脉分支、骨间背侧动脉	首见于《灵枢·本输》	是大肠经的络穴，别走手太阴肺经
7	温溜 Wenliu	侧掌取之。位于手腕背横纹桡侧端阳溪穴与肘横纹桡侧端曲池穴的连线上，在阳溪穴上5寸处	捻、拂、揉、拨、按、摩、敲、搓等	消炎、活血、通络、活血	桡侧腕短伸肌、桡侧腕长伸肌腱、拇长展肌、骨膜、桡骨等	前臂背侧皮神经、骨间背侧神经；骨间背侧动脉、脉	首见于《甲乙》。蛇头、逆注《甲乙》；池头《资生》	是大肠经的郄穴

注:《资生》即《针灸资生经》之简称，以下同处均从略。

续表3

手阳明大肠经

序号	穴名	体表定位	常用手法	本穴作用	局部解剖		本穴首见于及别名首见	附注
					按摩可作触之组织层	按摩可作触之神经、血管		
8	下廉 Xialian	屈肘侧掌取之。位于肘横纹桡侧端曲池穴与腕阳溪穴的连线上，在阳溪穴上8寸处（或曲池穴下4寸）	捻、拂、揉、按、摩、推、敲、搓等	消炎、散热、止痛	桡侧腕长、短伸肌、指总伸肌、旋后肌、骨膜、桡骨等	前臂背侧皮神经、前臂背侧皮神经；桡动脉分支、骨间背侧动脉	首见于《甲乙》。手下廉《圣济总录》	
9	上廉 Shanglian	屈肘侧掌取之。位于肘横纹桡侧端曲池穴与腕阳溪穴的连线上，在阳溪穴上1寸处（或曲池穴下3寸）	捻、拂、揉、按、摩、推、敲、搓等	活血、通经、清热、止痛	桡侧腕长、短伸肌、指总伸肌、旋后肌、骨膜、桡骨等	前臂背侧皮神经、骨间背侧神经；桡动脉分支、骨间背侧动脉	首见于《甲乙》。手上廉《圣济总录》	
10	手三里 Shousanli	屈肘侧掌取之。位于肘横纹桡侧端曲池穴与腕阳溪穴的连线上，在阳溪穴上1寸处（或曲池穴下2寸）	捻、拂、揉、按、摩、推、敲、搓伸等	通经活络、和胃利肠	桡侧腕长、短伸肌、骨膜、桡骨等	前臂背侧皮神经、骨间背侧神经；桡动脉分支、骨间背侧动脉	首见于《甲乙》。三里《中医大辞典》	
11	曲池 Quchi	屈肘成90°取之。位于肘横纹桡侧纹桡侧端稍外方处	捻、拂、揉、按、摩、拿、推、敲、屈、搓、伸等	疏风解表、调和气血	肱桡肌、桡侧腕长伸肌、肱肌、旋后肌、桡骨小头与肱骨远端相移行处等	前臂背侧皮神经、桡神经分支；桡侧返动脉、肘网	首见于《灵枢·经脉》。阳泽见《千金翼方》、鬼臣《备急千金要方》、鬼腿《针灸大成》	是大肠经的合穴
12	肘髎 Zhouliao	屈肘取之。位于肘横纹桡侧端凹陷中曲池穴直上1寸，近肱骨边缘处	捻、拂、揉、按、摩、推、搓、敲、抬等	通经、活络、止痛、活利关节	肱桡肌、肱三头肌内侧头、肱骨	前臂背侧皮神经、桡神经、桡侧付动脉、中付动脉	首见于《甲乙》。肘尖《腧穴学概说》	
13	手五里 Shouwuli	屈肘取之。位于肘横纹桡侧端凹陷中曲池穴直上3寸	捻、拂、揉、按、摩、推、搓、敲、抬等	消炎、行气、散瘀、止痛	肱三头肌、肱桡肌、肱肌、骨膜、肱骨等	前臂背侧皮神经、桡神经及其肌支；桡侧付动脉	首见于《灵枢·本输》。五里《灵枢》、尺之五里《针灸经穴图考》、臂五里《圣济总录》	

手阳明大肠经

序号	穴名	体表定位	常用手法	本穴作用	局部解剖		本穴首见于及别名首见	附注
					按摩可作触之组织层	按摩可作触之神经、血管		
14	臂臑 Binao	垂臂取之。位于肘上端曲池穴中直上7寸，上臂外侧，三角肌止点稍前处	捻、拂、揉、按、摩、推、敲、搓、掐等	通经活络，止痛镇静，明目散瘀	三角肌、肱三头肌、肱肌、骨膜、肱骨等	臂外侧皮神经、臂后侧皮神经、桡神经及其肌支；肱深动脉	首见于《甲乙》。头冲《备急千金要方》、颈冲《千金翼方》	
15	肩髃 Jianyu	臂外展平举取之。肩关节上会出现两个凹陷，本穴在前面的凹陷中处（或垂肩时锁骨肩峰端直下约2寸的骨缝中）	捻、拂、揉、按、摩、推、敲、搓、掐、屈伸等	疏风活络，调和气血，通利关节	三角肌、骨膜、肱骨与肩峰外侧缘相移行处	锁骨上神经之分支、腋神经之皮支及其分支、胸肩峰动脉、胸后动脉分支	首见于《灵枢·经脉》。中肩井、髃骨《中医大辞典》、偏骨、尚骨《循经考穴编》、扁骨《针灸聚英》、偏肩《针灸大成》	是手阳明大肠经与阳跷脉之交会穴
16	巨骨 Jugu	正坐垂肩取之。位于锁骨肩峰端与肩胛冈之间的凹陷中（相当于第七颈椎棘突下旁开连线之外侧1/2段的中点处）	捻、拂、揉、按、摩、推、敲、掐、搓伸等	通经活络，通利关节	斜方肌、冈上肌、骨膜、锁骨肩峰端与肩胛冈相移行处	锁骨上神经、肩胛上神经；肩胛上动脉	首见于《素问·气府论》	是大肠经与阳跷脉之交会穴
17	天鼎 Tianding	正坐仰靠取之。位于颈侧部，扶突穴下1寸许处，当胸锁乳突肌后缘，高度与甲状软骨下切迹相平	捻、拂、揉、按、摩、推等	止痛，消炎，行气，散瘀	颈阔肌、胸锁乳突肌、斜角肌等	颈皮神经、臂丛及其分支、锁骨上神经、交感神经干、迷走神经、心上神经之甲状腺上动脉、颈升动脉	首见于《甲乙》。天顶《针灸大全》	
18	扶突 Futu	正坐仰靠取之。位于颈侧部，喉结旁开3寸处，当胸锁乳突肌胸骨头与锁骨头之间	捻、拂、揉、按、摩、推等	利喉，祛痰，调气，活血，消炎	颈阔肌、胸锁乳突肌、头长肌、斜角肌等	颈皮神经、锁骨上神经、交感神经干、迷走神经、心上神经及其分支；颈总动脉	首见于《灵枢·本输》	
19	禾髎 Heliao	正坐仰靠取之。位于上唇部，人中穴旁开0.5寸，当鼻翼外缘直下处	捻、拂、揉、按、摩、推等	清神，通经，开药，助阳	口轮匝肌、上唇内黏膜、牙眼等	三叉神经上颌神经支、面神经颊支；面动脉分支	首见于《甲乙》。长频《外台秘要》、长髎《铜人腧穴图经》、长频《针灸聚英》、长频《针灸大成》、口禾髎《中国针灸学》	

手阳明大肠经

续表 3

序号	穴名	体表定位	常用手法	本穴作用	局部解剖		本穴首见于及别名首见	附注
					按摩可作触之组织层	按摩可作触之神经、血管		
20	迎香 Yingxiang	正坐仰靠取之。位于鼻翼外缘中点，旁开 0.5 寸的鼻唇沟中	捻、拂、揉、拨、按、摩、推等	散热、祛风、通窍	上唇方肌，上唇内黏膜，上牙龈等	三叉神经的上颌神经之眶下神经，面神经之额支、颊支；面动脉分支	首见于《甲乙》。冲阳《甲乙》	是大肠经与胃经之交会穴

第三节　足阳明胃经

　　从头走向足，行于面部、胸腹前面及大腿前侧的髀关、伏兔，下至膝膑中，再下沿胫骨外侧，经足背，止于第二趾端外侧之厉兑穴（详见第二章第十二节里的十四经脉浅述中之有关部分）。计45穴（左右共90穴，见图522及表4）。

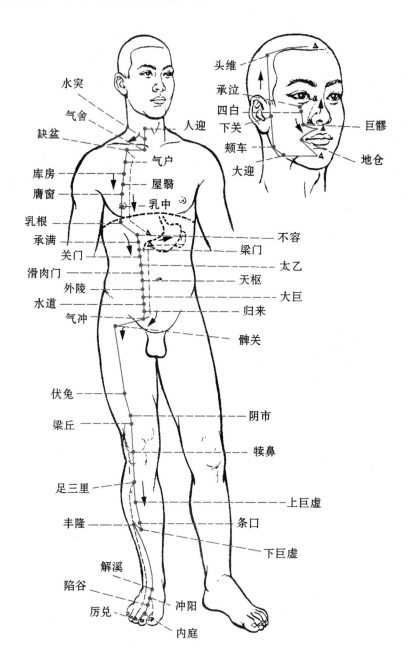

图 522　足阳明胃经

表 4 足阳明胃经

| 序号 | 穴名 | 体表定位 | 常用手法 | 本穴作用 | 局部解剖 | | 本穴首见于《甲乙》及别名首见 | 附注 |
					按摩可作触之组织层	按摩可作触之神经、血管		
1	承泣 Chengqi	正坐仰靠，两目正视取之。位于瞳孔直下，当眼球与眶下缘之间处	捻、拨、揉、摩、按推等	通窍、明目、消炎	眼轮匝肌、骨膜、眶下缘等	三叉神经上颌支、面神经之颧支；眶下动脉、内眦动脉	首见于《甲乙》。鼷穴、面髎《针灸逢源》、鼠穴《中医大辞典》	是胃经，阳跷脉与任脉之交会穴
2	四白 Sibai	正坐仰靠，两目正视取之。位于瞳孔直下，正当上颌骨的眶下孔处	捻、拨、揉、摩、按推等	疏风、活络、舒筋、止痛	眼轮匝肌、上唇方肌、骨膜、眶下孔等	三叉神经上颌支、面神经之颧支；眶下动脉、内眦动脉	首见于《甲乙》	
3	巨髎 Juliao	仰靠取之。位于瞳孔直下，平鼻翼下缘处	捻、拨、揉、摩、按推等	解痉、止血、止痛、消肿	上唇方肌、大齿肌、骨膜、上颌骨等	三叉神经上颌支、面神经之颧支；面动脉	首见于《甲乙》	是大肠经，胃经，跷脉之交会穴
4	地仓 Dicang	正坐或侧伏取之。位于口角外侧旁开0.4寸，巨髎穴直下处	捻、拨、揉、摩、按推等	疏风活络、正镇痛	口轮匝肌及上、下牙之相应部	三叉神经上颌支与下颌支、面神经之颊支；面动脉	首见于《甲乙》。会维《外台秘要》、胃维《外台秘要》	是大肠经，胃经，跷脉之交会穴
5	大迎 Daying	正坐或侧伏取之。位于下颌角前方1.3寸，咬肌附着部前缘	捻、拨、揉、摩、按推等	通经、活络、止痛	颈阔肌、咬肌、骨膜、下颌骨等	面神经之颈支、三叉神经之下颌支；面动脉	首见于《灵枢·寒热病》、髓孔《甲乙》	
6	颊车 Jiache	正坐或侧伏，闭口取之。位于耳前方，下颌骨小头前方约一横指	捻、拨、揉、摩、按推等	疏风、活络、止痛	颈阔肌、咬肌、骨膜、下颌骨等	面神经之颈支、三叉神经之下颌支、耳大神经之分支；面动脉	首见于《灵枢·经脉》。曲牙《素问》、机关《针灸资生经》、鬼床《备急千金要方》、牙车《神农经纶》	
7	下关 Xiaguan	正坐或仰伏，位于耳前方，颧弓后下缘凹陷处	捻、拨、揉、摩、按推等	疏风、活络、开窍益聪	咬肌、骨膜、下颌骨小头前方与颧骨行处	面神经之颧支、三叉神经之下颌支、耳大神经之分支；面横动脉	首见于《灵枢·本输》	是胃经，胆经之交会穴
8	头维 Touwei	仰靠仰卧取之。人发际0.5寸，前正中线旁开4.5寸处	捻、拨、揉、摩、按推、敲等	清头明目、祛风泻火	帽状腱膜、骨膜、额颞肌等	三叉神经之眼支、面神经之颞支；颞浅动脉	首见于《甲乙》。颡大《灵枢》	是胃经，胆经之交会穴

253

足阳明胃经

续表4

序号	穴名	体表定位	常用手法	本穴作用	局部解剖 按摩可作触之 组织层	局部解剖 按摩可作触之 神经、血管	本次首见于及别名首见	附注
9	人迎 Renying	仰卧去枕取之。位于甲状软骨切迹旁开1.5寸，胸锁乳突肌的前缘，颈总动脉搏动处	捻、拂、揉、拨、摩、推、按、拿等	通经活络，调和气血，清热平喘	颈阔肌，胸锁乳突肌，头长肌，肩胛提肌，斜角肌等	颈皮神经、面神经之颈支、副神经、颈神经，迷走神经与交感干；颈总动脉与颈内动脉	首见于《灵枢·本输》。天五会《甲乙》。五会《铜人腧穴针灸图经》	是胃经与胆经之交会穴
10	水突 Shuitu	正坐或仰靠取之。位于颈前外侧，胸锁乳突肌前缘，人迎与气舍连线之中点处	捻、拂、揉、拨、摩、推、按、拿等	开胸顺气，清热利咽，止痛	颈阔肌，胸锁乳突肌，斜角肌等	颈皮神经、面神经之颈支、舌下神经、颈神经，迷走神经与交感干及其颈动脉分支	首见于《甲乙》。水门《甲乙》	
11	气舍 Qishe	正坐仰靠取之。位于颈前外侧，锁骨内侧端上缘，锁骨乳突肌的胸骨头与锁骨头之间的凹陷处，或人迎穴直下，与锁骨上缘相交处	捻、拂、揉、拨、摩、推、按、拿等	开胸顺气，灵活颈项，散瘀止痛	颈阔肌，胸锁乳突肌，斜角肌，骨膜，锁骨等	锁骨上神经、面神经之颈支、副神经，迷走神经与交感干；颈总动脉	首见于《甲乙》	
12	缺盆 Quepen	正坐或仰卧取之。位于锁骨上窝中点，胸锁乳突肌头的外侧缘凹陷中，前正中线旁开4寸，下与乳头相对	捻、拂、揉、拨、摩、推、按、拿等	消炎，止痛，顺气	颈阔肌，肩胛舌骨肌，斜角肌，骨膜，锁骨等	锁骨上神经、面神经之颈支、颈神经前支，第一胸神经，肩上动脉，锁骨下动脉	首见于《素问·气府论》。天盖《甲乙》	
13	气户 Qihu	正坐或仰卧取之。位于锁骨中线上，当锁骨下缘回陷处，前正中线旁开4寸，下与乳头相对	捻、拂、揉、拨、摩、推、按、敲等	清热，理气，宽胸，消炎	胸大肌，锁骨下肌，助间外肌，骨膜，锁骨与助骨等	锁骨上神经，胸前神经，胸肩峰动脉	首见于《甲乙》	
14	库房 Kufang	正坐或仰卧取之。位于锁骨中线上，当第一助间隙中，前正中线旁开4寸，下与乳头相对	捻、拂、揉、拨、摩、推、按、敲等	理气，宽胸，化痰，消炎	胸大肌，助间外肌，助间内肌，骨膜等	锁骨上神经，助间神经，胸前神经，助间动脉分支	首见于《甲乙》	

足阳明胃经

序号	穴名	体表定位	常用手法	本穴作用	局部解剖 按摩可作触之组织层	按摩可作触之神经、血管	本穴首见于及别名首见	附注
15	屋翳 Wuyi	正坐或仰卧取之。位于锁骨中线上,当第二肋间隙中,前正中线旁开4寸,下与乳头相对	捻、拂、揉、拨、按、摩、推、敲、搓等	顺气、止痛、清热、消炎	胸大肌、胸小肌、肋间外、内肌、肋骨膜等	胸前神经、肋间神经之分支;肋间动脉分支	首见于《甲乙》	
16	膺窗 Yingchuang	正坐或仰卧取之。位于锁骨中线上,当第三肋间隙中,前正中线旁开4寸,下与乳头相对	捻、拂、揉、拨、按、摩、推、敲、搓等	清热解郁、理气活血、止痛消肿	胸大肌、胸小肌、肋间外、内肌、肋骨膜等	胸前神经、肋间神经之分支;肋间动脉分支	首见于《甲乙》	
17	乳中 Ruzhong	正坐或仰卧取之。位于乳头之中央	捻、拂、拍、揉、拨、按、摩等	消炎、止痛、散瘀消结	胸大肌、胸小肌、肋间外、内肌、肋骨膜等	胸前神经、肋间神经之分支;肋间动脉分支	首见于《甲乙》	本穴一般不主张针刺及灸,但可按摩,且对某些病症颇有疗效。如:乳头痛、乳腺炎、胸肋满胀、助间神经痛、肋间内外伤等
18	乳根 Rugen	仰卧取之。位于锁骨中线上,当第五肋间隙中,前正中线旁开4寸处	捻、拂、揉、拨、按、摩、推、敲、搓等	宣通乳络、活血化瘀	胸大肌、肋间外、内肌、骨膜、肋骨等	胸前神经、肋间神经之分支;肋间动脉分支	首见于《甲乙》	
19	不容 Burong	仰卧取之。位于脐上6寸的巨阙穴旁开2寸处	捻、拂、揉、拨、按、摩、搓等	调中和胃、止痛	腹直肌、骨膜、肋骨等	肋间神经之分支;腹壁上动脉	首见于《甲乙》	
20	承满 Chengman	仰卧取之。位于脐上5寸的上脘穴旁开2寸处	捻、拂、揉、拨、按、摩、敲、搓等	和胃理气、消炎	腹直肌及上腹腔相应处之器官等	肋间神经之分支、肋下神经及第一腰神经腹侧支;腹壁上动脉等	首见于《甲乙》	
21	梁门 Liangmen	仰卧取之。位于脐上4寸的中脘穴旁开2寸处	捻、拂、揉、拨、按、摩、敲、搓等	健脾胃、助运化	腹直肌及上腹腔相应处之器官等	肋间神经之分支、肋下神经及第一腰神经腹侧支;腹壁上动脉等	首见于《甲乙》	
22	关门 Guanmen	仰卧取之。位于脐上3寸的建里穴旁开2寸处	捻、拂、揉、拨、按、摩、敲、搓等	调理肠胃功能	腹直肌及上腹腔相应处之器官等	肋间神经之分支、肋下神经及第一腰神经腹侧支;腹壁上动脉等	首见于《甲乙》	

足阳明胃经

内源性医学·康复美容养生图册

续表4

序号	穴名	体表定位	常用手法	本穴作用	局部解剖		本穴首见及别名首见	附注
					按摩可作触之组织层	按摩可作触之神经、血管		
23	太乙 Taiyi	仰卧取之。位于脐上2寸的下脘穴旁开2寸处	捻、按、敲、拂、揉、摩、推、搓等	调中和胃	腹直肌,腹横肌及上腹腔相应部位之器官等	肋间神经之分支;腹壁上、下动脉	首见于《甲乙》。大一《备急千金要方》	
24	滑肉门 Huaroumen	仰卧取之。位于脐上1寸的水分穴旁开2寸处	捻、按、敲、拂、揉、摩、推、搓等	止呕,止痛,调中,清神	腹直肌,腹横肌及上腹腔相应部位之器官等	肋间神经之分支;腹壁上、下动脉	首见于《甲乙》。滑幽门《经穴选解》	
25	天枢 Tianshu	仰卧取之。位于脐孔中点的神阙穴旁开2寸处	捻、按、敲、拂、揉、摩、推、搓等	调理脾胃,消炎止泻,通利大便	腹直肌及腹腔相应部位之器官等	第十肋间神经分支;腹壁上、下动脉	首见于《灵枢·骨度》。长溪、谷《甲乙》,循元《针灸集成》,循际《备急千金要方》	是大肠经之募穴
26	外陵 Wailing	仰卧取之。位于脐下1寸的阴交穴旁开2寸处	捻、按、敲、拂、揉、摩、推、搓等	调经理气	腹直肌及下腹腔相应部位之器官等	肋间神经之分支,肋下神经;腹壁下动脉	首见于《甲乙》	
27	大巨 Daju	仰卧取之。位于脐下2寸的石门穴旁开2寸处	捻、按、敲、拂、揉、摩、推、搓等	消炎,止痛,固精,止痢	腹直肌及下腹腔相应部位之器官等	肋间神经之分支;肋下神经;腹壁下动脉	首见于《甲乙》。腋门《灵枢》,液门《备急千金要方》	
28	水道 Shuidao	仰卧取之。位于脐下3寸的关元穴旁开2寸处	捻、按、敲、拂、揉、摩、推、搓等	清湿热,利下焦	锥状肌,腹直肌及下腹腔相应部分之器官等	肋下神经的分支及第一腰神经腹侧支;腹壁下动脉之分支,腹壁下动脉	首见于《甲乙》	
29	归来 Guilai	仰卧取之。位于脐下4寸的中极穴旁开2寸处	捻、按、敲、拂、揉、摩、推、搓等	调经活络,调补肝肾	锥状肌,腹直肌,腹横肌及下腹腔相应部位之器官等	肋下神经的分支,第一髂腹下神经腹侧支,髂腹下神经;腹壁下浅动脉	首见于《甲乙》,溪穴《甲乙》	
30	气冲 Qichong	仰卧取之。位于耻骨结节外上方,当脐下5寸的曲骨穴旁开2寸处	捻、按、敲、拂、揉、摩、推、搓等	补中,助阳,调经,顺气	腹内斜肌,腹股沟韧带等	髂腹下神经,髂腹沟神经;腹壁下浅动脉,腹壁浅动脉	首见于《甲乙》。气街《铜人腧穴针灸图经》	

续表4

足阳明胃经

序号	穴名	体表定位	常用手法	本穴作用	局部解剖		本穴首见于及别名首见	附注
					按摩可作触之组织层	按摩可作触之神经、血管		
31	髀关 Biguan	正坐或仰卧取之。位于髂前上棘与髌底外侧端连线上，髌骨外上缘12寸与会阴穴水平线之交点（或与阴茎根平齐的大腿前正中处）	捻、拂、按、摩、搓、敲等；揉、推、拿、捏、扳等	温经活络，疏风散寒	缝匠肌，股四头肌，骨膜等	股外侧皮神经，髂腹股沟神经，股神经，旋股外侧动脉等	首见于《灵枢·经脉》	
32	伏兔 Futu	正坐或仰卧取之。位于髂前上棘与髌底外侧端连线上，当髌骨外上缘直上6寸处	捻、拂、按、摩、搓、敲等；揉、推、拿、捏、扳等	通经活络，调气血	股四头肌，骨膜，股骨等	股前皮神经，股神经，旋股外侧动脉之降支，股深动脉之分支	首见于《灵枢·经脉》。外勾《针灸大全》；外丘《东医宝鉴》	
33	阴市 Yinshi	正坐或仰卧取之。位于大腿前外侧，髌骨外上缘直上3寸（伏兔穴下3寸）处	捻、拂、按、摩、搓、敲等；揉、推、拿、捏、扳等	温经，祛湿，祛风，养阴	髂胫束，股四头肌，骨膜，股骨等	股前皮神经，股神经，旋股外侧动脉之降支，股深动脉之分支	首见于《甲乙》。阴鼎《甲乙》	
34	梁丘 Liangqiu	正坐或仰卧取之。位于大腿直上缘直上2寸的凹陷处（股外侧肌直股肌间）	捻、拂、按、摩、搓、敲等；揉、推、拿、捏、扳等	通经活络，理气和胃	髂胫束，股四头肌，骨膜等	股前皮神经，股神经，旋股外侧动脉之降支，股深动脉之分支	首见于《甲乙》	是胃经之郄穴
35	犊鼻 Dubi	正坐或仰卧，屈膝取之。位于膝关节前外侧，当髌骨外侧，胫骨外侧髁，髌韧带外侧缘所构成的凹陷处（即外膝眼）	捻、拂、按、摩、搓、敲等	通经活络，疏风散寒，消肿止痛	髌韧带，髌外侧支持带，骨膜，胫骨，股骨，膝关节相应部位之组织等	股前皮神经，隐神经，胫神经之肤支，腓总神经之肌支；膝关节动脉网	首见于《灵枢·本输》。外膝眼《中医大辞典》，膝眼《备急千金要方》（包括内、外膝眼），膝目《针灸经外奇穴图谱》	
36	足三里 Zusanli	正坐或仰卧，屈膝取之。位于髌韧带外侧的凹陷处（犊鼻穴）直下3寸，胫骨前嵴外侧的一横指处	捻、拂、按、摩、搓、敲等	疏通经络，调和气血，强健脾胃，扶正培元	胫骨前肌，趾长伸肌，骨膜，胫，腓骨等	腓肠外侧皮神经，腓深神经；胫前动脉	首见于《灵枢·本输》。三里，下陵《灵枢》，鬼邪《备急千金要方》，下三里《针灸集成》	是胃经的合穴，亦是四总穴之一

续表 4

足阳明胃经

序号	穴名	体表定位	常用手法	本穴作用	局部解剖		本穴首见于《灵枢·本输》及别名首见	附注
					按摩可作触之组织层	按摩可作触之神经、血管		
37	上巨虚 Shangjuxu	正坐或仰卧取之。位于髌韧带外侧凹陷处的犊鼻穴下6寸	捻、拂、揉、按、摩、推、敲、搓等	清利湿热，调理胃肠功能	胫骨前肌、趾长伸肌、姆长伸肌、骨膜、胫、腓骨等	腓肠外侧皮神经，腓深神经；胫前动脉等	首见于《灵枢·本输》。巨虚上廉《灵枢》，上林、足上廉《圣济总录》，巨灵上廉《中医大辞典》	是大肠经之下合穴
38	条口 Tiaokou	正坐或仰卧取之。位于髌韧带外侧凹陷处的犊鼻穴下8寸	捻、拂、揉、按、摩、推、敲、搓等	通关、消炎、止痛	胫骨前肌、趾长伸肌、姆长伸肌、骨膜、胫、腓骨等	腓肠外侧皮神经，腓深神经；胫前动脉等	首见于《甲乙》。前承山《小儿推拿方脉活婴秘旨全书》	
39	下巨虚 Xiajuxu	正坐或仰卧取之。位于髌韧带外侧凹陷处的犊鼻穴下9寸	捻、拂、揉、按、摩、推、敲、搓等	活络通经，清利湿热、调理胃肠	胫骨前肌、趾长伸肌、姆长伸肌、骨膜、胫、腓骨等	腓肠外侧皮神经，腓深神经；胫前动脉等	首见于《灵枢》。巨虚下廉《灵枢》，下林、足下廉《圣济总录》，下廉《素问》	是小肠经之下合穴
40	丰隆 Fenglong	正坐或仰卧取之。位于小腿前外侧，外踝尖上8寸，距胫骨前嵴2横指处	捻、拂、揉、按、摩、推、敲、搓等	祛痰、舒喉、消肿痛	胫骨前肌、趾长伸肌、姆长伸肌、骨膜、胫、腓骨等	腓肠外侧皮神经，腓深神经；胫前动脉等	首见于《灵枢·经脉》	是胃经之络穴
41	解溪 Jiexi	正坐或仰卧取之。位于足踝关节面横纹中央，当姆长伸肌腱与趾长伸肌腱之间	捻、拂、揉、按、摩、推、敲、搓等	扶脾化湿，清热安神、活络止痛	小腿十字韧带，胫骨前肌腱、趾长伸肌腱、姆长伸肌腱、骨膜、骨等	腓浅、深神经；胫前动脉等	首见于《灵枢·本输》。草鞋带《扁鹊神应针灸玉龙经》	是胃经之经穴
42	冲阳 Chongyang	正坐或仰卧取之。位于足背部，第二、三跖骨之间，足背之最高处，动脉应手；足于解溪穴下1.5寸处	捻、拂、揉、按、摩、推、敲、搓等	健运脾胃，通经清神、消炎止痛	趾长伸肌肌腱、趾短伸肌、骨膜、跖骨等	腓浅、深神经之分支；足背动脉等	首见于《甲乙》。趺阳《类经图翼》，会骨、会原《外台秘要》	是胃经之原穴
43	陷谷 Xiangu	正坐或仰卧取之。位于足背部，当第二、三跖骨结合部前方凹陷处	捻、拂、揉、按、摩、推、敲、搓等	清热解表，消肿止痛	趾长伸肌肌腱、趾短伸肌、骨膜、跖骨及断趾关节之相应部位之组织	腓浅、深神经之分支，足底外侧神经之分支；足背网、弓形动脉等	首见于《灵枢·本输》	是胃经之俞穴

续表4

序号	穴名	体表定位	常用手法	本穴作用	局部解剖		本穴首见于及别名首见	附注
					按摩可作触之组织层	按摩可作触之神经、血管		
44	内庭 Neiting	正坐或仰卧取之。位于足背第二、三趾缝间的缝纹端	捻、拂、揉、拨、按、摩、推、掐、搓等	清热、和胃、化湿、理气、镇痛	趾长伸肌腱、趾短伸肌腱、骨间背侧肌、骨膜、趾骨、跖骨及跖趾关节的相应部位之组织	腓浅、深神经之分支，足底外侧皮神经之分支；足背网、趾背动脉等	首见于《灵枢·本输》	是胃经之荥穴
45	厉兑 Lidui	正坐或仰卧，伸足取之。位于足第二趾外侧，距趾甲根角旁约0.1寸处	捻、拂、揉、拨、按、摩、推、掐等	清泻胃火、活络开窍、回阳救逆	骨膜、趾骨及趾甲等	腓浅、深神经之分支；趾背动脉等	首见于《灵枢·本输》	是胃经之井穴

第四节　足太阴脾经

从足走向腹胸，行于下肢内侧前缘及腹胸，而至腋中线上第6肋间处的大包穴（详见第二章第十二节里的十四经脉浅述中之有关部分）。计21穴（左右共42穴，见图523及表5）。

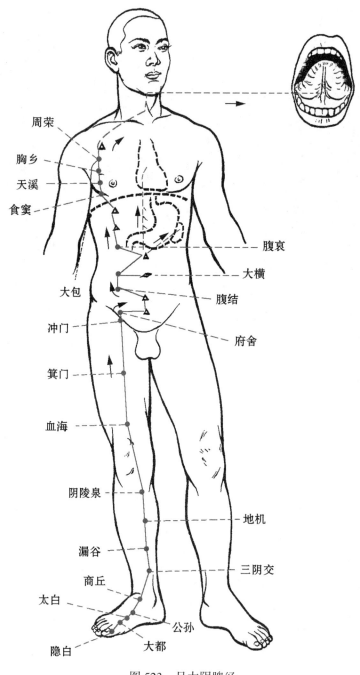

图 523　足太阴脾经

表 5　足太阴脾经

序号	穴名	体表定位	常用手法	本穴作用	局部解剖		本穴首见于及别名首见	附注
					按摩可作触之组织层	按摩可作触之神经、血管		
1	隐白 Yinbai	伸足仰趾取之。位于足大趾内侧,距趾甲根角旁约0.1寸	捻、拂、揉、拨、按、摩、推、拍等	调气血、宁心神、益脾胃	骨膜、趾骨及趾甲等	腓浅神经内侧支;趾背动脉等	首见于《灵枢·本输》。鬼垒《针灸大成》、鬼眼《针灸经外奇穴图谱》、鬼哭《针灸捷览》及其疗法、足大指(趾)爪甲穴《类经图翼》	是脾经之井穴
2	大都 Dadu	正坐或仰卧取之。位于足大趾内侧缘,第一跖趾关节前缘,当赤白肉际处	捻、拂、揉、拨、按、摩、推、拍等	健脾和中、回阳救逆	骨膜、趾骨及跖趾关节的相应组织	足背内侧神经;足背动脉分支	首见于《灵枢·本输》	是脾经之荥穴
3	太白 Taibai	正坐或仰卧取之。位于足内侧,第一跖骨小头后缘,当赤白肉际处	捻、拂、揉、拨、按、摩、推、拍等	通经活络、清热化滞、调脾和胃	骨膜、跖骨及跖趾关节之相应组织	腓浅神经之分支,隐神经之分支、足底内侧神经;足底动脉分支、足背动脉分支	首见于《灵枢·本输》	是脾经之俞穴 是原穴
4	公孙 Gongsun	正坐或仰卧取之。位于足内侧,第一跖骨基底部下方,内侧凹陷处,正当赤白肉际处	捻、拂、揉、拨、按、摩、推、捏等	调脾、和胃、清热、化湿、止痛	拇展肌、拇短屈肌,跖骨、跖骨及附近关节之相应组织等	腓浅神经内侧支、隐神经,足底内侧神经之分支,足底外侧神经分支;足背动脉、足底内侧动脉、大隐静脉等	首见于《灵枢·经脉》	是脾经之络穴,别走足阳明胃经。是八脉交会穴之一,通于冲脉
5	商丘 Shangqiu	正坐或仰卧取之。位于足内踝前下方,当胫骨前肌腱内侧凹陷处,内踝尖与舟骨粗隆连线之中点	捻、拂、揉、拨、按、摩、推、捏等	健脾、清热、利湿、消炎、止痛	小腿十字韧带、胫骨前肌腱、骨膜、距骨及踝关节相应部位之组织等	腓浅神经、隐神经之小腿内侧皮支、腓深神经;内踝前动脉、胫前动脉等	首见于《灵枢·本输》	是脾经之经穴
6	三阴交 Sanyinjiao	正坐或仰卧取之。位于内踝尖直上3寸,当胫骨内侧面后缘处	捻、拂、揉、拨、按、摩、推、搓、拍等	补脾胃、助运化、通经活络、调和气血,并有调节内分泌的功能	趾长屈肌、比目鱼肌、骨膜、胫骨等	隐神经之小腿内侧皮支、胫神经之肌支;胫后动脉等	首见于《甲乙》。承命《千金方》、太阴《千金方》	是脾经、肝经、肾经之交会穴

续表5

足太阴脾经

序号	穴名	体表定位	常用手法	本穴作用	局部解剖		本穴首见于及别名首见	附注
					按摩可作触之组织层	按摩可作触之神经、血管		
7	漏谷 Lougu	正坐或仰卧取之。位于足内踝头直上6寸，当胫骨内侧面后缘处	捻、拂、按、揉、摩、搓、敲、拨、捏等	调气和血，补肝肾。理胃肠，消满胀	趾长屈肌，小腿三头肌，胫骨后肌腱，骨膜、胫骨等	隐神经之小腿内侧皮支，胫神经之肌支，胫后动脉	首见于《甲乙》。太阴络《铜人腧穴针灸图经》	
8	地机 Diji	正坐或仰卧取之。位于内膝眼下5寸，胫骨内侧面后缘，亦即胫骨内侧髁下缘直下3寸处	捻、拂、按、揉、摩、搓、敲、拨、捏等	调和气血，固精，调经，止痛	趾长屈肌，小腿三头肌，骨膜、胫骨等	隐神经之小腿内侧皮支，胫神经之肌支，胫后动脉	首见于《医学入门》。地其《甲乙》，脾舍《甲乙》	是脾经之郄穴
9	阴陵泉 Yinling quan	正坐或仰卧取之。位于膝下内侧，胫骨内侧髁下缘凹陷处	捻、拂、按、揉、摩、搓、敲、拨、捏等	清热化湿，通利三焦	腓肠肌，腘肌，半腱肌，骨膜、胫骨等	隐神经之小腿内侧皮支，胫神经之肌支，腘动脉分支	首见于《灵枢·本输》	是脾经之合穴
10	血海 Xuehai	正坐屈膝取之。当缝匠肌与股内侧肌之间，髌底内侧端上2寸（或患者屈膝坐，医者面对对患者用"右"手掌放在"左"膝盖上，掌心正对髌骨，当拇指尖所到处）	捻、拂、按、揉、摩、拨、扳、敲、捏指等	祛风清热，宣通下焦，调和气血	缝匠肌，股内侧肌，大收肌，股薄肌，骨膜，骨等	隐神经，股神经之肌支与皮支，闭孔神经之分支，膝最上动脉，膝上内动脉等	首见于《针灸大全》。百虫窠《针灸大全》，百虫窝《针灸集成》，血都《针灸集成》	
11	箕门 Jimen	仰卧取之。位于髌骨内侧端上8寸，亦即血海穴直上6寸处	捻、拂、按、揉、摩、敲、扳、捏指等	利尿，健脾，消炎	缝匠肌，股内肌，长收肌，股薄肌，大收肌，骨膜，股骨等	股神经之肌支，闭孔神经之分支，股动脉等	首见于《甲乙》	
12	冲门 Chongmen	仰卧取之。位于腹下部，平耻骨联合上缘，前正中线旁开3.5寸处	捻、拂、按、揉、摩、推、捏等	调气血，健脾肾，利阴阳	腹外斜肌腱膜，腹内斜肌，腹壁斜肌、腹股沟韧带等	第一腰神经，髂腹股沟神经；腹壁浅动脉，旋髂浅动脉，深动脉等	首见于《甲乙》。慈宫《甲乙》，上慈宫《针灸聚英》	是脾经与肝经之交会穴
13	府舍 Fushe	仰卧取之。位于耻骨联合上缘中点处的曲骨穴旁开4寸，再向上0.7寸处	捻、拂、按、揉、摩、推、捏等	消炎，止痛，温中，通便	腹外斜肌腱膜，腹内斜肌等	第一腰神经，髂腹股沟神经；腹壁浅动脉，旋髂浅动脉，深动脉等	首见于《甲乙》	是脾经，肝经，阴维脉之会穴。又是足三阴经与胃经的络穴

序号	穴名	体表定位	常用手法	本穴作用	局部解剖 按摩可作触之组织层	局部解剖 按摩可作触之神经、血管	本穴首见于及别名首见	附注
14	腹结 Fujie	仰卧取之。位于脐中神阙穴旁开4寸，再直下1.3寸处	捻、拂、揉、按、摩、拿、敲、搓、捏等	暖脐，温腹，理肠，止泻	腹外、内斜肌，腹横肌及下腹腔相应部位之器官等	第十、十一肋间神经、腰神经之分支，腹壁浅动脉，肋间动脉之分支，旋髂深动脉之分支等	首见于《甲乙》。腹屈见于《金匮方》，肠结《外台秘要》，阳窟《针灸聚英》，肠窟《铜人腧穴针灸图经》	
15	大横 Daheng	仰卧取之。位于腹中部，脐中神阙穴旁开4寸	捻、拂、揉、按、摩、拿、敲、搓、捏等	调理肠胃，止痛，驱虫	腹外、内斜肌，腹横肌及下腹腔相应部位之器官等	第十、十一肋间神经及第一腰神经之分支，肋间动脉，旋髂深动脉之分支等	首见于《医学纲目》	是脾经与阴维脉之交会穴
16	腹哀 Fuai	仰卧取之。位于腹上部，在脐中直上3寸的建里穴旁开4寸处	捻、拂、揉、按、摩、拿、敲、搓、捏等	调理脾胃，通便，止痢	腹外、内斜肌，腹横肌及上腹腔相应部位之器官等	肋间神经之分支，肋间动脉之分支等	首见于《甲乙》	是脾经与阴维脉之交会穴
17	食窦 Shidou	仰卧取之。位于胸下部，在前正中线旁开6寸的第五肋间隙处	拂、揉、按、摩、推、捏、拍等	顺气，活血，利湿，消满胀	前锯肌，肋间外、内肌，骨膜，肋骨等	胸长神经，肋间神经之分支；肋间动脉之分支，胸外侧动脉及胸外侧动脉之分支等	首见于《甲乙》。命关《扁鹊新书》	
18	天溪 Tianxi	仰卧取之。位于胸部，在前正中线旁开6寸的第四肋间隙中	捻、拂、揉、按、摩、推、捏、拍等	开胸，顺气，消炎，通乳	胸大肌，胸小肌，前锯肌，肋间外、内肌，骨膜，肋骨等	胸前神经，肋间神经之分支及胸肩峰动脉胸肌支，肋间动脉及胸外侧动脉之分支等	首见于《甲乙》	
19	胸乡 Xiongxiang	位于胸部，在前正中线旁开6寸的第三肋间隙中	捻、拂、揉、按、摩、推、捏、拍等	宽胸活络，顺气止痛	胸大肌，胸小肌，前锯肌，肋间外、内肌，骨膜，肋骨等	胸前神经，胸长神经，肋间神经之分支；肋间动脉，胸外侧动脉之分支等	首见于《甲乙》	
20	周荣 Zhourong	仰卧取之。位于胸上部，在前正中线旁开6寸的第二肋间隙中	捻、拂、揉、按、摩、推、捏、拍等	清肺，和胃，顺气，止咳	胸大肌，胸小肌，前锯肌，肋间外、内肌，骨膜，肋骨等	胸前神经，胸长神经，肋间神经之分支；肋间动脉，胸外侧动脉之分支等	首见于《甲乙》。周营《甲乙》	

足太阴脾经

序号	穴名	体表定位	常用手法	本穴作用	局部解剖		本穴首见于及别名首见	附注
					按摩可作触之组织层	按摩可作触之神经、血管		
21	大包 Dabao	侧卧或正坐举臂取之。位于侧胸部的腋中线上,当第六肋间处	捻、拂、揉、拨、按、摩、推、蔽、捏、掐等	止痛、顺气、散寒、通经活络	前锯肌,肋间外、内肌,胃膜,肋骨等	胸长神经及肋间神经之分支;胸外侧动脉及肋间动脉之分支	首见于《灵枢·经脉》	是脾经之大络

第五节　手少阴心经

　　从胸走向手，行于上肢屈侧内缘，至小指桡侧末端的少冲穴（详见第二章第十二节里的十四经脉浅述中之有关部分）。计9穴（左右共18穴，见图524及表6）。

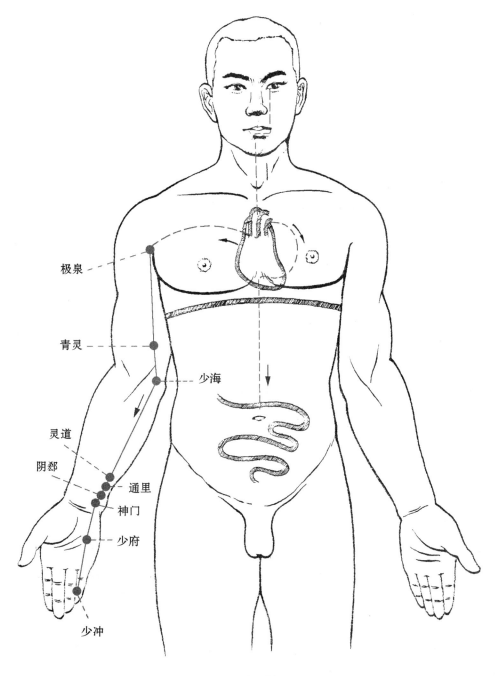

图 524　手少阴心经

表6 手少阴心经

序号	穴名	体表定位	常用手法	本穴作用	局部解剖		本穴首见于及别名首见	附注
					按摩可作触之组织层	按摩可作触之神经、血管		
1	极泉 Jiquan	举臂开腋取之。位于腋窝正中，当腋动脉搏动处	捻、拂、揉、按、摩、推、拿、捏等	祛寒、理气、散瘀、止痛	肱二头肌、肱三头肌、喙肱肌、大圆肌、骨膜等	肩胛下神经，臂丛干及其肌皮神经；腋动、静脉	首见于《甲乙》	
2	青灵 Qingling	开腋伸臂取之。位于肘横纹内侧端少海穴直上3寸，肱二头肌内侧沟中	捻、拂、揉、按、摩、推、拿、捏等	活络、清热、祛湿、止痛	肱二头肌、肱三头肌、骨膜等	臂内侧皮神经、肌皮神经、桡神经之分支；肱动脉之分支	首见于《圣惠方》。青灵泉《医学入门》	
3	少海 Shaohai	仰掌伸臂取之。位于肘横纹尺侧端与肱骨内上髁连线中点凹陷处	捻、拂、揉、按、拨、报、推、捏等	活气血、宁心神、祛湿热	肱肌、旋前圆肌、骨膜等	臂内侧皮神经、前臂内侧皮神经；肘关节网及其尺侧下副动脉，尺侧返动脉	首见于《甲乙》。曲节《甲乙》	是心经之合穴
4	灵道 Lingdao	伸臂仰掌取之。位于腕横纹尺侧端神门穴上1.5寸，当尺侧腕屈肌腱桡侧的凹陷处	捻、拂、揉、按、拨、摩、推、搓、敲、捏等	通心窍、止痛、定惊、清神	指浅、深屈肌腱，尺侧腕屈肌腱，旋前方肌，尺骨等	前臂内侧皮神经，正中神经之分支，尺神经；尺动脉	首见于《甲乙》	是心经之经穴
5	通里 Tongli	伸臂仰掌取之。位于腕横纹尺侧端神门穴上1寸，尺侧腕屈肌腱桡侧的凹陷处	捻、拂、揉、按、拨、摩、推、搓、敲、捏等	镇静、安神、息风、调理心气	指浅、深屈肌腱，尺侧腕屈肌腱，旋前方肌，尺骨等	前臂内侧皮神经，正中神经之分支，尺神经；尺动脉	首见于《灵枢·经脉》。通理《备急千金要方》	是心经之络穴，别走手太阳小肠经
6	阴郄 Yinxi	仰掌取之。位于腕横纹端神门穴上0.5寸，尺侧腕屈肌腱桡侧的凹陷处	捻、拂、揉、按、拨、摩、推、搓、敲、捏等	安神、宁心、通络、止痛	指浅、深屈肌腱，尺侧腕屈肌腱，旋前方肌，尺骨等	前臂内侧皮神经，正中神经之分支，尺神经；尺动脉	首见于《千金方》。手少阴郄《甲乙》，少阴郄《外台秘要》	是心经之郄穴
7	神门 Shenmen	仰掌取之。位于腕横纹尺侧端，豌豆骨下，尺侧腕屈肌腱的桡侧凹陷处	捻、拂、揉、按、拨、摩、推、搓、敲、捏等	镇惊、安神、祛热、宁心、通络	指浅、深屈肌腱，尺侧腕屈肌腱，豌豆骨，尺骨等	前臂内侧皮神经，尺神经干；尺动脉	首见于《甲乙》。兑冲、中都《甲乙》，兑骨《难经》，锐中《针灸聚英》	是心经之俞穴，也是本经的原穴

续表6

| 序号 | 穴名 | 体表定位 | 常用手法 | 本穴作用 | 局部解剖 | | 本穴首见于及别名首见 | 附注 |
					按摩可作触之组织层	按摩可作触之神经、血管		
8	少府 Shaofu	仰掌取之。位于手掌第四、五掌骨之间的中点处（握拳时，小指与无名指的指尖之间所对的掌心中即第四、五掌骨之间）	捻、拂、揉、拨、按、摩、推、捏等	宁心调神，通利小便，散瘀止痛	小指短屈肌，骨间掌侧肌，骨膜，掌骨等	尺神经分支；指掌侧总动脉	首见于《甲乙》	是心经之荥穴
9	少冲 Shaochong	伸指取之。位于手小指桡侧，距指甲根角0.1寸处	捻、拂、揉、拨、按、摩、推、掐等	回阳救逆，清热宁神，活络止痛	骨膜，指骨及指甲角等	尺神经手背支、指掌侧固有神经；指掌侧固有动脉之分支	首见于《甲乙》。经始《甲乙》	是心经之井穴

第六节　手太阳小肠经

　　从手走向头，行于上肢伸侧内缘、颊部和耳前，止于听宫穴（详见第二章第十二节里的十四经脉浅述中之有关部分），计19穴（左右共38穴，见图525及表7）。

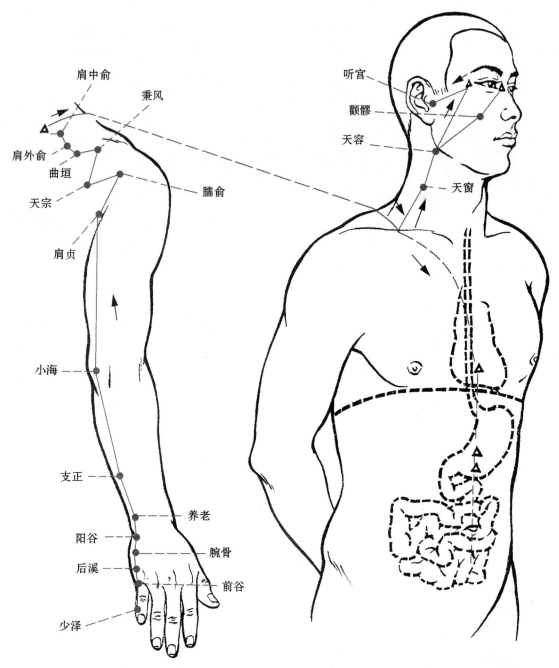

图 525　手太阳小肠经

表 7　手太阳小肠经

序号	穴名	体表定位	常用手法	本穴作用	局部解剖 按摩可作触之组织层	局部解剖 按摩可作触之神经、血管	本穴首见于及别名首见	附注
1	少泽 Shaozhe	伸指取之。位于手小指尺侧,距指甲根旁 0.1 寸处	捻、拂、揉、拨、按、摩、推等	通经活络,开窍利乳	指甲,骨膜,指骨	指掌侧固有神经,指背神经;指掌侧固有动脉	首见于《甲乙》。小名《类经图翼》	是小肠经之井穴
2	前谷 Qiangu	微握拳取之。位于手小指尺侧缘,第五掌指关节前之横纹赤白肉际处	捻、拂、揉、拨、按、摩、推等	通药、退热、通络	小指展肌,骨膜,指骨等	尺神经背支,指掌侧固有神经;掌背动脉,指掌侧固有动脉	首见于《灵枢·本输》	是小肠经之荥穴
3	后溪 Houxi	微握拳取之。位于手尺侧缘,第五掌指关节后外侧,掌横纹头赤白肉际陷处	捻、拂、揉、拨、按、摩、推、掐等	安神宁心,清热利湿,息风	小指展肌,小指对掌肌,骨膜,掌骨等	尺神经之分支;尺侧动脉尺侧动脉等	首见于《灵枢·本输》	是小肠经之俞穴。也是八脉交会穴之一。通于督脉
4	腕骨 Wangu	俯掌取之。位于手尺侧缘,当钩骨与第五掌骨基底所构成的凹陷处	捻、拂、揉、拨、按、摩、推等	止痛,消炎,清热,散风,止咳	小指展肌,小指对掌肌,骨膜,掌骨,钩骨等	尺神经之分支;尺侧动脉,背动脉网	首见于《灵枢·本输》	是小肠经之原穴
5	阳谷 Yanggu	俯掌取之。位于手腕部尺侧缘,腕背横纹尺侧端凹陷中,当尺骨茎突与三角骨之间	捻、拂、揉、拨、按、摩、推、掐等	通药,清热明目,止痛	小指展肌,尺侧腕伸肌腱,骨膜,尺骨,三角骨等	尺神经之分支;腕背动脉,背动脉网	首见于《灵枢·本输》	是小肠经之经穴
6	养老 Yanglao	屈肘,掌心向胸取之。位于前臂背侧,平尺骨小头桡侧缘凹陷中,当尺骨小头桡侧缘凹陷中	捻、拂、揉、拨、按、摩、推、掐等	通经活络,清热明目,止痛	腕背侧韧带,尺侧腕伸肌腱,小指固有伸肌腱,指总伸肌腱,骨膜,尺骨,桡骨等	前臂背侧皮神经,桡神经之分支;腕背动脉网	首见于《甲乙》	是小肠经之郄穴
7	支正 Zhizheng	屈肘俯掌取之。位于前臂背面尺侧,腕背横纹与肱骨内上髁之间小海穴的连线上,当阳谷穴上 5 寸处	捻、拂、揉、拨、摩、捏、敲、掐等	活络通关,清热凉血,宁心	尺侧腕伸肌,骨膜,尺骨,尺侧腕伸肌等	前臂内侧皮神经,尺神经之分支,尺动脉之分支	首见于《灵枢·经脉》	是小肠经之络穴,别走手少阴心经

手太阳小肠经

序号	穴名	体表定位	常用手法	本穴作用	局部解剖		本穴首见于及别名首见	附注
					按摩可作触之组织层	按摩可作触之神经、血管		
8	小海 Xiaohai	正坐，屈肘向头取之。位于肘内侧，尺骨鹰嘴与肱骨内上髁连线中点的前0.5寸处（即肱骨尺神经沟）	捻、拂、拨、按、摩、推、抠、蔽、扳等	宁心清神，清热祛风，消肿止痛	指浅、深屈肌，骨膜、尺骨、肱骨等	前臂内侧皮神经、正中神经之分支，尺神经之分支；肘动脉之分支，尺动脉之分支	首见于《灵枢·本输》	是小肠经之合穴
9	肩贞 Jianzhen	正坐垂肩合腋取之。位于肩胛骨外侧缘，腋后皱襞尽头直上1寸处	捻、拂、揉、按、摩、推、拿、捏等	去肾火，清寒热，活络，化瘀，止痛	三角肌，背阔肌，大圆肌，小圆肌，骨膜、肩胛骨等	臂后皮神经、胸背神经之分支，腋神经之分支，肩胛下神经；肩胛下动脉，旋肩胛动脉	首见于《素问·气穴论》	
10	臑俞 Naoshu	正坐垂肩合腋取之。位于腋后皱襞尽头直上，当肩胛冈下缘凹陷处	捻、拂、揉、按、摩、推、捏、搓等	活络通经，清热化痰，解痹止痛	斜方肌，三角肌，冈下肌，骨膜，肩胛骨等	副神经之分支，腋神经之分支，肩胛上神经之分支；旋肩胛动脉，肩峰网	首见于《甲乙》	是小肠经、阳维脉和阳跷脉之交会穴
11	天宗 Tianzong	正坐或前俯坐取之。位于肩胛冈下窝的中央处，与冈下窝中央的天宗俞穴，肩贞穴成三角形	捻、拂、揉、按、摩、推、蔽、搓等	舒筋，清热，宽胸，活络，止痛	冈下肌，骨膜，肩胛骨等	胸神经后支之分支，肩胛上神经之分支；旋肩胛动脉等	首见于《甲乙》	
12	秉风 Bingfeng	正坐或前俯坐取之。位于肩冈上窝中点，举臂时有凹陷处，与冈下窝中央的天宗穴直	捻、拂、揉、按、摩、推、蔽、搓等	舒筋，清热，宽胸，活络，止痛	斜方肌，冈上肌，骨膜，肩胛骨等	胸神经后支之分支，肩胛上神经之分支，副神经之分支；颈横动脉降支之分支	首见于《甲乙》	是手三阳经及阳跷脉之交会穴
13	曲垣 Quyuan	正坐或前俯坐取之。位于肩胛冈上窝内侧端凹陷处，上与肩井穴直	捻、拂、揉、按、摩、推、捏、搓等	活络，舒筋，解痉，止痛	斜方肌，冈上肌，骨膜，肩胛骨等	胸神经后支之分支，肩胛上神经之分支，副神经之分支；颈横动脉降支之分支	首见于《甲乙》	
14	肩外俞 Jianwaishu	正坐或前俯坐取之。位于第一胸椎棘突下陶道穴旁开3寸处，当肩胛骨内上方凹陷处	捻、拂、揉、按、摩、推、拿、捏、挡等	舒筋，散寒，止痛，灵活颈项	斜方肌，菱形肌，上后锯肌，骨膜，肩胛骨，肋骨等	胸神经后支之分支，副神经之分支，肋间神经之分支；颈横动脉降支等	首见于《甲乙》	

手太阳小肠经

序号	穴名	体表定位	常用手法	本穴作用	局部解剖		本穴首见于及别名首见	附注
					按摩可作触之组织层	按摩可作触之神经、血管		
15	肩中俞 Jianzhong shu	正坐或前俯坐取之。位于第七颈椎棘突下大椎穴旁开 2 寸处	捻、拂、揉、拨、拿、按、摩、推、搓、捏、掐、蕺等	定喘、顺气、清热、明目、消炎	斜方肌、小菱形肌、头夹肌、肩胛提肌、骨膜、肋骨、颈椎骨等	下位颈神经后支之分支、副神经之分支、肩胛背神经之分支;颈横动脉之分支	首见于《甲乙》	
16	天窗 Tian chuang	正坐或前俯坐取之。位于侧颈部,平甲状软骨切迹,前正中线旁开 3.5 寸,胸锁乳突肌后缘(扶突穴后 0.5 寸处)	捻、拂、揉、拨、拿、按、摩、推、捏等	去肾火、通经络、利咽、聪耳	颈阔肌、胸锁乳突肌、斜角肌、骨膜、颈椎骨等	颈皮神经之分支、面神经颈支之分支、副神经、颈神经之分支及颈侧腹侧支之分支;颈升动脉之分支、颈浅动脉	首见于《素问·气穴论》。别名窗笼《甲乙》、窗簧《备急秘要》、天笼《循经考穴编》	
17	天容 Tianrong	正坐或侧俯坐取之。位于下颌角后下方,胸锁乳突肌前缘凹陷处	捻、拂、揉、拨、拿、按、摩、推、捏等	宽喉、清热、顺气、活络	颈阔肌、二腹肌、胸锁乳突肌、肩胛提肌、斜角肌、头长肌、骨膜等	面神经颈支之下颌二腹肌支之分支、颈神经颈腹侧支及颈前神经之分支,脊神经之分支,颈上神经节;颈内、外动脉及其分支	首见于《灵枢·本输》	
18	颧髎 Quanliao	正坐仰靠取之。位于目外眦直下,颧骨下缘凹陷中	捻、拂、揉、拨、拿、按、摩、推、捏等	镇痛、解痉、清热、化瘀、通经、活络	咬肌、颧肌、骨膜、颞肌等	三叉神经上颌神经之分支、面神经颧支及颞支之分支;颧眶动脉、颞深动脉等	首见于《甲乙》。兑骨《甲乙》、权髎《备急千金要方》	是小肠经及三焦经之交会穴
19	听宫 Tinggong	张口取之。位于耳屏前缘与下颌关节之间凹陷处	捻、拂、揉、拨、拿、按、摩、推、捏等	通经络、开耳窍、止鸣益聪	腮腺、骨膜、颞肌、颞骨及下颌骨之组织	下牙槽神经之耳颞神经支、面神经颧支之分支;耳深动脉、耳浅动脉等	首见于《灵枢·刺节真邪》。多所闻《针灸大成》	是小肠经、三焦经及胆经之交会穴

第七节　足太阳膀胱经

　　从头走向足，行于头顶、后项、背部及下肢后侧正中，止于小趾外侧端之至阴穴（详见第二章第十二节里的十四经脉浅述中之有关部分）。计67穴（左右共134穴，见图526及表8）。

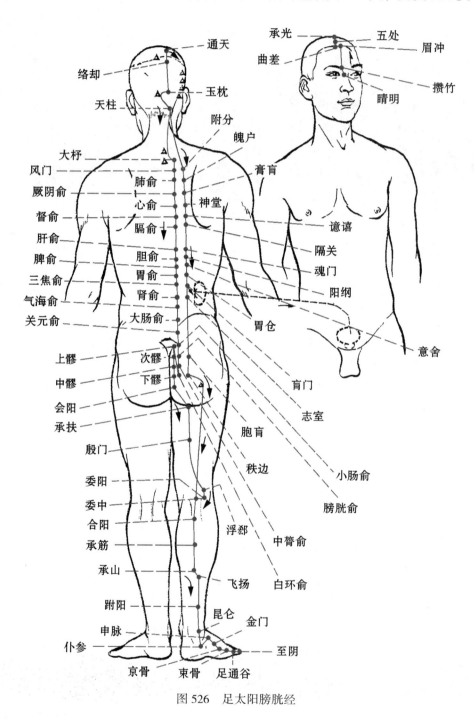

图 526　足太阳膀胱经

表8　足太阳膀胱经

序号	穴名	体表定位	常用手法	本穴作用	局部解剖 按摩可作触之组织层	局部解剖 按摩可作触之神经、血管	本穴首见于及别名首见	附注
1	睛明 Jingming	正坐仰靠或仰卧取之。位于目内眦向鼻侧旁开0.1寸处	捻、拂、按、拍、揉、摩、推、敲等	疏风去热，明目通经	眼轮匝肌，骨膜，鼻骨，额骨等	三叉神经眼神经之分支，面神经之颞支及额支；内眦动脉，鼻背动脉等	首见于《甲乙》。精明《备急千金要方》，泪空《针灸聚英》，泪孔《甲乙》	是小肠经、胃经、阴跷脉和阳跷脉之交会穴；膀胱经，膀胱阴跷脉之交
2	攒竹 Cuanzhu	正坐仰靠或仰卧取之。位于眉毛内侧端凹陷处，下与睛明穴相直	捻、拂、按、拍、揉、摩、推、敲等	通窍，明目，止痛，解痉，疏泄太阳热气	眼轮匝肌，额肌，额骨等	三叉神经、面神经的额神经之额支及颞支；额外、内侧动脉	首见于《素问》。眉本、眉头、员在、明光、夜光、始光《甲乙》，光明《铜人腧穴针灸图经》，员柱《外台秘要》	
3	眉冲 Meichong	正坐仰靠取之。位于攒竹穴直上，入前发际0.5寸处	捻、拂、按、拍、揉、摩、推、敲等	消肿，清热，宁神，止痛	额肌，骨膜，额骨等	三叉神经眼神经的额神经之额支；额外侧动脉等	首见于《脉经》	
4	曲差 Qucha	正坐或仰卧取之。位于前头部，眉弓直上，入发际0.5寸，前正中线旁开1.5寸处	捻、拂、按、拍、揉、摩、推、敲等	泄热开窍，醒脑明目	额肌，骨膜，额骨等	三叉神经眼神经的额神经之额支；额外侧动脉等	首见于《甲乙》。鼻冲《甲乙》	
5	五处 Wuchu	正坐或仰卧取之。位于上星穴（前正中线入发际1寸）旁开1.5寸	捻、拂、按、拍、揉、摩、推、敲等	宣泄风热，清头明目	额肌，骨膜，额骨等	三叉神经眼神经的额神经之额支；额外侧动脉等	首见于《甲乙》。巨处《医学入门》	
6	承光 Chengguang	正坐或仰卧取之。位于前正中线入发际2.5寸，再旁开1.5寸处。或五处穴后1.5寸定位	捻、拂、按、拍、揉、摩、推、敲等	通鼻窍，祛风热，清心明目	帽状腱膜，骨膜，额骨等	额神经之分支、面神经之额支；颞浅动脉之分支	首见于《甲乙》	
7	通天 Tongtian	正坐仰靠或仰卧取之。位于前正中线入发际4寸处，再旁开1.5寸处。或承光穴后1.5寸处	捻、拂、按、拍、揉、摩、推、敲等	舒筋，清热，祛风，通窍，活络	帽状腱膜，骨膜，额骨等	耳颞神经及枕大神经之分支、面神经之额支；颞浅动脉与枕动脉之分支	首见于《甲乙》。天臼《外台秘要》，天伯《铜人腧穴针灸图经》，天白《甲乙》	

续表8

足太阳膀胱经

序号	穴名	体表定位	常用手法	本穴作用	局部解剖 按摩可作触之组织层	局部解剖 按摩可作触之神经、血管	本穴首见于及别名首见	附注
8	络却 Luoque	正坐或俯伏坐取之。位于前正中线入发际5.5寸，再旁开1.5寸处；或于通天穴后后1.5寸处	捻、拂、揉、摩、按、椎、拔、捏、敲、拍等	通窍、明目、镇惊、消炎	帽状腱膜、骨膜、额骨等	枕大神经之分支；枕动脉之分支	首见于《甲乙》。强阳，脑盖《甲乙》。脑却《备急千金要方》。络郄《医学入门》	
9	玉枕 Yuzhen	正坐或俯伏坐取之。位于头正中线枕外粗隆上缘的脑户穴旁开1.3寸处	捻、拂、揉、摩、按、椎、捏、敲、拍等	醒脑、明目、疏经、活络	枕肌、骨膜、枕骨等	枕大神经；枕动脉	首见于《甲乙》	
10	天柱 Tianzhu	俯伏坐取之。位于哑门穴（后正中线入发际0.5寸）旁开1.3寸，当斜方肌外缘的凹陷处	捻、拂、揉、摩、按、椎、捏、敲、拍等	助阳、提神、清热、祛风、补脑、益智	斜方肌、头夹肌、头半棘肌、骨膜、枕骨等	副神经，颈神经后支的外侧支，脊神经后支之分支，枕大神经；枕动脉后支的分支、枕动脉等	首见于《素问·气府论》	平时经常按摩可焕发精神、增强记忆力
11	大杼 Dazhu	俯伏坐或俯卧取之。位于第一胸椎棘突下的陶道穴旁开1.5寸	捻、拂、揉、摩、按、椎、拔、捏、搓、拍等	通经理肺、消炎、止痛、解表退热	斜方肌、菱形肌、上后锯肌、半棘肌、多裂肌、骨膜、椎骨、助骨及相应关节部位的组织	脊神经后支之分支，副神经，肩胛背神经、助间神经之分支，第一助间动脉后支，颈横动脉降支	首见于《灵枢·刺节真邪》。大腧《灵枢》、背腧《素问》	是督脉别络。亦是小肠经、三焦经、膀胱经、胆经之交会穴。还是八会穴中之骨会
12	风门 Fengmen	俯伏坐或俯卧取之。位于第二胸椎棘突下旁开1.5寸等	捻、拂、揉、摩、按、椎、拔、捏、搓、拍等	疏风散寒、宣泄诸阳之热，调理肺气	斜方肌、菱形肌、上后锯肌、多裂肌、骨膜、椎骨、助骨及相应关节部位的组织	脊神经后支之分支，副神经，肩胛背神经及助间神经之分支，第二助间动脉后支，颈横动脉降支	首见于《甲乙》。热府《备急千金要方》、风门热府《甲乙》	是督脉与膀胱经之交会穴
13	肺俞 Feishu	俯伏坐或俯卧取之。位于第三胸椎棘突下的身柱穴旁开1.5寸	捻、拂、揉、摩、按、椎、捏、敲、搓、拍等	宣热疏风、调理肺气	斜方肌、菱形肌、骶棘肌、骨膜、助骨、椎骨及相应关节部位之组织等	脊神经之分支，副神经，肩胛背神经，第三助间神经之分支，颈横动脉降支等	首见于《灵枢》	是肺的背俞穴
14	厥阴俞 Jueyinshu	俯伏坐或俯卧取之。位于第四胸椎棘突下，后正中线旁开1.5寸	捻、拂、揉、摩、按、椎、拔、捏、搓、拍等	通经活络、疏肝理气、和胃止呕	斜方肌、骶棘肌、椎骨、骨膜、助骨及相应关节部位之组织等	脊神经之分支，副神经，肩胛背神经，第四助间动脉之分支，颈横动脉降支等	首见于《备急千金要方》。厥阴俞《针灸大成》	是心包络的背俞穴

足太阳膀胱经

序号	穴名	体表定位	常用手法	本穴作用	局部解剖		本穴首见于及别名首见	附注
					按摩可作触之组织层	按摩可作触之神经、血管		
15	心俞 Xinshu	俯伏坐或俯卧取之。位于第五胸椎棘突下的神道穴旁开1.5寸	捻、拂、按、揉、摩、搓、推、拔、捏、拍等	疏通心络，调理气血，安宁心神	斜方肌，骶棘肌，肋骨，椎骨及相应关节部位之组织等	脊神经之分支，副神经之分支；第五肋间动脉，颈横动脉降支等	首见于《灵枢·背腧》	是心之背俞穴
16	督俞 Dushu	俯伏坐或俯卧取之。位于第六胸椎棘突下的灵台穴旁开1.5寸	捻、拂、按、揉、摩、推、捏、拍等	通经、顺气、活血、消瘀、止痛	斜方肌，骶棘肌，肋骨，椎骨及相应关节部位之组织等	脊神经之分支，副神经之分支；第六肋间动脉之分支，颈横动脉降支等	首见于《圣惠方》。高盖《太平圣惠方》，商盖《循经考穴编》	
17	膈俞 Geshu	俯伏坐或俯卧取之。位于第七胸椎棘突下的至阳穴旁开1.5寸	捻、拂、按、揉、摩、推、捏、敲等	止血，祛瘀。止呃、止吐	斜方肌，背阔肌，骶棘肌，肋骨，椎骨及相应关节部位之组织等	脊神经之分支，副神经，胸背神经，第七肋间动脉分支等	首见于《灵枢·背腧》	是八会穴中之血会穴。亦是四花穴之一（膈俞，胆俞合称四花穴）
18	肝俞 Ganshu	俯伏坐或俯卧取之。位于第九胸椎棘突下的筋缩穴旁开1.5寸	捻、拂、按、揉、摩、推、捏、拍等	疏肝利胆，泄热调气，清头明目	背阔肌，骨膜，椎骨，肋骨及相应关节部位之组织等	脊神经之分支，胸背神经之分支；第九肋间动脉之分支	首见于《灵枢·背腧》	是肝之背俞穴
19	胆俞 Danshu	俯伏坐或俯卧取之。位于第十胸椎棘突下的中枢穴旁开1.5寸	捻、拂、按、揉、摩、推、捏、拍等	清泄肝胆邪热，理气宽膈	背阔肌，骶棘肌，肋骨，椎骨及相应关节部位之组织等	脊神经之分支，胸背神经之分支；第十肋间动脉之分支	首见于《脉经》	是胆之背俞穴。亦是四花穴之一
20	脾俞 Pishu	俯伏坐或俯卧取之。位于第十一胸椎棘突下的脊中穴旁开1.5寸	捻、拂、按、揉、摩、推、捏、拍等	除水湿，助运化，补脾阳，益营血	背阔肌，下后锯肌，骶棘肌，椎骨，肋骨等	脊神经之分支，胸背神经及第十一肋间神经之分支	首见于《灵枢·背腧》	是脾之背俞穴
21	胃俞 Weishu	俯伏坐或俯卧取之。位于第十二胸椎棘突下，后正中线旁开1.5寸	捻、拂、按、揉、摩、推、捏、敲等	振奋胃阳，健脾和胃，化湿消滞	腰背筋膜，下后锯肌，骶棘肌，骨膜，椎骨等	脊神经之分支，胸背神经及肋间神经之分支；肋下动脉之分支	首见于《脉经》	是胃之背俞穴

续表8

足太阳膀胱经

序号	穴名	体表定位	常用手法	本穴作用	局部解剖		本穴首见于及别名首见	附注
					按摩可作触之组织层	按摩可作触之神经、血管		
22	三焦俞 Sanjiaoshu	俯卧取之。位于第一腰椎棘突下的悬枢穴旁开1.5寸	捻、拂、揉、拨、按、摩、推、捏、拍、敲等	调气、利水、消炎、止痛与通利三焦	腰背筋膜、下后锯肌、骶棘肌、椎骨等	脊神经之分支，胸背神经及肋间神经之分支；第一腰动脉之分支	首见于《甲乙》	是三焦之背俞穴
23	肾俞 Shenshu	俯卧或侧卧取之。位于第二腰椎棘突下的命门穴旁开1.5寸	捻、拂、揉、拨、按、摩、推、捏、拍、敲等	滋补肾阴、强健脑髓、益聪明目、通利腰脊	腰背筋膜、下后锯肌、骶棘肌、椎骨等	脊神经之分支，胸背神经及肋间神经之分支；腰动脉之后支等	首见于《灵枢·背腧》	是肾之背俞穴
24	气海俞 Qihaishu	俯卧或侧卧取之。位于第三腰椎棘突下，后正中线旁开1.5寸	捻、拂、揉、拨、按、摩、推、捏、拍、敲等	调补气血、强健腰膝	腰背筋膜、骶棘肌、骨膜、椎骨等	腰神经后支；腰动脉后支	首见于《圣惠方》	
25	大肠俞 Dachangshu	俯卧或侧卧取之。位于第四腰椎棘突下间的腰阳关穴旁开1.5寸，约与髂嵴最高点相平	捻、拂、揉、拨、按、摩、推、捏、拍、敲等	调理肠胃、泄热通便、强健腰膝	腰背筋膜、骶棘肌、骨膜、椎骨等	腰神经后支；腰动脉后支之分支	首见于《脉经》	是大肠之背俞穴
26	关元俞 Guanyuanshu	俯卧取之。位于第五腰椎棘突下间，后正中线旁开1.5寸	捻、拂、揉、拨、按、摩、推、捏、拍、敲等	通经补肾、疏风散寒、泄热祛湿浊、调理下焦	骶棘肌、骨膜、骶骨、髂骨等	腰神经后支之后支分支	首见于《圣惠方》	
27	小肠俞 Xiaochangshu	俯卧取之。位于骶部，第一骶椎棘突下，后正中线旁开1.5寸	捻、拂、揉、拨、按、摩、推、捏、拍、敲等	清利下焦湿热、调理小肠、通调二便	骶棘肌、骨膜、骶骨、髂骨等	第五腰神经后支、第一骶神经后支；骶外侧动脉之分支	首见于《脉经》	是小肠之背俞穴
28	膀胱俞 Pangguangshu	俯卧取之。位于臀部，第二骶椎棘突下，后正中线旁开1.5寸	捻、拂、揉、拨、按、摩、推、捏、拍、敲等	培补下元、约束膀胱气机、通利水道	臀大肌、骶棘肌、骨膜、骶骨等	骶神经后支及臀下神经之分支；骶中动脉之分支、臀下动脉等	首见于《脉经》	是膀胱之背俞穴
29	中膂俞 Zhonglüshu	俯卧取之。位于骶部，第三骶椎棘突下，后正中线旁开1.5寸	捻、拂、揉、拨、按、摩、推、捏、拍、敲等	通经活络、补益下焦、通肠化湿、强健腰膝	臀大肌、骶棘肌、骨膜、骶骨等	骶神经后支及臀下神经之分支；臀上、下动脉等	首见于《灵枢·刺节真邪》。中膂《灵枢》、中膂内俞《甲乙》、中膂俞《备急千金要方》、脊内俞《铜人腧穴针灸图经》	

足太阳膀胱经

序号	穴名	体表定位	常用手法	本穴作用	局部解剖		本穴首见于及名别首见	附注
					按摩可作触之组织层	按摩可作触之神经、血管		
30	白环俞 Baihuan shu	俯卧取之。位于骶部，第四骶椎棘突下间的腰俞穴旁开1.5寸	捻、拂、揉、推、拨、按、摩、捏、拍、敲等	壮腰健膝，清热利湿，通调下焦，消炎止痛	臀大肌，骶棘肌，骨膜，骶骨等	骶神经后支及臀下神经之分支；臀上、下动脉等	首见于《甲乙》。玉房俞、玉环俞《中国针灸学》	是膀胱经和胆经之交会穴
31	上髎 Shangliao	俯卧取之。位于骶中嵴的外侧，相当第一骶后孔中	捻、拂、揉、推、拨、按、摩、捏、拍、敲等	通经活络，补益下焦，强健腰膝	腰背筋膜，骶棘肌，骨膜，骶骨等	骶神经后支；骶外侧动脉等	首见于《甲乙》	
32	次髎 Ciliao	俯卧取之。位于骶中嵴外侧，相当第二骶后孔中	捻、拂、揉、推、拨、按、摩、捏、拍、敲等	通经止带，强健腰背，消炎止痛	腰背筋膜，骶棘肌，骨膜，骶骨等	骶神经后支；骶外侧动脉等	首见于《甲乙》。次髎《甲乙》	
33	中髎 Zhongliao	俯卧取之。位于骶中嵴外侧，相当第三骶后孔中	捻、拂、揉、推、拨、按、摩、捏、拍、敲等	通经止带，强健腰背，消炎止痛	腰背筋膜，骶棘肌，骨膜，骶骨等	骶神经后支；骶外侧动脉等	首见于《甲乙》。中髎《甲乙》	是肝经和胆经会之处
34	下髎 Xialiao	俯卧取之。位于骶中嵴外侧，相当第四骶后孔中	捻、拂、揉、推、拨、按、摩、捏、拍、敲等	通经止带，强健腰背，消炎止痛	腰背筋膜，骶棘肌，骨膜，骶骨等	骶神经后支；骶外侧动脉等	首见于《甲乙》。下髎《甲乙》	
35	会阳 Huiyang	跪伏取之。位于尾骨尖旁开0.5寸，当长强穴外上方凹陷处	捻、拂、揉、推、拨、按、摩、敲、搓、捏等	调阴强阳，调肠，祛湿，活络，止痒	臀大肌，骨膜，尾骨等	臀下皮神经，臀下神经，肛门尾骨神经，坐骨神经；肛门动脉，臀下动脉等	首见于《甲乙》。利机《甲乙》	
36	承扶 Chengfu	俯卧取之。位于股后侧上端，当臀横纹之中点处	捻、拂、揉、推、拿、敲、搓、捏等	舒经活络，调理气血，通利二便	臀大肌，半腱肌，股二头肌，股筋等	股后皮神经之分支，臀下神经，坐骨神经；臀下动脉，股深动脉，旋股内侧动脉等	首见于《甲乙》。扶承、肉郄、阴郄、皮部《甲乙》	
37	殷门 Yinmen	俯卧取之。位于股后侧中部，（臀横纹中点）直下6寸，承扶穴下与委中穴相直	捻、拂、揉、推、拿、敲、搓、捏等	强健腰腿，温经止痛	半膜肌，半腱肌，股二头肌，骨膜，股筋等	股后皮神经之分支，坐骨神经；股深动脉之穿支等	首见于《甲乙》	

足太阳膀胱经

序号	穴名	体表定位	常用手法	本穴作用	局部解剖 按摩可作触之组织层	按摩可作触之神经、血管	本穴首见于及别名首见	附注
38	浮郄 Fuxi	俯卧取之。位于腘横纹上1寸，股二头肌腱内侧缘凹陷处，即委阳穴阳穴直上1寸处	捻、拂、摩、按、推、拿、敲、捏、搓等	消炎、活络、益气、通利二便	股二头肌、骨膜等	股后皮神经之分支；坐骨神经之分支；膝上外动脉及膝关节动脉网	首见于《甲乙》	
39	委阳 Weiyang	俯卧取之。位于膝关节后面，腘窝横纹外侧端，股二头肌腱内侧缘凹陷处	捻、拂、摩、按、推、拿、抵、捏、敲、搓等	活络、清热、祛湿、止痛、解痉	腓肠肌、股二头肌、腘肌、骨膜、腓骨、股骨及相应关节部位之组织等	股后皮神经、胫神经、腓总神经等；膝关节之动脉网等	首见于《灵枢·邪气脏腑病形》	是膀胱之别络。亦是三焦之下合穴
40	委中 Weizhong	俯卧取之。位于膝关节后面，腘窝横纹中点	捻、拂、摩、按、推、拿、抵、捏、敲、搓等	舒筋利节、强健腰腿、泄暑热、止吐泻	腓肠肌、跖肌、腘肌、骨膜、胫骨、股骨及相应关节部位之组织等	股后皮神经、胫神经；膝关节之动脉网，腘分支之动脉等	首见于《灵枢·本输》。又名血郄、中郄《灵枢》，郄中《素问》	是膀胱经之合穴。亦是膀胱四总穴之一
41	附分 Fufen	俯伏坐或俯卧取之。位于第二胸椎棘突下，旁开后正中线3寸	捻、拂、摩、按、推、扳、捏、搓、掐等	疏风散寒、舒经活络、止痛	斜方肌、菱形肌、上后锯肌、肩胛骨、骨膜、肋骨等	脊神经之分支、副神经、肩胛背神经之分支、肋间神经之分支；颈横动脉之降支	首见于《甲乙》	是小肠经与膀胱经之交会穴
42	魄户 Pohu	俯伏坐或俯卧取之。位于第三胸椎棘突下的身柱穴旁开3寸	捻、拂、摩、按、推、扳、捏、搓、掐等	宣通肺气、平喘止咳	斜方肌、菱形肌、上后锯肌、肩胛骨、骨膜、肋骨等	脊神经之分支、副神经、肩胛背神经之分支、肋间神经之分支；颈横动脉之降支	首见于《甲乙》	
43	膏肓 Gaohuang	俯伏坐或俯卧取之。位于第四胸椎棘突下，旁开后正中线3寸	捻、拂、摩、按、推、扳、捏、搓、掐等	宣通理肺、消炎止痛、益气补虚、健脾强身	斜方肌、菱形肌、上后锯肌、肩胛骨、骨膜、肋骨等	脊神经之分支、副神经、肩胛背神经之分支、肋间神经之分支；颈横动脉之降支	首见于《备急千金要方》。膏肓俞《备急千金要方》	
44	神堂 Shentang	俯伏坐或俯卧取之。位于第五胸椎棘突下的神道穴旁开3寸	捻、拂、摩、按、推、扳、捏、搓、掐等	通经活络、顺气活血、宣肺和胃	斜方肌、菱形肌、上后锯肌、肩胛骨、骨膜、肋骨等	脊神经之分支、副神经、肩胛背神经之分支、肋间神经之分支；颈横动脉之降支	首见于《甲乙》	
45	譩譆 Yixi	俯伏坐或俯卧取之。位于第六胸椎棘突下的灵台穴旁开3寸	捻、拂、摩、按、推、扳、捏、搓、掐等	补虚泄实、止泻止吐、消炎止喘	斜方肌、菱形肌、骶棘肌、肩胛骨、骨膜、肩、肋骨等	脊神经之分支、副神经、肩胛背神经；颈横动脉降支	首见于《素问·骨空论》。噫嘻、五胠俞《素问》	

续表 8

足太阳膀胱经

序号	穴名	体表定位	常用手法	本穴作用	局部解剖		本穴首见于及别名首见	附注
					按摩可作触之组织层	按摩可作触之神经、血管		
46	膈关 Geguan	俯伏或俯卧取之。位于第七胸椎棘突下的至阳穴旁开3寸	捻、拨、按、揉、摩、推、扳、搓、敲、捏、掐等	健脾胃，调血脉，和胃，止吐、呃，止痛	背阔肌，骶棘肌，骨膜，肋骨等	脊神经之分支，胸背神经；肋间动脉后支等	首见于《甲乙》	
47	魂门 Hunmen	俯伏坐或俯卧取之。位于第九胸椎棘突下的筋缩穴旁开3寸	捻、拨、按、揉、摩、推、扳、搓、敲、捏、掐等	通肝利胆，健脾，和血，安神，补中，消炎	背阔肌，下后锯肌，骶棘肌，骨膜，肋骨等	脊神经之分支，胸背神经，助间神经后支；肋间动脉后支等	首见于《甲乙》	
48	阳纲 Yanggang	俯伏坐或俯卧取之。位于第十胸椎棘突下的脊中枢穴旁开3寸	捻、拨、按、揉、摩、推、扳、搓、敲、捏、掐等	疏泻肝胆湿热，和中止泻止痛	背阔肌，下后锯肌，骶棘肌，骨膜，肋骨等	脊神经之分支，胸背神经，助间神经后支等	首见于《甲乙》	
49	意舍 Yishe	俯伏坐或俯卧取之。位于第十一胸椎棘突下的脊中六穴旁开3寸	捻、拨、按、揉、摩、推、扳、搓、敲、捏、掐等	疏泻湿热，健运脾阳，消胀止吐，止痛	背阔肌，下后锯肌，骶棘肌，骨膜，肋骨等	脊神经之分支，胸背神经，助间神经后支等	首见于《甲乙》	
50	胃仓 Weicang	俯伏坐或俯卧取之。位于第十二胸椎棘突下的脊中线旁开3寸	捻、拨、按、揉、摩、推、扳、搓、敲、捏、掐等	理气和胃，祛湿，通便，止痛	背阔肌，下后锯肌，骶棘肌，骨膜，肋骨等	脊神经之分支，胸背神经，助间神经后支；肋下动脉后支等	首见于《甲乙》	
51	肓门 Huangmen	俯卧取之。位于第一腰椎棘突下的悬枢穴旁开3寸	捻、拨、按、揉、摩、推、扳、搓、敲、捏、掐等	理气和胃，疏肝健脾，消积，通便	背阔肌，骶棘肌等	腰神经之分支，胸背神经；腰动脉后支等	首见于《甲乙》	
52	志室 Zhishi	俯卧取之。位于第二腰椎棘突下的命门穴旁开3寸	捻、拨、按、揉、摩、推、扳、搓、敲、捏、掐等	滋补肾阴，清利下焦湿热，利尿益精	背阔肌，骶棘肌等	腰神经之分支，胸背神经；腰动脉后支等	首见于《甲乙》。精宫《医学入门》	
53	胞肓 Baohuang	俯卧取之。位于第二臀部，第二骶椎棘突下外侧，后正中线旁开3寸	捻、拨、按、揉、摩、推、扳、搓、敲、捏、掐等	通经络，健肾，利二便，消炎，止痛	臀大肌，臀中肌，臀小肌，骨膜，骶骨等	臀下神经，臀上神经，臀上、臀下动脉	首见于《甲乙》	
54	秩边 Zhibian	俯卧取之。位于第四臀部，第四骶椎棘突下的腰俞穴旁开3寸	捻、拨、按、揉、摩、推、扳、搓、敲、捏、掐等	疏通经络，强健腰膝，消炎止痛	臀大肌，臀中肌，梨状肌，髋骨等	臀上皮神经，臀中皮神经，臀上、下神经，骶丛的肌支分支；臀上、下动脉	首见于《甲乙》	

续表8

足太阳膀胱经

序号	穴名	体表定位	常用手法	本穴作用	局部解剖 按摩可作触之组织层	局部解剖 按摩可作触之神经、血管	本穴首见于及别名首见	附注
55	合阳 Heyang	俯卧取之。位于委中穴（腘窝横纹中点）直下2寸	捻、拂、揉、摩、推、拿、搓、敲、扳、捏等	调和阴阳、强健腰腿、清热祛湿、补肾	腓肠肌、比目鱼肌、跖肌、骨膜等	腓肠肌内、胫后神经、胫后动脉等	首见于《甲乙》	
56	承筋 Chengjin	俯卧取之。位于合阳穴（腘窝纹中点直下2寸）与承山穴（腓肠肌两肌腹间的陷沟下端）连线的中点处	捻、拂、揉、摩、推、拿、搓、敲、扳、捏等	解痉、通痹、清热、止痛	腓肠肌、比目鱼肌、跨长屈肌、胫骨后肌、骨膜、胫骨等	腓肠肌内、外侧皮神经、胫后神经、胫后动脉等	首见于《甲乙》。腨肠、直肠《甲乙》	
57	承山 Chengshan	俯卧取之。位于腓肠肌两肌腹间的陷沟的下端，约在委中穴与昆仑穴之连线之中点处	捻、拂、揉、摩、推、拿、搓、敲、扳、捏等	舒筋活血、调理脏腑、疗痔止痛	腓肠肌、比目鱼肌、跨长屈肌、趾长屈肌、骨膜、胫骨后肌、骨等	腓肠肌内、外侧皮神经、胫后神经、胫后动脉等	首见于《灵枢·卫气》。伤山《备急千金要方》，肠山《铜人腧穴针灸图经》，鱼腹、肉柱《甲乙》，鱼肠《循经考穴编》	
58	飞扬 Feiyang	正坐或卧位取之。位于昆仑穴（外踝后跟腱前凹陷）直上7寸，腓骨后缘	捻、拂、揉、摩、推、扳、捏、敲等	疏经活络、通窍明目、清热消肿、强健腰膝	腓肠肌、比目鱼肌、跨长屈肌、腓骨长、短肌、胫骨后肌、骨膜、腓骨等	腓肠外侧皮神经、胫神经；胫后动脉	首见于《灵枢·经脉》。飞阳、厥阳《甲乙》	是膀胱经之络穴，别走肾经
59	跗阳 Fuyang	正坐或卧位取之。位于昆仑穴（外踝后，跟腱前凹陷）直上3寸处	捻、拂、揉、摩、推、扳、捏、敲等	活络、利节、祛风、消肿、止痛	腓骨长、短肌、跨长屈肌、胫骨后肌、骨膜、腓骨等	腓肠外侧皮神经、腓浅神经、胫神经；腓动脉等	首见于《甲乙》。付阳《备急千金要方》，附阳《针灸聚英》，外阳、阳跷《针灸玉龙经》	是阳跷脉之郄穴
60	昆仑 Kunlun	正坐或卧位取之。位于外踝尖与跟腱水平连线的中点处	捻、拂、揉、摩、推、拿、抠、捏等	疏通经络、消肿止痛、强健腰膝、醒脑回阳	腓骨短肌、腓骨长肌腱、小腿三头肌、骨膜、腓骨等	腓肠外侧皮神经、腓浅神经、胫神经；腓动脉等	首见于《灵枢·本输》	是足膀胱经之经穴
61	仆参 Pucan	正坐或卧位取之。位于昆仑穴（外踝尖后，跟腱前凹陷）直下，当跟部外侧面，赤白肉际处	捻、拂、揉、摩、推、扳、捏等	通经活络、消肿止痛	骨膜、跟骨等	足背外侧皮神经、腓肠神经之跟外侧支；跟动脉之分支、跟动脉网	首见于《甲乙》。安邪《甲乙》，安耶《备急千金要方》	是膀胱经与阳跷脉之交会穴

续表 8

足太阳膀胱经

序号	穴名	体表定位	常用手法	本穴作用	局部解剖		本穴首见于及别名首见	附注
					按摩可作触之组织层	按摩可作触之神经、血管		
62	申脉 Shenmai	正坐或侧卧取之。位于外踝下缘中点直下约 0.5 寸的凹陷处	捻、拨、揉、摩、推、掐等按	通窍清神、镇痛活络、消肿、止痛	小腿十字韧带，小趾展肌，骨膜，骰骨、腓骨等	腓肠神经之跟外侧支；足底外侧皮神经；腓动脉之跟之跟外侧支、外踝动脉网	首见于《甲乙》。鬼路《千金要方》。阳跻《素问》	是阳跻脉所生之处，是八脉交会穴之一，通于阳跻脉
63	金门 Jinmen	正坐或侧卧取之。位于外踝前下方，骰骨外侧凹陷处，约当申脉穴与京骨穴之中间	捻、拨、揉、摩、推、掐等按	镇痛息风，清脑醒神，活络止痛	小趾展肌，小趾短屈肌，骨膜，骰骨、跖骨等	腓肠神经之跟外侧支；外踝前动脉，外踝跟之跟之动脉网	首见于《甲乙》、关梁《甲乙》、梁关《针灸聚英》	是膀胱经之郄穴，阳维脉之别属
64	京骨 Jinggu	伸足取之。位于足外侧缘，当第五跖骨粗隆下方的赤白肉际处	捻、拨、揉、摩、推、掐等按	通经活络，镇痛、宁心安神	小趾展肌，小趾短屈肌，骨膜，跖骨等	足背外侧皮神经；弓形动脉、足底外侧动脉	首见于《灵枢·本输》	是膀胱经之原穴
65	束骨 Shugu	伸足取之。位于足外侧缘，第五跖骨小头后缘的赤白肉际处	捻、拨、揉、摩、推、掐等按	镇痛、通经清热，祛风、活络止痛	小趾展肌，小趾短屈肌，骨膜，跖骨等	足背外侧皮神经；跖背外侧动脉分支、足底外侧动脉	首见于《灵枢·本输》	是膀胱经之输穴
66	通谷 Tonggu	伸足取之。位于足外侧缘，第五趾跖关节前前缘的赤白肉际处	捻、拨、揉、摩、推、掐等按	疏导经气，清神明目，止鼻血，止痛，助消化	小趾展肌腱，小趾短屈肌腱，趾骨，跖骨等	足背外侧皮神经；跖背动脉分支、足底外侧动脉	首见于《灵枢·本输》。足通谷《中医大辞典》	是膀胱经之荥穴
67	至阴 Zhiyin	伸足取之。位于小趾外侧趾甲根角旁 0.1 寸	捻、拨、揉、摩、推、掐等按	疏通经络，调整阴阳，清头明目，矫正胎位	骨膜，趾甲角，趾骨等	足背外侧皮神经；趾背动脉	首见于《灵枢·本输》	是膀胱经之井穴

第八节　足少阴肾经

　　从足走向腹胸，行于下肢内侧后缘，经腹胸至锁骨内端下缘凹陷，前正中线旁二寸处的俞府穴（详见第二章第十二节里的十四经脉浅述中之有关部分）。计27穴（左右共54穴，见图527及表9）。

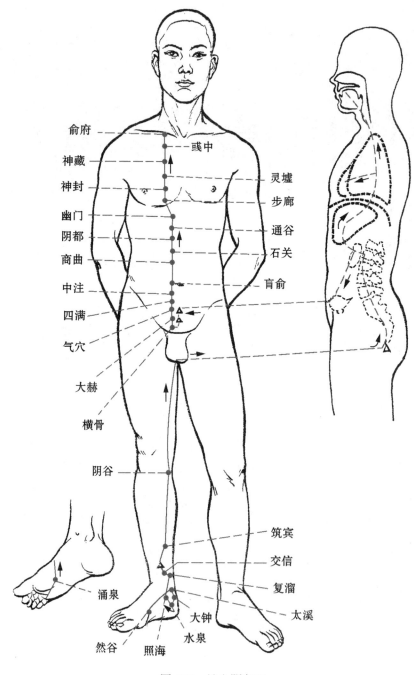

图 527　足少阴肾经

表9 足少阴肾经

序号	穴名	体表定位	常用手法	本穴作用	局部解剖		本穴首见于《灵枢》及别名首见	附注
					按摩可作触之组织层	按摩可作触之神经、血管		
1	涌泉 Yongquan	简便取穴,可在足趾跖屈时呈凹陷处定取,位于足底中线的前、中1/3交点处(当第二、三跖趾关节后方)	捻、拂、揉、摩、按、推等	通关、开窍、滋阴、降火、安神、镇静、降血压	趾短屈肌、跗收肌、骨膜、跗骨、趾骨及相应关节部位之组织等	足底内、外侧神经,足底弓及断骨底动脉之分支	首见于《灵枢·本输》。地冲《甲乙》	是肾经之井穴
2	然谷 Rangu	位于足内踝前下方,当舟骨粗隆下缘凹陷处	捻、拂、揉、摩、按、推等	消炎、调经、祛湿、补肾、止痛	跚展肌、跚短屈肌、骨膜、舟状骨、楔骨及相应之组织等	足背内侧皮神经、足底内侧神经;足底内侧动脉	首见于《灵枢·本输》。然骨、龙渊《甲乙》,龙泉《备急千金要方》	是肾经之荥穴
3	太溪 Taixi	仰卧或正坐取之。位于内踝尖与跟腱水平连线中点的中点	同上,另加拿、拨法	调补肾气、滋阴清热、通利三焦、强健腰膝	跚长屈肌腱、胫骨后肌腱、小腿三头肌腱、骨膜、跟骨等	隐神经之小腿内侧皮支、胫神经;胫后动脉	首见于《灵枢·本输》。内昆仑《普济方》,吕细《针灸聚英》	是肾经之俞穴,又是原穴
4	大钟 Dazhong	仰卧或正坐取之。位于足跟内侧面,内踝尖与跟腱水平连线中点的太溪穴直下0.5寸,当跟腱附着部前缘凹陷处	捻、拂、揉、摩、按、推、拿、拨等	止喘镇咳、通利二便、止血、止痛、补肾、安神	小腿三头肌腱、跚长屈肌腱、跟骨等	隐神经之小腿内侧皮支、胫神经;胫后动脉之分支及跟动脉网	首见于《灵枢·经脉》	是肾经之络穴,别走膀胱经
5	水泉 Shuiquan	仰卧或正坐取之。位于足跟内侧面,内踝尖与跟腱尖的太溪穴直下1寸,当跟骨结节前上方之凹陷处	捻、拂、揉、摩、按、推、掐等	调理冲任、明目、通利小便	分裂韧带、跚长屈肌腱、趾长屈肌腱、小腿三头肌腱、骨膜、跟腱及相应关节之组织等	隐神经之小腿内侧皮支、胫神经;胫后动脉之分支及跟动脉网	首见于《甲乙》	是肾经之郄穴
6	照海 Zhaohai	正坐或仰卧取之。位于足内踝尖直下,当内踝下缘与距骨相接的凹陷处	捻、拂、揉、摩、按、推、掐等	通经补肾、清热、泄火、利咽喉、安心神	跚展肌、骨膜、跟骨、距骨及相应关节部位之组织等	隐神经之小腿内侧皮支、足底内、外侧神经;胫后动脉之分支	首见于《甲乙》。阴跷《素问》	是阴跷脉所生之地,也是八脉交会穴之一

足少阴肾经

序号	穴名	体表定位	常用手法	本穴作用	局部解剖		本穴首见于及别名首见	附注
					按摩可作触之组织层	按摩可作触之神经、血管		
7	复溜 Fulu	正坐或仰卧取之。位于内踝尖与跟腱水平连线中点的太溪穴直上2寸处	同上，另加捏、敲、搓法	消炎、止泻、止痛、滋肾、祛湿	趾长屈肌，小腿三头肌腱、跗长屈肌，胫骨后肌，骨膜等	隐神经之小腿内侧皮支、腓肠内侧皮神经，胫神经之肌支；胫后动脉之分支	首见于《灵枢·本输》。昌阳，伏白《甲乙》，伏留《针灸穴图考》，昌阳《铜人腧穴针灸图经》，外命《外台秘要》	是肾经之经穴
8	交信 Jiaoxin	正坐或仰卧取之。位于内踝尖直上2寸，胫骨内侧缘处	捻、拂、揉、摩、按、推、捏、敲、搓法等	消炎止痛、通利大便、止泻、调经、补肾、利尿、止血	趾长屈肌、跗长屈肌，胫骨后肌，小腿三头肌腱，胫骨等	隐神经之小腿内侧皮支、腓肠内侧皮神经，胫神经之肌支；胫后动脉之分支	首见于《甲乙》。阴跷《素问》	是阴跷脉之郄穴
9	筑宾 Zhubin	正坐或仰卧取之。位于内踝尖直上5寸，腓肠肌肌腹下方凹陷处，下与太溪相直	捻、拂、揉、摩、按、推、捏、敲、搓法等	调补肝肾、泄热、祛湿、清神、解痉、止痛	趾长屈肌、跗长屈肌，胫骨后肌，小腿三头肌腱，胫骨等	隐神经，腓神经；胫后动脉	首见于《甲乙》。筑膑《医经理解》	是阴维脉之郄穴
10	阴谷 Yingu	正坐或仰卧，屈膝取之。位于腘窝内侧端，胫骨内侧髁后缘，腘窝横纹后缘，当半腱肌腱与半膜肌腱之间的凹陷处	捻、拂、揉、摩、按、推、捏、敲、拨等	滋阴清热、益肾、止痛、消满胀	腓肠肌，半腱肌腱、半膜肌腱，胫骨等	胫后皮神经、股内侧皮神经，胫神经之分支及隐神经，坐骨神经；腘动脉网，大隐静脉	首见于《灵枢·本输》	是肾经之合穴
11	横骨 Henggu	仰卧取之。位于腹下部，在耻骨联合上缘中点的曲骨穴旁开0.5寸	捻、拂、揉、摩、按、推、捏、拿等	壮阳补中、益肾、祛湿、通利小便	锥状肌，腹直肌，骨膜，耻骨等	下六对胸神经及第一腰神经之腹侧支；阴部外动脉，腹壁下动脉	首见于《脉经》。下级《甲乙》	是肾经与冲脉之交会穴
12	大赫 Dahe	仰卧取之。位于腹下部，在耻骨联合上缘中点，直上1寸的中极穴旁开0.5寸	捻、拂、揉、摩、按、推、捏、拿、敲、搓法等	滋阴壮阳、泄热、调经祛湿	锥状肌，腹直肌，腹膜及相应部位之脏器等	第一腰神经之腹侧支，腹壁浅动脉，腹壁下动脉	首见于《甲乙》。阴维，阴关《甲乙》	是肾经与冲脉之交会穴
13	气穴 Qixue	仰卧取之。位于腹下部，在脐中直下3寸的关元穴旁开0.5寸	捻、拂、揉、摩、按、推、捏、拿、敲、搓法等	调经理气、摄血、培元、止痛止泻	锥状肌，腹直肌，腹膜及相应部位之脏器等	第一腰神经之腹侧支；腹壁浅动脉，腹壁下动脉	首见于《甲乙》。子户、胞门《甲乙》	是肾经与冲脉之交会穴

足少阴肾经

序号	穴名	体表定位	常用手法	本穴作用	局部解剖		本穴首见于及别名首见	附注
					按摩可作触之组织层	按摩可作触之神经、血管		
14	四满 Siman	仰卧取之。位于腹下部，在脐中直下 2 寸的石门穴旁开 0.5 寸	捻、拂、按、拿，揉、摩、敲，拨、推、搓法等	调补肝肾，泄热，祛湿，止血，止痛，止泻	腹直肌，腹膜及相应部位之脏器等	第一腰神经之腹侧支；腹壁浅动脉，腹壁下动脉	首见于《甲乙》。髓府《铜人》，髓中《针灸聚英》	是肾经与冲脉之交会穴
15	中注 Zhongzhu	仰卧取之。位于腹中部，在脐下 1 寸的阴交穴旁开 0.5 寸	捻、拂、按、拿，揉、摩、敲，拨、推、搓法等	调经止痛，滋补肝肾，通利大便	腹直肌，腹膜及相应部位之脏器等	第一腰神经之腹侧支；腹壁上、下动脉	首见于《甲乙》	是肾经与冲脉之交会穴
16	肓俞 Huangshu	仰卧取之。位于腹中部，脐中神阙穴旁开 0.5 寸	捻、拂、按、拿，揉、摩、敲，拨、推、搓法等	调经止痛，滋补肝肾，通利大便	腹直肌，腹膜及相应部位之脏器等	第一腰神经之腹侧支；腹壁上、下动脉	首见于《甲乙》	是肾经与冲脉之交会穴
17	商曲 Shangqu	仰卧取之。位于腹中部，脐中神阙穴直上 2 寸的下脘穴旁开 0.5 寸	捻、拂、按、拿，揉、摩、敲，拨、推、搓等	消炎，止痛，益肾，通淋，强健脾胃功能	腹直肌，腹膜及相应部位之脏器等	肋间神经之分支；腹壁上动脉	首见于《甲乙》。高曲《备急千金要方》	是肾经与冲脉之交会穴
18	石关 Shiguan	仰卧取之。位于腹上部，脐上 3 寸的建里穴旁开 0.5 寸	捻、拂、按、拿，揉、摩、敲，拨、推、搓等	滋阴清热，通利大便	腹直肌，腹膜及相应部位之脏器等	肋间神经之分支；腹壁上动脉	首见于《甲乙》。右关《太平圣惠方》，石阙《备急千金要方》	是肾经与冲脉之交会穴
19	阴都 Yindu	仰卧取之。位于腹上部，脐上 4 寸的中脘穴旁开 0.5 寸	捻、拂、按、拿，揉、摩、敲，拨、推、搓等	滋肾养肝，理气，止呃，止痛	腹直肌，腹膜及相应部位之脏器等	肋间神经之分支；腹壁上动脉	首见于《甲乙》。食宫《针灸经穴图考》，石宫《针灸甲乙经》	是肾经与冲脉之交会穴
20	通谷 Tonggu	仰卧取之。位于腹上部，脐上 5 寸的上脘穴旁开 0.5 寸	捻、拂、按、拿，揉、摩、敲，拨、推、搓等	宁心，健脾，止吐，止泻，消胀，止痛	腹直肌，腹膜及相应部位之脏器等	肋间神经之分支；腹壁上动脉	首见于《甲乙》。腹通谷《针灸大成》	是肾经与冲脉之交会穴
21	幽门 Youmen	仰卧取之。位于腹上部，脐上 6 寸的巨阙穴旁开 0.5 寸	捻、拂、按、拿，揉、摩、敲，拨、推、搓等	祛热，驱瘀，化湿，止吐，止泻，止痛	腹直肌，腹膜及相应部位之脏器等	肋间神经之分支；腹壁上动脉	首见于《甲乙》。上门《针灸甲乙经》	是肾经与冲脉之交会穴
22	步廊 Bulang	仰卧取之。位于胸下部，在前正中线旁开 2 寸的第五肋间隙中	捻、拂、按、拿，揉、摩、敲，拨、推、搓等	理肺，顺气，止咳，消炎，止痛	胸大肌，肋间内、外肌，肋膜，骨膜，肋骨等	肋间神经，胸前神经；胸廓内动脉穿支，肋间动脉	首见于《甲乙》。步郎《备急千金要方》	

足少阴肾经

序号	穴名	体表定位	常用手法	本穴作用	局部解剖		本穴首见于及别名首见	附注
					按摩可作触之组织层	按摩可作触之神经、血管		
23	神封 Shenfeng	仰卧取之。位于胸部，在前正中线旁开2寸的第四肋间隙中	捻、拂、揉、拨、按、摩、敲、掐、捏、推、搓等	健脾、滋肾、理肺、顺气、消炎止痛	胸大、小肌，肋间内、外肌，骨膜，肋骨等	肋间神经，胸前神经，胸廓内动脉穿支，肋间动脉	首见于《甲乙》	
24	灵墟 Lingxu	仰卧取之。位于胸部，在前正中线旁开2寸的第三肋间隙中	捻、拂、揉、拨、按、摩、敲、掐、捏、推、搓等	理肺驱热，止喘止吐，通经活络	胸大、小肌，肋间内、外肌，骨膜，肋骨等	肋间神经，胸前神经，胸廓内动脉穿支，肋间动脉	首见于《甲乙》	
25	神藏 Shencang	仰卧取之。位于胸上部，在前正中线旁开2寸的第二肋间隙中	捻、拂、揉、拨、按、摩、敲、掐、捏、推、搓等	理肺驱热，止喘止吐，通经活络	胸大、小肌，肋间内、外肌，骨膜，肋骨等	肋间神经，胸前神经，胸廓内动脉穿支，肋间动脉	首见于《甲乙》	
26	彧中 Yuzhong	仰卧取之。位于胸上部，在前正中线旁开2寸的第一肋间隙中	捻、拂、揉、拨、按、摩、敲、掐、捏、推、搓等	疏通经络，理肺祛痰，强胃补中，止喘止吐	胸大肌，锁骨下肌，肋间内、外肌，骨膜，肋骨等	锁骨上神经，胸前神经，肋间神经，肋间动脉分支，胸廓内动脉穿支	首见于《甲乙》。或中《备急千金要方》，域中《医中入门》	
27	俞府 Shufu	仰卧取之。位于锁骨下缘，在前正中线旁开2寸处	捻、拂、揉、拨、按、摩、敲、掐、捏、推、搓等	疏通经络，理肺祛痰，强胃补中，止喘止吐	锁骨下肌，肋间内、外肌，骨膜，锁骨，肋骨等	锁骨上神经，肋间神经，胸肩峰动脉，胸廓内动脉分支	首见于《甲乙》。腧府《医经理解》	

第九节 手厥阴心包经

从胸走向手，行于上肢前侧正中间，而至中指端的中冲穴（详见第二章第十二节里的十四经脉浅述中之有关部分）。计9穴（左右共18穴，见图528及表10）。

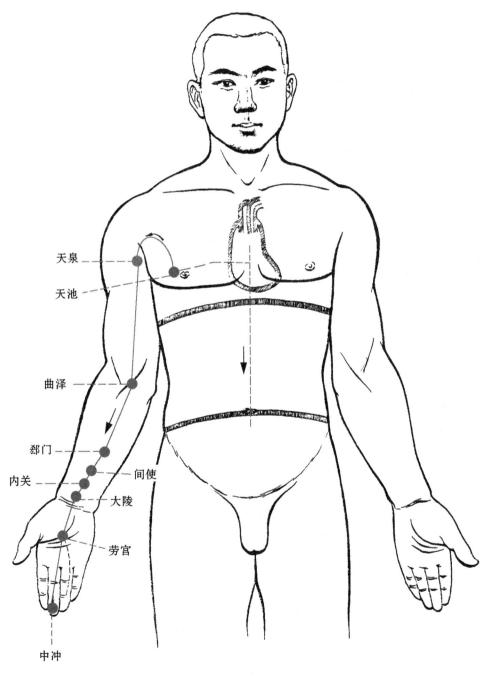

图 528 手厥阴心包经

表10 手厥阴心包经

序号	穴名	体表定位	常用手法	本穴作用	局部解剖 按摩可作触之组织层	局部解剖 按摩可作触之神经、血管	本穴首见于及别名首见	附注
1	天池 Tianchi	仰卧仰掌取之。位于胸前胸第四肋间隙，乳头外开1寸处	捻、拂、揉、摩、按、推、捏、拍、敲、搓等	宣肺宽胸，祛热散瘀，消肿止痛	胸大、小肌，前锯肌，肋间内、外肌，骨膜，肋骨等	肋间神经，胸前神经，胸外侧神经；腋动脉，胸廓内、胸廓外侧动脉之肋间支，胸肩峰动脉	首见于《灵枢·本输》。天会《甲乙》	是心包经，三焦经、胆经及肝经之交会穴
2	天泉 Tianquan	开腋仰掌取之。位于上臂掌侧，腋前皱襞尽头直下2寸，肱二头肌的长、短头之间	捻、拂、揉、摩、按、推、捏、拍、敲、搓、扳等	通心窍，活血，通乳，顺气，止咳，止痛	肱二头肌，喙肱肌，骨膜，肱骨等	臂内侧皮神经，肌皮神经；肱动脉分支	首见于《甲乙》。天湿、天温《甲乙》，天经《东医宝鉴》	
3	曲泽 Quze	仰掌，微屈肘取之。位于肘横纹上，肱二头肌肌腱尺侧缘回陷处	捻、拂、揉、摩、按、推、捏、拍、敲、搓、扳等	疏通心络，驱泄湿热，理肺健脾，止痛止泻	肱二头肌腱，肱肌，旋前圆肌，肱骨及相应关节部位之组织等	前臂内侧皮神经，肌皮神经，正中神经；肱动脉	首见于《灵枢·本输》	是心包经经之合穴
4	郄门 Ximen	仰掌取之。位于肘横纹上5寸，掌长肌肌腱与桡侧腕屈肌腱之间	捻、拂、揉、摩、按、推、捏、拍、敲、搓、扳等	宁心安神，宽胸理气，通络止血	桡侧腕屈肌腱，掌长肌腱，指浅屈肌，指深屈肌，拇长屈肌腱，骨膜，尺骨等	前臂内、外侧皮神经，正中神经；桡、尺动脉之分支	首见于《甲乙》	是心包经之郄穴
5	间使 Jianshi	仰掌取之。位于腕横纹上3寸，掌长肌肌腱与桡侧腕屈肌腱之间	捻、拂、揉、摩、按、推、捏、拍、敲、搓、扳等	通经活络，理气活血，宁心安神，和胃祛痰	桡侧腕屈肌腱，指浅、深屈肌，拇长屈肌，旋前方肌，骨膜，桡骨，尺骨等	前臂内、外侧皮神经，正中神经；桡、尺动脉之分支	首见于《灵枢·本输》。鬼路《千金翼方》	是心包经之经穴
6	内关 Neiguan	仰掌取之。位于腕横纹上2寸，掌长肌肌腱与桡侧腕屈肌腱之间	捻、拂、揉、摩、按、推、捏、拍、敲、搓、扳等	宁心安神，镇静止痛，理气和胃，宽胸消肿	桡侧腕屈肌腱，指浅、深屈肌，拇长屈肌，旋前方肌，骨膜，桡骨，尺骨等	前臂内、外侧皮神经，正中神经；桡、尺动脉之分支	首见于《灵枢·经脉》	是心包络之络穴，别走三焦经，也是八脉交会穴之一。通于阴维脉

续表 10

手厥阴心包经

序号	穴名	体表定位	常用手法	本穴作用	局部解剖		本穴首见于及别名首见	附注
					按摩可作触之组织层	按摩可作触之神经、血管		
7	大陵 Daling	仰掌取之。位于腕横纹中央，掌长肌腱与桡侧腕屈肌腱之间	捻、拂、揉、按、摩、推、掐、捏等	宁心安神，宽胸健胃，消炎止痛	腕掌侧韧带，桡侧腕屈肌腱，拇长屈肌腱，指浅、深屈肌腱，月骨、桡骨，舟骨、月骨，桡骨及相应部位之组织等	正中神经及尺神经之分支；腕掌侧动脉网等	首见于《灵枢·本输》。别名《甲乙》。鬼心《针灸大全》	是心包经经之俞穴，也是原穴
8	劳宫 Laogong	仰掌取之。位于掌心横纹，第二、三掌骨之间。屈指握拳时中指端下是穴	捻、拂、揉、按、摩、推、掐、捏等	开窍、回阳、凉血、健胃、安神、镇风	掌腱膜，指浅、深屈肌腱，骨间掌侧肌，骨膜，掌骨等	正中神经，尺神经，掌浅、掌中指掌总神经；指掌侧总动脉弓与其分支深动脉弓及其分支	首见于《甲乙》。鬼路《备急千金要方》。掌中《针灸资生经》。鬼窟《针灸聚英》。鬼窟《针灸大成》	是心包经之荥穴
9	中冲 Zhongchong	仰掌取之。位于手中指尖端中央，距爪甲游离缘 0.1 寸处	捻、拂、揉、按、摩、推、掐等	通心络、开窍、祛热邪、回阳救逆	指甲，骨膜，指骨等	指掌侧固有神经；指掌侧固有动脉	首见于《灵枢·本输》	是心包经之井穴

289

第十节 手少阳三焦经

从手走向头，由无名指尺侧端，距指甲角 0.1 寸处始，经上肢背侧正中、颈侧、头部，而至眉外侧端凹陷处的丝竹空穴（详见第二章第十二节里的十四经脉浅述中之有关部分）。计 23 穴（左右共 46 穴，见图 529 及表 11）。

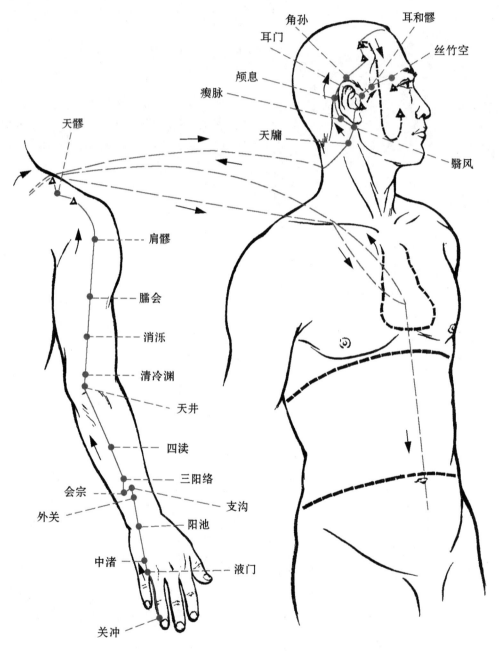

图 529 手少阳三焦经

表 11　手少阳三焦经

序号	穴名	体表定位	常用手法	本穴作用	局部解剖		本穴首见于及别名首见	附注
					按摩可作触之组织层	按摩可作触之神经、血管		
1	关冲 Guanchong	伸指取之。位于手无名指尺侧，指甲根角旁 0.1 寸处	捻、拂、揉、按、摩、推、拍等	宁神醒脑，宣通三焦，消肿扑热，活络止痛	指甲角，骨膜，指骨	指背神经；指背动脉	首见于《灵枢·本输》	是三焦经之井穴
2	液门 Yemen	微握拳取之。位于手背侧第四、五掌指关节前方，当指缝间赤白际处	捻、拂、揉、按、摩、推、拍等	消炎止痛，耳明目，聪驱疟	骨膜，指骨，掌骨及相应指关节部之组织	指背神经；掌背动脉	首见于《灵枢·本输》。腋门《甲乙》。掖门《备急千金要方》	是三焦经之荥穴
3	中渚 Zhongzhu	微握拳取之。位于手背，当第四、五掌骨小头后缘之间的凹陷中，即为液门穴后 1 寸处	捻、拂、揉、按、摩、推、拍等	开窍益聪，理气清热，消炎止痛	指总伸肌腱，骨间背肌，骨膜，掌骨	尺神经之手背支及升支之分支；掌背动脉	首见于《灵枢·本输》。下都《奇效良方》	是三焦经之俞穴
4	阳池 Yangchi	伏掌取之。位于第三、四掌骨直上上的腕背横纹回陷处，亦即腕背横纹尺侧伸肌腱尺侧陷中	捻、拂、揉、按、摩、推、拍等	疏经通络，祛风解表，止痛驱疟	腕背侧韧带，小指固有伸肌腱，尺侧腕伸肌腱，指总伸肌腱，骨膜，月骨，三角骨，尺骨，桡骨及相应关节部位之组织	尺神经之手背支；腕背侧尺动脉	首见于《甲乙》	是三焦经之原穴
5	外关 Waiguan	伏掌取之。位于前臂伸侧，腕横纹上 2 寸，尺、桡两骨之间回陷处	捻、拂、揉、按、摩、推、捏、敲、揉等	通窍活络，祛风解表，消炎，活利颈项	小指固有伸肌腱，尺侧腕伸肌腱，指总伸肌腱，食指伸肌，拇长伸肌，骨间膜，尺骨，桡骨	前臂背侧皮神经，桡神经深支；尺动脉之骨同背侧动脉	首见于《灵枢·经脉》	是三焦经之络穴，别走心包经，也是八脉交会穴之一，通于阳维脉
6	支沟 Zhigou	伏掌取之。位于前臂伸侧，腕横纹上 3 寸，尺、桡两骨之间回陷处	捻、拂、揉、按、摩、推、捏、敲、揉等	通关开窍，清热散瘀，调理脏腑，通利大便	小指固有伸肌腱，尺侧腕伸肌，指总伸肌，拇长伸肌，拇短伸肌，指固有伸肌，骨间膜，尺骨，桡骨	前臂背侧皮神经，桡神经深支；尺动脉之骨同背侧动脉	首见于《灵枢·本输》。飞虎《针灸大全》。飞处《神灸经论》	是三焦经之经穴

手少阳三焦经

序号	穴名	体表定位	常用手法	本次作用	局部解剖 按摩可作触之组织层	局部解剖 按摩可作触之神经、血管	本穴首见于及别名首见	附注
7	会宗 Huizong	伏掌取之。位于前臂伸侧，当腕横纹上3寸，当尺骨的桡侧缘凹陷中	捻、拂、揉、摩、按、拨、敲、推、掐、搓等	通窍清神，驱痰定喘，活络止痛	尺侧腕伸肌腱，食指固有伸肌，骨间膜，尺骨	前臂背侧皮神经，前臂内侧皮神经，桡神经深支；尺动脉之骨间背侧动脉	首见于《甲乙》	是三焦经之郄穴
8	三阳络 Sanyang luo	伏掌或屈肘侧掌取之。位于前臂伸侧，腕横纹上4寸，尺、桡两骨之间凹陷处	捻、拂、揉、摩、按、拨、敲、推、掐、搓等	通络，清热，祛风，开窍，镇痛	尺侧腕伸肌，指固有伸肌，指总伸肌，拇长、短指固有伸肌，食指固有伸肌，骨间膜，尺骨，桡骨	前臂背侧皮神经，前臂内侧皮神经，桡神经深支；尺动脉之骨间背侧动脉	首见于《甲乙》。通门《针灸聚英》、过门《针灸大成》、通间《素问》	
9	四渎 Sidu	屈肘伏掌或侧掌取之。位于前臂伸侧，尺骨鹰嘴前下5寸，当尺桡骨间凹陷处	捻、拂、揉、摩、按、拨、敲、推、掐、搓等	通络，开窍，利耳聪，消炎，止痛	尺侧腕伸肌，指总伸肌，拇长伸肌，拇长展肌，骨间膜，尺骨，桡骨	前臂背侧皮神经，前臂内侧皮神经，桡神经深支；尺动脉之骨间背侧动脉	首见于《甲乙》	
10	天井 Tianjing	以手叉腰取之。位于上臂伸侧，尺骨鹰嘴上1寸凹陷处	捻、拂、揉、摩、按、拨、敲、推、搓、掐等	祛风清热，散结消滞，消炎止痛	肱三头肌腱，尺骨，肱骨及相应部分之关节组织	臂外、内侧皮神经，桡神经之肌支；肘关节动脉网	首见于《灵枢·本输》	是三焦经之合穴
11	清冷渊 Qingleng yuan	以手叉腰取之。位于上臂伸侧，尺骨鹰嘴上2寸凹陷处	捻、拂、揉、摩、按、拨、敲、推、搓、掐等	祛热退黄，通络止痛	肱三头肌，骨膜，肱骨	臂背侧皮神经，桡神经肌支；肱深动脉肌支	首见于《甲乙》。清冷泉《备急千金要方》、青昊《针灸经穴图考》	
12	消泺 Xiaoluo	以手叉腰取之。位于上臂伸侧，尺骨鹰嘴上5寸	捻、拂、揉、摩、按、拨、敲、推、搓、掐等	活络利血脉，通窍醒脑	肱三头肌，骨膜，肱骨	臂背侧皮神经，桡神经肌支；肱深动脉肌支	首见于《甲乙》	
13	臑会 Naohui	正坐垂肩取之。位于上臂伸侧，肩峰后缘凹陷处肩髎穴直下3寸的三角肌后缘处	捻、拂、揉、摩、按、拨、敲、推、搓、掐等	活络疏经，散瘀消肿，活血止痛	肱三头肌，三角肌，骨膜，肱骨	臂背侧皮神经，臂外侧皮神经，腋神经，桡神经；肱深动脉肌支，旋肱后动脉	首见于《甲乙》。臑髎（臑窌）、髎窌《甲乙》	是三焦经与阳维脉之交会穴

手少阳三焦经

序号	穴名	体表定位	常用手法	本穴作用	局部解剖 按摩可作触之组织层	局部解剖 按摩可作触之神经、血管	本穴首见于及别名首见	附注
14	肩髎 Jianliao	半臂取之。位于肩峰突起后端下方之凹陷处	捻、拂、揉、拨、按、摩、推、捏、拍、敲、搓等	通经、活络、祛风、驱寒、止痛	三角肌、冈下肌、小圆肌、肱三头肌、骨膜、肩胛骨、肱肩及相应部位之关节组织	臂外侧皮神经、肩胛上神经、锁骨上神经、桡神经肌支、腋神经肌支、旋肱后动脉、肩胛上动脉、肩峰动脉网	首见于《甲乙》	
15	天髎 Tianliao	正坐取之。位于冈上窝中，当第七颈椎棘突与肩峰连线中点的肩井穴向后1寸处	捻、拂、揉、拨、按、摩、推、捏、拍、敲、搓等	疏经活络、利节止痛、活利颈项	斜方肌、冈上肌、骨膜、肩胛骨	锁骨上神经、副神经、脊神经后支之分支；颈横动脉、肩胛上动脉	首见于《甲乙》	是三焦经、胆经、阳维脉之交会穴
16	天牖 Tianyou	正坐或侧坐取之。位于颈外侧，颞骨乳突直下与下颌骨下缘相平处	捻、拂、揉、拨、按、摩、推、捏、拍、敲、搓等	通窍醒脑、消痰、聪耳止痛、活利颈项	头夹肌、胸锁乳突肌、骨膜、椎骨	耳大神经、副神经、脊神经后支；颈丛肌支；枕动脉	首见于《灵枢·本输》	
17	翳风 Yifeng	正坐或俯坐，张口取之。位于耳垂后方、颞骨乳突前下方与下颌骨角之间的凹陷处	捻、拂、揉、拨、按、摩、推、捏、指等	通络祛风、开窍益聪、镇痛	腮腺、胸锁乳突肌、骨膜、颞骨、下颌骨及相应部位之关节组织	副神经、颈丛肌支、耳大神经、面神经耳后支；耳后动脉、下颌动脉	首见于《甲乙》	是三焦经与胆经之交会穴
18	瘛脉 Chimai	正坐或侧伏坐取之。位于耳垂后方回陷中的翳风穴与耳尖发际处的角孙穴沿治耳轮连线的中、下1/3交点处，约与屏尖相平	捻、拂、揉、拨、按、摩、推、捏等	通窍聪耳、补中、活络止痛	耳后肌、骨膜、颞骨	耳大神经、耳后神经；耳后动脉	首见于《甲乙》。资脉《甲乙》	
19	颅息 Luxi	正坐或侧伏坐取之。位于耳垂后方回陷处中的翳风穴与耳尖发际处的角孙穴沿治耳轮连线的上、中1/3交点处	捻、拂、揉、拨、按、摩、推、捏等	通窍聪耳、祛风、消炎、止吐、泄热	耳后肌、骨膜、颞骨	耳大神经、耳后神经；耳后动脉	首见于《甲乙》	
20	角孙 Jiaosun	正坐或侧伏坐折曲耳廓取之。位于耳侧头部，当耳尖直上之发际处	捻、拂、揉、拨、按、摩、推、捏等	清头明目、祛风、活络聪项、消肿止痛	耳上肌、颞肌、骨膜、颞骨	耳颞神经、面神经颞支、枕小神经；颞浅动脉、耳后动脉	首见于《灵枢·寒热病》	是三焦经、小肠经与胆经之交会穴

续表 11

手少阳三焦经

序号	穴名	体表定位	常用手法	本穴作用	局部解剖		本穴首见于及别名首见	附注
					按摩可作触之组织层	按摩可作触之神经、血管		
21	耳门 Ermen	张口取之。位于耳屏上切迹前方，下颌骨髁状突后缘凹陷处	捻、拂、揉、拨、按、摩、推、抬、捏等	消炎止痛，宣通气血，开窍益聪	耳前肌，骨膜，颞骨	耳颞神经，面神经颞支；颞浅动脉	首见于《甲乙》	
22	耳和髎 Erheliao	侧伏坐取之。位于鬓发后缘，平耳廓根上缘，当颞浅动脉处	捻、拂、揉、拨、按、摩、推、捏、抬、敲等	通窍止痛，聪耳祛风，活利牙关	耳前肌，颞肌，骨膜，颞骨	耳颞神经，下颌神经之颞深前、后神经，面神经颞支；颞浅动脉	首见于《甲乙》。和髎《甲乙》	是三焦经、小肠经与胆经之交会穴
23	丝竹空 Sizhukong	正坐或侧伏坐取之。位于眉毛外侧端凹陷中	捻、拂、揉、拨、按、摩、推、捏、抬、敲等	平肝息风，明目镇痛	眼轮匝肌，骨膜，额骨	上颌神经之颧神经，面神经颞支；颞浅动脉	首见于《甲乙》。目髎（目窌）《外台秘要》；巨髎（巨窌）《甲乙》	是三焦经与胆经脉气所发处

第十一节　足少阳胆经

从头走向足，由眼角外约 0.5 寸处始，经侧面、头、胸侧、臀、下肢之外侧面，而终于第四趾外侧距趾甲角约 0.1 寸处的足窍阴穴（详见第二章第十二节里的十四经脉浅述中之有关部分）。计 44 穴（左右共 88 穴，见图 530 及表 12）。

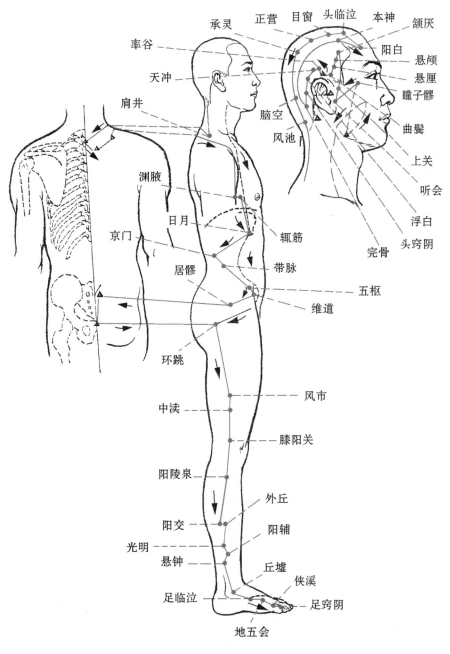

图 530　足少阳胆经

表 12　足少阳胆经

序号	穴名	体表定位	常用手法	本穴作用	局部解剖 按摩可作触之组织层	局部解剖 按摩可作触之神经、血管	本穴首见于《甲乙》及别名首见	附　注
1	瞳子髎 Tongziliao	正坐仰靠或侧伏坐取之。位于目外眦外侧约0.5寸	捻、拂、揉、按、摩、推、捏、敲等	疏散风热，清头明目，消肿止痛	眼轮匝肌、颞肌、骨膜、额骨之颞突，及颧骨之额突	三叉神经之眼神经和上颌神经之颧神经之颞支、面神经之额支；颞浅动脉之分支	首见于《甲乙》。后曲《合秘要》，太阳《东医宝鉴》，鱼尾《玉龙经》，太阳、前关《备急千金要方》	是小肠经、三焦经与胆经之交会穴
2	听会 Tinghui	正坐仰靠或侧伏坐之。位于耳屏前下方，下颌骨下颌支后缘，与屏间切迹相平，张口时呈凹陷处	捻、拂、揉、按、摩、推、捏、敲等	疏经活络，清肝利胆，消炎止痛，开窍益聪	腮腺、咬肌筋膜、咬肌、下颌骨，颞骨及相应部位之关节组织	耳颞神经、耳大神经，面神经；颞浅动脉之分支	首见于《甲乙》。听呵《针灸资生经》，听河、后关《针灸大全》	是三焦经、胆经之交会穴
3	上关 Shangguan	正坐仰靠或侧伏坐取之。位于下关穴（颧弓与下颌切迹之间）直上，颧弓上缘微上方的凹陷处	捻、拂、揉、按、摩、推、捏、敲等	活络，消炎，开窍，止痛，益聪	颞筋膜、颞肌、骨膜、颧骨	三叉神经第二、三支的分支，面神经之颧支；颞浅动脉之分支	首见于《灵枢·本输》。客主《针灸大全》。客主《中医大辞典》。客主人《甲乙》	是三焦经、胆经与胃经之交会穴
4	颔厌 Hanyan	正坐或侧伏坐取之。位于颞部鬓角前发际内，当头维穴（额角入发际0.5寸）与曲鬓穴（鬓角后发际处）沿鬓前发际划一条弧形线，此穴正当该线的上1/4折点，入发际0.5寸	捻、拂、揉、按、摩、推、捏、敲等	活络，消炎，祛风，聪耳，止痛	帽状腱膜延续部、颞筋膜、颞肌、骨膜、颞骨	三叉神经第三支，面神经之颞支；颞浅动脉	首见于《甲乙》	
5	悬颅 Xuanlu	正坐或侧伏坐取之。位于颞部鬓角前发际内，当头维穴（额角入发际0.5寸）至曲鬓穴（鬓角后发际直上与耳尖发际相平处）沿鬓前发际联成的弧形线的中点，入发际0.5寸	捻、拂、揉、按、摩、推、捏、敲等	活络，止痛，祛风，消肿	帽状腱膜延续部、颞筋膜、颞肌、骨膜、颞骨	三叉神经第三支，面神经之颞支；颞浅动脉	首见于《灵枢·寒热病》	是三焦经、胃经与胆经之交会穴

足少阳胆经

序号	穴名	体表定位	常用手法	本穴作用	局部解剖		本穴首见于及别名首见	附注
					按摩可作触之组织层	按摩可作触之神经、血管		
6	悬厘 Xuanli	正坐或侧伏坐取之。位于颞部发际内,当头维穴(额角直上入发际0.5寸)至曲鬓穴(鬓角后缘直上与耳尖发际相平处)沿鬓前发际联成的弧形线的下1/4折点,入发际0.5寸	捻、拂、按、揉、摩、推、捏、敲等	活络、消肿、止痛、祛风、通经	帽状腱膜延续部、颞筋膜、颞肌、骨膜、颞骨	三叉神经第三支、面神经之颞支、颞浅动脉	首见于《甲乙》	是三焦经、胆经与胃经之交会穴
7	曲鬓 Qubin	正坐或侧伏坐取之。位于耳前鬓角后缘直上与耳尖直上的发际相平	捻、拂、按、揉、摩、推、捏、敲等	消肿止痛、活络清颈项、祛利牙关、祛风醒脑、灵	颞筋膜、颞肌、骨膜、颞骨	三叉神经第三支、颞浅动脉	首见于《甲乙》。曲发《针灸聚英》	是胆经与膀胱经之交会穴
8	率谷 Shuaigu	位于头颞部、耳尖直上,入发际1.5寸	捻、拂、按、揉、摩、推、捏、敲等	活络止痛、驱热祛风	耳上肌、颞筋膜、颞肌、骨膜、颞骨	枕小神经、面神经颞支、三叉神经第三支、颞浅动脉	首见于《甲乙》。耳尖、率谷《银海精微》、蟀谷《外合秘要》	是胆经与膀胱经之交会穴
9	天冲 Tianchong	正坐或侧伏坐取之。位于耳根后缘直上入发际2寸凹陷处	捻、拂、按、揉、摩、推、捏、敲等	活络、清神、醒脑、消炎、止痛	帽状腱膜延续部、颞筋膜、颞肌、骨膜、颞骨	枕大神经、耳后动脉	首见于《甲乙》。天衢《备急千金要方》	是胆经与膀胱经之交会穴
10	浮白 Fubai	正坐或侧伏坐取之。位于耳后乳突根后上缘、平耳廓根上方;或向后横量入发际1寸;天冲与完骨穴弧形联线的上1/3折点处	捻、拂、按、揉、摩、推、捏、敲等	通窍醒脑、理气、祛风、消炎、止痛	颞筋膜、颞肌、骨膜、颞骨	枕小神经、枕大神经、耳后动脉、枕动脉之分支	首见于《素问·气穴论》	是胆经与膀胱经之交会穴
11	头窍阴 Touqiaoyin	正坐或侧伏坐取之。位于颞部乳突后缘凹陷中、前与完骨平高;或天冲与完骨弧形连线的下1/3折点处	捻、拂、按、揉、摩、推、捏、敲等	开窍聪耳、气开郁	耳后肌、骨膜、颞骨	枕小、大神经、面神经、耳后神经、耳后动脉	首见于《甲乙》。窍阴《甲乙》、首窍阴《圣济总录》、枕骨《针灸聚英》	是胆经与膀胱经之交会穴
12	完骨 Wangu	正坐或侧伏坐取之。位于颞部乳突后下方凹陷处	捻、拂、按、揉、摩、推、捏、敲等	通窍、祛风、消肿、止痛	胸锁乳突肌、骨膜、颞骨乳突部	枕小神经、耳大神经、副神经之外支、颈丛肌支、耳后动脉	首见于《素问·气穴论》	是胆经与膀胱经之交会穴

续表12

足少阳胆经

序号	穴名	体表定位	常用手法	本穴作用	局部解剖		本穴首见于及别名首见	附注
					按摩可作触之组织层	按摩可作触之神经、血管		
13	本神 Benshen	正坐仰靠取之。位于额部前正中线旁开3寸，入前发际0.5寸处	捻、拂、揉、拨，按、摩、推、拍、捏等	清神、定志，活利颈项	额肌，骨膜、骨	三叉神经第一支之分支，面神经之额支；颞浅动脉额支	首见于《甲乙》	是胆经与阳维脉之交会穴
14	阳白 Yangbai	正坐仰靠或仰卧取之。位于额部，目正视时，当瞳孔直上，眉上1寸	捻、拂、揉、拨，按、摩、推、拍、捏等	通窍明目，祛风止痛	额肌，骨膜、骨	三叉神经第一支之分支，面神经之额支；颞浅动脉额支及眶上动脉	首见于《甲乙》	是三焦经、大肠经、胆经、胃经与阳维脉之交会穴
15	头临泣 Toulinqi	正坐仰靠取之。位于额部，目正视时，当瞳孔直上，入前发际0.5寸	捻、拂、揉、拨，推、按、摩、拍、捏等	通窍、息风，疏肝、利胆，清神、定志	额肌，骨膜、骨	三叉神经第一支之分支，面神经之额支；颞浅动脉额支及眶上动脉	首见于《甲乙》	是胆经、膀胱经与阳维脉之交会穴
16	目窗 Muchuang	正坐仰靠取之。位于额部，目正视时，当瞳孔直上，入前发际1.5寸	捻、拂、揉、拨，推、按、摩、拍、捏等	疏风通经络，清头明目、聪耳消肿	帽状腱膜，腱膜下疏松结缔组织，骨膜、项骨	三叉神经第一支之分支；颞浅动脉之额支	首见于《甲乙》。临泣《圣济总录》	是胆经与阳维脉之交会穴
17	正营 Zhengying	正坐仰靠取之。位于顶部，目正视时，正对瞳孔，入前发际2.5寸	捻、拂、揉、拨，推、按、摩、拍、捏等	通窍清神，止吐	帽状腱膜，腱膜下疏松结缔组织，骨膜、项骨	枕大神经，三叉神经第一、三支；颞浅动脉、枕动脉，静脉的吻合网	首见于《甲乙》。至营《普济方》，至荣《针灸逢源》	是胆经与阳维脉之交会穴
18	承灵 Chengling	正坐仰靠取之。位于头部，目正视时，正对瞳孔，入前发际4寸，亦即正营穴后1.5寸处	捻、拂、揉、拨，按、摩、推、拍、捏等	通窍、醒脑，祛风、止痛	帽状腱膜，腱膜下疏松结缔组织，骨膜、项骨	枕大神经；三支，颞浅动脉之额支、耳后动脉	首见于《甲乙》	是胆经与阳维脉之交会穴
19	脑空 Naokong	俯伏坐取之。位于枕部，风池穴（胸锁乳突肌和斜方肌之间）直上，与枕外隆凸上缘相平	捻、拂、揉、拨，按、摩、推、拍、捏等	通经活络，理气血，清头明目、活利颈项	枕肌，骨膜、骨	枕大神经，面神经耳后支；枕动脉、耳后动脉	首见于《甲乙》。颞颥《中医大辞典》	是胆经与阳维脉之交会穴
20	风池 Fengchi	正坐或俯伏坐取之。位于枕部。项后枕骨下两侧凹陷处，正当胸锁乳突肌上端与斜方肌上端之间处	捻、拂、揉、拨，按、摩、推、捏、拍、掌、拿、敲等	通经活络，调和气血，疏风解热，清头开窍、明目益聪	胸锁乳突肌，枕骨，骨膜、枕骨	枕小、大神经，面神经之外支，副神经外支；颈丛肌支；枕动脉耳后动脉	首见于《灵枢·热病》	是三焦经、胆经与阳维脉交会穴

序号	穴名	体表定位	常用手法	本穴作用	按摩可作触之组织层	按摩可作触之神经、血管	本穴首见于及别名首见	附注
21	肩井 Jianjing	正坐取之。位于肩部高处，当大椎穴（第七颈椎棘突下）与肩峰连线的中点处	捻、拂、揉、按、摩、推、掐、捏、敲等	通经活络、豁痰开窍、清热理气、活利颈项血、消炎止痛	深筋膜、斜方肌、冈上肌、骨膜、肩胛骨	脊神经后支、锁骨上神经、肩胛上神经、副神经之外支；肩胛上动脉、颈横动脉	首见于《甲乙》。肩解《素问》、腧井《太平圣惠方》	是三焦经、胆经、胃经与阳维脉之交会穴
22	渊液 Yuanye	侧卧，举臂取之。位于腋中线，当第四肋间隙中	捻、拂、揉、按、摩、推、掐、捏、搓等	宽胸理气、祛热散结、消炎止痛	前锯肌、肋间内、外肌、骨膜、肋骨	肋间神经、胸长神经、肋间动脉、胸外侧动脉	首见于《灵枢·经脉》。泉液《针灸聚英》、泉腋《备急千金要方》	
23	辄筋 Zhejin	侧卧，举臂取之。位于胸部，当第四肋间隙，腋中线前1寸处	捻、拂、揉、按、摩、推、掐、敲、搓等	疏肝和胃、平喘降逆	前锯肌、肋间内、外肌、骨膜、肋骨	肋间神经、胸长神经、肋间动脉、胸外侧动脉	首见于《甲乙》。神光、胆募《针灸聚英》	
24	日月 Riyue	仰卧取之。位于锁骨中线，期门穴（第六肋间隙同时下直1寸）直下1寸处	捻、拂、揉、按、摩、推、掐、敲、搓等	消炎、止痛、降逆、疏肝利胆	腹外斜肌、腹直肌、肋间内、外肌、骨膜、肋骨	肋间神经、腹壁上动脉、肋间动脉	首见于《脉经》。神光《类经图翼》	是胆的募穴，也是脾经、胆经与阳维脉之交会穴
25	京门 Jingmen	侧卧取之。位于肋下，当第十二肋游离端下际处	捻、拂、揉、按、摩、推、捏、搓等	理气舒筋、通调水道、消炎止痛	腹外、内斜肌、腹横肌、骨膜、肋骨	第一腰神经腹侧支、肋下神经；助下动脉、腰动脉	首见于《脉经》。气府、气俞《甲乙》	是肾之募穴
26	带脉 Daimai	侧卧取之。位于侧腰部，当第十一肋游离端的章门穴直下，与脐相平	捻、拂、揉、按、摩、推、掐、捏、搓等	通经活络、清利湿热、调经止带	腹外、内斜肌、腹横肌等	髂腹下神经、腰动脉之分支	首见于《灵枢·癫狂》	是胆经和带脉之交会穴
27	五枢 Wushu	侧卧取之。位于髂前上棘前方腹侧缘凹陷处，与脐下3寸的关元穴相平	捻、拂、揉、按、摩、推、掐、捏、搓等	疏肝益肾、利下焦、消炎止痛	腹外、内斜肌、腹横肌、骨膜、髂骨	助下神经、髂腹股沟神经、腹壁下动脉、旋髂浅动脉	首见于《甲乙》	是胆经和带脉之交会穴
28	维道 Weidao	仰卧取之。位于髂前上棘前方腹侧缘，五枢穴下0.5寸处	捻、拂、揉、按、摩、推、掐、敲、搓等	疏肝和胃、消炎止痛、通利大便	腹外、内斜肌、腹横肌、骨膜、髂骨	助下神经、髂腹股沟神经、腹壁下神经；腹壁下动脉、旋髂浅动脉	首见于《甲乙》	是胆经和带脉之交会穴

足少阳胆经

序号	穴名	体表定位	常用手法	本穴作用	按摩可作触之组织层	按摩可作触之神经、血管	本穴首见于及别名首见	附注
					局部解剖			
29	居髎 Juliao	侧卧，伸下腿，屈上腿取之。位于髂前上棘与股骨大转子连线的中点处	捻、拂、揉、按、摩、推、拿、敲、拍、扒、搓等	舒筋活络、强健腰腿、消炎止痛、健脾祛湿	阔筋膜、阔筋膜张肌、股外肌、骨膜、髋骨	股外侧皮神经、股神经、臀上神经；旋股外侧动脉	首见于《甲乙》	是胆经与阳跷脉之支会穴
30	环跳 Huantiao	侧卧，伸下腿，屈上腿取之。位于股骨大转子最高点与骶管裂孔连线的外 1/3 点处	捻、拂、揉、按、摩、推、拿、敲、拍、扒、搓等	通经活络、祛风散寒、强健腰腿	臀大肌、臀中肌、臀小肌、骨膜、髋骨	臀上皮神经、臀下皮神经、臀上、下神经；臀上、下动脉	首见于《甲乙》。银跳《备急千金要方》、髋骨《针灸大全》	是胆经与膀胱经之支会穴
31	风市 Fengshi	正坐或侧卧取之。位于股外侧面中线上，腘窝横纹上 7 寸处	捻、拂、揉、按、摩、推、拿、敲、拍、搓等	通经活络、疏风散湿热、强健腰腿、止痛止痒	髂胫束、股外肌、骨膜、股骨	股外侧皮神经、股神经、旋股外侧动脉之降支	首见于《肘后方》	
32	中渎 Zhongdu	正坐或侧卧取之。位于股外侧面中线上，腘窝横纹上 5 寸处，在股外侧肌之间	捻、拂、揉、按、摩、推、拿、敲、拍、搓等	舒筋利节、祛风散寒、活络止痛	髂胫束、股外肌、骨膜、股骨	股外侧皮神经、股神经、旋股外侧动脉之降支	首见于《甲乙》。中椟《医学纲目》	
33	膝阳关 Xiyangguan	正坐屈膝取之。位于股骨外上髁后方，髂胫束与股二头肌腱之间凹陷处，相当阳陵泉穴直上 3 寸处	捻、拂、揉、按、摩、推、拿、敲、拍、搓等	通经、活络、祛热、祛风、止痛	髂胫束、股外肌、骨膜、股骨	股外侧皮神经、股神经之分支；旋股外侧动脉之降支、膝关节动脉网	首见于《甲乙》。关阳《备急千金要方》、足关节《针灸大成》、寒府《素问》	
34	阳陵泉 Yanglingquan	屈膝取之。位于小腿外侧面上端，当腓骨小头前下方凹陷处	捻、拂、揉、按、摩、推、拿、敲、拍、搓等	疏肝利胆、清泄湿热、强健腰腿	趾长伸肌、腓骨长肌、胫骨前肌、骨膜、腓骨	腓肠外侧皮神经，腓浅、深神经；胫前动脉、下外侧动脉	首见于《甲乙》。阳陵《灵枢·邪气脏腑病形》、阳陵《孔穴命名浅说》、筋会《难经》	是胆经之合穴，又是八会穴之筋会穴
35	阳交 Yangjiao	正坐或侧卧取之。位于外踝尖上 7 寸，腓骨后缘凹陷处	捻、拂、揉、按、推、捏、敲、拍、搓等	止痛、止喘、舒筋、通关、宁神、定惊	腓骨长、比目鱼肌、短肌、骨膜、腓骨	腓肠外侧皮神经、腓浅神经；胫前动脉分支	首见于《甲乙》。别阳、足髎	是阳维脉之郄穴
36	外丘 Waiqiu	正坐或侧卧取之。位于外踝尖上 7 寸，腓骨前缘凹陷处	捻、拂、揉、按、推、捏、敲、拍、搓等	疏肝理气、通络止痛、活利颈项	腓骨长、短肌、骨膜、腓骨	腓肠外侧皮神经、腓浅神经；胫前动脉分支	首见于《甲乙》	是胆经之郄穴

续表12

足少阳胆经

序号	穴名	体表定位	常用手法	本穴作用	局部解剖		本穴首见于《灵枢·经脉》及别名首见	附注
					按摩可作触之组织层	按摩可作触之神经、血管		
37	光明 Guangming	正坐或侧卧取之。位于外踝尖上 5 寸，腓骨前缘回陷等	捻、拂、揉、按、摩、推、拍、捏、敲、搓等	通经活络、开窍明目、利胆祛湿、祛风止痛	趾长伸肌、腓骨短肌、骨膜	腓浅、深神经；胫前动脉	首见于《灵枢·经脉》	是胆经之络穴，别走足厥阴肝经
38	阳辅 Yangfu	正坐或侧卧取之。位于外踝尖上 4 寸，腓骨前缘回陷等	捻、拂、揉、按、摩、推、拍、捏、敲、搓等	活络、消炎、祛风、强筋、止痛	趾长伸肌、腓骨短肌、骨膜、腓骨	腓浅、深神经；胫前动脉	首见于《灵枢·本输》。分肉《针灸聚英》同》	是胆经之经穴
39	悬钟 Xuanzhong	正坐或侧卧取之。位于外踝尖上 3 寸，腓骨后缘	捻、拂、揉、按、摩、推、拍、捏、敲、搓等	活络止痛、活利关节、强健筋骨	趾长伸肌、腓骨长短肌腱、腓骨短肌腱、骨膜、腓骨	腓浅、深神经；胫前动脉	首见于《甲乙》。绝骨《备急千金要方》	是足三阳经之大络，也是八会穴中的髓会穴
40	丘墟 Qiuxu	足微背屈取之。位于足背部前下方，五趾长伸肌腱外侧，小趾伸肌腱外侧，距跟关节回陷处	捻、拂、揉、按、摩、推、拍、捏、搓等	活络化瘀、疏肝利胆	小腿十字韧带、趾短伸肌、腓距前韧带、距骨、腓骨	足背中间皮神经、腓肠神经、腓深神经；外踝前动脉、足底外侧动脉网	首见于《灵枢》	是胆经之原穴
41	足临泣 Zulinqi	伸足背取之。位于足背部，当第四、五跖骨结合部方的回陷中、小趾伸肌腱外侧	捻、拂、揉、按、摩、推、拍、捏、敲等	祛风、明目、聪耳、消炎、止痛	骨间背侧肌、趾短伸肌、趾长伸肌腱、骨膜、跖骨	足背中间皮神经、腓深神经；足背动脉分支	首见于《甲乙》	是胆经之俞穴，是八脉交会穴之一、通带脉
42	地五会 Diwuhui	伸足取之。位于足背部，第四、五跖骨间，侠溪穴上 1 寸处	捻、拂、揉、按、摩、推、拍、捏等	通窍、止痛、消炎、利胆、祛热	骨间背侧肌、趾短伸肌、趾长伸肌腱、骨膜、跖骨	足背中间皮神经、腓深神经；足背动脉分支	首见于《灵枢·本输》	
43	侠溪 Xiaxi	伸足取之。位于足背，当第四、五趾缝间蹼缘上 0.5 寸处；或于第四、五趾间的缝纹端处	捻、拂、揉、按、摩、推、拍、捏、敲等	通窍、活络、止痛、祛热、祛风、宁神	骨膜、趾骨、跖骨及相应部位关节之组织	足背中间皮神经、腓深神经；跖背动脉外侧神经	首见于《灵枢·本输》	是胆经之荥穴
44	足窍阴 Zuqiaoyin	伸足取之。位于足第四趾外侧趾甲根角旁 0.1 寸	捻、拂、揉、按、摩、推、拍、捏、敲等	消炎止痛、止喘、活络、利胆、通窍	趾甲、趾骨、骨膜	趾背神经；趾背动脉之分支	首见于《灵枢·本输》。药阴《灵枢》	是胆经之井穴

第十二节　足厥阴肝经

从足走向腹胸，行于下肢内侧正中，经腹与第十一肋前端稍下处，而至第六肋间前正中线旁开 3.5 寸处的期门穴（详见第二章第十二节里的十四经脉浅述中之有关部分）。计 14 穴（左右共 28 穴，见图 531 及表 13）。

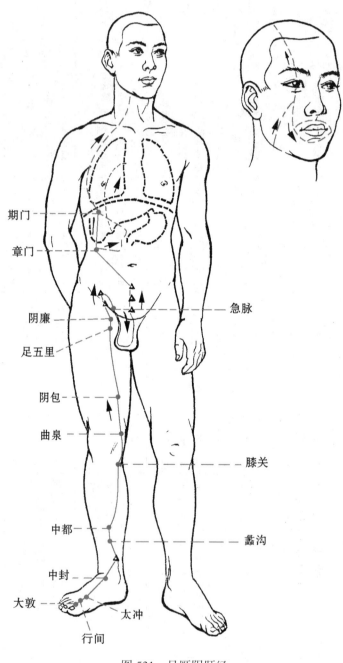

图 531　足厥阴肝经

表 13 足厥阴肝经

序号	穴名	体表定位	常用手法	本穴作用	局部解剖		本穴首见于及别名首见	附注
					按摩可作触之组织层	按摩可作触之神经、血管		
1	大敦 Dadun	伸足取之。位于足踇趾外侧趾甲根角旁约0.1寸	捻、拂、揉、按、摩、推、捏、搓等	补中益气、活络通药、回阳救逆、理气疏肝	趾甲、骨膜、趾骨	趾背神经；趾背动脉之分支	首见于《灵枢·本输》。大顺《医学正传》《备急千金要方》	是肝经之井穴
2	行间 Xingjian	正坐或仰卧取之。位于足背第一、二趾间，当趾蹼缘后约0.5寸处，或于足背第一、二趾间的缝纹端凹陷处	捻、拂、揉、按、摩、推、捏、搓等	疏经活络、消热泄火、理气固冲、疏肝明目	骨膜、趾骨、趾骨及相应部位关节之组织	趾背神经；趾背动脉	首见于《灵枢·本输》	是肝经之荥穴
3	太冲 Taichong	正坐或仰卧取之。位于足背第一、二跖骨结合部前方凹陷处。约当行间穴直上2寸	捻、拂、揉、按、摩、推、捏、搓等	疏肝理气、通络活血、消炎降压、调经祛风	踇短伸肌、骨间背侧肌、趾短伸肌及其腱、骨膜、趾骨	足背内侧皮神经、腓深神经之内侧背动脉	首见于《灵枢·本输》	是肝经之俞穴，也是本经之原穴
4	中封 Zhongfeng	正坐或仰卧取之。位于足内踝前1寸，胫骨前肌腱内侧缘凹陷处	捻、拂、揉、按、摩、推、捏、敲等	疏肝通络、健脾祛湿、固精清热	小腿十字韧带、胫骨前肌腱、趾长伸肌腱、关节韧带、骨膜、距骨	足背内侧皮神经之小腿内侧皮神经支；腓深神经之分支	首见于《灵枢·本输》。悬泉《备急千金要方》	是肝经之经穴
5	蠡沟 Ligou	正坐或仰卧取之。位于足内踝尖直上5寸，胫骨内侧面处	捻、拂、揉、按、摩、推、捏、敲等	疏肝理气、通利小便、调经止带	腓肠肌、比目鱼肌、骨膜、胫骨	隐神经之小腿内侧皮支；胫后神经及其分支	首见于《灵枢·经脉》。交仪《针灸资生经》	是肝经之络穴，别走胆经
6	中都 Zhongdu	正坐或仰卧取之。位于足内踝尖直上7寸，胫骨内侧面处	捻、拂、揉、按、摩、推、捏、敲等	通经活络、调气活血、益肝祛湿、祛湿清热	腓肠肌、比目鱼肌、骨膜、胫骨	隐神经之小腿内侧皮支；胫后神经及其分支	首见于《甲乙》。中郄《铜人腧穴针灸图经》太阴《外台秘要》	是肝经之郄穴
7	膝关 Xiguan	正坐仰卧、屈膝取之。位于胫骨内侧髁的后下方，阴陵泉后1寸	捻、拂、揉、按、摩、推、捏、搓、拿等	通经活络、调气活血、祛风除湿、利筋骨	腓肠肌、比目鱼肌、骨膜、胫骨	隐神经之小腿内侧皮支；胫后神经肌支	首见于《甲乙》	

足厥阴肝经

序号	穴名	体表定位	常用手法	本穴作用	局部解剖 按摩可作触之组织层	局部解剖 按摩可作触之神经、血管	本穴首见于及别名首见	附注
8	曲泉 Ququan	正坐或仰卧,屈膝取之。位于膝内侧,腘窝横纹内侧端上方凹陷处	捻、拂、按、揉、摩、推、拍、搓、拿等	舒筋活络,清湿热,利下焦,补肝肾,通小便,固精关	腓肠肌、股薄肌、缝匠肌、半腱肌、半膜肌及其腱、骨膜、胫骨	隐神经、胫神经、闭孔神经之前支,坐骨神经、股神经之分支,膝上、下内动脉,膝动脉网	首见于《灵枢·本输》	是肝经之合穴
9	阴包 Yinbao	正坐或仰卧取之。位于股内侧,腘横纹内侧端曲泉穴直上4寸	捻、拂、按、揉、摩、推、拍、搓、拿等	通经调气,消炎止痛,疏肝补肾	缝匠肌、股内侧肌、大收肌、短收肌、股骨	股神经及其前支,闭孔神经之前、后支,股动脉之分支	首见于《甲乙》。阴胞《针灸聚英》	
10	五里 Wuli	仰卧取之。位于股内侧,气冲穴(耻骨联合上缘中点旁开2寸)直下3寸,股动脉搏动处	捻、拂、按、揉、摩、推、拍、搓、拿等	通窍,祛湿,清热,固精	长收肌、耻骨肌、骨膜、股骨	闭孔神经、股神经、髂腹股沟神经,旋股内、外侧动、股动脉,股动静脉	首见于《甲乙》。足五里《圣济总录》	
11	阴廉 Yinlian	仰卧取之。位于股内侧,气冲穴(耻骨联合上缘中点旁开2寸)直下2寸处	捻、拂、按、揉、摩、推、拍、搓、拿等	通经,活络,理气,祛热,除湿,止痛	长收肌、耻骨肌、骨膜、股骨	闭孔神经,髂腹股沟神经;阴部外动脉,旋股内侧动、静脉	首见于《甲乙》	
12	急脉 Jimai	仰卧取之。位于腹股沟部,平耻骨联合下缘,距前正中线2.5寸处	捻、拂、按、揉、摩、推、拍、搓、拿等	补中,止痛,疏肝,益肾,祛热,除湿	腹股沟韧带、髂腰肌、耻骨肌	股神经、闭孔神经之分支,旋髂浅动脉,股动脉及其肌支,股静脉	首见于《素问·气府论》	
13	章门 Zhangmen	侧卧,屈上足,伸下足,屈肘合腋,中指尖着耳垂,肘尖尽处当第十一肋端是。位于游助端部,当第十一浮助游离端前缘处	捻、拂、按、揉、摩、推、拿、搓等	疏肝理气,活血化瘀,健脾,降逆,定端宁神	腹外斜肌、腹内斜肌、腹横肌、骨膜、肋骨	肋间神经;肋间动脉	首见于《脉经》。季胁、季肋《针灸大全》,助弦、长平,助髎《甲乙》	是足太阴脾经之募穴,也是足厥阴肝经,胆经的交会穴,又是八会穴中的脏会
14	期门 Qimen	仰卧取之。位于锁骨中线旁开3.5寸,当第六肋间隙中	捻、拂、按、揉、摩、推、拍、搓等	疏肝理气,活血化瘀,利胆止痛	胸大肌、前锯肌、肋间内、外肌、骨膜、肋骨	胸前神经、胸长神经、肋间神经;肋间动脉	首见于《伤寒论》	是肝经之募穴,也是肝经、脾经与阴维脉之交会穴

第十三节　督　脉

　　始起于小腹内，出于会阴部，向后沿后正中线上行，经尾骶、腰背、项、头、面，而止于上唇系带与齿龈相接处的龈交穴（详见第二章第十二节里的十四经脉浅述中之有关部分）。计28穴（见图532及表14）。

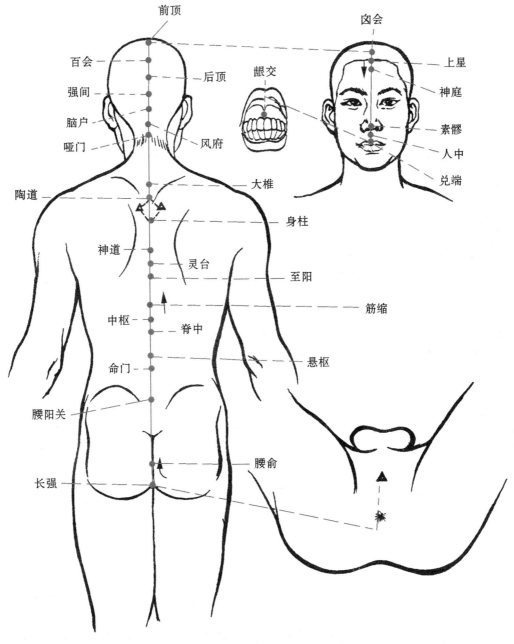

图 532　督脉

表 14　督脉

序号	穴名	体表定位	常用手法	本穴作用	按摩可作触之组织层	按摩可作触之神经、血管	本穴首见于及别名首见	附注
					局部解剖			
1	长强 Chang qiang	跪伏取之。位于尾骨端下 0.5 寸，当肛门与尾骨之中点处取中	捻、拂、按、摩、推、捏等	补中、益气、培元、扶阳、救逆、固脱、止痛	肛门尾骨韧带，肛提肌、骨膜、尾骨	阴部神经之分支；肛神经；阴部内动、静脉分支，肛动、静脉	首见于《灵枢·经脉》，橛骨《针灸聚英》、气之阴郄《备急千金要方》、骨骶《医学原始》、为之《针灸集经纶》、尾翠骨、尾闾、上天梯、河车路、汾闾《针灸经穴图考》	是肾经和胆经之交会穴，也是督脉之络穴，有分支络接任脉
2	腰俞 Yaoshu	俯卧取之。位于后正中线，第四骶椎棘突下，骶管裂孔中	捻、拂、按、摩、敲、推、捏陷等	调经、补中、健肾、强筋、壮骨、止痛	骶后韧带、腰背筋膜、骨膜、尾骨、骶骨	骶神经后支；骶中动脉、臀下动脉分支	首见于《素问·缪刺论》。腰户、背解、髓空《甲乙》、髓孔、腰柱、外俞、髓俞《针灸大全》、腰注《太平圣惠方》、腰俞《合元针灸学》	
3	腰阳关 Yaoyang guan	俯卧取之。位于后正中线，第四腰椎棘突下	捻、拂、按、摩、敲、推、捏陷等	调补肾气、利腰膝、祛寒除湿	棘上韧带、棘间韧带、腰背筋膜、骨膜、椎骨	腰神经后支	首见于《素问·气府论》	
4	命门 Mingmen	俯卧取之。位于后正中线，第二腰椎棘突下	捻、拂、按、摩、敲、推、捏指等	培元补肾、固精壮阳、强健腰脊	棘上韧带、棘间韧带、腰背筋膜、骨膜、椎骨	腰神经后支；腰动脉分支	首见于《甲乙》。累属《甲乙》、属累《中医大辞典》、精宫《针灸外奇穴治疗诀》、竹杖《肘后备急方》、血愁《针灸外奇穴治疗诀》	
5	悬枢 Xuanshu	俯卧取之。位于后正中线，第一腰椎棘突下处	捻、拂、按、摩、推、捏指等	强腰脊、健脾胃、益肾、固脱	棘上韧带、棘间韧带、腰背筋膜、骨膜、椎骨	下位肋间神经之后支；腰神经后支后支	首见于《甲乙》	
6	脊中 Jizhong	俯卧取之。位于后正中线，第十一胸椎棘突下	捻、拂、按、摩、敲、推、捏指等	补中、止泻、清神、健脾、祛湿、救逆	棘上韧带、棘间韧带、斜方肌、腰背筋膜、骨膜、椎骨	胸神经后支、副神经；肋间动脉后支	首见于《素问·骨空论》俞《太平圣惠方》	
7	中枢 Zhongshu	俯卧取之。位于后正中线，第十胸椎棘突下	捻、拂、按、摩、敲、推、捏指等	通窍明目、壮腰健胃、止痛健胃	棘上韧带、棘间韧带、斜方肌、腰背筋膜、骨膜、椎骨	胸神经后支、副神经；肋间动脉后支	首见于《素问·气府论》	
8	筋缩 Jinsuo	俯伏坐或俯卧取之。位于后正中线，第九胸椎棘突下	捻、拂、按、摩、敲、推、捏指等	清神、补脑、益智、通经、活络	棘上、棘间韧带、斜方肌、背阔肌、骨膜、椎骨	第九胸神经后支、副神经，胸背神经；肋间动脉后支	首见于《甲乙》。筋束《医学入门》	

督脉

续表 14

序号	穴名	体表定位	常用手法	本穴作用	局部解剖		本穴首见于及别名首见	附注
					按摩可作触之组织层	按摩可作触之神经、血管		
9	至阳 Zhiyang	俯伏坐或俯卧取之。位于后正中线,第七胸椎棘突下	捻、拂、推、按、摩、摆、敲、捏等	宽胸理气,疏肝利胆,祛热止咳,除湿镇痛	棘上、棘间韧带,斜方肌,背阔肌,骨膜,椎骨	第七胸神经后支,胸背神经;副肋间动脉后支	首见于《素问·刺热》。肺底《医学原始》	
10	灵台 Lingtai	俯伏坐或俯卧取之。位于后正中线,第六胸椎棘突下	捻、拂、推、按、摩、摆、敲、捏等	止喘,顺气,止痛,祛热,镇咳	棘上、棘间韧带,斜方肌,骨膜,椎骨	胸神经后支,副神经;肋间动脉后支	首见于《素问·气府论》	
11	神道 Shendao	俯伏坐或俯卧取之。位于后正中线,第五胸椎棘突下	捻、拂、推、按、摩、摆、敲、捏等	清脑益聪,止痛,祛热,祛风止痛,宁神定志	棘上、棘间韧带,斜方肌,骨膜,椎骨	胸神经后支,副神经;肋间动脉后支	首见于《甲乙》。冲道《循经考穴编》,藏俞《千金方》	
12	身柱 Shenzhu	俯伏坐或俯卧取之。位于后正中线,第三胸椎棘突下	捻、拂、推、按、摩、摆、敲、捏等	清神,消炎,祛风,理气,宣肺	棘上、棘间韧带,斜方肌,骨膜,椎骨	第三胸神经后支,副神经;第三肋间动脉分支	首见于《素问·刺热》	
13	陶道 Taodao	俯卧取之。位于后正中线,第一胸椎棘突下	捻、拂、推、按、摩、摆、敲、捏等	解表,退热,养阴,扶阳,安神,驱疟	棘上、棘间韧带,骨膜,椎骨	第一胸神经后支;肋间动脉后支	首见于《甲乙》	是膀胱经和督脉之交会穴
14	大椎 Dazhui	俯卧取之。位于后正中线,第七颈椎棘突下	捻、拂、推、按、摩、摆、敲、捏等	疏风散寒,解表通阳,理气降逆,镇静安神,养血宁心	棘上、棘间韧带,骨膜,椎骨	下位颈神经后支,颈横动脉分支;肋间动脉后支	首见于《素问·气府论》。大椎《肘后备急方》,上杼《循经考穴编》,百劳《针灸大成》。是手、足三阳经和督脉之交会穴	是手三阳经、足三阳经与督脉之交会穴
15	哑门 Yamen	正坐,头微前倾取之。位于后正中线,入后发际0.5寸,当第一、二颈椎棘突之间处	捻、拂、推、按、摩、摆、敲等	通经络,治失语,增音,镇静安心神,止痛	项韧带,斜方肌,骨膜,颈椎	第三颈神经,副神经;枕动脉	首见于《素问·气穴论》。瘖门《千金翼方》,舌厌《甲乙》,横舌《外台秘要》,舌肿《东医宝鉴》	是阳维脉与督脉之交会穴
16	风府 Fengfu	正坐,头微前倾取之。位于后正中线,入后发际1寸,当枕骨粗隆下缘处	捻、拂、推、按、摩、摆、敲等	祛风解表,清神止痛,灵活颈项	项韧带,斜方肌,骨膜,颈椎	枕大神经及第三颈神经的分支,副神经;枕动脉分支	首见于《灵枢·本输》。舌本《甲乙》,鬼穴、鬼枕《备急千金要方》,曹溪《普济本事方》	是膀胱经、阳维脉与督脉之交会穴

督脉

序号	穴名	体表定位	常用手法	本穴作用	局部解剖			本穴首见于及别名首见	附注
					按摩可作触之组织层	按摩可作触之神经、血管			
17	脑户 Naohu	正坐或俯伏坐取之。位于头正中线，入后发际2.5寸，当枕骨粗隆上缘回陷处	捻、拂、揉、推、摩、按、拍、敲等	祛热、明目、解痉、宁神、活项、止痛	帽状腱膜、腱膜下疏松结缔组织、骨膜、枕骨	枕大神经；枕动脉分支	首见于《素问·刺禁论》。会额、匝风《甲乙》，合颅《铜人腧穴针灸图经》	是膀胱经与督脉之交会穴
18	强间 Qiangjian	正坐或俯伏坐取之。位于头部中线，入后发际4寸，正当矢状缝的后端回陷中	捻、拂、揉、推、摩、按、拍、敲等	清神止眩、宁心解痉、灵活颈项	帽状腱膜、腱膜下疏松结缔组织、骨膜	枕大神经；枕动脉分支	首见于《甲乙》。大羽《甲乙》	
19	后顶 Houding	正坐取之。位于头部中线，入后发际5.5寸，或于两耳尖连线中点百会穴后1.5寸定穴	捻、拂、揉、推、摩、按、拍、敲等	清神止痛、灵活颈项、通窍宁心	帽状腱膜、腱膜下疏松结缔组织、骨膜、顶骨	枕大神经、耳颞神经；颞浅动脉分支	首见于《甲乙》。交冲《甲乙》	
20	百会 Baihui	正坐取之。于头顶正中线与两耳尖连线之交点，入前发际5寸陷中	捻、拂、揉、推、摩、按、拍、敲等	清热开窍、健脑宁神、回阳固脱、平肝息风、举陷、止泻止痛	帽状腱膜、腱膜下疏松结缔组织、骨膜、顶骨	三叉神经第一支的额神经之分支及枕大神经分支；颞浅动脉、静脉及枕动脉、静脉分支	首见于《甲乙》。三阳五会《甲乙》，三阳《针灸聚英》天满、巅上《针灸聚英》，泥丸宫《普济本事方》	是手、足三阳经与督脉之交会穴
21	前顶 Qianding	正坐取之。位于头部中线，入前发际3.5寸陷中	捻、拂、揉、推、摩、按、拍、敲等	清神、固脱、补脑、扑热、祛风	帽状腱膜、腱膜下疏松结缔组织、骨膜、顶骨	三叉神经第一支的额神经之分支；额外侧浅动脉，颞浅动脉分支	首见于《甲乙》	
22	囟会 Xinhui	正坐取之。位于头部中线，入前发际2寸陷中	捻、拂、揉、推、摩、按、拍、敲等	清神通窍、扶正止痛、祛热息风	帽状腱膜、腱膜下疏松结缔组织、骨膜、顶骨	三叉神经第一支的额神经之分支；额外侧浅动脉，颞浅动脉分支	首见于《灵枢·热病》。因门《甲乙》，顶门《玉龙经》	正对小儿的前囟
23	上星 Shangxing	正坐取之。位于头部中线，入前发际1寸陷中	捻、拂、揉、推、摩、按、拍、敲等	通窍、活络、消炎、止痛、宁神、定惊	额肌、帽状腱膜下疏松结缔组织、骨膜额骨	三叉神经第一支的额神经之分支；面动、静脉之额支；额动、静脉分支	首见于《甲乙》。神堂《甲乙》，鬼堂《备急千金要方》，明堂《太平圣惠方》	

续表14

督脉

序号	穴名	体表定位	常用手法	本穴作用	局部解剖		本穴首见于及别名首见	附注
					按摩可作触之组织层	按摩可作触之神经、血管		
24	神庭 Shenting	正坐或仰靠取之。位于头部中线，入前发际0.5寸陷中	捻、拂、揉、拨、摩、推、按、拍、敲等	清心、宁神、消炎、止痛、祛热、解痉、止呕	额肌，疏松结缔组织，骨膜、额骨	三叉神经第一支的额神经分支、面神经之额颞支；额内侧动脉	首见于《甲乙》。发际《普济本事方》	是膀胱经、胃经与督脉之交会穴
25	素髎 Suliao	正坐仰靠或仰卧取之。位于前正中线，当鼻头端处	捻、拂、揉、拨、摩、推、捏、按等	泄热、开窍、回阳、救逆、消炎、止血	皮肤，皮下组织	三叉神经第一支的分支、上颌神经的分支、筛前神经外支；鼻背动脉	首见于《甲乙》。面王《外台秘要》。面正《铜人腧穴针灸图经》。准头《医宗金鉴》。鼻准《奇效良方》	
26	人中 Renzhong	仰靠取之。位于前正中线，人中沟的中、上1/3交点处	捻、拂、揉、拨、摩、推、捏、按等	清热开窍、镇痛宁神、回阳救逆、灵活腰背、养血	口轮匝肌，上牙龈	三叉神经第二支的分支、面神经之颊支；上唇动、静脉分支	首见于《甲乙》。鬼市《千金翼方》。鬼宫、鬼客厅《备急千金要方》。水沟《甲乙》	是督脉、大肠经和胃经之交会穴
27	兑端 Duiduan	仰靠取之。位于上唇中央尖端，当人中沟与上唇粘膜连结处	捻、拂、揉、拨、摩、推、捏、按等	清热、宁神、祛风、通窍、消炎	口轮匝肌，上门牙	三叉神经第二支的分支、面神经之颊支；上唇动、静脉分支	首见于《甲乙》	
28	龈交 Yinjiao	正坐或仰卧，将上唇提起取之。位于上唇系带与齿龈相接处。正当门齿缝隙微上方处	捻、拂、揉、拨、摩、按等	消炎、消肿、通窍、活络、宁心安神	粘膜，上唇系带，上齿龈眼等（不作触皮肤及皮组织）	三叉神经第二支的分支、上齿槽动脉之分支；上唇动脉分支	首见于《素问·气府论》。断交《素问》	是任脉、督脉与胃经之交会穴

第十四节　任　脉

　　始于下腹内，出于会阴部，沿前正中线上行，经会阴、腹、胸、颈、面部而止于颏唇沟之中央凹陷处的承浆穴（详见第二章第十二节里的十四经脉浅述中之有关部分）。计 24 穴（见图 533 及表 15）。

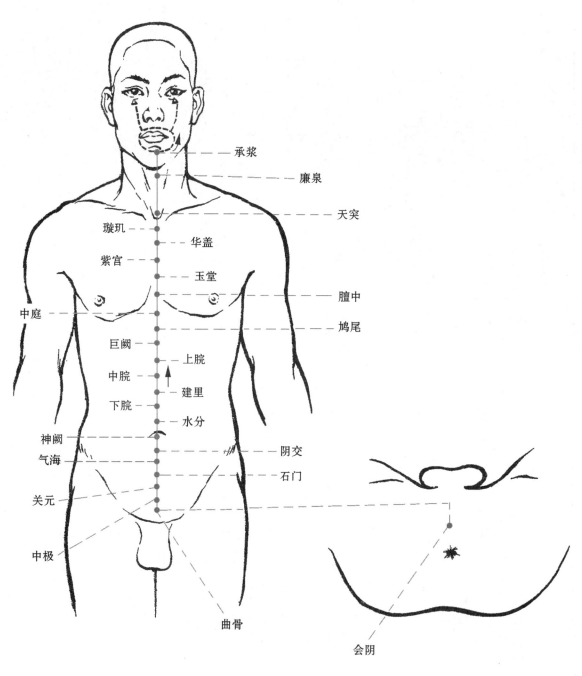

图 533　任脉

表15　任脉

序号	穴名	体表定位	常用手法	本穴作用	局部解剖		本穴首见于及别名首见	附注
					按摩可作触之组织层	按摩可作触之神经、血管		
1	会阴 Huiyin	仰卧屈膝取之。位于会阴部，男性在阴囊根部与肛门连线的中点；女性在大阴唇后联合与肛门连线的中点。亦即会阴部之中点处	捻、拂、揉、按、拨、摩、推、捏等	健肾、通络、开窍、消炎、补中、止痛、醒脑	会阴浅横肌等	会阴神经；阴部内动、静脉分支	首见于《甲乙》。下阴别，篡《素问》，屏翳《甲乙》，金门《医宗金鉴》，下极《备急千金要方》，海底《针灸六集》	是任脉、督脉与冲脉之体表循行起点和交会穴，又是任脉之别络
2	曲骨 Qugu	仰卧取之。位于前正中线耻骨联合上缘中点处	捻、拂、揉、按、拨、摩、推、捏、提等	壮阳固精，通利小便，健肾，祛热，活络，通经	腹白线、锥状肌，腹直肌、骨膜、耻骨	髂腹下神经分支，肋下神经，腹壁下动脉，阴部外动脉分支	首见于《甲乙》。回骨《铜人腧穴针灸图经》，尿胞，屈骨《备急千金要方》	是肝经与任脉之交会穴
3	中极 Zhongji	仰卧取之。位于前正中线，耻骨联合上缘中点的曲骨穴直上1寸处	捻、拂、揉、按、拨、摩、推、捏、拿、敲、搓等	培元助气，清利湿热，调和冲任，通利膀胱	腹白线、锥状肌，腹直肌及相应部位之腹腔组织	下位肋间神经之前皮支，髂腹下神经，腹壁下动脉，腹	首见于《素问·骨空论》。气原，玉泉《甲乙》	是膀胱经之募穴
4	关元 Guanyuan	仰卧取之。位于前正中线，脐中直下3寸	捻、拂、揉、按、拨、摩、推、捏、拿、敲、搓等	培肾固本，补益元气，止血，回阳固脱，清利湿热	腹白线、锥状肌，腹直肌及相应部位之腹腔组织	下位肋间神经之前皮支及肌支，髂腹下神经，腹壁下动脉，腹壁浅动脉	首见于《灵枢·寒热病》。三结交《灵枢》，下纪《素问》，大中极《针灸大成》，丹田《针灸资生经》，次门《甲乙》，下丹田，命宫门《医心方》	是小肠经之募穴，也是足三阴经与任脉之交会穴，为三焦之气所生之处
5	石门 Shimen	仰卧取之。位于前正中线，当脐中直下2寸处	捻、拂、揉、按、拨、摩、推、捏、拿、敲、搓等	清消肿胀，调经止血，通利小便，健脾补肾	腹白线、锥状肌，腹直肌及相应部位之腹腔组织	下位肋间神经之前皮支及肌支，髂腹下神经，腹壁下动脉，腹壁浅动脉	首见于《甲乙》。命门，丹田，利机，精露《甲乙》	是三焦之募穴
6	气海 Qihai	仰卧取之。位于前正中线，脐中直下1.5寸	捻、拂、揉、按、拨、摩、推、捏、拿、敲、搓等	补肾理气，利水固元，振阳固精	腹白线、锥状肌，腹直肌及相应部位之腹腔组织	下位肋间神经之前皮支及肌支，髂腹下神经，腹壁下动脉，腹壁浅动脉	首见于《甲乙》。脖胦《灵枢》，下气海《甲乙》	
7	阴交 Yinjiao	仰卧取之。位于前正中线，脐中直下1寸	捻、拂、揉、按、拨、摩、推、捏、拿、敲、搓等	通经活络，止痛、止痒、退热、祛湿，固冲	腹白线、锥状肌，腹直肌及相应部位之腹腔组织	下位肋间神经之前皮支及肌支，髂腹下神经，腹壁下动脉，腹壁浅动脉	首见于《甲乙》。少关，横户《甲乙》	是任脉、肾经与冲脉之交会穴

任脉

序号	穴名	体表定位	常用手法	本穴作用	按摩可作触之组织层	按摩可作触之神经、血管	本穴首见于及别名首见	附注
8	神阙 Shenque	仰卧取之。位于脐孔中央	捻、拨、推、敲、揉、按、拿、摩、捏等	健运脾阳，理肠和胃，温阳救逆，开窍复苏	腹白线，锥状肌，腹直肌及相应部位之腹腔组织	下位肋间神经分支；腹壁上、下动脉支	首见于《外台秘要》。脐中、气合《甲乙》，气舍《铜人腧穴针灸图经》，维会《循经考穴编》	
9	水分 Shuifen	仰卧取之。位于前正中线，脐中直上1寸	捻、拨、推、敲、揉、按、拿、摩、捏等	通水道，消肿胀，健脾胃，理中焦，止脐痛	腹白线及相应部位腹腔脏器官	肋间神经之前支；腹壁上动脉之分支	首见于《甲乙》。分水《针灸大成》，中守《备急千金要方》	古代医家认为此为水液入膀胱，渣滓入大肠的分清别浊之所
10	下脘 Xiawan	仰卧取之。位于前正中线，脐中直上2寸	捻、拨、推、敲、揉、按、拿、摩、捏等	健脾胃，助消化，消炎，止痛	腹白线及相应部位腹腔脏器官	肋间神经之前支；腹壁上动脉之分支	首见于《甲乙》。幽门《圣济总录》，下管《脉经》	是脾经和任脉之交会穴
11	建里 Jianli	仰卧取之。位于前正中线，脐中直上3寸	捻、拨、推、敲、揉、按、拿、摩、捏等	健脾胃，理气滞，活络，消炎	腹白线及相应部位腹腔脏器官	肋间神经之前支；腹壁上动脉之分支	首见于《甲乙》	
12	中脘 Zhongwan	仰卧取之。位于前正中线，脐中直上4寸，适在胸骨体下缘与脐孔连线的中点处	捻、拨、推、敲、揉、按、拿、摩、捏等	健脾和胃，消炎止痛，止吐温中，祛湿通便	腹白线及相应部位腹腔脏器官	肋间神经之前支；腹壁上动脉之分支	首见于《甲乙》。中管《脉经》，大仓《甲乙》，上纪、胃脘《素问》	是胃之募穴。也是八会穴中之腑会穴。又是小肠经、三焦脉、胃脉和任脉之交会穴
13	上脘 Shangwan	位于前正中线，脐中直上5寸，亦即胸骨体下缘直下3寸处	捻、拨、推、敲、揉、按、拿、摩、捏等	消炎，消肿，止呕，和中，健脾，祛湿	腹白线及相应部位腹腔脏器官	肋间神经之前支；腹壁上动脉之分支	首见于《甲乙》。上管《脉经》，上纪《针灸聚英》，胃脘	是胃经、小肠经与任脉之交会穴
14	巨阙 Juque	仰卧取之。位于前正中线，亦即胸骨体下缘直下2寸，亦即脐中直上6寸处	捻、拨、推、敲、揉、按、拿、摩、捏等	宁心清神，止吐，止痛，和中化滞	腹白线及相应部位腹腔脏器官	肋间神经之前支；腹壁上动脉之分支	首见于《脉经》	是心之募穴

续表15

序号	穴名	体表定位	常用手法	本穴作用	局部解剖		本穴首见于及别名首见	附注
					按摩可作触之组织层	按摩可作触之神经、血管		
15	鸠尾 Jiuwei	仰卧取之。位于胸骨剑突下0.5寸，正当脐中直上7寸处	揉、拂、按、摩、推、捏等	开胸顺气，止喘宁神，通药利膈	腹白线，骨膜，胸骨剑突	肋间神经之前支；腹壁上动脉之分支	首见于《素问·气府论》	
16	中庭 Zhongting	仰卧取之。位于胸骨中线，当胸骨体与剑突连接处的凹陷中，适与第五肋间穴六下1.6寸处	揉、拂、按、摩、推、捏等	止咳，止喘，止吐，顺气，宽胸	胸大肌，骨膜，胸骨	肋间神经前支，胸前静脉；胸廓内动脉的穿支	首见于《甲乙》	
17	膻中 Tanzhong	仰卧取之。位于前正中线，平第四肋间隙处	揉、拂、按、摩、推、捏、敲、搓等	止咳，止喘，消炎，止痛，宽胸，利膈	胸大肌，骨膜，胸骨	肋间神经前支，胸前静脉；胸廓内动脉的穿支	首见于《灵枢·根结》。元儿《甲乙》，元见《针灸大成》，元沉《循经考穴编》，上气海《类经图翼》，胸堂《备急千金要方》	是脾经、肾经、小肠经、三焦经与任脉之交会穴，也是八会穴中之气会穴，亦是心包之募穴
18	玉堂 Yutang	仰卧取之。位于前正中线，平第三肋间隙处	揉、拂、按、摩、推、捏、敲、搓等	消炎，止痛，顺气，降逆，定喘	胸大肌，骨膜，胸骨	肋间神经前支，胸前静脉；胸廓内动脉的穿支	首见于《难经·三十一难》。王英《甲乙》	
19	紫宫 Zigong	仰卧取之。位于前正中线，平第二肋间隙处	揉、拂、按、摩、推、捏、敲、搓等	消炎，止痛，顺气，定喘，祛痰，止咳	胸大肌，骨膜，胸骨	肋间神经前支，胸前静脉；胸廓内动脉的穿支	首见于《甲乙》	
20	华盖 Huagai	仰卧取之。位于前正中线，平第一肋间隙处	揉、拂、按、摩、推、捏、敲、搓等	止咳喘，理气，消炎，止血，止痛，理肺，宽胸，利膈	胸大肌，骨膜，胸骨	肋间神经前支，胸前静脉；胸廓内动脉的穿支	首见于《甲乙》	
21	璇玑 Xuanji	仰卧或仰靠取之。位于前正中线，胸骨柄的中央，当胸骨切迹下1寸处	揉、拂、按、摩、推、捏、敲、搓等	消炎，止咳，止痛，理肺，定喘	胸大肌，骨膜，胸骨	肋间神经前支，胸前静脉；胸廓内动脉的穿支	首见于《甲乙》。旋机《备急千金要方》	

任脉

任脉

序号	穴名	体表定位	常用手法	本穴作用	局部解剖		本穴首见于及别名首见	附注
					按摩可作触之组织层	按摩可作触之神经、血管		
22	天突 Tiantu	正坐仰靠取之。位于前正中线，胸骨切迹上缘正中的凹陷处	捻、拂、揉、拨、按、摩、推、捏、拍、敲、搓等	止喘、消炎、止咳、理肺、祛热、除湿	胸骨舌骨肌，胸骨甲状肌，胸锁乳突肌，胸腺，胸膜	颈皮神经、面神经之颈支、舌下神经之分支、副神经之分支；甲状腺下动脉之分支	首见于《灵枢·本输》。天瞿《备急千金要方》，玉户《甲乙》，五户《铜人腧穴针灸图经》	是阴维脉与任脉之交会穴
23	廉泉 Lianquan	正坐仰靠取之。位于前正中线，喉头结节上方的凹陷中	捻、拂、揉、拨、按、摩、推、捏、拍、敲、搓等	消炎、止喘、止涩、治哑、通喉、热	颈阔肌，胸骨舌骨肌，胸骨甲状肌，骨膜，舌骨，甲状软骨	颈皮神经、面神经之颈支、舌下神经之分支、喉上神经之分支；甲状腺上动脉	首见于《灵枢·根结》（甲乙），舌本《铜人腧穴针灸图经》	是阴维脉和任脉之交会穴
24	承浆 Chengjiang	正坐仰靠取之。位于前正中线，颏唇沟中点凹陷处	捻、拂、揉、拨、按、摩、推、捏、拍、敲、搓等	止痛解痉、利活牙关、祛热祛风、宁神定志	口轮匝肌，下齿龈	面神经之颊支及下颌支、三叉神经之下颌支；面前动脉之下唇支	首见于《甲乙》。天池《甲乙》，垂浆《针灸资生经》，悬浆《圣济总录》，鬼市《备急千金要方》	是任脉、督脉、大肠经和胃经之交会穴

第十五节　新穴位

在临床实践中，被不断发现的新穴位（图534、图535、图536、图537、图538），对于治疗小儿麻痹后遗症与运动功能障碍类疾患疗效较好，现介绍20穴（左右共48穴，因左右共有10个趾平穴，见表16）。

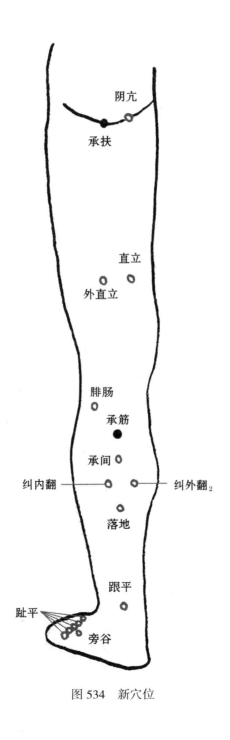

图534　新穴位

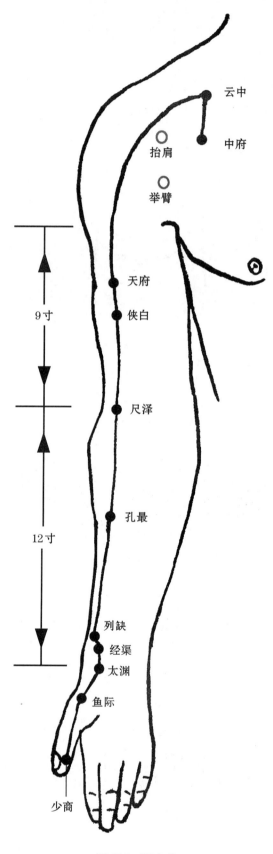

云中

抬肩

中府

举臂

天府

侠白

9寸

尺泽

孔最

12寸

列缺

经渠

太渊

鱼际

少商

图 535 新穴位

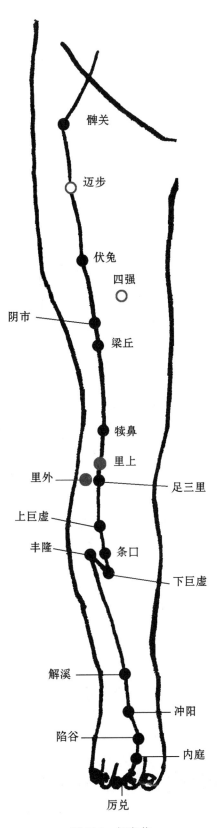

髀关

迈步

伏兔

四强

阴市

梁丘

犊鼻

里上

里外　　　　足三里

上巨虚

丰隆　　　条口

下巨虚

解溪

冲阳

陷谷

内庭

厉兑

图 536　新穴位

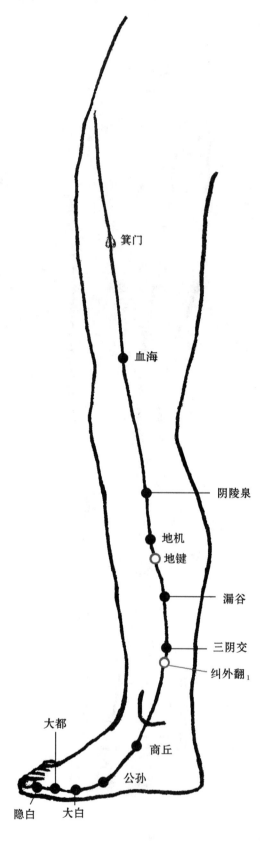

箕门

血海

阴陵泉

地机

地键

漏谷

三阴交

纠外翻₁

大都

商丘

公孙

隐白

大白

图 537　新穴位

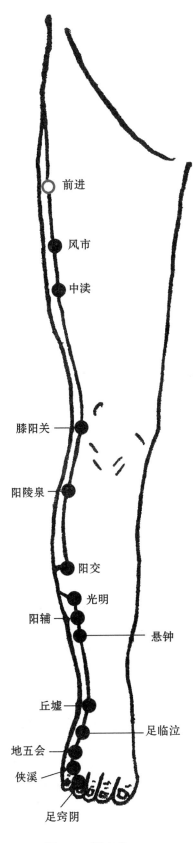

前进

风市

中渎

膝阳关

阳陵泉

阳交

光明

阳辅

悬钟

丘墟

足临泣

地五会

侠溪

足窍阴

图 538 新穴位

表16　新穴位

| 序号 | 穴名 | 体表定位 | 常用手法 | 本穴作用 | 局部解剖 | | | 本穴首见于及别名首见 | 附注 |
					按摩可作触之组织层	按摩可作触之神经、血管			
1	抬肩 Taijian	肩峰前下1.5寸	捻、拂、揉、按、摩、拔、推、敲、拿、捏、掐等	通经活络，活利气血，解痹健身，促进肩臂肌力之恢复	三角肌、肱二头肌、肱骨、骨膜及相应部位关节组织	腋神经、肌皮神经；肩峰动脉网	首见于《小儿麻痹后遗症穴位刺激结扎疗法》	
2	举臂 Jubi	抬肩穴下2寸	捻、拂、揉、按、摩、拔、推、敲、拿、捏、掐等	通经活络，活利气血，解痹健身，促进肩臂肌力之恢复	三角肌、肱二头肌、肱肌、骨膜、肱骨	腋神经、肌皮神经；旋肱后动脉	首见于《小儿麻痹后遗症穴位刺激结扎疗法》	
3	阴元 Yinkang	承扶穴内侧1.5寸	捻、拂、揉、按、摩、拔、推、敲、拿、捏、掐等	通经活络，活利气血，解痹健身，促进下肢肌力之恢复	半腱肌、半膜肌、大收肌、骨膜、坐骨	坐骨神经及闭孔神经后支；旋股内侧动脉	首见于《小儿麻痹后遗症穴位刺激结扎疗法》	
4	迈步 Maibu	髀关穴下2.5寸	捻、拂、揉、按、摩、拔、推、敲、拿、捏、掐等	通经活络，活利气血，解痹健身，促进下肢肌力之恢复	缝匠肌、股四头肌、骨膜、股骨	股外侧皮神经、股沟神经、股神经；旋股外侧动脉	首见于《小儿麻痹后遗症穴位刺激结扎疗法》	
5	前进 Qianjin	风市穴上2.5寸	捻、拂、揉、按、摩、拔、推、敲、拿、捏、掐等	通经活络，活利气血，解痹健身，促进下肢肌力之恢复	髂胫束、股外侧肌、骨膜、股骨	股后侧皮神经、股神经；旋股外侧动脉之降支	首见于《小儿麻痹后遗症穴位刺激结扎疗法》	
6	直立 Zhili	委中穴上4.5寸偏内0.5寸。(也有说偏内1.5寸者，此以偏内0.5寸为准)。	捻、拂、揉、按、摩、拔、推、敲、拿、捏、掐等	通经活络，活利气血，解痹健身，促进下肢肌力之恢复	半腱肌、半膜肌、大收肌、骨膜、股骨	股后皮神经、坐骨神经、闭孔神经之后支；股动脉及其分支	首见于《小儿麻痹后遗症穴位刺激结扎疗法》	
7	外直立 Waizhili	委中穴上4.5寸偏外1.5寸	捻、拂、揉、按、摩、拔、推、敲、拿、捏、掐等	通经活络，活利气血，解痹健身，促进下肢肌力之恢复	股二头肌、骨膜、股骨	股后皮神经、坐骨神经及其分支；股动脉及其分支	首见于《小儿麻痹后遗症穴位刺激结扎疗法》	
8	四强 Siqiang	髌骨上缘中点直上4.5寸	捻、拂、揉、按、摩、拔、推、敲、拿、捏、掐等	通经活络，活利气血，解痹健身，促进下肢肌力之恢复	股四头肌、骨膜、骨膜、股骨	股神经之分支；旋股外侧动脉降支	首见于《小儿麻痹后遗症穴位刺激结扎疗法》	

序号	穴名	体表定位	常用手法	本穴作用	局部解剖		本穴首见于及别名首见	附注
					按摩可作触之组织层	按摩可作触之神经、血管		
9	里上 Lishang	足三里穴上1寸	捻、按、揉、拔、搓、摩、推、捏、敲、扳、拍等	通经活络，改善下肢组织营养，促进肌力恢复	胫骨前肌、趾长伸肌，骨膜、胫骨	腓肠外侧皮神经，腓深神经；胫前动脉	首见于《小儿麻痹后遗症穴位刺激结扎疗法》	
10	里外 Liwai	足三里穴外1寸	捻、按、揉、拔、搓、摩、推、捏、敲、扳、拍等	通经活络，改善下肢组织营养，促进肌力恢复	胫骨前肌、腓骨长肌，腓长伸肌，骨膜、腓骨	腓肠外侧皮神经，腓深、浅神经；胫前动脉	首见于《小儿麻痹后遗症穴位刺激结扎疗法》	
11	地健 Dijian	地机穴下1寸	捻、按、揉、拔、搓、摩、推、敲、扳、捏、拍等	调和气血，通经解痹，纠正内翻畸形	趾长屈肌，小腿三头肌，骨膜、胫骨	隐神经之小腿内侧皮支，胫神经之肌支；胫后动脉	首见于《小儿麻痹后遗症穴位刺激结扎疗法》	
12	承间 Chengjian	承山穴与承筋穴之间	捻、按、揉、拔、搓、摩、推、敲、扳、捏、拍等	通筋活血，通经解痹，促进肌力之恢复	小腿三头肌，跨长屈肌，胫骨后肌，骨膜、胫骨	腓肠内、外侧皮神经，胫神经；胫后动脉	首见于《小儿麻痹后遗症穴位刺激结扎疗法》	
13	腓肠 Feichang	委中穴直下3.5寸，偏外1.5寸	捻、按、揉、拔、搓、摩、推、敲、捏、拍等	通筋活血，通经解痹，促进肌力之恢复	同上，另可作触到腓骨短肌	同上，另可作触到腓骨短肌	首见于《小儿麻痹后遗症穴位刺激结扎疗法》	
14	纠内翻 Jiuneifan	承山穴外开1寸	捻、按、揉、拔、搓、摩、推、敲、捏、拍等	调和气血，通经解痹，矫正内翻畸形	同上，另可作触到腓骨短肌	同上，另可作触到腓骨短肌	首见于《小儿麻痹后遗症穴位刺激结扎疗法》	
15	纠外翻2 Jiuwaifan	承山穴内开1寸	捻、按、揉、拔、搓、摩、推、敲、捏、拍等	调和气血，通经解痹，矫正外翻畸形	小腿三头肌，趾长屈肌，骨膜、胫骨	腓肠内、外侧皮神经，胫神经；胫后动脉	首见于《小儿麻痹后遗症穴位刺激结扎疗法》	
16	落地 Luodi	腘窝横纹中央直下9.5寸	捻、按、揉、拔、搓、摩、推、敲、捏、拍等	调和气血，通经解痹，松解跟腱的挛缩	小腿三头肌，跨长屈肌，胫骨后肌，胫骨、骨膜、腓骨	腓肠内、外侧皮神经，胫神经；胫后动脉	首见于《小儿麻痹后遗症穴位刺激结扎疗法》	
17	纠外翻1 Jiuwaifan	三阴交穴下0.5寸	捻、按、揉、拔、搓、摩、推、敲、捏、拍等	调和气血，松解跟腱的挛缩，矫正外翻畸形	趾长屈肌，胫骨后肌腱，骨膜、胫骨	隐神经之小腿内侧皮支，胫神经之肌支；胫后动脉	首见于《小儿麻痹后遗症穴位刺激结扎疗法》	

新穴位

序号	穴名	体表定位	常用手法	本穴作用	局部解剖		本穴首见于及别名首见	附注
					按摩可作触之组织层	按摩可作触之神经、血管		
18	跟平 Genping	内、外踝连线与跟腱相交处	捻、拂、按、揉、推、拿、捏、掐等	调和气血，通经解痹，松解挛缩的跟腱	跟腱，踇长屈肌腱，骨膜，跟骨	腓肠内、外侧皮神经之小腿内侧皮支，隐神经，胫神经；胫后动脉之跟内侧支、腓动脉之跟外侧支	首见于《小儿麻痹后遗症穴位刺激结扎疗法》	
19	劳谷 Panggu	足背第三、四趾缝上1寸	捻、拂、按、揉、推、捏、掐等	通经活络，调和气血，解痹健足	趾长伸肌腱，趾短伸肌，骨间背侧肌，骨膜、跖骨、趾骨及相应部位之跖趾趾关节组织	腓浅神经、腓深神经；足底外侧神经，足背动脉之分支	首见于《小儿麻痹后遗症穴位刺激结扎疗法》	
20	趾平 Zhiping	跖趾关节背侧中点（左、右共10穴）。	捻、拂、按、揉、推、捏、掐等	调和气血，通经解痹，矫正趾关节畸形	趾长伸肌腱，骨膜，跖骨、趾骨及相应之跖趾趾关节关节组织	腓浅神经、腓深神经；足背动脉之分支	首见于《小儿麻痹后遗症穴位刺激结扎疗法》	

附　　录

未来医学的宗旨与 21 个亮点

魏慧瑶

　　未来医学将是一个真正的以人为本、医患互动，内源性医学与外源性医学相结合之全新医学科学。它是研究中国医学的未来与未来中国的医学，也是研究世界医学的未来与未来世界的医学的前瞻性、尖端学科。随着内源性医学理念的现身、抢救、推广、普及与提高，随着社会的进步，科技的发展，时代的前进与生命科学研究成果不断地接近或揭示生命之本源，新世纪医学模式大力倡导的内源性医学——导引医学的必将为当下国内外诸医学之思路、理念、策略、措施、方法的更新与完善注入新的活力和强劲的推动力。

一、未来医学的宗旨

　　以人为本，是未来医学一切的出发点与终极目标——就只能是为了人类的健康、长寿、美形与美容而尽善尽美的服务。否则就会偏离方向，就是步入歧途。

　　这里所说的尽善尽美有以下几层含义：①在人未得病之前，未来医学则应为人提供并教会人们掌握：实行科学、积极、简、便、廉、效的预防方法，即让人少生病、生小病，甚至不生病。②人若患病，医学则应为患者提供高效、速效、特效、长效，安全，无（或尽量少）创痛、甚至很舒服，绿色、环保、低碳、零碳、无任何毒、副、致癌、致畸、致突变作用的最佳治疗方案，以期让患者尽快地康复到尽好的程度，并不（或不易）复发。③应让患者在治疗康复之同时获得促进其新陈代谢，强化其自身身心功能，提高整体健康水平，兼得保健、养生、美形和美容之收益，以利延年益寿。④随着时代之前进，科技之发展及医学工作者的辛勤劳动，不断以进一步提高疗效之新理论、新方法、新技术、新医学学科如：中国新型按摩学、无创痛穴疗学、日本正在悄然兴起的"新世纪患者学"、内源性医学、未来预防医学、未来临床医学、未来康复医学、未来美容医学、未来养生医学、未来公共卫生安全医学及未来健康管理理念与新世纪医学模式，来为患者更好的服务，同时不断完善、发展未来医学之本身。

　　唐·孙思邈《备急千金要方·养性序》曾指出："天地之性，唯人为贵，人之所贵，莫贵于生。"笔者以为：生之所贵，莫贵于健，健之所贵，莫过于美。因为人类对健康、长寿、美形与美容的追求，是社会进步永不枯竭的动力，亦是未来医学唯一的最高宗旨。

　　中国未来研究会医学委员会正式成立于 1988 年 7 月，是中国唯一的全国性的专门从事未来医学研究的学术团体，是一个高层与权威性的国际学术交流平台。它主要从事未来医学的探索、分析、预测、研究、发展的创建性工作；推动、协调与引领我国未来医学的学术研究活动；加强与国际和世界各国未来医学研究机构的交往和合作，以促进人类未来医学的孕育、诞生、进步、发展、飞跃和革命，它以研究与未来医学有关联学科的未来科学交叉及应用等为己任。以让未来医学尽早、尽善、尽美的为人们的健康生活、命超百岁、活得年轻、活得漂亮服务。

二、未来医学的 21 大亮点

由于内源性医学——导引医学在国内外临床应用的卓著效果，抗生素之问世与应用、输液技术之应用，器官移植、试管婴儿、克隆技术、基因工程、转基因工程、干细胞与破解人体生命奥秘等方面的成果不断涌现，社会的进步，时代的发展，科技的腾飞等，都使医学进入了一个突飞猛进、日新月异的新时代，人类共同的未来医学至少有如下亮点：

1. 以人为本：是的，以人为本是未来医学的第一大美妙迷人、振奋人心的亮点。这是未来医学唯一的最高宗旨。在未来医学里，将彻底结束所有那种单纯的为医学而医学、为市场而医学、为金钱而医学的时代。正本清源，从战略的高度，使医学真正回归到为了全人类的健康、长寿、活得年轻与活得漂亮，而孕育、诞生、成长发展与存在。偏离了以人为本的理念、思路、策略、措施与方法，就都是"离经叛道"，就不是未来医学。

2. 信息学、生物信息学等的进步将革新当下医学的工作方式：一或几张"信息卡"，将足以记载每个人一生的健康与疾病及全部相关的影像资料。并可方便地应用于中国各地与世界各国的远程卫星和网上会诊，并不难预测，随着 GPS 接收机的微小化与进步、随着便携式生命与健康探测和检测仪器的智能化及数字化，在不久的将来，这些都能方便地应用于中国各地与世界各国的健康管理之中（现在中国各地与世界各国的健康管理之中已有诸多方面的应用）。

3. 使医学的工作范围由"出生到死亡"拓展为"生前（优孕、优育、优生）与死后"：可用医学来指导父母在最佳受孕期怀孕与如何优育；在胎儿期就能对某些疾病做出正确诊断与进行内外科治疗，使畸形得到矫正、缺损得到修复。外科的治疗手术后，将胎儿还纳子宫，使胎儿正常发育，待十月怀胎期满，分娩出子宫，胎儿将是连疤痕都没有的正常婴儿。这预示着胎儿医学科，将在不久的将来诞生。

婴儿一诞生，完善的未来医学便会对其的一生健康危险因素进行全面监测、分析、评估预测与以预防养生为主的干预。强调人性化、个性化、专业化与系统化的统一。融健康教育、促进、干预、养生、美形与美容为一体，并贯穿于人之一生。有专家预言：至 2030 年左右，人均寿命突破 100 岁的长寿村、乡、县、市、省与国家都有可能不断涌现。

在某些国家已有了"脑死亡的立法"，有未来医学学者主张：在脑死即人死，而循环未停时，诸多脏器除可作为脏器移植的供体外，在脏器的保存、组织与细胞的保存和增殖等诸方面都是有待研究开发之新领域。基因库、细胞库、组织库等都将会成为医院的重要辅助科室。

4. 预防手段的优化与升华：专家指出，在不久之将来，我们将欣喜地看到在未来医学里：以各种菌苗、疫苗接种为主要预防手段，将被以各种菌苗、疫苗接种与能有效地调动和激发人体自身显在的及潜在的潜能，提高自身免疫力的内源性医学与非药物疗法相结合的预防手段所取代。应该肯定菌苗、疫苗的接种，以天花等的根绝为重要标志，为人类做出了很多重大的贡献。但同时专家指出：当下医学又应该清楚地看到，人类在应对流感等病毒性疾病的理念、思路、策略、措施与方法上，都存在着很大的有待优化的空间。在免疫疗法和药物疗法之外，还有很多能有效地调动与激发人体自身显在的及潜在的疗能，提高自身免疫能力，尤其是改善呼吸道的微循环，提高呼吸道的健康水平和防治流感等病毒性疾病的科学手段，其中新世纪医学模式倡导的丰富多彩的内源性医学防治法与非药物疗法就是如此。

专家认为：新世纪医学模式与防治流感新思路，从理论到实践，从基础到临床都有原创性的创新，它不但弥补了当下常规应对流感的不足，而且有科学新颖、积极主动、简便廉效、绿色环保、易于推广等优势。它着重强调了"中医治未病"的理念，着重强调激发人体内显在的与潜在的抗病能力，是"以不变应万变"的根本性的预防与治疗措施，完全符合中医"扶正祛邪"与"正气存内，邪不可干"之预防与治疗疾病的原则。

专家指出：魏慧瑶主任医师系统提出的，在注重流感病毒的同时，亦应高度重视人体自身免疫力（显在的与潜在的）的调动与激发相结合；疫情监控、免疫疗法、药物治疗等常规防治与非药物疗法防治相结合；外源性防治（如外源性免疫疗法、药物疗法与非药物疗法等）与内源性防治（如导引医学等）相结合；《防治流行性感冒保健新法——新世纪医学模式应用》等全新的应对流感的理念、思路、措施与方法（如艾灸法、按摩法、火罐法、热盐包法、电吹风法、导引运动法和一整套科学新颖、简便实用，能提高自身免疫能力，尤其是改善呼吸道的微循环，提高呼吸道的健康水平与防治流感的导引医学方法等），并在全国各地开展了不少培训和推广实践，深受广大群众、专家与学者的欢迎与好评。

专家认为：新世纪医学防治模式与防治流感新思路可以做到比当前采用的常规防治手段更加全面妥善、经济省钱、简便易行、安全可靠，而且可操作性强。并能充分展现中国预防医学与养生医学完美结合的以人为本、天人相应的理念与科学内涵（魏大夫总结有一套光盘和教学材料）。

5. 当下威胁人类生命的癌症，艾滋病，心、脑血管病与其他老年病等难题可望在 20 年左右被攻克。

6. 随着人脑研究工程的进展，我们对脑之感知、思维、记忆、情绪等认知，对脑疾病与精神疾病产生的机制与防治方法等都会有新的进展与突破。随着对脑疾病与精神疾病产生的机制与防治方法等研究进展，随着对内源性医学的机制与防治方法等研究进展，内源性医学的重要性与其优势将不断凸现出来（可喜的是"上海脑计划"与"中国脑计划"已分别于 2015 年和 2016 年启动。而该论文正式发表于 2010 年，经过 6 年，即 2016 年，这一对中国当代医学与未来医学都将产生重大和深刻影响的"中国脑计划"终于启动！作者为此感到莫大与由衷的欣慰！并衷心祝愿"中国脑计划"研究早日取得新的进展与丰硕成果！以便让其更好地为中国人民与世界人民的健康长寿、长命百岁与美形美容服务）。

7. 异种的脏器移植、人工脏器的研究与制造、能自动清洁人体心、脑血管的微小智能机器人之研究与应用、太空微重力医学的研究、海洋医学的研究，在未来医学模式——新世纪医学模式指导下，在预防、临床、康复、美容、养生领域、公共卫生安全的应用都将会十分活跃，它们的成果，将会给未来医学带来全新的面貌与活力。

8. 眼下人类虽然可以邀游太空，但对自身的了解与研究还相当肤浅。世界卫生组（WHO）研究结果显示：当前人类对生命科学的认知度不足 10%，这应该引起全世界的高度重视！自然母亲是组织工程与器官工程的大师，她通过进化与胚胎发育精确地创造世间万物。与之相比，人类现今所做之一切所谓尖端的组织工程与器官工程的研究，都还处于非常初始之阶段。专家预测：由于牙齿是人体唯一能在成体中再次发育的器官，同时就器官的组织结构与发育分化过程而言，它又是相对较为简单的一种器官。从器官发育的角度出发，成体中牙齿的再生奇迹，要比其他器官的再生奇迹更容易些。

9. 未来药物学将向着更加专业化、科学化、系统化、基因化、转基因化、全息化、自然化之方向进步与发展：也就是向着绿色环保（生产药品对自然环境、社会环境与服用药物对人体的内环境，都要求绿色环保），尽量小或无任何毒、副、致癌、致畸、致突变作用，向着高效、速效、特效与长效的方向进步与发展，向着"食药同源"的方向进步与发展。"基因药物"，转基因的蔬菜（如土豆、西红柿、芹菜、菜花与菠菜等）、水果（如苹果、香蕉、葡萄、梨与柚子等）可以替代某些疫苗的接种及防治多种疾病都可能会很快实现。

10. 尤其值得一提的是，导引服药法：它是笔者历数十年实践与研究而发明的全新的科学服药法。它是在新世纪医学模式的指导下，用药物疗法与非药物疗法相结合、外源性医学与内源性医学相结合的全新科学服药法。它从加快血液循环、改善微循环与整体循环入手，与充分发挥导引服药法之优长和特色。故它有助于将药物按因人而需，因人而异的引导"药至病所"或"药至需处"。即用导引方法引药归入：人体的某部位、脏腑、经络及穴位或人体某系统、器官、组织与细胞。这不仅可有助于药物充分发挥药效，而且有助于药物的代谢产物更好地排出体外，而使药物"增效减毒。"故不难预见：不久的将来，不懂导引服药法的未来医生，就不是一名合格的好医生。这些都应该引起相关部门与领导的重视和支持。

11. 重视非药物疗法与药物疗法相结合：人类在与疾病作斗争的漫长历史中，惨重的付出，巨大的代价，换来的是两大系列的劳动成果与智慧结晶：药物疗法、免疫疗法和非药物疗法。当下，在全世界每死亡三个人中，就有一个是死于药物的毒副作用。目前无论是国内外，还是中西医，也无论是广大群众，还是医家、学者，通常还只知道重视药物疗法与免疫疗法，忘淡、忽视，或压根就不知道还有科学新颖，疗效卓著，简便廉效，易于操作，易于推广，不用花钱，适应证广，不仅可用于防病治疾，且可用于养生、美容、减肥、催眠、启迪智慧，激发潜能，少创痛或无创痛，并无任何毒、副、致癌、致畸、致突变的非药物疗法与内源性医学。故未来医学的一大特色就是在不久之将来，人们在检查确诊治疗时，首选的是丰富多彩的非药物疗法与内源性医学（包括在心理治疗里的研究与应用），其次才是药物疗法与非药物疗法相结合。在病愈后防复发与健康呵护中，又恢复了用首选的非药物疗法与内源性医学，以利人们尽少或不再被药物"毒"杀，以利人们之健康长寿，安享天命。

12. 未来医学的又一突出的美妙迷人的亮点是：主动治疗与被动治疗相结合：因目下，无论是国内外，还是中西医，也无论是"主流医学""非主流医学"还是"整合医学"，通常均是将患者视作被动接受治疗的对象。人们对疾病之治疗，往往是以药物、手术、理疗、心理咨询等外因的方法来调整失去生理（或心理）平衡的机体，这类外源性的缺什么补什么的办法，无疑会对患者有一定的治疗作用，但同时也产生、带来了一定的毒、副作用，如：过敏反应、耐药性、习惯性，某些药物如激素、抗生素、免疫制剂等还会有损人之元气，有些药物能致使患者机体的生物功能紊乱，体内菌丛失调等。如有统计资料显示：1999 年仅在我国因药物不良反应而致死的人数就高达 19 万；2001 年我国用药不合理比例高达 26%；2003 年仅我国因药物不良反应住院人数占住院总人数中比率约为 20%，其中 1/4 是由不合理使用抗生素所致，不合理用药与药害，不仅严重影响患者的健康，而且造成重大的经济损失，我国每年由于滥用抗生素引起耐药菌感染一项造成的经济损失就高达百亿元。世界卫生组织研究报告：医源性和药源性疾病所导致的死亡人数已远远超过传染病死亡人数的 10~15 倍，还揭示了影响人健康长寿的因素中：遗传占 15%，社会环境因素占 10%，气候因素占 7%，医疗因素占 8%，自体康复因素（自体的免疫力、心理素质、生活方式等）占 60%，由此亦不难看出调动与激发主动（患者的）积极因素在健康、长寿与未来医学中作用之重要性。而西医学恰恰忽视了本该高度重视调动的主动（患者的）和被动（医生的）这两个积极因素，而未来医学则是高度重视调动主动（患者的）与被动（医生的）这两个积极因素。用主动治疗（在医生指导下由患者自身做的治疗）与被动治疗（由医生做的治疗）相结合的原则，作为它更好为患者服务的指导原则之一。以期让患者尽快地康复到尽好之程度和健康长寿为目的。

13. 重视局部与整体相结合及未来医学向着整体医学的方向发展：人体生命是经自然界脊椎动物历五亿多年的漫长岁月进化、发展而来的一个完整的整体。而人体健康出现问题之初，确常是反应在局部，而且因人而异。故未来医学在呵护人类的健康时，是辨证施治的建立在重视医生指导下的患者主动治疗与医生的被动治疗相结合，重视非药物的疗法和药物的疗法相结合之同时，高度重视局部与整体相结合和向整体医学的方向发展：

未来医学重视主动治疗（在医生指导下由患者自身做的以导引医学锻炼为主的非药物疗法），是在重视局部（患部）治疗之同时，还重视患者整体（全身）的辅助治疗，以期通过改善、调动和增强患者整体健康水平而影响、带动和促进局部患处之不利因素向好的方面转化，以至达到痛减病除和健康长寿之目的。这完全符合西医由综合医学发展与进步至分析医学，再发展与进步至整体医学；中医由整体医学发展与进步至微观医学，再发展与进步至整体医学的规律。这未来医学的整体医学是原中、西医学经发展与进步，螺旋式上升的结晶和归宿。这是医者和患者的众望所归，也是社会发展与科技、医学进步的众望所归。

事实上已有不少的研究结果显示，整体医学不仅有利于提高疗效，扩大治疗范围与领域（如美容、养生领域等）等优点，而且有助于癌症患者能健康的生活。如：上海中医药大学科研处提供的研究分析报告，上海市 80% 的癌症患者经过"整合治疗"与"整体康复"治疗后，能正常工作和生活。参加调查的众多患者中，不少的患者在康复后，已健康地生活了十几年，还有最高龄的康复者已健康的生活了 50 年。在这个健康的生活着的、战胜癌症的人群中有 80.2% 的人参加体育锻炼，对生命充满了信心。

14. 中医将是未来医学的重要组成部分：中医是中华民族的一项伟大发明。它博大精深、历史悠久、科学内蕴丰富，疗效卓著，尤其是中医在宏观医学、预防、养生与美容等领域之优势与特色，在辨证施治、整体观与天人合一等理论和实践方面的建树，都将是未来医学的重要组成部分。未来医学将在中医学、西医学、中西医结合医学、各民族医学、世界各国传统医学及所谓"主流医学""非主流医学""整合医学""替代医学"或"另类医学"等的基础上，发展、进步、升华中诞生。它将摒弃各种医学之间所有的门户之见。

15. 导引医学亦将是未来医学的重要组成部分：早在《黄帝内经》中就将中医分为：针、灸、砭、药与导引按跷几部分组成。其中针、灸、砭、药与按跷，均属外源性医学，唯独导引，是属内源性医学。导引，是富有神秘色彩的古老的东方文化宝库里一颗光芒四射、璀璨夺目的明珠。导引医学集特有的呼吸运动、肢体运动与自我穴位按摩于一身。它是调发身姿健、容貌美卓有成效的手段之一。也是未来医学精粹中一个科学、实用的组成部分。

导引医学是一门健与美的艺术，具有很强的科学性。这颗东方医学宝库中的明珠既有深厚的文化底蕴，又集防病治病、启迪智慧、美容抗衰、激发潜能、增寿延年等众多神奇效果于一身，为历代医家巨匠（如：战国神医扁鹊、三国名医华佗、隋代太医博士巢元方、唐代大医学家孙思邈等）和道、儒、法、武等诸子百家所推崇。然而，由于种种历史条件的局限，前贤们终未能提高到西医学理论基础及一系列近代科研成果（如：控制论、系统论、信息论、微循环理论、全息生物医学及生命衰老机制等）的高度来认识它。为使其科学化、系统化，笔者经过50余年的学习、摸索、临床实践和研究探求始成。

导引医学中之导引锻炼具有现代所有医学所不具备的如下特点：

导引锻炼根本不同于当今中、西医的被动治疗方法。它的镇静神经、安定情绪、调整身心、调理脏腑等多方面之功能，是当今中、西医的被动治疗方法所无法与之比拟的。其还吸取了中国古代导引功中具有防病治疾作用瑰宝的"喷气法"、印度的"瑜伽术"、日本的"水晶体操"、中华武术里具有强身健体作用的"导引功拍打法"、传统的自我经穴按摩、现代穴位按摩美容法、健身法等之营养于一身。其特点是：

（1）身心合一：导引医学锻炼时要求集中思想，排除杂念，身心合一、意气合一、内外合一、动静结合。这有利于更好地调动机体内地自我显在的与潜在的潜能。

（2）一专多能、健美统一：导引医学锻炼治疗康复的同时，还能让练习者兼获强身、美容、养生的效果。

（3）可单独施行并可作为综合措施：导引医学锻炼可单独施行，亦可同当今中、西医的被动治疗方法配合实施，以减少毒、副作用和提高疗效。

（4）植根于中医理论：导引医学既深深植根于中医理论之沃土，又吸取了西医学与一系列近代科研成果之营养。它不仅充分展现了阴阳、五行、脏腑、气血、经络、三宝、整体观、辨证施治和天人合一等理论的特色，而且它亦是中医所有临床里唯一真正能充分展现天人合一等理论特色之博大精深与优势，并吸取了神经体液学说、控制论、系统论、信息论、微循环理论、全息生物医学及生命衰老机制等理论精华之独具特色的预防、治疗、美容、健身、益寿法。故未来医学的诸种医学学科都将采用导引医学，不仅能方便简捷地提高其效果及扩大其学科范围、领域等，并能对该医学学科，应用天人合一等基础理论之水平提升等方面均有良好的助益，这将大大有利于提升该未来医学学科本身的理论与临床水平。

（5）整体与局部相结合：导引医学紧紧抓住与突出了未来医学之整体观和辨证施治的理论特色，科学地将提高整体之健康水平与改善局部之微循环紧密的结合起来，这有利于巩固、提高防治效果，有利于美容与长寿。

（6）自我健美：导引医学锻炼常常无需他人帮助，便能实现自我健美目的。如亚健康状态

（或亚临床状态）等症，导引医学锻炼则有良好的自我治疗、健美效果。

（7）经济、简便易行：习练者只要有明确的康复、治疗要求，选定适当的练习内容，便可进行练习，而不需要其他的医疗设备和药物。

（8）效果显著：导引医学锻炼不仅能防治不少疾病（如失眠、感冒、面瘫、腰腿痛、高血压、急性胃肠炎等），而且能使练习者强壮、健美，益寿延年。

（9）适用范围广：导引医学锻炼内容丰富，适用范围很广泛。适于不同年龄、性别、病情和体质的人。总之它不仅在当下与未来的预防医学、临床医学、康复医学领域中有广阔的用武之地，且在当下与未来的美容医学、养生医学和公共卫生安全医学领域中亦有极其光明之应用前景。

（10）科学、灵活性强：习练者可根据自己的康复、治疗等目的，选择适宜的导引医学锻炼习练即可。如想减肥就按《经络减肥美形法》练习；想治感冒就按《治疗感冒新法》治疗；牙痛就按《治疗牙痛新法》施治；失眠就按《失眠防治法》治疗；想消除皱纹就按舒皱法、美容法、美颜法习练；想长寿就按延年法、抗衰法练习。

（11）安全绿色环保、无创痛与无副作用：导引医学锻炼只要按规章施行，是一种安全、绿色、环保、低碳、零碳、无创痛，无任何毒、副、致癌、致畸、致突变作用的祛病、健身、美容、益寿法。

（12）世界医学领域内唯一的内源性医学：中国医学的绝学、世界医学的绝学——内源性医学是导引医学又一突出的特色。

由于导引医学拥有众多上述特点，故运用它更有利于提高疗效，扩大治疗范围及领域（如预防、美容、养生等领域）。它集预防、治疗、康复、美容、养生、减肥、催眠等诸多功能于一身，而更符合未来医学发展目的之冀望和发展。不久的将来，不会开导引处方的医生，将会和不会使用电脑的医生一样，都不会是一名合格的医生。

16. 命超百岁，无疾而终：因未来医学是从疾病医学升华至健康医学之高度，来精心呵护人们从生前与一生的医学。未来医学使颐养天年，命超百岁，无疾而终，这些人类人世间美好和幸福之夙愿，亦是历来医学进步与追求之夙愿，在不久的将来，将变为现实。

17. 高度重视调动与激发人体内显在的及潜在的潜能——未来医学发展的核心：科学家的研究成果振奋人心的揭示，人类大脑的平均重量约为1360克。但它确是宇宙间最为高级，无比精密、复杂的系统。它约有1000亿个细胞（又称神经元），然而，"我们人类只利用了很少的一些"。这就提示：人类在使自己生活得更充实、更明智、更巧慧、更健康、更幸福、更长寿与更年轻等诸方面，在我们每个人的自身都具有巨大的显在的与潜在的潜能（如疗能、美能、智能等），可供挖掘、调发及利用。未来医学将会为每个人，按专业化、人性化、科学化与系统化的提供健康服务，进行积极调发自身潜能的简便、有效、实用、科学的理念与指导。这将是开启人体健康、长寿、美形、美容与智慧大门钥匙。这亦是未来医学发展的核心之一。

18. 在健康长寿与命超百岁的基础上，未来医学让人们活得更年轻、更漂亮的梦想将变为现实：马克思说，社会进步，就是人类对美追求的结晶。而人类对美的追求，则是社会进步永不枯竭的动力。随着生物技术中基因工程，转基因工程，细胞工程，尤其是干细胞的保存、增殖及应用技术，组织工程的软骨培养与血管培养等成功的提示，诸多组织培养的成果对修复外科、畸形矫正与整形美容，都将产生巨大的推动作用，引起当前与未来美容医学上的重大变革与进步。尤其是在新世纪医学模式引领下，内源性医学的普及与推广，世界中医美容医学的理念与技术的发展与进步，使人们已经欣慰地看到：在不久的将来，未来美容医学将会助我们大家在健康长寿、命超百岁的基础上，实现活得更年轻、更漂亮、更幸福的梦想。

19. 未来养生医学是当代与未来全人类所有医学及未来所有学科，一切有关科研成果汇集而成的医学科学的"顶峰"：因人的生命，乃是世间最为宝贵的。而人生，又是极为短暂的。故未来养生医学就是在以人为本、以人之健康为本的基础上，又为自己提出了以在命超百岁的基础上，让人们活得更年轻、更漂亮、更充实、更幸福的专题主攻目标。新世纪医学模式为未来养生医学之形成指明了方向，奠定了理论、实践与技术的基础，前程无量。

20. 由于内源性医学在国内外临床的卓著成效、随着内源性医学在国内外的推广、普及与其本身具备的众多不可替代的优势，加之其与外源性医学相结合，它在未来医学中的重要性和价值必将越来越突显出来。

21. 专家指出，新世纪医学模式是对现代医学模式的更新与完善。如果我们将未来医学比喻成一顶精美绝伦、珠光宝气的"皇冠"的话，那对当下国内外医学教材里的现代医学模式更新与完善的新世纪医学模式，就是"未来医学皇冠"上最亮丽的珍珠。

（原载：《未来与发展》杂志，2010 年，第 5 期，6~10 页）

新世纪医学模式与内源性医学

魏慧瑶

摘要：随着新世纪医学模式与其大力倡导的内源性医学——导引医学理念的发掘、抢救、推广、普及与提高，随着社会的进步，科技的发展，时代的前进与生命科学研究成果不断地接近或揭示生命之本源，新世纪医学模式与内源性医学必将为当下国内外诸医学之思路、理念、策略、措施、方法的更新与完善注入新的活力和强劲的推动力。

一、新世纪医学模式倍受关注和反响强烈

新世纪医学模式从 1999 年公示以来，倍受国内外专家、学者与广大受众的欢迎、好评、青睐、关注并反响强烈，是近些年来，我国学术界难得一见之好现象。如吴鑫《一篇医学论文引发的思考》一文的编者按："2002 年 11 月，我刊用了 7 整版多、头版头条全文刊登了主任医师魏慧瑶《对生物－心理－社会医学模式的挑战：新世纪医学模式的思考与探索》一文。正如专家所说：这一近年难得一见的好文章在针灸界、按摩界、美容界、养生界、医学界与广大读者中倍受关注并反响强烈，新世纪医学模式与其运用倍受青睐和欢迎。"

专家评价："新世纪医学模式极力倡导一个以人为本、医患互动，药物疗法、免疫疗法与非药物疗法相结合，内源性医学与外源性医学相结合之全新医学模式，新世纪医学模式指导下的医学科学发展的新思路，是医学科学思想论与方法论的一次发展、进步、飞跃与革命。魏慧瑶主任医师在国内外数十年的临床与研究结果揭示：只要学会与掌握了新世纪医学模式和导引医学处方，不仅可以不用花一分钱，便能大大有利于巩固与提高按摩、针灸、导引等中西医诸临床医学的疗效，扩大诸临床医学的治疗范围和领域（如预防、美容与养生等），而且有大大有利于医者本身的健康和长寿等许多优长。"

生物－心理－社会和被动与主动相结合之新世纪医学模式在针灸界、按摩界、康复界、美容界、养生界、医学界与广大读者、受众中倍受关注和反响强烈！新世纪医学模式与其在预防医学、临床医学、康复医学、美容医学、养生医学与公共卫生安全医学领域里之应用，倍受青睐、欢迎和好评"。如：

1. 贾谦《新世纪医学模式是解决人类健康的好医学模式》，并在《中医优势与新世纪医学模式》一文中睿智地指出："新世纪医学模式代表中医思维体系和能以很低的费用解决医学难题"；贺绍文、魏稼《医学模式的新突破》；田从豁《新世纪医学模式——一个人类医学模式发展史的新里程碑》；贺绍文《新世纪医学模式——医学模式的新突破》等。

2. 我国已进入了老龄社会。2008 年 2 月，由中国科学技术信息研究所、北京谦益与中医药研究院共同完成的国家中医药管理局委托课题：《遵循自身发展规律　发挥中医药优势特色的政策研究》报告中指出：

一是老年人的医疗费用占全国医疗费用的 80%，采用新世纪医学模式可以减少医疗费用，

尤其可提高老人们的晚年生活质量，并使我们人类的平均寿命至少延长 10 年以上。

二是新世纪医学模式充分强调了非药物疗法的意义和价值。

三是魏慧瑶主任医师系统地提出的"防治流行性感冒保健新法——新世纪医学模式应用"等全新应对"流感"的中医理念、思路、措施与方法（如艾灸法、按摩法、火罐法、热盐包法、电吹风法和导引运动法等），在全国各地开展了不少培训和推广实践，深受广大群众、专家与学者的欢迎与好评。党中央与国务院一贯高度重视我国的防治流感工作，2006 年我国为预防流感拨了 20 亿人民币专款，2007 年、2008 年又为此而增加了拨款，但都没有找到好的方法。故建议应重视与推广防治流行性感冒保健新法——新世纪医学模式应用等全新应对"流感"的中医理念、思路、措施与方法。

四是高瞻远瞩的建议：应将内源性医学——导引医学在中、小学生中，进行普及推广。如内源性医学、五禽戏、八段锦、养生十三法等。因为青少年是祖国的未来，只有青少年健康与强壮，才有未来中国的富强与希望。

五是建议国家中医药管理局组建讲师团，征求志愿者，到农村去推广非药物疗法，亦即推广魏慧瑶主任医师提出的新世纪医学模式，为农村培养一批懂得、熟练非药物疗法和内源性医学——导引医学的乡村医生，这将大大地有利于我们实现《医改意见》的总体目标与落实胡锦涛主席"社会要和谐，人民要健康"的指示精神。

六是建议：不仅全国中医高等院校的师生，要学习新世纪医学模式、内源性医学——导引医学、非药物疗法；而且全国西医高等院校师生、农村医务人员、社区医务人员、大中城市的医务人员与科研人员等，也应学习新世纪医学模式、内源性医学——导引医学、非药物疗法。同时指出，只要通过短期训练，新世纪医学模式、内源性医学——导引医学与非药物疗法人人都可以学会一招半式，而且可以用它随时应对某些疾病，受益终生。这些都大大地有利于我国深化医改总体目标的更好实现。

七是他们站在以国家利益为重，以民族利益为重，以中国与世界医学发展和进步利益为重的立场上，建议国家中医药管理局组建讲师团，广泛地开展国际交流，推广新世纪医学模式、内源性医学——导引医学与非药物疗法，这将大大地有利于提高中医在国际上的地位，并大大地有利于当下与未来医学本身的发展、进步、飞跃与革命。

3. 民政部原副部长、九届全国政协委员、中国未来研究会理事长张文范在上海"中国卫生健康万里行"的启动仪式大会上指出："魏教授倡导的新世纪医学模式、内源性医学——导引医学、非药物疗法，这是非常好的、可持续性发展的、绿色环保的、大大地有利于国家民生的好模式、好方法，应该好好地研究、应用与推广，这意义非常重大！"

4. 中国未来研究会医学委员会的专家明确肯定地表示："新世纪医学模式、内源性医学——导引医学、非药物疗法与防治及研究流感等新思路就是好！值得与应当大力加以推广和普及，以造福于更多的老百姓，中国未来研究会医学委员会将为此竭尽全力与奋斗终生。"

5. 中国女医师协会原副会长、中国妇联执委李紫阳教授说："如果我的父亲（我国原国家主席李先念）早接触到新世纪医学模式、内源性医学——导引医学和非药物疗法，至少要多活 10 年！"

6. 国家中医药局原国际合作司司长，中国民间中医医药研究开发协会会长沈志祥教授对作者说："大力倡导非药物疗法、内源性医学——导引医学与新世纪医学模式理论和实践的成果很好，这些也是我们中国民间中医医药研究开发协会要研究、开发与推广的项目，并表示愿意与中国女医师协会等一道，大力支持与努力推广这些有利于医改与人民医疗保健的好项目。"

7. 中国预防医学会秘书长蔡纪明教授指出："魏教授倡导的非药物疗法、内源性医学——导引医学与新世纪医学模式理论和实践对提升预防医学学科水平，确实是非常有意义与价值的，是有创新的，应该加以重视。"

8. 国家中医药局原国际合作司副司长、世界中医药学会联合会副秘书长、世界中医药学会联合会美容专业委员会会长姜再增教授指出："魏教授倡导的非药物疗法、内源性医学——导引医学与新世纪医学模式理论和实践成果，尤其是防治与研究流感新思路的成果，这是世界卫生组织没有的，美国也没有的，而且多次向国家中医药局有关领导推荐，应该加以普及！"

9. 世界中医科学院院长对笔者说："非药物疗法、内源性医学——导引医学与新世纪医学模式理论和实践成果太好了！只可惜自新中国成立以来，中国中医科学院、所有中医院校的教材与教授在这方面都是一个严重缺失，应该补课。"

10. 原国家卫生部科教司司长黄永昌教授，在 2008 年同学聚会决定出一本书时，他就将我与他合写的《以人为本　医患互动　让有限资源最大化——用新世纪医学模式推动卫生工作》一文纳入此书。当我们问他为什么时，黄教授说："现在的问题是要让更多的人了解与受益于新世纪医学模式、内源性医学——导引医学与非药物疗法"，情景十分动人。

11. 世界针灸学会联合会主席邓良月教授对笔者说："他（邓良月主席）相信，新世纪医学模式的理论与实践绝对是正确的，它不仅可以不用花一分钱，从基础到临床，从理论到实践使全世界的针灸学科大大地提高疗效，扩大治疗范围与领域；而且对其他医学学科同样具有指导意义，并明确指出，世界诸种医学迟早都会朝着新世纪医学模式指出的目标与方向发展。"

12. 原交通部副部长、现中希农创业投资有限公司总经理忻元校教授睿智地指出："新世纪医学模式、内源性医学——导引医学和非药物疗法的出现，太好了！应该让它们造福于广大中国人民与世界人民。并愿意全力支持和推动这项意义重大而深远的系统工程"等等。

二、新世纪医学模式倍受关注和反响强烈的原因

为什么一个新世纪医学模式会赢得这么多令人感动的关注与欢迎呢？！因为专家与学者们都睿智地看中：新世纪医学模式的推广，将大大有利于人类七大健康与生命理念的转变：一是由有病治病型转为无病保健型；二是由药物疗法与免疫疗法转为药物疗法与免疫疗法和非药物疗法相结合；三是由单一的被动（医生的）治疗转为被动（医生的）治疗与主动（在医生指导下的患者的）治疗相结合；四是由痛苦的病死而离开人间转为颐养天年、长命百岁与无疾而终；五是从 20 世纪的疾病医学转为向 21 世纪的健康医学的方向发展；六是由当前中、外医学界，单一的外源性医学转为向外源性医学与内源性医学相结合的未来医学的必然方向发展；七是由当前中、外医学界，对生物 - 心理 - 社会医学模式的极力推崇，转为发展与进步到对生物 - 心理 - 社会和被动与主动相结合医学模式的大力推广等许许多多的优势与丰富的科学内涵。因为新世纪医学模

式紧紧地抓住了未来医学的核心之核心——最大限度地调动人类自身显在的与潜在的之疗能、美能与智能等，尤其是其大力倡导的内源性医学——导引医学，能为提升人类自身的健康、长寿与美容服务，能为我们人类诸种医学的发展、进步、飞跃与革命服务。这或许就是新世纪医学模式倍受关注和反响强烈的重要原因之一。

医学模式是人类对自身健康和疾病总体特征及其本质的高度哲学概括，是医学科学思想论与方法论的总纲，是指导人类医疗卫生实践活动的总纲。它产生于医疗卫生的实践活动，又指导着医疗卫生实践活动的进一步发展。它反映着人们对人类自身的生命、生理、病理、预防、治疗、保健、美容、养生及公共卫生安全等问题之基本观点。不同之医学模式反映出不同历史阶段医学发展的特征、水平、趋向和目标，新世纪呼唤着新世纪医学模式。

1. 有许多专家与学者从还原论、整体论、环境、生态、能量、信息、生物、全人医学、空间等不同的角度切入研究，提出了多种多样、形形色色、丰富多彩的医学模式的科学假设，各种医学模式的提出，都反映了人们对医学模式的重视与关注；反映了科学的进步；反映了社会与时代呼唤新的医学模式的早日诞生；反映了医学对新世纪医学模式的需求与渴盼。中国未来研究会医学委员会的专家与学者，多年来，下了大力气，查阅了 20 多年来，7000 多种报刊，对所有医学模式的假设，进行了长期地、反复地认真研究、对比、实践、推广、验证发现：新世纪医学模式具备了许许多多其他医学模式所不具备的优势与亮点，它涵盖了当下与未来医学发展、进步、飞跃与革命的所有诉求。它是对现代医学模式（生物 - 心理 - 社会的医学模式）的反思、补充、升华和整合后的、更为先进的、完善的、科学的医学模式。它既涵盖了现代医学模式之全部内容，又弥补了现代医学模式的不足。

2. 国内外资料显示：目前医疗确诊率只有 70% 左右，各种急诊成功率也只有 70%。为此，推广新世纪医学模式、内源性医学——导引医学与非药物疗法，既有利于提高为人民群众医疗保健的服务质量，又有利于减少与避免误诊率，还有利于使我国有限的医药资源最大化。

3. 国内外医学界都承认：当下主流医学手段的三大法宝——杀菌灭虫、预防接种、药物手术，对慢性病无能为力，而我国独有的、疗效卓著的、内源性医学——导引医学与丰富多彩的非药物疗法，在应对慢性病方面有独到的优势和不可替代的地位。它们应该为中国的医改、中国与世界医学的进步，做出应有的贡献。

4. 中国独有的内源性医学——导引医学与非药物疗法，在农村医疗，社区医疗，大中城市医院，全国高等中、西医院校，与世界其他同行交流、合作、培训及推广等诸多方面都该做出应有的贡献，并大有可为。

5. 据知：早在 2005 年科技部的专家与学者，就提出了建议："要在全国设立非药物疗法办公室，来推广内源性医学——导引医学和非药物疗法，当时，科技部所有的领导都表示了同意和支持，后来，在专家评审时，却被否决。据科技部的专家与学者分析，其重要的原因是评审的专家对中医非药物疗法、尤其是对内源性医学——导引医学根本就不了解或知之甚少。"

三、内源性医学是中医的一项最伟大发明

中医是中国的一项伟大发明，它在贡献度、实用性、意义与价值等方面都远远地超过了我

国古代的四大发明。它为五千余年中华民族的繁荣昌盛立下过不可磨灭的功勋。它是世界四大文明古国中唯一至今还较为完整保存的传统医学体系，这本身就是世间的一个奇迹。笔者以为，人们说中医很伟大，原因有很多，其中之一：内源性医学——导引医学是中医的一项最伟大发明。

我国现存最早的一部总结性的医学文献、被有的学者称为世界医学的"圣经"——《黄帝内经》，被历代医家奉为圭臬，为历代中医的培养、临证、研究与教育的重要指导医籍，它集先秦诸子百家医疗之术、养生之道、长寿之诀于一身。该书明确指出：中医由针、灸、砭、药和导引按跷几部分组成。有学者从学科的角度，将它们分为针灸、中药、按摩、导引四类；笔者以为：它们还可有另两种不同的分类方法。①它们除中药，是属于药物疗法外，针、灸、砭、导引和按跷，则均是属于非药物疗法。《素问·血气形志篇》载："形乐志苦，病生于脉，治之以灸刺；形乐志乐，病生于肉，治之以针石；形苦志乐，病生于筋，治之以熨引；形苦志苦，病生于咽嗌，治之以百药；形数惊恐，经络不通，病生于不仁，治之以按摩醪药，是谓五形志也。"由此可见古人先贤，除了"病生于咽嗌，治之以百药"与"病生于不仁，治之以按摩"和"醪药"相结合外，对"病生于脉""病生于肉"与"病生于筋"的，则均是"治之以灸刺""治之以针石"与"治之以熨引"的非药物疗法；由此也不难看出古人先贤早在《黄帝内经》时便高度重视非药物疗法的广泛应用、便高度重视非药物疗法与药物疗法的相结合应用。②《黄帝内经》其中的针、灸、砭、中药和按跷这几部分都属外源性医学范畴，现都有很大的发展，即现代流行的针、灸、砭都被纳入了针灸学科，中药更成为中医最常用的治疗手段，按跷则发展成为了按摩学科。唯独博大精深的导引医学，是中医里独一无二的内源性医学，由于其效果奇妙、风格独特与奥妙无穷，属内源性医学范畴。加之它历来为拥有者所珍藏，秘不外授，只用口传心授的方式世代单传，从未被纳入过大学教材等原因，故使当今有缘结识导引医学者，屈指可数；系统学习、研究，并将其应用于预防、临床、康复、美容与养生等医学领域者，则更是少之又少、缺之又缺，故使其渐成为中医里的绝学、世界医学里的绝学。

现在中国，这一世界医学里独有绝佳的内源性医学即导引医学，已被边缘化成为一直散失在民间的健身与养生方法，急待努力抢救。笔者非常有幸于1952年，结识杨少侯太极拳第三代嫡系传人，而后花了50余年刻苦地反复学习、研究、探索、实践、临床、总结、提高与创新，并分别从导引医学的史、理、方、法、穴、医学模式与其在预防、临床、康复、美容、养生和公共卫生安全诸领域的应用等方面，始有所领悟。自1977年起，我用中、法、英文（英文版由外文出版社翻译出版）与中英文对照，在国内外发表了21本专著与200余篇有独到见解的论文，共计500余万字，在世界各地发行，受到读者、专家与学者一致好评。

内源性医学——导引医学是富有神秘色彩的古老的东方文化宝库里一颗光芒四射、璀璨夺目的明珠。它集特有的呼吸运动、肢体运动与自我按摩于一身，便于家庭成员在居室的方寸之地内领略习练其健与美的妙趣。它是调发身姿健、容貌美卓有成效的手段之一，是提高自体免疫力的有效方式。

内源性医学——导引医学是一门健与美的艺术，具有很强的科学性。它不仅是中医的重要组成部分，而且是中医精髓中的精髓。

内源性医学——导引医学既有深厚的文化底蕴，又集培补元气、安定情绪、坚定意志、防病治病、启迪智慧、美容抗衰、激发潜能、增寿延年等众多神奇效果于一身，为历代医家巨匠（如：战国神医扁鹊、三国名医华佗、隋代太医博士巢元方、唐代大医学家孙思邈等）和道、儒、法、武等诸子百家所推崇。然而，由于种种历史条件的局限，前贤们终未能提高到西医学理论基础及一系列近代科研成果（如：控制论、系统论、信息论、微循环理论、全息生物医学、生命衰老机制、未来医学与医学模式等）的高度来认识它。笔者总结的一整套内源性医学——导引运动，科学新颖、简便易学、行之有效，它既融中西健身之长，又集古今益寿之道。它是依据古今先贤与笔者数十年之潜心研究和临床经验，针对健康、疾病及衰老的病因，从动静相兼、身心合一出发，它不仅有益于预防疾病，而且有助于老年斑的消除，有利于身心健康与长寿。2010年初我的两册彩色《每天5分钟　看图学保健：新型抗衰保健按摩图解》《每天5分钟　看图防病痛：新型防病益寿按摩图解》与英文版《中医防治流行性感冒新法——新世纪医学模式应用》在国内外公开发行，出版后获得了专家和同道的好评。其中英文版的书，是人类医学史上第一本首次揭开内源性防治与外源性防治相结合应对流行性感冒保健新法神秘面纱的小书。

新世纪医学模式大力倡导之内源性医学——导引医学，具有当下诸医学所不具备的如下特点：

内源性医学——导引医学根本不同于当今中、西医的被动治疗方法。它的镇静神经、安定情绪、活利气血、通经活络、调整身心、调理脏腑等多方面之功能，是当今中、西医的被动治疗方法所无法与之比拟的。其还吸取了中国古代气功中具有防病治疾作用瑰宝的"喷气法"、印度的"瑜伽术"、日本的"水晶体操"、中华武术里具有强身健体作用的"导引功拍打法"、传统的自我经穴按摩、现代穴位按摩美容法、健身法等之营养于一身。

由于新世纪医学模式内源性防治法与外源性防治法相结合的主动治疗中之导引医学，拥有众多特点与优势，故使新世纪医学模式较以往任何医学模式都更有利于提高疗效，扩大了治疗范围及领域（如预防、美容、养生等领域），有利于中、西医优势之互补，有利于东、西方医学之互相交流、促进和发展。并常集防治流感、康复、美容、养生、减肥、催眠等诸多功能于一身，而更符合当代与未来医学发展目的之冀望和发展。内源性医学——导引医学的特点是：

1. 身心合一

内源性医学——导引医学要求集中思想，排除杂念，身心合一、意气合一、内外合一、动静结合。这有利于更好地调动机体内的自我潜在疗能。

2. 一专多能、健美统一

内源性医学——导引医学治疗康复的同时，还能让练习者兼获强身、美容、养生的效果。

3. 整体与局部相结合

内源性医学——导引医学紧紧抓住与突出了中医之整体观和辨证施治的理论特色，科学地将提高整体之健康水平与改善局部之微循环紧密结合起来，有利于提高患者之健与美效果。

4. 植根于中医理论

内源性医学——导引医学既深深植根于中医理论之沃土，又吸取了西医学与一系列近代可科研成果之营养。它不仅充分展现了阴阳、五行、气血、经络、三宝、整体观、辨证施治和天人合一等理论的特色，而且它亦是中医所有临床里唯一真正能充分展现天人合一之博大精深与优势，且吸取了神经体液学说、控制论、系统论、信息论、微循环理论、全息生物医学及生命衰老机制等理论精华之独具特色的美容、健身、益寿法。

5. 可作为综合措施

内源性医学——导引医学可单独施行，亦可同当今中、西医的被动治疗方法配合实施，以减少毒副作用和提高疗效。

6. 自我健美

内源性医学——导引医学常常无需他人帮助，便能实现自我健美目的。如亚健康状态等症，内源性医学——导引医学则有良好的自我治疗、健美效果。

7. 经济、简便易行

内源性医学——导引医学习练者只要有明确的康复、治疗、美容要求，选定适当的练习内容，便可在家或适当的场地进行练习，而不需要其他的医疗设备和药物。

8. 效果显著

内源性医学——导引医学不仅能防治不少疾病（如失眠、感冒、面瘫、腰腿痛、高血压、急性胃肠炎等），而且能使练习者强壮、健美，益寿延年。

9. 适用范围广

内源性医学——导引医学内容丰富，适用范围很广泛。适于不同人种、国家、民族、肤色、年龄、性别、病情和体质的人。总之其不仅在预防医学、临床医学、康复医学领域中有广阔的用武之地，且在美容医学、养生医学与公共卫生安全医学领域中亦有极其光明之应用前景。

10. 科学、灵活性强

内源性医学——导引医学习练者可根据自己的康复、治疗目的，选择适宜的导引医学锻炼习练即可。如想减肥就按《经络减肥美形法》练习；想治感冒就按《治疗感冒新法》治疗；牙痛就按《治疗牙痛新法》施治；失眠就按《失眠防治法》治疗；想消除皱纹就按舒皱法、美容法、美颜法习练；想长寿就按延年法、抗衰法练习。

11. 世界上独一无二的内源性医学

导引医学是中医学里的唯一，也是世界医学领域中唯一的内源性医学，它可用于预防、临床、康复、美容、养生与公共卫生安全领域。它不但可以单独使用，而且可以与诸种外源性医学的防治法相结合，这将会为提高疗效，扩大治疗范围和领域，减少药物的毒副作用，让人类的有限资源最大化，大大地节约医疗费用，促进医学本身的发展、进步、飞跃与革命做出巨大贡献，开创 21 世纪医学与世界未来医学的崭新局面，相信在人们的共同努力下，内源性医学的开发利用，必将为全人类的健康、长寿与美容做出其不可估量的贡献。

12. 安全、无副作用

内源性医学——导引医学只要按规章施行，是一种绿色环保，低碳，零碳，安全，无任何毒、副，致癌，致畸，致突变作用的祛病、健身、美容、益寿法。

由于新世纪医学模式大力倡导之内源性医学——导引医学，拥有众多上述特点，故使新世纪医学模式较以往任何医学模式都更有利于提高疗效，扩大了治疗范围及领域（如预防、美容、养生等领域），有利于中、西医优势之互补，有利于东、西方医学之互相交流、促进和发展。并常集预防、治疗、康复、美容、养生、减肥、催眠等诸多功能于一身，而更符合当代与未来医学发展目的之冀望和发展。

四、小结

医学模式的发展和社会、科技的发展一样，都遵循其自身发展规律，是不以人的意志为转移的。笔者 50 多年来的学习、思考、探索和国内外 20 多个国家数十万人次的实践提示：未来医学模式——新世纪医学模式的思考、探索与诞生，是循医学模式其自身发展规律的必然和结果。随着新世纪医学模式与其大力倡导的内源性医学——导引医学理念的发掘、抢救、推广、普及与提高，随着社会的进步、科技的发展、时代的前进与生命科学研究成果的不断地接近或揭示生命之本源，新世纪医学模式与内源性医学必将为当下及未来国内外诸医学之思路、理念、策略、措施、方法的更新与完善，注入新的活力和强劲的推动力。新世纪医学模式与内源性医学必将会为提高疗效，扩大治疗范围和领域，减少药物的毒副作用，让人类的有限资源最大化，大大地节约医疗费用，促进医学本身的发展、进步、飞跃与革命做出巨大贡献。相信在我们的共同努力下，对新世纪医学模式与内源性医学的开发利用，必将为开创 21 世纪医学与世界未来医学的崭新局面做出其不可估量的贡献！必将为全人类的健康、长寿、美形与美容做出其不可估量的贡献！

［原载于：《亚太传统医药》杂志，2010 年 11 月，第 11 期（第 6 卷，11 期），1~5 页］

未来医学模式管窥——走近内源性医学

魏慧瑶

编者的话：中医学博大精深，是历代王者先贤留下的宝贵财富。虽然西医学伴随着科技发展而一日千里，但人类对自身的认识却还是十分有限，在一些疾病，特别是在新发突发疾病面前，仍无法做到游刃有余，手到病除。探索人类自身奥妙，破译健康密码，促进人类健康，任重而道远。然近年来，中医接连攻克了一些国际上公认的医学难题，充分说明了中医学的玄妙和伟大。为此，本刊于 2015 年 1 月新增"民生健康"栏目，首推由世界中医药学会联合会美容专业委员会常务理事、主任医师魏慧瑶教授潜心研究 60 余年，以中医理论体系为基础的"内源性医学"理论及实操系列文章，以期给各位中西医同仁以思考及借鉴意义，同时能更加贴近百姓读者，达到防病治病、保健强身作用。敬请关注。

一、走近内源性医学

中华儿女谓之为"炎黄子孙"，中医理论谓之为"岐黄之术"。千百年来，炎黄子孙以岐黄之术防病治病，中医学理论体系在反复多次的实践中得到了不断完善和长足发展。从某种意义上说，中医在贡献度、实用性、意义与价值等方面都远远地超过了我国的四大发明，是一门讲究将人与自然融为一体并和谐统一的自然科学。法于阴阳，和于术数，阴阳五行相生相克，干支甲子历数推演，可知万物运行变化之规律。天人相应，道法自然，自然不灭，中医理法则不灭，人与自然就会生生不息。在中医理论的指导下，人们发现自己真的可以少生病、生小病，甚至不生病。一些西医学无法解释，治疗效果不尽人意或根本无从下手治疗的疑难病、怪异病，还有所谓的绝症，在中医面前却得到了很理想的治疗。哲人常说：存在既合理。中医之所以能伴随人类历史文明发展的全过程，这与它神奇又伟大的理论体系紧密相关。中医把许许多多的不可能变成了可能：一些以现代科学理论都认为不可思议的事情，在中医面前变得普通而平实；一些无法解释的现象，也总能在中医理论体系中找到圆满的答案。即便是在世界科技飞速发展的今天，中医理论体系仍是屹立于世界医学之林的常青树。然而，通过分析及研究大量中外医学史书文献，笔者发现，就目前而言，人类对自身的了解与开发不过十之一二，国人在中医理论体系的传承与发扬上最多也不过三成而已。

二、被遗忘的医学

《黄帝内经》，我国现存最早的一部总结性医学文献。被称为"世界医学圣经"，历代医家将其奉为圭臬，也是历代中医的培养、临证、研究与教育的重要指导医籍，集先秦诸子百家医疗之术、养生之道、长寿之诀于一身。该书明确指出：中医由针、灸、砭、药和导引按跷几部分组成。有学者从学科的角度，将它们分为针灸、中药、按摩、导引四类。

在这些分类中，除中药是属于药物疗法外，针、灸、砭、导引和按跷，则均是属于非药物疗法。《素问·血气形志篇》载："形乐志苦，病生于脉，治之以灸刺；形乐志乐，病生于肉，治之以针石；形苦志乐，病生于筋，治之以熨引；形苦志苦，病生于咽嗌，治之以百药；形数惊恐，经络不通，病生于不仁，治之以按摩醪药，是谓五形志也。"由此可见古人先贤除了"病生于咽嗌，治之以百药"与"病生于不仁，治之以按摩"和"醪药"相结合外，对"病生于脉""病生于肉"与"病生于筋"的，则均是"治之以灸刺""治之以针石"与"治之以熨引"的非药物疗法。由此也不难看出，古人先贤早在编撰《黄帝内经》时，便高度重视非药物疗法的广泛应用以及非药物疗法与药物疗法相结合的应用。

还有种分类方法，针、灸、砭、药和按跷这几部分都属于"外源性医学"范畴，如今也都有了很大的发展：现代流行的针、灸、砭都被纳入了针灸学科；按跷则发展成为了按摩学科；中药更成为中医最常用的治疗手段。唯有博大精深的导引医学，即中医理论体系中独一无二存在的内源性医学，却似乎被人们遗忘了。

在历史的长河中，神州大地名医圣手辈出，且流派纷呈，流光溢彩，曲异而功同，为炎黄子孙的繁衍生息发挥了重要的作用。导引医学更是深为历代医家巨匠（如：战国神医扁鹊、三国名医华佗、隋代太医博士巢元方、唐代大医学家孙思邈等）和道、儒、法、武等诸子百家所推崇。然由于种种历史条件的局限，前贤们终未能将其提高到西医学理论基础及一系列近代科研成果（如：控制论、系统论、信息论、微循环理论、全息生物医学，生命衰老机制、未来医学、内源性医学与新世纪医学模式等）的高度来认识它。究其原因，笔者认为，主要是因为导引医学效果奇妙、风格独特、奥妙无穷，历来被拥有者所珍藏，秘不外授，只用口传心授的方式世代单传，从未被纳入过大学教材，故而使当今有缘结识导引医学的学者屈指可数；系统学习、研究，并将其应用于预防、临床，康复、美容与养生等医学领域者则更是凤毛麟角。可以说，导引医学已经成为中医理论体系中的绝学，更是世界医学理论体系中的绝学。而笔者认为，就是这个被遗忘的"导引医学"一门，在整体传统中医理论体系中的比重可占七成。换句话说，前辈先贤留给我们的中医瑰宝，我们最多只能算继承发扬了三成而已。目前，导引医学已被严重边缘化，成为散失在民间的健身与养生方法，急待抢救。

三、内源性医学的发展希望

笔者有幸于1952年结识杨少侯太极拳第三代嫡系传人，而后用了60余年不断学习、研究、探索、实践，临床、总结、提高与创新，尝试从内源性医学的史、理、方、法、穴、医学模式与太极拳道中的宇宙，从无极而太极，以至万物化生的过程为理论基础，在预防、临床、康复、美容、养生和公共卫生安全诸领域的应用等方面有所领悟。开创出了一整套以内源性医学——导引医学为纲，集特有的呼吸运动、肢体运动与自我按摩于一身的独到医学自我保健及治疗模式。自1977年起，笔者在国内外发表了21本专著与200余篇有独到见解的论文，共计500余万字，受到读者、专家与学者一致好评。

2012年7月，笔者撰写的《巧用穴位抗流感》四册解密内源性医学专著和2010年11月发表于《亚太传统医药》杂志的《新世纪医学模式与内源性医学》一文在国内外公开发行，出版后获得了专家和同道的好评。为此，笔者不仅获得了北京市版权局颁发的5个有关《内源性医学》

的知识产权证书，而且在互联网上继"新世纪医学模式"之后，又新增了"内源性医学"的关键词搜索。有专家指出："新世纪医学模式"与"内源性医学"的现身，至少能使人们尽量少生病或不生病，至少能使当下全球每死亡三个人中就有一人与药物中毒有关的人数大为减少，至少能使老年人的晚年生活质大为提高，至少能使全人类的平均寿命延长 10 年以上，至少能使 21 世纪全人类七大健康与生命的理念改变。将对所有国内外医学院校教材的理念、思路、策略、措施、方法与内容的更新及完善，都具有重要的现实意义和深远的历史意义。

　　笔者通过 60 多年来的学习、思考、探索和 20 多个国家和地区，数十万人次的实践证明：内源性医学可广泛用于预防、临床、康复、美容、养生与公共卫生安全领域。它不但能单独使用，而且能与诸种外源性医学相结合，这将会为提高疗效，扩大治疗范围和领域，减少药物的毒副作用、大大地节约医疗费用。其必将为当下及未来国内外诸医学之思路、理念、策略、措施、方法与内容的更新与完善，注入新的活力和强劲的推动力，为促进医学本身的发展、进步、飞跃与革命做出巨大贡献。相信在我们的共同努力下，内源性医学的开发利用，必将为开创 21 世纪医学与世界未来医学的崭新局面做出不可估量的贡献！必将为全人类在健康、长寿、美形、美容等领域做出不可估量的贡献。

　　（原载于：《首都食品与医药》杂志，2015 年，1 月份上半月刊，62~63 页。）

新世纪医学模式是解决人类健康的好医学模式

原中国科技部中医发展战略课题组负责人　研究员　贾谦

新世纪医学模式倡导的生物－心理－社会和被动与主动相结合，是在对生物－心理－社会医学模式的反思、补充、升华与整合之后的更为科学合理的医学模式。它特别强调了被动与主动相结合，强调了药物疗法、免疫疗法和非药物疗法相结合。非药物疗法也是中华民族几千年来与疾病作斗争的智慧结晶。

中医非药物疗法可以养生、保健和治疗，为中医所独有，是中医的六大优势之一。

2005年4月，我们课题组就向科技部申请组建中医非药物疗法讲师团，部里各级领导都同意，专家评审通不过。同年秋天得知魏慧瑶教授提出新世纪医学模式，我们课题组非常高兴，立即于10月专门为他组织了"新世纪医学模式暨流感防治专题报告会"，反响极好，随后，课题组邀请他到山西运城、河南禹州、广东湛江、山东滨州、清华大学、北京中医药大学、香港等地作专题报告，均受到极大欢迎与好评。

我们在2005年的研究报告中已经明确指出中医适合办诊所："等再过一段时间，我国足够强大了，中医药在国内也确立了自己的战略地位，成为国人健康保障的主要体系，世界各国会到我国取中医药的真经的。届时，我国将会在各国建立中医药连锁店，每个店都有医有药，不仅给患者诊病给药，施以各种非药物疗法，更会根据每个人的情况，教给"患者"如何自行养生保健、如何导引运动，那将不再是简单的治疗，而是新型的医学模式，不仅使人人享有健康，而且不会增加医疗保健费用。这还需要一大段时间，在中医药国际化之前，哪家单位会率先在国内做这项工作，必将功德无量，我们拭目以待。"

现在人们一提中医就是中药，似乎中医疗法只有中药。其实，中医不仅用药，还有各种非药物疗法。《黄帝内经》早就指出，中医疗法包括：砭、针、灸、毒药和导引按跷，毒药即中药。由此可知，中药治疗只是中医疗法的五分之一。当然，非药物疗法不只是导引按跷，还有刮痧、拔罐等。中医这些非药物疗法人人可以学会一招半式，而且可以随时应对某些疾病，受益终生。

今天之所以许多人一提中医就是中药，一个重要原因在于，自从将医疗推向市场以来，中医非药物疗法过于便宜，养活不了自己，在中医院日渐萎缩，才使人们误以为中医只是用药来治病。

20世纪六七十年代，一根针一把草（四人帮以此污蔑中医，这里，我们借以说明中医之简便以及中医尚有非药物疗法），以世界1%的卫生费用解决了世界22%人口的医疗保健问题就是明证；今天的朝鲜无论中医大夫还是西医大夫都必须会中医非药物疗法，而且对患者首先使用非药物疗法，而且对患者首先使用非药物疗法，基本解决了朝鲜人民的医疗保健问题，也说明了非药物疗法的意义。

各种非药物疗法可以养生，也可以对各种疾病进行治疗，尤其是群众也可以在医生指导下用非药物疗法自我治疗和保健。非药物疗法在少花钱甚至不花钱的情况下，可以满足群众对常见病、多发病的医疗需要和日常强身健体的需要。即使对重大疾病，非药物疗法也有很好的疗效，如在 SARS 肆虐期间，广州中医药大学一附院邓中光教授就用针刺方法治疗数例发热患者，很快痊愈，避免这几位患者被送进 SARS 病房。又如，西医学对帕金森症束手无策，广电门诊部施安丽教授采用中医非药物疗法综合治疗加药物治疗，疗效奇佳。又如，艾滋病的治疗中，河南中医学院周立华教授教患者自己用艾卷灸三个穴位治疗腹泻和头痛，解除了上千名艾滋病患者的痛苦，受到患者一致好评。西班牙华侨俞云教授几十年来一直用切脉针刺方法（即内经针法）治疗癌症、艾滋病等各种疾病，疗效甚佳。石家庄 83 岁的闫惠民老先生以按摩方法（拨筋活络）疏通经络，治疗癌症、心脑血管病等，疗效甚好，可以说中医非药物疗法没有不治之病。

非药物疗法与用药一样，也是调动人体的自康复能力（或曰自组织能力、自愈能力）。如果人体元气耗尽，没有了自康复能力，什么药也起不到作用，所谓"治得了病，治不了命"。针灸能治疟疾，总不能说一针下去，正好把疟原虫刺死了！也有权威回答说：针灸治不了疟疾，那些患者都是自愈的。此话对了一半：中医从不邀功，从不认为治疗是救人一命，只是为患者提供一点帮助而已，靠的就是患者的自愈能力；如果患者没有了自愈能力，没有药物能够起死回生。西医总想靠药物力量代替人体去消灭敌人，其实往往像吴三桂引清兵入关一样，消灭了敌人，连同自己也一块消灭了。

中医的药物疗法种类繁多，内容丰富，简便易学，这是世界其他医学所不具备的。利用几乎人人可以掌握的中医非药物疗法防治疾病是中医另一大优势。

魏教授提出新世纪医学模式：生物－心理－社会和被动（医生做的治疗、保健与养生）与主动（医生指导下患者自身做的治疗、保健与养生，尤其是按医生开出的以导引为主的运动处方、行为处方与非药物疗法处方进行的自我治疗）相结合的医学模式。这一模式充分强调了中医非药物疗法的意义，特别是强调了在医生指导下患者自行进行非药物疗法对自身治疗、保健与养生的意义。这尤其适合老龄化社会。老年人的花费约占全国医疗费用的 80%，采用新世纪医学模式可以减少医疗费用，尤其可提高老人们晚年生活质量。

2004 年以来，"禽流感"闹得沸沸扬扬。目前，各国都在投入大量人、财、物力，寻找杀灭病毒的药物及预防的疫苗，试图解决"禽流感"问题，但都忽略了一个重要事实：各种致病病毒，尤其是流感病毒，不断发生变异，药物与疫苗研究几乎永远赶不上病毒的变异。而且，疫苗使用率不到 2%，如果"禽流感"大爆发，2% 的疫苗注射率也根本解决不了问题。

中医历来讲究"正气存内，邪不可干"，即特别注意人体的自康复能力，这才是防治流感等疾病的根本。然而，我国的卫生防疫工作、疾病控制中心的工作，几乎完全忽视或淡忘了中医的药物，特别是中医非药物疗法提高自身免疫力的作用，仍然走西方已然淘汰的生物医学模式老路，忽视环境和社会因素，忽视人的能动性，把患者只当成被动治疗的对象。尤其是当前防治"禽流感"的理念与策略，只注重了病毒本身，而忽视了中医对人体在抗流感过程中自我保护的适应性反应和独立的主动性抗病能力的调动。

魏教授系统提出了"防治流行性感冒保健新法——新世纪医学模式应用"等全新的应对"禽流感"的中医的理念、思路、措施与方法（如艾灸法、按摩法、火罐法、热盐包法、电吹风法和导引医学运动法等），并在全国各地开展了不少培训和推广实践，深受广大群众、专家与学者的欢迎与好评。

新世纪医学防治模式可以做到比当前采用的常规防治手段更加全面妥善、经济省钱、简便易行、安全可靠，而且人人可以学会，可操作性强。并能充分展现中国养生医学的以人为本、天人相应的理念与科学内涵。我们认为，在当前的"禽流感"等疾病的防治中，应采用与贯彻新世纪医学模式（生物－心理－社会和被动治疗与在医生指导下自我主动治疗相结合）来应对流感等病毒性疾病。国家中医局应该组织推广这样的非药物疗法，让所有的医生都能学会，让尽可能多的民众都能了解。西医高等院校应让学生学习中医非药物疗法。

20 世纪 60 年代，响应毛主席号召，西医院校师生下乡送医，发现农村更喜欢中医，更喜欢中医的非药物疗法。山西运城焦顺发教授是西医出身，到农村后发现农民就喜欢伸出胳膊让你号脉，就自学了中医，并发明了头针，成为当时卫生部向世界推荐的运城三位中医大师之一（另两位是用红升丹治骨髓炎的杨文水，治痔疮的长效麻醉药发明人任全保）。俞云在安徽医学院学习时下乡，发现针灸很有用，自学针灸，受到农民欢迎，并为当地培养了数十名赤脚医生，毕业后分配到上海肿瘤医院，一直钻研切脉针刺治癌，后到西班牙，用切脉针刺治疗癌症、艾滋病等各种疾病，遂成大家，被广东省中医药管理局请回，并带了 10 位徒弟。

2006 年 6 月，我们赴朝鲜开会，看到朝鲜各级医院的中西医都会中医的非药物疗法，来了患者，首先采用针灸、按摩、点穴等非药物疗法。朝鲜看病是免费的，如此大大减轻了医疗费用开支，尽管朝鲜很穷，基本上解决了人民看病难、看病贵的问题。

我们建议：不仅中医院校的每个学生都应该学会中医非药物疗法，西医院校每个学生也都应该学会中医非药物疗法，可以避免我国医疗费用指数式上升。

组建讲师团，推广非药物疗法，宣传中医养生知识。

前面已经说过，中医不仅用药，还用各种非药物疗法。这些方法简便易学，疗效显著，只需短期培训，几乎人人可以掌握一招半式，且可互教互学，相互治疗。

建议国家中医药管理局组建讲师团，征求志愿者，到农村推广非药物疗法，亦即推广魏慧瑂主任医师的新世纪医学模式，为农村培养一批懂得并能熟练运用非药物疗法的乡村医生。

建议在中小学推广中医的养生体育，如五禽戏、八段锦，养生十三法，以及祝总骧教授提出的三一二经络锻炼法等等，这有助于提高国民的身体素质。

中医非药物疗法可以解决受灾群众的健康问题，也是扶贫措施之一。

此次汶川地震，我们北京谦益和中医药研究所派去了一个抗震救灾医疗小组，一半同志都会中医的非药物疗法，深受当地群众欢迎，当地卫生局、镇政府和卫生院同志，希望我们在当地设立中医非药物疗法示范中心，卫生局张书记拟近日来京商谈此事。我们决心帮助当地建好非药物疗法示范中心，帮助他们培养一批非药物疗法人才。

（原载于：《中外健康文摘》临床医药版杂志，2008 年 7 月，第 5 卷，第 7 期，27~28 页。）

中医优势与新世纪医学模式

原中国科技部中医发展战略课题组负责人　研究员　贾谦

中医与西方的西医学完全是两个体系。西医把人当机器，从不把人当人；中医把人当人看，这大概是二者的本质差异。

一、中医自身发展规律

中医有自己不同于西医的发展规律：

（一）与中华传统文化密不可分

中医药学源于中国传统文化，没有中国文化底蕴，就无法理解阴阳五行，就不可能学好中医。十个秀才九个医，读通了四书五经很容易成为医家。唐代文学家刘禹锡、宋代文学家苏轼、科学家沈括，明代文学家高濂，红楼梦作者曹雪芹等，皆是中医大家，许多人并留有论述医药养生的专著。故熟读经典，"不为良相，则为良医"。

有人认为中医理论太玄，是古代的东西，因而落后、不科学。这是民族虚无主义的表现。这种人没有民族自信心，他也听不懂相对论，却不敢说相对论不科学，因为那是洋人的东西。

今之中医教育，从深受西方文化教育和现代科技与逻辑思维熏陶的理科生中招收学生，进校后，又拼命灌输西医基础和外语；没有中华文化之底蕴，学生焉能学好中医？

（二）中医出自临床而不是实验室

中医的理论是从临床中总结升华出来的，不是从实验室里研究出来的。医圣张仲景的巨著是他与伤寒斗争的结晶。吴鞠通、叶天士整天救治患者，其后才由弟子们总结出《温病条辨》，提出卫气营血辨证等等。

当今的学院教育总是给学生灌输实验思想，让研究生在实验室里研究中医，这是浪费纳税人的钱，耽误研究生的青春；更是用"科学主义"慢慢扼杀中医。

（三）中医属于意会知识范畴，适于师徒传承

英国哲学家波兰尼创造了"个人知识"一词，从而使知识不再被看作具有与个人无关的、普遍公认的客观的性质。对中医药学来说，其本身就是难以被西方学术言传的"个人知识"。

具有意会知识属性的中医药学更适合于手把手的言传身教，师徒传承，使之领悟。院校教育肯定是有用的，但决非是唯一的，更不一定是最先进、最科学的。

（四）个性化治疗使中医适宜于诊所形式

西医是群体性治疗，只要是这种病，就用这种药。然而，要弄清患者得的是什么病，西医只能采用排他式诊断方法。甚至一个普通的感冒，找几个大夫看也都难以确定。所以，西医必须办医院，设立各种科室，购买各种设备，医院越大越好，设备越多越好——西医认门！

中医是个体化治疗，适宜于设立门诊或诊所而不一定要建成大医院。一个中医就是一个医院。换句话说，中医，也只有中医，才能在农村和城镇社区广泛设立诊所，方便居民看病，解决老百姓"看病难、看病贵"的问题。

（五）中医中药不能分家

自古以来，中医中药不分家。一提中医，就包括中药以及中医的各种非药物疗法。

中药必须由中医按中医理论辨证使用，离开了中医，中药就都是废物、垃圾以至于是毒药。

中医的非药物疗法人人都可以学会三招两式，在医生指导下，人人可用于治疗疾病，也可以用于预防疾病。而这正是魏慧璇教授提出新世纪医学模式的基础。

二、中医优势与特色

据我们调研，几乎没有多少西医能治而中医治不了的病；反倒是许多中医能治的病如多因素疾病、病毒性疾病等，西医没有有效疗法。

（一）中医有六大优势

1. 预测未来疾病的发生、性质、趋势，是为中医所独有；顾植山教授就利用五运六气准确地预测了 2003~2006 年的各次疫情及其规模。

2. 讲究养生保健，为各国医学所仅见。养生高于预防。

3. 中医非药物疗法可以养生、保健和治疗，为中医所独有。

中医这些非药物疗法人人可以学会一招半式，而且可以随时应对各种疾病，受益终生。石家庄闫惠民先生 83 岁，用按摩可以治疗几乎所有疾病，包括癌症、心脏病等急重症。今天的朝鲜无论中医还是西医，来了患者，首先用非药物疗法。

4. 中医擅长治疗慢性病、老年病和疑难杂症：中医对慢性病、老年病、疑难杂症非常有效。真正发挥中医防治慢性病、老年病、疑难病的优势，则可解决我国老龄社会的医疗保健问题。

5. 中医药最大的优势是治疗急性病和防治外感热病：董建华教授说过："我国历史上的名医都是治疗急症的能手。"山西灵石县中医院李可老师就是治疗急危重症的高手。李可说："时下世人视中医为'慢郎中'，这是中医的奇耻大辱！我呼吁老中青三代中医起而雪耻，不要自卑，不要妄自菲薄、自甘附庸。"

所谓外感热病，即西医说的病毒性传染病，如 SARS、艾滋病、"禽流感"等，中医对之有绝对优势。

6. 中医简便廉验：正由于中医简便廉验，今天养活不了自己，只好学习西医，引进各种仪器设备，借以掏患者的口袋，从而丧失了中医的优势。

（二）中医药有三大特色

一是整体论。

二是辨证论治。

上述二者决定了中医代表未来医学的发展方向。

三是所用中药讲究药性，即四性五味、升降沉浮和归经。

三、中医的现状与遇到的政策法规问题

我们应该挺起胸脯满怀自信地说，中医是我们中华民族的骄傲，她是成熟的、系统的、完整的理论医学，运用其理论，可以防治各种疾病，包括西医学认为是新出现的疾病，可以使我们健康长寿，无疾而终；然而，中医今天濒临消亡状态。

（一）中医几近消亡

中医大夫数量大大下降；民国初年，我国 3 亿多人，80 万中医大夫；新中国成立初 5 亿人，50 万中医大夫；现在 13 亿人，23 万中医大夫。

中医队伍质量明显下降；23 万中医大夫里，只有约 10% 开汤药处方，换句话说，现在能用中医思路看病的不过两三万人。

几乎没有纯正的中医院；所有中医院都是中西医结合医院。

中医药的科研经费太少，而且方向错误；几乎全用于毫无意义的实验室研究。

中医院校教育可以说完全失败了，培养不出真正的会临床的中医大夫。中医院校毕业生 90% 以上改行他就。

（二）鸦片战争失败及帝国主义文化侵略导致民族虚无主义

使国人丧失民族自信心的，不仅是鸦片战争的失败，更有帝国主义的文化侵略。美国人汉斯·鲁斯克于 20 世纪 30 年代撰写的《洛克菲勒药品帝国的真相》一文中也揭露道："洛克菲勒基金会投资 4500 万美元用来'西化'中医。医学院校被告知，如果他们想从洛克菲勒慷慨的赠予中得到好处，就必须使 5 亿中国人民信服地把他们经过多少个世纪检验的安全、有效却又廉价的草药扔进垃圾箱里，让中国人民赞成使用美国制造的昂贵的有致癌、致畸作用的'神'药。当这些药致命的副作用再也掩盖不住的时候，则需要不断地用新药来替代。"明眼人不难看出帝国主义在中国创办的协和医院、协和医学院、圣约翰大学及其医学院、湘雅医学院、齐鲁大学医学院等等的目的是要西化中国人的思想，为西医药统治中国打基础。

美国的研究生奖学金制度也是其文化侵略战略的一部分。一则这是人才收割机，用以网罗并廉价利用世界各国人才，二则是给这些研究生洗脑，培养亲美势力。美国国务院呈送国会的 2002~2003 年中美科技合作执行情况评价报告中说："中国学生从 20 世纪 80 年代后期和 90 年代才开始大量获得美国研究生学位……例如，中国原卫生部中有美国教育背景的官员已经对美中双边合作及诸如艾滋病、SARS 等重要卫生问题的信息交流做出了重要贡献，并且他们对新思想逐渐采取了开放态度。"

不少同胞失去了民族自信心，产生了民族虚无主义，这是中华民族的悲哀，是中华文化的悲哀。

（三）民族虚无主义思想指导下制定的法规阻碍了中医药发展

在上述思想指导下，各种中医药法规政策都是以"科学的"西医药为样板制定的，阻碍了中医事业的发展。

王澄先生说:"我和中国大陆的大学校长们,以及比他们更大的官都有过接触。……他们告诉我,他们在中国大陆只能做不能说,只能暗中给中医下绊子,不能公开反对中医。因为中国的旧文化势力太大。"不能不认为医师法、药品法等等法规政策与这种思潮有关。

韩启德副委员长在广东省中医院说:"遇到什么问题,就去破什么规矩。不要被这个规矩牵着跑。……要引领政策,去创造政策。"委员长的话表明,大学校长们和我们的有关官员应该就此问题向国家提出政策建议,如果不提,而是跟着政策后面跑,是没有负起为官的起码责任。

四、新世纪医学模式

(一)新世纪医学模式代表了中医思维

中医是以综合演绎为主的东方科学,是在长期的大量的医疗实践中,总结推演上升到理性认识的医学,是只针对活人的医学;西医则是以还原分析为主的西方科学,是以动物和死人解剖为基础的实验医学。

17世纪中期,法国医生拉美特利出版了《人是机器》一书。他说:人是一架机器!是一架会自动运行的机器!

在这种观点的影响下,西医注重的是局部而不是整体,是结构而不是功能,是物质而不是精神,是各个零部件的作用而不是其间的联系。

所以西方长期以来流行的是生物医学模式,20世纪80年代才转向"生物-心理-社会医学模式",这是一大进步。但是,患者仍然是被动接受治疗,没有考虑到患者在医生指导下主动自我进行的非药物疗法的治疗作用。而新世纪医学模式突出强调了这一点。

中医五大支柱:砭、针、灸、毒药、导引按跷,药物只占五分之一。用药是帮助患者康复,中医用非药物疗法也是帮助患者战胜疾病。患者在医生指导下主动进行导引按摩也同样如此,不仅治病,也可养生保健。

所谓新世纪医学模式是:生物-心理-社会和被动(医生做的治疗、保健与养生)与主动(医生指导下患者自身做的治疗、保健与养生)相结合的医学模式。

(二)新世纪医学模式可以以最低的费用解决世界难题

1995年我们知道了魏慧骁教授提出的新世纪医学模式和防治流感新思路后,立即于10月18日召开了"中医防治流感"研讨会。魏慧骁老师指出,希望利用流感药物和疫苗解决流感是不现实的,那是进入了一个怪圈、一个误区、一个黑洞。美国天天研究疫苗,美国每年死于流感的人不下三五万人,证明了寻求杀灭流感病毒的药物以及研制流感疫苗的思路是错误的。

这次研讨会效果甚好,许多人知道了只要运用简单的导引、电吹风即可解决流感问题。因此,所谓禽流感并不可怕,那是西方人自己吓唬自己。中医的非药物疗法即可解决问题,这是中医的优势,中国人的骄傲。

五、振兴中医的建议

国家现在组织中医万里行,非常好,会使国人都了解中医,会用中医,特别是人人会用中医的非药物疗法，不仅没有花费，而且效果奇佳，还没有毒副作用。美国总统的医疗顾问方励培先生说，西方国家的医疗体制会导致医疗费用日益高涨，最终导致财政崩溃。而中医不会，中医只会使人人健康长寿，无疾而终。

在国家高层领导特别重视中医药的今天，我们认为，主管部门应尽快做的一件事情就是像组织中医万里行一样，广开渠道，宣传中医，普及中医知识，特别是中医的非药物疗法，提高国民的民族自信心；最关键的是让中医独立于卫生部门，解放中医，给中医以宽松的环境。

（发表于：2008 年 1 月 10 日）

热烈庆祝新世纪医学模式与内源性医学专栏开通

中国卫生与健康促进会会长　杨尊润

　　为了贯彻本会宗旨，配合党和政府关于医药卫生体制改革方针的贯彻实施，促进我国医疗服务质量提高，增进国民健康水平，我们特开设了"新世纪医学模式和内源性医学"专栏，向医学界人士与所有关注健康产业发展和希望健康长寿的人们介绍轰动世界的"生物－心理－社会－和被动与主动相结合"这一"新世纪医学模式"及其大力倡导的"内源性医学"理念，以期为推动医疗卫生事业发展、解决人民群众面临的越来越多的健康问题加加油、出把力。

　　新世纪医学模式是由本会副会长、首席专家、主任医师、国内外著名的导引医学专家与学者魏慧瑶教授揭示和倡导的。他历经数十年的学习、研究、摸索，并在国内外临床实践中反复验证、总结、探求而成。医学模式是人类对自身健康和疾病总体特征及其本质的高度哲学概括，是医学科学思想论与方法论的总纲，是指导人类医疗卫生实践活动的总纲。不同时期的医学模式反映出不同历史阶段医学发展的特征、水平、趋向和目标。在 20 世纪 70 年代以前，世界流行的是生物医学模式。随着人类文明进步和社会发展，非生物因素致病和造成的健康问题越来越多，单纯用生物医学的方法已无法解决人类面临的诸多与生活行为方式、心理思维活动、各种社会关系有关的身心健康问题。于是美国医学家恩格尔于 1977 年提出了流行至今的"生物－心理－社会"医学模式。这一现代医学模式，是世界医学史上的一大进步，对人类健康事业发展起到了重要的推动作用。但它同时也存在着一定的局限性和消极性，特别是在 30 多年后的今天，随着经济发展和社会进步，人类的居住环境、饮食结构、生活方式都有了重大改变，人类疾病谱也在发生变化，越来越多的慢性病、怪病、顽症、不治之症不断出现，现行医学模式下的临床疗效问题越来越突出，世界性的医学难题越来越多。世界上现行的治病手段最主要的是药物疗法，而药物的毒副作用是人们所共知的，不合理用药不仅给人体造成伤害，而且每年都在造成巨额的经济损失。特别是滥用抗生素的危害尤为严重。世界卫生组织警告："滥用抗生素导致的超级抗药性致命菌越来越多，无抗生素可用的时代正在来临。如此发展下去有病无药可医、死亡率上升的结果几乎是可以肯定的。"如何从根本上解决这一重大危急问题？在现行医学模式理念中找不出答案。另外现行医学模式的生物学、心理学和社会学医疗方法全部都是由医务人员对患者实施的治疗措施，不论是西医的药物、手术、理疗、放疗、化疗、心理治疗以及最新科技手段细胞移植、基因技术等疗法，还是中医的中药、针灸、推拿疗法，统统属于由医生主动实施、患者被动接受的治疗。作为各种治疗措施的接受者，患者应如何在医生的指导下充分调动与激发自身的主观能动性（自身的显在的与潜在的抗病能力），积极主动的配合医务人员并采取适当措施进行自我治疗、自我预防、自我康复，则未被放到应有的位置予以重视。众所周知，每个人体内都存在着巨大的潜能，科学简便地激发和调动体内自我保护、自我预防、自我疗愈、自我康复的巨大潜能，对防病治病和康复养生、健身美容都具有十分重要的意义。如今得了绝症却不药而愈的例子已不罕见。据统计在战胜癌症的人群中，有 80.2% 的人为积极乐观、对生命充满信心、主动调养锻炼身体者。由此不难看出主动治疗的重要性。魏教授在几十年的从医生涯中，从继承和创新祖国传统医学的导引术入手，对如何挖掘、调发和充分利用人体自身潜能来战胜疾病和康复养生、健身美容进行了孜孜不倦的潜心研究，创立了一系列科学完美、简便有效的自身保健方法，并结合西医学理论和相关高科技研究成果（如全息生物医学、微循环理论、生命衰老机制和控制论、信息论、系统论等）总结出了一整套科学、系统、完整的导引医学理论体系。大量临床实践证明，患者按照导引医学处方进行积极的主动治疗，不仅大大有利于提高和巩固疗效、加快痊愈和康复进程，而且还可以扩大治疗范围和领域，并能节省大量治疗费用，对于提高医疗质量，保护人民健康具有十分重要的现实意义。为了向世界展示祖国传统医学的宝贵价值，为全人类的健康做出中国的特殊贡献，也为了适应医学发展、人民健康需求日益增长的需要，魏教授又从完善现代医学模式的高度提出了医学模式应增加被动医疗与主动医疗相结合的主张。所谓被动医疗是指现行的医务人员对患者实施的各种治疗措施，而主动医疗则是患者本身在医生指导下采取的导引医学运动处方、行为处方和各种非药物疗法等措施。从而揭示了"生物－心理－社会和被动与主动相结合"的医学模式。为了区别于目前流行的现代医学模式，特把它命名为"新世纪医学模式"。

新世纪医学模式自公布以来备受国内外医学界的好评与广大受众的欢迎和青睐，反响十分强烈。专家学者纷纷发表文章，对新世纪医学模式给予很高的赞誉，称它是"医学模式的新突破""人类医学发展模式史的新里程碑"，"新世纪医学模式具备了许许多多其他医学模式所不具备的优势与亮点，它涵盖了当下与未来医学发展、进步、飞跃与革命的所有诉求，是对现代医学模式的反思、补充、升华和整合后的更为先进、完善、科学的医学模式，它既涵盖了现代医学模式的全部内容，又补充了现代医学模式的不足""世界诸种医学迟早都会朝着新世纪医学模式指引的目标与方向发展""只要学会和掌握了新世纪医学模式和导引医学处方，不仅可以不花一分钱便能大大有利于巩固和提高各临床学科的疗效、扩大治疗范围和领域，而且还大大有利于医者本身的健康与长寿"。有专家指出，"新医学模式能使人类平均寿命至少延长10年以上"。

新世纪医学模式的核心是强调医疗不仅应包括医者运用生物学、心理学、社会学的方法对患者进行的被动治疗，而且还应包括患者在医生的指导下，自身进行的主动治疗。将二者有机地结合起来，不仅可以提高医疗效果，有利于患者的康复，而且还将大大丰富医学科学的内涵，它尤其对人类生命、健康、长寿，都具有极其重要的意义与价值。正规的主动医疗并不仅仅是简单的改变生活方式和健身锻炼而已，而是有理论、有实践、科学系统、内涵丰富的医学体系。主动医疗来源于导引医学。导引医学是具有神秘色彩的东方古老文化宝库里的一颗璀璨明珠，是中医的重要组成部分。它集特有的呼吸运动、肢体运动和自我按摩于一身，具有激发潜能、启迪智慧、防病治病、美容抗衰、延年益寿等众多神奇功效，为历代医家巨匠所推崇。正是因为它是一门博大精深、效果奇妙、风格独特、奥妙无穷的艺术，历来为拥有者所珍藏、秘不外传，只用口传心授的方式世代单传，从未纳入中医学的教材，故而知之者甚少，能对其进行系统研究、并应用于临床治疗的医者则更为罕见。长期以来，这门底蕴丰厚、科学性很强的技术在中医里已被边缘化，逐渐沦为散失在民间的养生健身方法，成为一门绝学。而魏慧强大夫却对导引医学情有独钟，他数十年如一日，励精图治，全身心地投入对导引医学的挖掘探究，并结合现代科学知识和临床经验，总结出一套从理论到实践、从防病治病到康复养生、健身美容、完整系统、科学实用、简便易行、行之有效的指导理论和操作方法。在国内外大量临床实践证明其疗效确切、可操作性强、有百利而无一害的基础上，魏教授从医学模式的高度提出了主动治疗和被动治疗相结合的理论，以期让中医学的这一宝贵遗产为全人类的健康做出更大贡献。鉴于当今西医盛行于世的现实，为了便于推广，魏教授又把导引医学归结为"内源性医学"的概念，而现行的所有西医治疗手段，包括中医的中药、针灸、按摩等疗法在内，则统统属于"外源性医学"的范畴。内源性医学是我国传统医学的产物，它对人类健康长寿的作用和价值一直未被医学界所重视。有研究资料揭示，影响人类健康和寿命的因素中，个人自身因素（包括免疫力、心理因素、生活方式等）占 60% 的比重，其他则是遗传因素占 15%，社会环境因素占 10%，气候因素占 7%，医疗因素则占 8%。针对人体自身因素的主动医疗和所有被动医疗之比，也就是内源性医学与外源性医学之比应为 60∶8，孰轻孰重显而易见。但是在医学领域却都是在这 8% 上做文章，很少有人在 60% 上下功夫，现行医学模式对 60% 的因素也没有任何体现。足见强调重视主动医疗、倡导内源性医学与外源性医学相结合的新世纪医学模式是多么必要了。这也正是新世纪医学模式面世以来大受欢迎的原因所在。

新世纪医学模式及其大力倡导的内源性医学理念的推广普及必将带来以下七个方面的转变：一是由疾病医学向健康医学的转变；二是由单纯重视药物疗法向药物疗法和非药物疗法相结合的转变；三是由单一的被动医疗向被动医疗与主动医疗相结合的转变；四是由单一的外源性医学向内源性医学与外源性医学相结合的转变；五是由生物－心理－社会医学模式向生物－心理－社会和被动与主动相结合的医学模式转变；六是由有病治病型向无病保健型转变；七是由人类临终时的病痛而死到长命百岁无疾而终转变。这些变化涉及世界医学的发展方向和对人类生命健康价值的提升，涉及国家医药卫生体制改革的方针和措施，涉及所有医学院校教师、医学研究机构研究人员、卫生行政部门的领导和工作人员的知识结构的更新与完善，涉及所有医学教材的重新改写与医学人才的培养，涉及人类医疗资源的最大化合理利用，涉及每个人的健康长寿和生活质量的提升等方方面面，因而是利国利民、造福中华民族，造福全人类的大事。

以促进医疗卫生事业发展、提高国民健康水平为宗旨的中国卫生与健康促进会有责任和义务推广普及新世纪医学模式及其倡导的内源性医学理念。开通这个《新世纪医学模式和内源性医学》专栏，就是为大家提供一个共同参与的平台，便于大家了解、掌握、宣传、推广新世纪医学模式和内源性医学。希望大家都来关注这个栏目！朋友们，让我们携起手来，共同为新世纪医学模式的普及、为人类医学事业发展、为实现人人都能健康长寿、健美幸福做出我们应有的贡献吧！

（此文原载中国卫生与健康促进会网，为热烈庆祝新世纪医学模式与内源性医学专栏开通，2012 年 7 月 20 日）

抢救内源性医学　让中医回归主流

江西中医药大学　贺绍文教授

中医学博大精深，源远流长，是我中华民族的瑰宝和国粹，千百年来，它为人们的养生保健、防病治病做出了极其伟大的贡献！中国现存最早的一部总结性医学文献——《黄帝内经》明确指出：中医由针灸、砭、药，导引和按跷几部分组成。新世纪医学模式的创导者魏慧瑶教授则率先指出：其中除中药属于药物疗法外，针、灸、砭，导引和按跷，均属于非药物疗法；针、灸、砭、药和按跷，均属于外源性医学，唯有导引一术，是属于内源性医学。遗憾的是，这种中医理论体系中独立存在的内源性医学几乎被人们遗忘了，长期以来，中医几乎就等于中药，而针、灸、砭、按跷，也是近几些年才逐渐引起医者和患者的重视的，但中医等于中药的状况依然没有得到纠正和改变，尤其是导引医学更几乎被遗忘，被严重边缘化，仅成为遗失在民间的健身与养生的方法。魏教授认为：导引医学在整体传统中医理论体系中的比重可占七成，并据理断言：国人在中医理论体系的传承与发扬上最多也不过三成而已！对此，我完全赞同：其一，众所周知，中医是讲究平衡的医学，这平衡是指人体自身内部的阴阳平衡（包括人体与外界达成的平衡），故内因（内源性医学）是决定因素，而外因（外源性医学的针、灸、砭、按摩、中药等不同的）只是影响人体内平衡的作用因子，是辅助因素；其二，我非常欣赏与赞同魏教授率先指出的：内源性医学——导引医学，是中医的一项最伟大发明！是中华民族对世界医学与未来医学的最伟大贡献之一；它不仅是中医的重要组成部分，而且是中医精髓中的精髓，还是"中医治本"的关键、核心与根本；其三，中医历来对待疾病就主张："三分治七分养"的原则，即"三分外源辅、七分内源主"的治疗与调养方式，即是以三分外源性医学为主的治疗为辅，以七分内源性医学为主的调养为主的、高明的中医"治与养"之道。

目前在医学界，虽然在政府的倡导和政策的鼓励、支持下。中医的地位已得到一定的提高，但由于在中医理论体系的继承和发扬上的偏差，由于中医就等于中药概念的固化；由于在中医理论体系中占七成的导引医学仍然被严重被边缘化，人们，包括医学工作者、西医与中医学院校的师生，对导引医学的一知半解，甚至一无所知，这种现状，希望能引起相关部门与领导的重视！并尽快地予以弥补与纠正！以利中医得到完整的传承与发展。所以，可以说至今中医仍然被边缘化、至今中医仍被世界卫生组织归为传统医学范畴，因此，抢救内源性医学，让中医回归主流，是全体医务工作者义不容辞的责任！任重道远，我们必须团结一致，奋起努力！

当代人们遵循"生物－心理－社会"的现代医学模式，对疾病的治疗往往靠药物、手术、理疗及心理咨询等外因的方法（即外源性医学）来调整失去生理及心理平衡的方法，以达到治疗的目的，这虽然也能收到一定的效果，但也常会带来一定的毒副作用。研究结果揭示，在人的一生中，影响健康与长寿的因素是：遗传占15%，社会环境占10%，气候占7%，医疗仅占8%，而自身潜在的显在的抗病能力却占了60%。可见，仅遵循现代医学模式，仅靠目前国内外，单一的被动的（医生的）方法来防治疾病、单一的外源性医学的方法来防治疾病，实际上只做了8%

的工作，要想使人类都能健康、长寿、能活得年轻、漂亮，就必须根据自身的需要，积极地科学调动与激发各自体内的 60% 的潜在的与显在的抗病潜能（含美能、智能等），来为巩固与提高 8% 的效果服务，才是医学发展与进步之大道！而魏慧瑶教授经过 60 多年来在继承中创新，在创新中继承，在理论上不断探索，在临床中不断总结，提倡和创造的以内源性医学为核心的新世纪医学模式，正是指导我们实施、调动与激发各自体内的 60% 的潜在的与显在的抗病潜能的绝佳科学方法的总纲。我觉得，只有内源性医学——即导引医学得到抢救、推广，引起重视，不再被边缘化，才能让中医堂堂正正地回归主流；让中医真正全面继承和发扬光大，从而为人类的健康、长寿、美形、美容等做出不可估量的贡献！

新世纪医学模式极力倡导一个以人为本，医患互动，药物疗法、免疫疗法与非药物疗法结合，内源性医学与外源性医学相结合的全新医学模式，这一新的医学模式最明显的特点就是"以人为本，医患互动"。而其核心的核心应该是内源性医学——导引医学。内源性医学——导引医学是中医的一项最伟大发明；是富有神秘色彩的古老东方文化宝库里一颗光芒四射、璀璨夺目的明珠，是中医精髓中的精髓，是未来医学的重要组成部分与主要发展方向之一。它集特有的呼吸运动、肢体运动与自我按摩于一身，是调发身姿健、容貌美卓有成效的手段之一，是提高自身免疫力的绝佳与有效方式。本人在多年的临床实践中以及自我保健养生中，深深体会到运用导引医学的奇特效果，可以说我和我接诊的病友，许多就是内源性医学——导引医学的受益者！

抢救内源性医学，让中医回归主流！不是一句口号，也不仅仅是一个良好的愿望，它是我们医务工作者、特别是中医工作者义不容辞的责任！为了使医学能更好地为中国与世界人民服务。为了使医学能真正回归到"悬壶济世，普救众生"的正常轨道。为了医学的又一次跨越性发展、进步，飞跃与革命！让我们共同努力，为抢救内源性医学，让中医回归主流而做出贡献！

2015 年 4 月 28 日写于南昌

一篇医学论文引发的思考

吴　鑫

编者按：这一近年难得一见的好文章，在针灸界、按摩界、美容界、养生界、医学界与广大读者中倍受关注和反响强烈，新世纪医学模式与其运用倍受青睐和欢迎——专家评价。2002年11月，魏慧瑶主任医师一篇《对"生物－心理－社会"医学模式的挑战：新世纪医学模式的思考与探索》的论文在专业期刊上发表。该论文当时被刊登在头版头条，占用了7个整版多的版面。刊登后，受到了医学界极为强烈的关注和好评。

一篇论文从被发现到迅速被医学界社会广泛关注，并被应用于社会造福公众。不难看出从医者的刻苦研究到学界、媒体的共同关注的重要性。学者要努力总结经验，推出新的研究成果，而媒体更要提高自身素质，对有价值的学术研究予以广泛关注与重视。用共同的努力构建健康良性的中国医学环境。

一、从发表到蔓延

随着魏慧瑶主任医师的一篇《对"生物－心理－社会"医学模式的挑战：新世纪医学模式的思考与探索》的论文在《健康大视野》全文发表后，迅速得到了医学界广泛关注。随着该文在《中华中西医结合》杂志、《解放军健康》杂志、《中老年保健》杂志、《科技广场》杂志、《中国科学美容》杂志、《亚太传统医药》杂志、《实用医技杂志》、《健康大视野》杂志、《中外书摘》杂志、《环球时报》、《保健时报》、《健康时报》、《健康报》、《中国中医药报》、《科学时报》、《中外健康文摘》等发表；在多个高层论坛、国际会议；在外国留学生《新世纪医学模式与中国新型按摩》研修班与外国专家来华研修班等一系列有关新世纪医学模式与其应用的论文与多部专著的发表，如论文：《新时代呼唤新世纪医学模式时代的到来》《以人为本　天人合一　神形兼备　理性务实——用新世纪医学模式引领世界中医美容事业的发展》《新世纪医学模式与SARS治疗的思考》《新世纪医学模式与防治和研究流感的新思路》《以人为本　医患互动　提升中医学科水平——新世纪医学模式与中医发展的新思路》《以人为本　医患互动　提升针灸学科水平——新世纪医学模式与针灸发展的新思路》《以人为本　医患互动　提升预防学科水平——新世纪医学模式与预防发展的新思路》《以人为本　医患互动　谱写人类医学崭新篇章——用新世纪医学模式引领世界未来医学事业的发展》等；专著有：中、英文对照版《中国新型按摩精装挂图》、法文版《保健美容的中国新型按摩》、《预防"非典"自我按摩保健法》、《防治流行性感冒保健新法——新世纪医学模式应用》的光盘及配书和新近出版的86万多字的第二版（彩色版）《人体康复美容养生图解手册》，出版后均获得了专家和同道的好评。

二、一石千浪之拾贝

如专家所说：一石激起千层浪，数石激起万顷波，阳光下的浪花，流光溢彩、五光十色、赏心悦目，现简摘几枚彩贝，以飨读者：

中医防治流感专题高层论坛上异彩光放。由科技部中国科学技术信息研究所和世界中医药学会联合会主办，由中国科学技术信息研究所信息分析研究中心和中国中医研究院科技合作中心承办，于2005年在中国科技会堂多功能厅召开了"中医药发展战略研究研讨会——中医防治流感专题"会议。有来自全国各地约100多位中西医界的专家学者，就如何防治新的高致病性流感病毒引起的新一轮的流感大暴发，展开了热烈的、深层次的研讨，会议很成功。专家指出：新世纪医学模式指导下的预防与治疗流感的措施，着重强调了"中医治未病"的理念，调动人体内显在的与潜在的抗病能力，是"以不变应万变"的根本性的预防与治疗措施，完全符合中医的"扶正祛邪"与"正气存内，邪不可干"之预防与治疗疾病的原则。新世纪医学模式在防治流行性感冒保健新法中的应用，仅仅是掀开了以人为本，医患互动，完善了全球应对流感的理念、思路、策略、措施与方法的崭新一页，是一把新的开启人类战胜流感智慧大门的钥匙。为人类防治与研究流行性感冒提供了新思路，也为人类应对流感开拓了新的希望之路。会上魏老师应邀作了主旨学术报告《新世纪医学模式与防治和研究流感的新思路》。会后，多家媒体从不同之角度对此作了报道。

专家充分肯定，高度评价。贺绍文教授在《防治流感的新武器——新世纪医学模式应用的成果》一文中指出："由于流感病毒株的易变性，以致对流感的防治仍然是防不胜防。令人万分欣慰的是：新世纪医学模式的创立者、主任医师魏慧瑶，在其创导的新世纪医学模式理论的指导下，从"人乃医学之本"的战略高度出发，积30多年的临床经验和研究成果，于2004年12月公开出版了《防治流行性感冒保健新法——新世纪医学模式应用》一书，该书介绍的防治流感保健新法，如电吹风法、艾灸法、火罐法、盐包按摩法及导引运动法等，就是在生物-心理-社会和被动与主动相结合的新世纪医学模式指导下，积极调动人体自身潜能的简便、有效、科学的诸多方法，是开启人类战胜流感的智慧钥匙，是防治流感的新武器！同时该书还介绍了魏大夫发明的感冒预防治疗仪，该仪是针对感冒的病因，结合他30余年的临床经验和反复探索、验证、研究的结果，抓住流感病毒易变异的难点，发明的一种科学新颖、使用简便、安全无副作用，既能直接杀灭所有感冒病毒，又能调动患者的免疫力预防和治疗感冒初起的新仪器（该仪已获国家专利局批准的发明专利）。

该论文还先后被中国养生医学工程研究中心、国际自然医学与养生工程研究会和中国健康世纪行全民健康工程专家委员会联合发文：关于向全国推广防治流行性感冒保健新法——新世纪医学模式应用的决定。2005年11月山西省中医药学会为了预防流行性感冒的发生，征得魏老师同意，将其创编的新预防感冒操印成小册子，分发给中小学生。2007年1月，中国科学技术信息研究所与北京谦益和中医药研究院联合提交的国家中医药局课题，《遵循自身发展规律　发挥中医药优势特色的政策研究》报告中首次披露了五位老医学科学工作者给有关领导的一封信，特别提出在流感等疾病肆虐的情况下，魏慧瑶主任医师系统地提出了《防治流行性感冒保健新法——新世纪医学模式应用》等全新的应对流感的中医的理念、思路、措施与方法（如艾灸法、按摩法、火罐法、盐包按摩法及导引运动法等）的推广的重要性和实用价值。并在全国各地开展了不少培训和推广实践，深受广大群众、专家与学者的欢迎与好评。

（主要内容原载于：《健康大视野》杂志，2007 年 8 月上，总第 141 期，第 114~115 页）

新世纪医学模式受关注

王 维

本报记者王维北京报道　近年来，一个源于中国传统医学创新而发展起来的"新世纪医学模式——未来医学模式"（生物－心理－社会和被动与主动相结合）正越来越多地受到国内外普遍关注。

"两会"期间，新世纪医学模式和内源性医学的奠基人、世界中医药学会联合会美容专业委员会常务理事等职的魏慧璇教授在京接受《澳门商报》采访时表示：只要学会与掌握了新世纪医学模式和导引医学处方，不仅可以不用花一分钱，便能大大有利于巩固与提高按摩、针灸、导引等中西医诸临床医学的疗效，扩展医学的治疗范围和领域，而且大大有利于人们的健康和长寿。

认为，现在的中国，源于《黄帝内经》的导引医学已被边缘化成为一直散失在民间的健身与养生方法，亟待挖掘抢救。

内源性医学也称导引医学，它由集特有的呼吸运动、肢体运动和配合呼吸的经穴按摩三部分组成。60余年来，魏慧璇分别从内源性医学的史、理、方、法、穴诸等多领域开展临床、探索与创新。自1977年起，他陆续以中、法、英文与中英文对照，在国内外发表了《新世纪医学模式与内源性医学》《未来医学的宗旨与二十一个亮点》《巧用穴位抗流感》《每天5分钟　看图学保健：新型抗衰保健按摩图解》等20余本专著与近300篇论文。随着这些论文、著作在世界各地发行，魏慧璇倡导的以人为本、医患互动，药物疗法、免疫疗法与非药物疗法相结合，内源性医学与外源性医学相结合的全新医学模式在针灸界、按摩界、美容界、养生界、医学界与广大读者中引起越来越多的关注与赞评。

国家中医药管理局原国际合作司司长，中国民间中医药研究开发协会会长沈志祥教授评价说："大力倡导非药物疗法、内源性医学——导引医学与新世纪医学模式理论和实践的成果很好，这也是中国民间中医药研究开发协会要研究、开发与推广的项目。"

2008年，原国家卫生部科教司司长黄永昌教授，将魏慧璇与他合写的《以人为本医患互动让有限资源最大化——用新世纪医学模式推动卫生工作》一文纳入他的书中。目的是让更多的人了解与受益于新世纪医学模式。

原世界针灸学会联合会主席邓良月教授指出：新世纪医学模式的理论与实践绝对是正确的，不但对针灸学科，而且对其他医学学科同样具有指导意义。

其实，早在1984年，突尼斯国家第一大报——《新闻报》在醒目的位置连续报道了随中国医疗队赴突尼斯工作的魏慧璇，盛赞他以"高超的医术"为4万余人次的突尼斯人和外国人治疗病痛，被誉为"魔掌""中国的魏"。

专家指出：新世纪医学模式紧紧地抓住了未来医学的核心之核心——最大限度地调动人类自身显在与潜在的疗能、美能与智能等。有利于中、西医优势互补，有利于东、西方医学互相交流、促进和发展。代表了当前与未来医学的发展趋向和目标。

（原载于：澳门商报　2014-03-13　03：08　B3版）

魏慧瑶教授谈内源性医学导引被严重边缘化

张　宇

导语： 中医学博大精深，是历代医者先贤留下的宝贵财富。虽然西医学伴随着科技发展而一日千里，但人类对自身的认识却还是十分有限，在一些疾病，特别是新发突发疾病面前，仍无法做到游刃有余，手到病除。探索人类自身奥妙，破译健康密码，促进人类健康，任重而道远。然近年来，中医接连攻克了一些国际上公认的医学难题，充分说明了中医学的玄妙和伟大。记者近日采访到世界中医药学会联合会美容专业委员会常务理事，主任医师魏慧瑶教授。他潜心研究60余年，开创以中医理论体系中的"导引医学"为基础的"内源性医学"理论及实操，60余年间数十余万人受益，随缘而动，造福人类。

千百年来，炎黄子孙以岐黄之术防病治病，中医学理论体系在反复实践中得到了完善和发展，是一门讲究将人与自然融为一体并和谐统一的自然科学。法于阴阳，和于术数，阴阳五行相生相克，干支甲子历数推演，可知万物运行变化之规律。天人相应，道法自然，自然不灭，中医理法则不灭，人与自然就会生生不息。在中医理论的指导下，人们发现自己真的可以少生病、生小病。甚至不生病。然而，就目前而言，人类对自身的了解与开发不过十之一二；魏慧瑶教授更断言，国人在中医理论体系的传承与发扬上最多也不过三成而已，"导引医学"更几乎被遗忘，仅作为健身与养生方法存在。

一、被遗忘的医学

《黄帝内经》，我国现存最早的一部总结性医学文献，集先秦诸子百家医疗之术、养生之道、长寿之诀于一身，历代医家将其奉为圭臬，也是历代中医的培养、临证、研究与教育的重要指导医籍，该书明确指出：中医由针、灸、砭、药和导引按跷几部分组成。有学者将它们分为针灸、中药、按摩、导引四类。

魏慧瑶分析，在这些分类中，除中药是属于药物疗法外，针、灸、砭、导引和按跷，则均是属于非药物疗法。《素问·血气形志》载："形乐志苦，病生于脉，治之以灸刺；形乐志乐，病生于肉，治之以针石；形苦志乐，病生于筋，治之以熨引；形苦志苦，病生于咽嗌，治之以百药；形数惊恐，经络不通，病生于不仁，治之以按摩醪药，是谓五形志也"。由此可见古人先贤，除了"病生于咽嗌，治之以百药"与"病生于不仁，治之以按摩"和"醪药"相结合外，对"病生于脉""病生于肉"与"病生于筋"的，则均是"治之以灸刺""治之以针石"与"治之以熨引"的非药物疗法。由此也不难看出，古人先贤高度重视非药物疗以及非药物疗法与药物疗法的相结合的应用。同时，针、灸、砭、药与按跷，均属外源性医学，唯独导引，是属内源性医学，这种中医理论体系中独立存在的内源性医学却似乎被人们遗忘了。导引医学其实深为历代医家巨匠和道、儒、法、武等诸子百家所推崇。魏慧瑶教授告诉记者，就是这个被遗忘的"导引医学"一门，在整体传统中医理论体系中的比重可占七成。换句话说，前辈先贤留给我们的中医瑰宝，我们最多只能算继承发扬了三成而已。目前，导引医学已被严重边缘化，成为散失在民间的健身与养生方法，急待抢救。

二、内源性医学的发展希望

魏慧瑶有幸于1952年结识杨少侯太极拳第三代嫡系传人，而后用了60余年不断学习、研究、探索、实践、临床、总结、提高与创新，开创出了一套以内源性医学的新模式，这是一种以导引医学为纲，集特有的呼吸运动、肢体运动与自我按摩于一身的独到医学自我保健及治疗模式，自1977年起，他在国内外发表了21本专著与200余篇有独到见解的论文，计500余万字，受到读者、专家与学者一致好评。多年的实践中，他在预防、临床、康复、美容、养生和公共卫生安全等诸领域的应用中有了颇多弥足珍贵的领悟。

2010年11月他在《亚太传统医药》杂志发表论文《新世纪医学模式与内源性医学》，详细阐述自己的观点与实践成果。2012年7月，《巧用穴位抗流感》四册出版，获得了专家和学者的好评，北京市版权局为其颁发了5个有关《内源性医学》的知识产权证书。有专家指出：【新世纪医学模式】与【内源性医学】至少能使人们尽量少生病或不生病，至少能使当下全球每死亡三个人中就有一人与药物中毒有关的人数大为减少，至少能使老年人的晚年生活质量大为提高，至少能使全人类的平均寿命延长10年以上，至少能使21世纪全人类七大健康与生命的理念改变……评价甚高。

魏慧瑶教授说，通过60多年来的学习、思考、探索和20多个国家和地区数十万人次的实践证明：内源性医学可广泛用于预防、临床、康复、美容、养生与公共卫生安全领域。他希冀内源性医学的开发利用，为全人类在健康、长寿、美形、美容做出更多贡献。

（原载于：香港商报，2015年2月15日，文化东方周刊，T7版）

世界医学绝学——内源性医学解密开篇

魏慧瑶

一、一个新中国成立以来学术界罕见的好现象

新世纪医学模式从 1999 年公示以来，倍受国内外专家、学者与广大受众的欢迎、好评、青睐、关注和反响强烈，是新中国成立以来我国学术界难得一见之好现象。如吴鑫《一篇医学论文引发的思考》[《健康大视野》杂志，2007 年 8 月(上)，第 114 页至 115 页]一文的编者按："2002年 11 月，我刊用了 7 整版多、头版头条全文刊登了主任医师魏慧瑶《对生物－心理－社会医学模式的挑战：新世纪医学模式的思考与探索》一文。正如专家所说：这一近年难得一见的好文章在针灸界、按摩界、美容界、养生界、医学界与广大读者中倍受关注和反响强烈，新世纪医学模式与其运用倍受青睐和欢迎。"

专家评价："新世纪医学模式极力倡导一个以人为本、医患互动，药物疗法、免疫疗法与非药物疗法相结合，内源性医学与外源性医学相结合之全新医学模式，新世纪医学模式指导下的医学科学发展的新思路，是医学科学思想论与方法论的一次发展、进步、飞跃与革命。魏慧瑶主任医师在国内外数十年的临床与研究结果揭示：只要学会与掌握了新世纪医学模式和导引医学处方，不仅能不用花一分钱，便能大大有利于巩固与提高按摩、针灸、导引等中西医诸临床医学的疗效，扩大诸临床医学的治疗范围和领域（ 如预防、美容与养生等），而且能大大有利于医者本身的健康和长寿等许多优长。

生物－心理－社会和被动与主动相结合之新世纪医学模式在针灸界、按摩界、康复界、美容界、养生界、医学界与广大读者、受众中倍受关注和反响强烈！新世纪医学模式与其在预防医学、临床医学、康复医学、美容医学、养生医学与公共卫生安全医学领域里之应用，倍受青睐、欢迎和好评。"如：

1. 贾谦《新世纪医学模式是解决人类健康的好医学模式》，并在《中医优势与新世纪医学模式》一文中睿智地指出："新世纪医学模式代表中医思维体系和能以很低的费用解决医学难题"；贺绍文、魏稼《医学模式的新突破》；田从豁《新世纪医学模式——一个人类医学模式发展史的新里程碑》；贺绍文《新世纪医学模式——医学模式的新突破》等。

2. 中国女医师协会原副会长、中国妇联执委李紫阳教授说："如果我的父亲（我国原国家主席李先念）早接触到新世纪医学模式、内源性医学和非药物疗法，至少要多活 10 年！"。

3. 原国家卫生部科教司司长黄永昌教授指出："新世纪医学模式有利于让有限资源最大化，该用它来推动卫生工作。现在的问题是要让更多的人了解与受益于新世纪医学模式、内源性医学与非药物疗法。"

4. 世界针灸学会联合会原主席邓良月教授对笔者说："他（邓良月教授）相信，新世纪医学模式的理论与实践绝对是正确的，它不仅可以不用花一分钱，从基础到临床，从理论到实践使全

世界的针灸学科大大的提高疗效，扩大治疗范围与领域；而且对其他医学学科同样具有指导意义。并明确指出，世界诸种医学迟早都会朝着新世纪医学模式指出的目标与方向发展。"

我不仅获得了北京版权局颁发的多个有关《新世纪医学模式》的知识产权证书，而且使得国际互联网上诞生了《新世纪医学模式》的新关键词。

王维《新世纪医学模式受关注》（澳门商报，2014年3月13日，B2版）报道载："专家指出：新世纪医学模式紧紧地抓住了未来医学的核心之核心——最大限度地调动人类自身显在与潜在的疗能、美能与智能等。有利于中、西医优势互补，有利于东、西方医学互相交流、促进和发展。代表了当前与未来医学的发展趋向和目标"……

二、新世纪医学模式倍受关注和反响强烈的原因

为什么新世纪医学模式会赢得这么多令人感动的关注与欢迎呢？！因为专家与学者们都睿智地中：它的以人为本、医患互动，尤其是其大力倡导独具13大特点的内源性医学——导引医学，能为提升人类自身的健康、长寿与美容服务，能为我们人类诸种医学的发展、进步、飞跃与革命服务。这或许就是新世纪医学模式倍受关注和反响强烈的重要原因之一。

当下国内外所有的医学都属外源性医学。然中国还有一门世界医学绝学——内源性医学。哪什么是内源性医学呢？

内源性医学是中医的一项最伟大发明。

中医是中国的一项伟大发明，它在贡献度、实用性、意义与价值等方面都远远地超过了我国古代的四大发明。笔者以为，人们说中医很伟大，原因有很多，其中之一：内源性医学——导引医学，则是中医的一项最伟大发明。

被联合国批准为世界非物质文化遗产之一的、我国现存最早的一部总结性的医学文献、被有的学者称为世界医学的"圣经"——《黄帝内经》，被历代医家的奉为圭臬，为历代中医的培养、临证、研究与教育的重要指导医籍，它集先秦诸子百家医疗之术、养生之道、长寿之诀于一身。该书明确指出：中医由针、灸、砭、药和导引按跷几部分组成。有学者从学科的角度，将它们分为针灸、中药、按摩、导引四类；笔者以为：它们还可有另两种不同的分类方法。①它们除中药，是属于药物疗法外，针、灸、砭、导引和按跷，则均是属于非药物疗法。《素问·血气形志篇》载："形乐志苦，病生于脉，治之以灸刺；形乐志乐，病生于肉，治之以针石；形苦志乐，病生于筋，治之以熨引；形苦志苦，病生于咽嗌，治之以百药；形数惊恐，经络不通，病生于不仁，治之以按摩醪药，是谓五形志也。"由此可见古人先贤，除了"病生于咽嗌，治之以百药"与"病生于不仁，治之以按摩"和"醪药"相结合外，对"病生于脉""病生于肉"与"病生于筋"的，则均是"治之以灸刺""治之以针石"与"治之以熨引"的非药物疗法；由此也不难看出古人先贤早在《黄帝内经》时，便高度重视非药物疗法的广泛应用、便高度重视非药物疗法与药物疗法的相结合应用。②《黄帝内经》中的针、灸、砭、药和按跷这几部分都属外源性医学范畴，现都有很大的发展，即现代流行的针、灸、砭都被纳入了针灸学科。中药更成为中医最常用的治疗手段。按跷则发展成为了按摩学科。唯独有博大精深的导引医学，是中医里独一无二的内源性医学，由于其效果奇妙、风格独特与奥妙无穷，属内源性医学范畴。加之它历来

为拥有者所珍藏，秘不外授，只用口传心授的方式世代单传，从未被纳入过大学教材等原因，故使当今有缘结识导引医学者，屈指可数；系统学习、研究，并将其应用于预防、临床、康复、美容与养生等医学领域者，则更是少之又少、缺之又缺，故使其渐成为中医学里的绝学、世界医学里的绝学。

现在中国，这一世界医学里独有绝佳的内源性医学即导引医学，已被边缘化成为一直散失在民间的健身与养生方法，急待努力抢救！笔者非常有幸于1952年结识杨少侯太极拳第三代嫡系传人，而后花了60余年刻苦的反复学习、研究、探索、实践、临床、总结、提高与创新，始分别从内源性医学——导引医学的史、理、方、法、穴、医学模式与其在预防、临床、康复、美容、养生和公共卫生安全诸领域的应用等方面有所领悟。为感恩生活，回报社会，自1977年起，我用中、法、英文（英文版由外文出版社翻译出版）与中英文对照，在国内外发表了21本专著与200余篇有独到见解的论文，共计500余万字，在世界各地发行，受到读者、专家与学者一致好评。

内源性医学——导引医学是集特有的呼吸运动、肢体运动与自我按摩于一身。它是调发身姿健、容貌美卓有成效的手段之一，是提高自体免疫力的有效方式。

内源性医学——导引医学，深为历代医家巨匠（如：战国神医扁鹊、三国名医华佗、隋代太医博士巢元方、唐代大医学家孙思邈等）和道、儒、法、武等诸子百家所推崇。然由于种种历史条件的局限，前贤们终未能提高到西医学理论基础及一系列近代科研成果（如：控制论、系统论、信息论、微循环理论、全息生物医学、生命衰老机制、未来医学与医学模式等）的高度来认识它。笔者总结的一整套内源性医学，它科学新颖、简便易学、行之有效，它既融中西健身之长，又集古今益寿之道。它是依据古今先贤与笔者数十年之潜心研究和临床经验，针对健康、疾病及衰老的病因，从动静相兼、身心合一出发，它不仅有益于预防疾病，而且有助于老年斑的消除，有利于身心健康与长寿。我应邀：2010年初出版了两册彩色《每天5分钟　看图学保健：新型抗衰保健按摩图解》、《每天5分钟　看图防病痛：新型防病益寿按摩图解》、英文版《中医防治流行性感冒新法——新世纪医学模式应用》与2012年7月《巧用穴位抗流感》四册解密内源性医学专著和2010年11月发表于《亚太传统医药》杂志的《新世纪医学模式与内源性医学》一文（封面中英文对照与5个整版头条），在国内外公开发行，出版后获得了专家和同道的好评。专家指出：英文版与《巧用穴位抗流感》两书，均是人类医学史上第一本首次揭开内源性医学与外源性医学相结合应对流行性感冒保健新法神秘面纱的小书。为此，我不仅获得了北京版权局颁发的5个有关《内源性医学》的知识产权证书，而且国际互联网上在继《新世纪医学模式》之后，又新出现了《内源性医学》的关键词。专家指出：《新世纪医学模式》与《内源性医学》的现身，不仅至少能使人们尽量少生病或不生病、至少能使当下全球每死亡三个人中就有一人与药物中毒有关的人数大为减少、至少能使老年人的晚年生活质量大为提高（我国等许多国家都已进入老龄社会）、至少能使全人类的平均寿命延长十年以上、至少能使21世纪全人类七大健康与生命的理念改变……等众多优势，而且它将对所有国内外医学院校教材的理念、思路、策略、措施、方法与内容的更新及完善，都具有重要的现实意义和深远的历史意义。

笔者60多年来的学习、思考、探索和国内外20多个国家数十万人次的实践提示：内源性医学可用于预防、临床、康复、美容、养生与公共卫生安全领域。它不但能单独使用，而且能与诸种外源性医学相结合，这将会为提高疗效，扩大治疗范围和领域，减少药物的毒副作用，大大地节约医疗费用。其必将为当下及未来国内外诸医学之思路、理念、策略、措施、方法与内容的更新与完善，注入新的活力和强劲的推动力。促进医学本身的发展、进步、飞跃与革命做出巨大贡献。相信在我们的共同努力下，对内源性医学的开发利用，必将为开创 21 世纪医学与世界未来医学的崭新局面，做出其不可估量的贡献！必将为全人类的健康、长寿、美形与美容事业，做出其不可估量的贡献！

世界医学绝学——内源性医学的十三大特点

魏慧瑶

众所周知，中医为五千余年中华民族的繁荣昌盛立下过不可磨灭的功勋。它是世界四大文明古国中唯一至今还较为完整保存的传统医学体系，这本身就是世间的一个奇迹！

而内源性医学——导引医学，则是中医的一项最伟大发明！

是中华民族对世界医学与未来医学的最伟大贡献之一。

内源性医学是一门健与美的艺术，具有很强的科学性。它不仅是中医的重要组成部分，而且是中医精髓中的精髓。还是"中医治本"的关键、核心与根本。

内源性医学既有深厚的文化底蕴，又有时代的新意。它集培补元气、安定情绪、坚定意志、防病治病、启迪智慧、美容抗衰、激发潜能、增寿延年等众多神奇效果于一身，并集预防、治疗、康复、美容、养生、减肥、催眠等诸多功能于一身。

内源性医学是富有神秘色彩的古老的东方文化宝库里的一颗光芒四射、璀璨夺目的明珠。便于人们在居室的方寸之地内便能领略习练其健与美的妙趣。其特点是：

1. 身心合一

内源性医学要求集中思想，排除杂念，身心合一、意气合一、内外合一、动静结合。这有利于更好地调动人体内的自我显在的与潜在的疗能、美能、智能等。

2. 一专多能、健美统一

内源性医学治疗康复的同时，还能让练习者兼获强身、美容、养生的效果。

3. 整体与局部相结合

内源性医学紧紧抓住与突出了中医之整体观和辨证施治的理论特色，科学地将提高整体之健康水平与改善局部之微循环紧密的结合起来，有利于提高患者之健与美效果。

4. 植根于中医理论

内源性医学既深深植根于中医理论之沃土，又吸取了西医学与一系列近代科研成果之营养。它不仅充分展现了阴阳、五行、气血、经络、三宝、整体观、辨证施治和天人合一等理论的特色，而且它亦是中医所有临床里唯一真正能充分展现天人合一之博大精深与优势，且吸取了神经体液学说、控制论、系统论、信息论、微循环理论、全息生物医学、生命衰老机制及新世纪医学模式等理论精华，独具特色的美容、健身、益寿法。

5. 可作为综合措施

内源性医学不但可以单独使用，而且可以与诸种外源性医学（的防治法）相结合，这将会为提高疗效，扩大治疗范围和领域，减少药物的毒副作用，让人类的有限医药资源最大化，大大地节约医疗费用，促进医学本身的发展、进步、飞跃与革命做出巨大贡献。

6. 自我健美

内源性医学常常无需他人帮助，便能实现自我健美目的。如亚健康状态等症，内源性医学则有良好的自我治疗、健美效果。

7. 经济、简便易行

内源性医学习练者只要有明确的康复、治疗、美容要求，选定适当的练习内容，便可在家或适当的场地进行练习，而不需要其他的医疗设备和药物。

8. 效果显著

内源性医学不仅能防治不少疾病（如失眠、感冒、面瘫、腰腿痛、高血压、急性胃肠炎等），而且能使练习者强壮、健美，益寿延年。

9. 适用范围广

内源性医学内容丰富，适用范围很广泛。适于不同人种、国家、民族、肤色、年龄、性别、病情和体质的人。总之它不仅在预防医学、临床医学、康复医学领域中有广阔的用武之地，且在美容医学、养生医学与公共卫生安全领域中亦有极其光明之应用前景。

10. 科学、灵活性强

内源性医学习练者，可根据自己的康复、治疗目的，选择适宜的导引锻炼习练即可。如想减肥就按《经络减肥美形法》练习；想治感冒就按《治疗感冒新法》治疗；牙痛就按《治疗牙痛新法》施治；失眠就按《失眠防治法》治疗；想消除皱纹就按舒皱法、美容法、美颜法习练；想长寿就按延年法、益寿法练习。

11. 世界上独一无二的内源性医学

导引医学是中医学里的唯一，也是世界医学领域中唯一的内源性医学，它能用于预防、临床、康复、美容、养生与公共卫生安全领域。它能开创 21 世纪医学与世界未来医学的崭新局面。

12. 是未来医学的重要组成部分

未来医学是一门研究中国医学的未来与中国未来的医学，世界医学的未来与世界未来的医学的前瞻性、尖端学科。未来医学将是一个真正的以人为本、医患互动，内源性医学与外源性医学相结合之全新医学科学。随着内源性医学理念的发掘、推广、普及与提高，随着社会的进步、科技的发展、时代的前进与生命科学研究成果的不断地接近或揭示生命之本源，新世纪医学模式大力倡导的内源性医学必将为当下国内外诸医学之思路、理念、策略、措施、方法与内容的更新与完善，注入新的活力和强劲的推动力。

13. 安全、无副作用

内源性医学只要按规章施行，是一种绿色、环保、低碳、零碳、安全，无任何毒、副、致癌、致畸、致突变作用的祛病、健身、美容、益寿法。

由于内源性医学，拥有众多上述特点，故它的现身、推广、普及、传承与创新，不仅大大有利于每个人的健康、长寿、美形与美容，而且大大有利于中国与世界医学的发展、进步、飞跃与革命！内源性医学急待努力抢救！这靠您、靠我、靠他、靠志士能人、靠各行精英、靠医学俊杰、靠政治领袖、靠我们大家的共同努力！相信在人们的共同努力下，内源性医学的开发利用，必将为中国人民与全人类的健康、长寿、美形与美容做出其不可估量的贡献。

世界医学绝学——内源性医学发展史

魏慧瑶

《首都食品医药》杂志负责人约请我将介绍内源性医学的历史部分,写成内源性医学发展史,我欣然应允。因我喜欢这简练、有学术分量、有挑战性与有难度之命题。说其简练,是命题明确、简单与精致;说其有学术分量,是内源性医学发展史,尚是中华医史文献库与世界医史文献库中,均有待努力填补的医史空白;说其有挑战性与有难度,是这类文献通常应由医史研究学者或内源性医学研究者来完成,然医史研究学者精于内源性医学的研究者不多,数十年如一日专注者更是甚少;内源性医学(导引医学)研究者多深藏于民间,涉足医界者稀,数十年如一日专注医界者更是甚少,故很难有机会接触与研读汗牛充栋、浩如烟海的内源性医学文献;幸好内源性医学是我酷爱与从事了一生的专业之一,加之数十年如一日的认真的研读难以计数之有关文献,故斗胆以内源性医学著作文献或名人的脉络与亮点为主线,结合我个人读书感悟与临床心得,始成《内源性医学发展史》一文。抛砖之勇,源于引玉之愿。谬误之处,在所难免。企望慧眼卓识的同道、专家、学者指正。

让我们一同来穿越时光的隧道,聆听历代前辈先贤有关内源性医学的谆谆教诲,与历代前辈先贤就内源性医学进行心灵的对话,领略效果奇妙、风格独特与奥妙无穷的内源性医学无限乐趣!让我们一同来寻觅与探索内源性医学发展史的踪迹与印记吧!

一、内源性医学启萌于远古时期

内源性医学——导引医学的故乡,是中国。

内源性医学——导引医学有悠远的历史。内源性医学的发生与发展同人类文明的发生与发展是密不可分的,尤其是同中华文明的发生与发展是共存共荣的。故很难将内源性医学的发展史与人类古文明的发展史斩断和割裂开来,尤其是同中华古文明的发展史斩断和割裂开来。据资料考证,就是没有文字记载的人类的发展史,按照考古学观点,从人类的起源至今已有六百多万年的历史。而呼吸运动对于人类自身的生老病死,从人类诞生的那一刻开始就是极其重要的,就是密不可分的。然而呼吸运动与内源性医学的起源密切相关,并属于内源性医学的重要组成部分。故有专家指出:从人类诞生的那一刻开始,就为内源性医学的"萌芽"提供了可能的"温床"。

在原始公社就已经开始萌生的按摩与舞蹈,它们都和内源性医学的起源密切相关,并同属于内源性医学的重要组成部分。因此,有专家指出:可以认为早在原始公社就已经开始萌生了内源性医学的"苗头"。

论及内源性医学的史料浩如烟海、数不胜数。有研究资料提示:其散见于经、史、子、集中,至少也有三千万字。传说中的伏羲(大约生活于公元前50世纪)创八卦(大概是大皋或大皋族人所做的贡献),它从复杂的自然现象(天文、地理、人事)中抽象出阴(－－)与阳(—)

两个范畴，概括世界万物纷纭的变化，探索事物发展的原因，成为内源性医学的理论基础。有学者认为伏羲时代就是内源性医学的逐渐开始形成的时代。

众所周知，属于内源性医学重要组成部分的中医疗法的鼻祖——按摩学的历史，是十分悠久的，起源于印度的瑜伽，亦有了5000年的历史。

（一）俞跗与"古代按摩八法"

据传说，远在4600多年前，即公元前27~26世纪，黄帝（轩辕氏）有位大臣姓俞，名跗，就在先人的经验基础上总结了"古代按摩八法"（贯通法、补气法、揉捏法、和络法、推荡法、疏散法、舒畅法、叩支法），并流传至今。有关古代名医俞跗运用导引医学与按摩疗法治病的故事，在《史记·扁鹊仓公列传》《说苑》《韩诗外传》等书中均有记载。如："俞跗一作俞拊，黄帝臣；治病不以汤液醴酒，馋石桥引，按抗毒烫……"（见陈帮贤、严菱舟《中国医学人名志》）。

（二）《易经》

约成书于殷周（公元前1324年～公元前256年）之际的哲学名著《易经》，早在战国时即被列为经典，被誉为众经之首；它是中国文明的源头，是我们研究人与自然、社会的珍贵历史文献，亦是我们研究内源性医学之珍贵文献。彭祖，据《神仙传》《列仙传》与《辞海》载，姓籛名铿，颛顼帝之玄孙，生于夏代，至殷末时已767岁（一说800余岁），彭祖清静无为、悠然独处，平时常喜静坐屏气、意守丹田。从早晨可以一直端坐到中午，然后用手揉揉双眼，轻轻按摩身体各个部位，用舌尖轻顶上腭，并吞咽唾液，运气几十次才收功。一旦感到疲惫不适，就运用闭气、行气的方法来进行自我调节，让胸中之气散布到身体的各个部位。五脏六腑、手足四肢、头颈七窍，都让气逐一走到，不一会儿就觉得通体舒畅。他是古代传说中，著名的内源性医学养生大家，其被誉为"导引祖师"和"中华第一养生学家"。彭祖少好恬静，不营名利，不失四时之和，唯爱养生怡身为事的阴阳之术、内源性医学之道等学术思想，在后世颇受尊崇，影响深远，值得后来者研究。

二、内源性医学在春秋时代的发展

春秋时代（公元前770年～公元前476年），内源性医学——导引医学，较前期又有了长足的发展。

（一）《周易大传》与《道德经》

约成书于春秋时代的《周易大传》，是兼论内源性医学基本原理之哲学专著，是《易经》最古之释本；其关内源性医学养生法之论述，较《易经》又有了进步，进而为内源性医学之发展奠定了坚实的基础。春秋末年，老子，名李耳，又称老聃，被后世尊为道家内源性医学、导引功之祖，著《道德经》，主张"抱一""得一""虚其心，实其腹，弱其志，强其骨""致虚极，守静笃"等养生思想，书中许多有关内功之论述如："道生一，一生二，二生三，三生万物""道法自然""返朴归真"等等，奠定了道家内源性医学、"气功"（导引的呼吸运动）之理论基础，亦丰富了整个内源性医学之内容。被历代内源性医学家与养生家奉之为圭臬。

（二）诸子百家与内源性医学

天地运化有道，生命更迭依理，在中华文明五千年的历史长河中，诸子百家的思想理论光芒四射，产生了深远的影响。自春秋末年到战国时期，社会体制开始由奴隶社会向封建社会过渡，政治及经济都发生了剧烈变化，这种变化带来了学术思想的空前活跃。不同阶级、不同阶层的各个学派展开了激励的论争，造就了许多思想家，形成了百家争鸣、群星璀璨的众学说流派互相争辩的局面。所谓"诸子百家"，又称"先秦诸子"，"子"是对男子的美称和尊称，"诸子"是指各学派的代表人物，"百家"则是众多之意，表明当时的思想家及理论较多，据《汉书·艺文志》云，数得上名字的一共有189家，4324篇著作。其后《隋书经籍志》《四库全书》等记载"诸子百家"实有上千家。然流传较广、影响较大、最为有名的不过几十家而已。其最为著名的可分为：儒、墨、法、道、阴阳、纵横、名、杂、农、小说、兵、医等12家。作为内源性医学——导引医学的总结者、实践者、传播者，笔者查阅大量史书文献后发现：尽管各家的学说观点及理论体系不尽相同，但对于生命与医道的理解与阐释却有相辅相成、异曲同工之妙。

研究资料提示：诸子百家，大概可分为三类。一是以宇宙、自然界整体为对象，站在这整体观的背景上考虑人的生命运动与人类社会，而以人的生命运动与天（自然界）人关系为中心。道家、阴阳五行家、医家与农家等属此类。其中还有体、用之分。道家、阴阳五行家属于"体"这个亚类，而医家与农家属于"用"这个亚类。二是虽以人为中心，但以人与社会关系为主，重于人的社会实践，重于用世。儒家、墨家、法家、名家、纵横家等属此类。三是以"我"为核心，独善其身，养生家、神仙家等属此类。然这三类，都是以人与人生为中心，以认识世界（宇宙、社会、人体、生命、自我等）、改造世界为目的。故诸子百家各自都建立了一套和自己的学说相匹配的治学修身的理论与方法，诸子的修身治学的本质恰好与内源性医学的本质是相通的。诸子百家都为内源性医学的发展做出了各自的贡献。而内源性医学则是集诸家之长，以为中国人民和全人类的健康、长寿、美形与美容服务，为出发点和终极目标。故从诸子百家留下的浩瀚的论著中发掘、发展与创新内源性医学的宝藏，应是我们和后人的一项重要使命。

（三）《管子》

管仲，生于公元前723年或公元前716年，卒于公元前645年。别名管子、夷吾、敬仲，颍上（颍水之滨）人，出生于颍上（今安徽省颍上县），是春秋初期杰出的政治家、思想家。研究资料提示：《管子》一书是出于齐国的稷下学者们所写，托名管仲所作。其中《心术》上、下，《白心》与《内业》四篇，出自当时的道家大师宋钘（宋子）与尹文（尹文子）之手。《管子》共二十四卷，原有八十六篇，现存七十六篇。其道与气统一的宇宙观、倡导"气论"或"元气论"、"心"为主导的人体生命观、"虚一而静"的"治心"之道等方面的成就，都使其对当时和后世留下诸多的精神宝贵财富。如："心以藏心，心之中又有心焉"（见《内业》）的提法，不仅在先秦诸子百家的论著中是独一无二的，而且是很精妙的！"定心在中，耳目聪明，四肢坚固，可以为精舍""不以物乱官，不以官乱心，是谓中得""心全于中，形全于外""心能执静，道将自定"等，奠定了其内源性医学养生的理论和方法，对后世内源性医学的发展，产生了深远的影响。

（四）佛家与内源性医学

古今，无论在国内外，提及佛家，人们几乎都会异口同声地说到释迦牟尼，生于公元前565年，卒于公元前485年。相传是古印度北部迦毗罗卫国净饭国皇子，出生于迦罗卫（现尼泊尔境内）。名悉达多，族姓乔达摩，中国古译"瞿昙"。释迦牟尼不是其本名，是后人对他的尊称，意义是"释迦族圣者"。"释迦"是他所属部落的名字，有"能"、"勇"之意；"牟尼"是当时对出家修行成就者的称谓，译作"文""寂静"等，是圣者之德，"释迦牟尼"汉译又作"能仁寂默"。一般也称为"释尊"或"佛陀"。

释迦牟尼是印度佛教创始人。是开佛家导引医学之先河者，是佛家导引功之祖。其母摩耶夫人，生牟尼七日后而殁，由其姨妈摩诃波暗波提抚养成人。幼年受婆罗门教育，思农耕之苦，观生老病死之相，对婆罗教不满而出家修行。先学禅定，后修苦行，继认为苦行并非解脱涅槃之道，改昔日之行。浴于尼连禅河，以去身垢。于正觉山菩提树下静坐思维，说："不得等（到）正觉，不起此坐"，思维四十九日，观四谛，十二因缘之法，于是觉悟而成人天之师，尊之为佛。时年仅34岁，此后40余年，云游四方，传弟子500余人，佛教从此便在印度兴起。佛家导引医学用于明心见性、稳定情绪、培补精神、开通光明、启迪智慧、济世度人、造福人类的理论与实践，都伴随着佛教之兴盛和传播而发展起来。这对于世界与中国之文化的发展、对于导引医学理论与实践的发展，都有广泛而深刻之影响。因此，佛家为内源性医学——导引医学的发展做出了杰出之贡献。

（五）儒家与内源性医学

在中国漫长的封建史上，儒家是占统治地位的一种学术思想。故研究儒家与内源性医学的关系，对内源性医学的发展史具有特殊意义。

提及儒家，人们几乎都会异口同声地说到孔子。名丘，字仲尼，生于公元前551年，卒于公元前479年。是我国古代伟大的思想家与教育家，是儒家的创始人与头号圣人。早已名传天下。然而有研究资料显示：无论是孔子本人或其弟子，尤其是子思、孟轲一派（思孟学派）与孙氏（荀子）一派对于后世内源性医学的发展，无论是理论上还是方法上，都做出了巨大的贡献。如孔子云："人有三死，而非其命也。夫寝处不适、饮食不节、逸劳过度者，疾共杀之……"主张练导引卧功以解之。孔子的练功方法是"曲肱而枕之"（见《论语》）。"天命之谓性，率性之谓道，修身之谓教。道也者，不可须臾离也，可离非道也。是故君子戒乎其所不睹，恐惧乎其所不闻。莫见乎隐，莫显乎微，故君子慎其独也"；"喜怒哀乐之未发，谓之中。发而皆中节，谓之和。中也者，天下之大本也；和也者，天下之达道也。致中和，天地位焉，万物育焉"（见《中庸》）。这均证明孔子的修身论、动静论、中和论与正心论等，奠定了儒家内源性医学养生的理论和方法，对后世内源性医学的发展，产生了深远的影响。

三、内源性医学在战国时代的发展

战国时代（公元前475年～公元前221年），杰出的医学家、导引大师扁鹊，是中国历史上第一个有正式传记的著名医学家，姓秦，名越人，渤海鄚群（今河北任丘）人。从医于长桑君，精通医学各科，尤擅长于脉诊、针灸与导引。行医各国，闻名天下。有资料记载他具特异功能，可隔墙视物。他及其学生子游等，应用按摩、导引法治病的故事，至今仍为人们所广泛传诵，这在《韩诗外传》中已有记载。如日本，尾台逸编《医余》中云：《韩诗外传》载扁鹊治虢侯世子尸蹶案"阳子同药，子阳灸阳，子游按磨（摩），子仪反神，子越扶形，于是世子复生"。扁鹊能够采取实事求是的态度研究医学，将导引、按摩、针灸与药物疗法相结合，并能吸取民间的医疗经验，长期在民间行医，走遍齐、赵、卫、郑、秦诸国，于医学上取得了很大成就，享有很高的声望。

（一）《行气玉佩铭》

《行气玉佩铭》或《行气玉铭》，是战国时（据郭沫若考证，认为是约公元前 380 年左右的文物）刻于一个十二面体，呈棱柱状的小玉柱上之铭文。小玉柱长 5.4cm，外径 3.4cm，中空，有顶无底，下部有 3mm 的穿孔，与中空孔相通。作者姓名尚待查考。为全世界现存最早的功法专论。主要阐述小周天功的实际用法与注意事项等丰富内容。铭文共 45 字，内有重文字符 9 个。全文云："行气，深（吞）则蓄，蓄则伸，伸则下，下则定。定则固，固则萌，萌则长，长则退，退则天。天其（兀）春在上，地其（兀）春在下。顺则生，逆则死。"研究资料提示铭文总的精神是：①玉柱中空体现了玉铭本身的观念达到了虚、空、灵与炼神化虚的阶段；②"明"字是玉铭的神；③"固"字是玉铭的质；④"定"字是玉铭的法；⑤"复"字是玉铭的整体运动规律；⑥"兀"字是玉铭的功能态。此研究总结成果，非常精辟！

（二）《庄子》

庄子（约公元前 369 年～公元前 286 年），名周，字子休，宋国蒙（今河南商丘市东北）人，系战国哲学家及继老子之后的道家导引的一代宗师，著有《庄子》（唐代改称《南华经》），该书发展了《老子》之内源性医学养生理论，总结了战国前与战国时之内源性医学理论和实践，被后世并称为老庄，是颇为有价值之内源性医学文献。如《庄子》云："缘督以为经，可以保身、可以全生。可以养亲、可以尽年"（养生主篇）；"吹呴呼吸，吐故纳新，熊经鸟申，为寿而已矣。此导引之人，彭祖寿考者之好也"（刻意篇）；"何谓坐忘？……堕肢体，黜聪明，离形去知，同于大通，此谓坐忘"（大宗师篇）；"若一志，无听之以耳，而听之以心；无听之以心，而听之以气；听止以耳，心止于符。气也者，虚而待。物者也。唯道集虚，虚者心斋也"、"要宁静就要平气，要全神就要顺心……"（人间世篇）；"形体健全，精神充足，便和自然合而为一"，"形体精神不亏损，就是能随自然变化而更新；精而又精，返回过来辅助自然"（达生篇）；庄子达生法、庄子体道法与庄子养神法等至今都很值得我们去认真的学习、研究，它的理论与实用价值。

（三）文学作品与内源性医学

先秦时期，内源性医学——导引医学已是十分流行。相关著述不仅广见诸子学说，而当时的文学作品中也不鲜见。如：《诗经·曹风·尸鸠》云："尸鸠在桑，其子七兮，淑人君子，其仪一兮，其仪一兮，心如结兮。"此表明，心意一，始能定、能静、能虚。由"一"而达虚静之境界，"谓之大清明"（见解蔽）。

伟大的诗人屈原，名平，约生于公元前340年，卒于公元前277年（一说公元前278年）。其一生不仅给我们这个世界，留下了许多精美不朽的诗篇，如《离骚》《九歌》等。而且为内源性医学——导引医学，留下了许多亲自练习的宝贵经验总结与珍贵之文献资料。屈原在《远游》诗中云："内惟省以端操兮，求正气之所由。漠虚静以恬愉兮，澹无为而自得。闻赤松之清尘兮，愿承风乎遗则。贵其人之沐德兮，美往世之登仙。"这头两句，神同儒家之思孟；次两句，神和道家老子相通；后四句，则是养生家与神仙家的追求。《远游》又有云："飡天气而饮沆瀣兮，漱正阳而含朝霞。保神明之清澄兮，精气入而粗秽除。顺凯风以从游兮，至南巢而壹息。见王子之宿之兮，审壹气之和德"、还云："道可受兮而不可传，其小无内兮，其大无垠。毋滑尔魄兮。彼将自然；壹气孔神兮，于中夜存。虚以待之兮，无为之先。庶类以成兮，此德之门。"多么生动与精彩！

（四）《孟子》

孟子，约生于公元前372年，卒于公元前289年。名轲，字子与。邹国（今山东邹县东南）人，不仅是一位战国时的思想家、政治家与教育家，宋以后还被儒家奉为儒家的二号圣人——"亚圣先师"，而且是一位颇有建树的导引医学大师。著有《孟子》一书传世。《孟子》中有"睟面盎背"之说，即天命之性主要体现在"仁、义、礼、智"四个方面，在内心生根呈现为至善的流行，而至善的心性状态，必然会生发出一种清和润泽的气色，表现在容貌上、充盈在后背上、畅通于四肢，即所谓"睟面盎背"。《孟子》中还提出了"夜气""浩然之气"等说法，构成了孟子独特的养生理念。书中云："我善养吾浩然之气。其为气也，至大至刚，以直养而无害，则塞乎天地之间。其为气也，配义与道，无是馁也。是集义所生者，非义袭而取之也。行有不慊于心则馁矣"；又云："必有事焉而勿正，心勿忘，勿助长也"；还云："夫志，气之帅也"；再有云："夫志至焉，气次焉"（均见《孟子》公孙丑上）。

孟子认为，人的很多疾病实际上都是长期以来心志情绪失调积累所致，而不良情绪的发作是对身体的伤害，日积月累，便会使气机郁结于上，久而久之，烦恼习气缠绕于心，固化堵塞头脑，并流露于面部，显得愁容满面、郁郁寡欢。面部不舒展、气脉不通，还会带来背部的僵硬酸痛，用导引功的术语讲，即督脉不能与任脉很好地连贯通畅。要打开心结，孟子以为必然要上达天命之性，归复到清静平和、中正不息的至善本性。这其中修仁德又是首要——仁是人心生生之德，也是天地自然生生之德。只有做到心神安定清静，大道才能显现生发。如此修德修心，贯通天命之性，是生命的开展和豁显，任督二脉前后上下通贯的同时，不但身体上下气机升降循环通畅，也必然内外通畅，一身之气与宇宙元气通贯。有了宇宙生生不息元气的滋养，人的生命力自然旺盛，健康长寿。

这不仅是导引医学较早的调气法、运气学说，而且也是孟子继承与发展了孔子在这方面的认识和成就，其"睟面盎背"之说更是深刻地揭示了道德、心灵与身体气机的内在关联，体现了儒家养生修身的特征。只有追求"大行不加，穷居不损"的大丈夫气概，生命才能真正生根；为以后，儒家以孔孟为师，依孔孟之法创建儒家功奠定了坚实的理论与实践之基础。

（五）《荀子》

荀子，名况，字卿，亦称孙卿。战国末年赵国人。生卒年代待考证。然而他的学术活动年代约在公元前298年至公元前238年。荀子是先秦儒家大师中明确提出了："治气养心"与"治气养生"的完整理论与方法。为后世儒家功的发展与完善，做出了不可或缺的贡献。著有《荀子》一书传世。

《荀子》的"天人论"主张"天行有常""人可制天命而用之"，这是荀子最具积极进步意义的思想之一。其《天论》篇开头写到："天行有常，不为尧存，不为桀亡。应之以治则吉，应之以乱则凶。强本而节用，则天不能贫；养备而动时，则天不能病；修道而不贰，则天不能祸。故水旱不能使之饥渴，寒暑不能使之疾，袄怪不能使之凶。本荒而用侈，则天不能使之富；养略而动罕，则天不能使之全；倍道而妄行，则天不能使之吉。故水旱未至而饥，寒暑未薄而疾，袄怪未至而凶。受时与治世同，而殃祸与治世异，不可以怨天，其道然也。故明于天人之分，则可谓至人矣。"可见，荀子并没有迷信或畏惧于"天"，而是把"天"看作是一种不依人的意志为转移的独立运行的自然。荀子认为，人世间的吉凶祸福是由人自己的掌握和调控而产生的，而不是由"天"来左右和预兆的。正所谓"强本而节用，则天不能贫""本荒而用侈，则天不能使之富"；天有天道，人有人道。人要做的就是要明天人之分，应天以治。

荀子宗于儒家，又取道家、法家等诸家之长。实际上他是名副其实"表礼里法"与"礼法结合"的先秦诸子之集大成者。连先秦法家之代表人物韩非子都是出于其门下，可见一斑。

（六）《韩非子》

韩非，生于公元前280年（一说公元前281年），卒于公元前233年。别名：韩子、韩非子，是战国末期韩国人。是先秦法家之集大成者。他不仅是一位哲学家、思想家与政治家，而且也是一位既深刻参悟明白高深理论，又身体力行、有丰富实践经验的导引医学大师。《韩非子》是其代表作。给我们留下了非常宝贵财富和遗产。如《解老》云："深其根，固其祗，长生久视之道也。""圣人之用神也静，静则少费，少费谓之啬。……夫能啬者，是从于道而服于理也。""虽见所好之物不能引，不能引谓不坏一于根。虽见可欲，神不为动，神不动谓不脱"。然"身以积精为德""今治身而外物不能乱其精神，故曰修之身，其德乃真。真者，慎之固也""思虚静故德不去，孔窍虚则和气日久，故日重积德。夫能令故德不去，新气日至者，早服者也"；故"圣人宝爱其神则精盛"其明确了神与精的关系，又明确指出养神之要在于"虚、静"；"所以贵无为思为虚者，谓其意无所制也"；然"故以无为无思为虚者，其意常不忘虚，是制于虚也。虚者谓其意无所制也，今制于为虚是不虚也。虚者无为也，不以无为为有常。不以无为为有常则虚。"此乃导引实践者的真知灼见，非常精辟！他还在该篇中讲述了詹何遥视的故事，并评曰："以詹之察苦心伤神"，"是曰愚之道也"他明确认为运用导引锻炼激发起来的特异功能，是"苦心伤神"的，是愚极了。至今，其中许多的开示与启迪，对我们与后世导引医学的研究和实践都有指导意义。

（七）《吕氏春秋》

吕不韦，生于公元前292年（又有说出生年代尚待考证），卒于公元前235年。是战国末年卫国濮阳（今属河南）的人，著名商人、政治家、思想家，后官至秦相国。令宾客集众家学说，编纂《吕氏春秋》一书。有八览、六论、十二纪，共二十余万言。汇集了先秦各派之学说，"兼儒墨，合名法"，故史称"杂家"。

《吕氏春秋》中所释述之天人一体观、整体与局部论，为导引医学的发展奠定了理论和实践的基础。提出之"精神安乎形，而年寿得长焉""血脉欲其通""筋骨欲其固""心志欲其和""精气欲其行"等，对我们与后世导引医学都有一定的影响和促进作用。其《古乐篇》曰："昔陶唐之始，阴多滞伏而湛积，水道壅塞，不行其源，民气郁阏而滞着，筋骨瑟缩不达，故作为舞以宣导之。"这从中既不难看出，当时导引医学在民间得到了倡导与应用，还不难清晰看出，内源性医学——导引医学的起源与舞蹈的起源密切相关。

（八）《黄帝内经》

《黄帝内经》是我国乃至世界现存最早的较为系统与完整的医学巨著。全书共18卷，162篇。大约是战国至秦汉时期，许多医家搜集、整理与综合的成果。现已被联合国批准为世界级非物质文化遗产。其中，对内源性医学与养生之论述颇丰，如：上古天真论、四气调神大论、生气通天论、宝命全形论、刺法篇、本神篇、天年篇等近50篇中，都精辟非凡地论述了调和阴阳、平衡五行、饮食有节、起居有常与精神内守等，在当时哲学思想影响下形成了比较完整的中医学理论体系，被后世尊为中医学理论之渊薮，给内源性医学奠定了坚实之理论与临床基础，为内源性医学等学科的发展创造了良好的条件。《黄帝内经》对"调心（调神）""调息""调身"与三者的相结合等方面，都给我们留下了丰富的宝贵财富。如云："中央者，其地平以湿……故其病痿厥寒热，其治宜导引按蹻"（《素问·异法方宜论》）。王冰注："导引，谓摇筋骨，动支节；按，谓抑按皮肉；蹻，谓捷举手足"。在《灵枢·九针论》中亦云："形数惊恐，筋脉不通，病生于不仁，治之以按摩醪药"；由此可见，早在战国以前内源性医学就已有了较普遍的应用。该书明确指出：中医由针、灸、砭、药和导引按蹻几部分组成。这就为我们后人研究中医六大医技的分科埋下了伏线，也为作者于21世纪初率先公示《黄帝内经》中这六大医技的三种不同分类的学术成果奠定了坚实基础。一是从学科的角度，可将它们分为针灸、中药、按摩、导引四类；二是它们除中药，是属于药物疗法外，针、灸、砭、导引和按蹻，则均是属于非药物疗法；三是针、灸、砭、药和按蹻这几部分都属外源性医学范畴，现都有很大的发展，即现代流行的针、灸、砭都被纳入了针灸学科。中药更成为中医最常用的治疗手段，按蹻则发展成为了按摩学科。唯独有既博大精深、又奥妙无穷的导引医学，是中医里独一无二的内源性医学。

四、内源性医学在秦汉时代的发展

秦汉时代（公元前221年～公元220年），导引按摩已成为医疗上的主要治疗手段之一，且有专门的按摩人员，常以治疗"痿厥寒热"、"筋脉不通"、肢体麻痹"不仁"，寒湿所致"肌肉坚紧"（《素问·调经论》）及"寒气客于肠胃之间，膜原之下"（《素问·举痛论》）而致疼痛等症。按摩专著这时已经出现，如《汉书·艺文志》载有《黄帝岐伯按摩十卷》（有人以为即《功夫》一书），这可能是我国第一部按摩专著，可惜年代久远，原著已亡佚。

(一)《导引图》和《十问》

从 1972 年、1973 年与 1974 年三年,从马王堆考证为:汉墓主人轪侯利仓亲属,一号墓相当于汉文帝、汉景帝之际。二号墓棺中木牍有准确年代"……十二年二月已朔戊辰……",即公元前 168 年。汉墓里出土的《导引图》和竹简书《十问》等中,有各种不同导引图式,还有"以志治气,目明耳聪,皮革有光;百脉充盈,阴乃□(滋)生"等记载。在三号汉墓中出土的彩色《导引图》,该导引图,是至今世界上现存最早的、唯一的有关内源性医学——导引医学的导引图式的长帛,其宽为 50cm,长为 140cm。古人以红、兰、棕、黑四色绘成。有男女形象,形态各异的多种导引图式(姿势)共 44 幅,每个图式均有简短的文字说明。创作于西汉,记载功法名称 20 余个。运动形式有几类:有些为仿生,如"沐猴""熊经""猿淖(呼)""鹞背""龙登""鹤(口)""信(鸟伸或鸡伸)""鹞肱"等,或许是后世五禽戏的雏形。有些为肢体运动,如"俛弓"、"仰謼(呼)";有些还使用了棒状、盘状或袋状的器械的图式。如持棒图式两幅中,有一幅习练者持长杖,并配有"以杖通阴阳"文字说明。又如配有"堂狼(螳螂)"文字说明的图式,则见习练者侧体双手高举目视前方一盘状物,似螳螂扑食状。有些为治病导引法:如"引肰(脚或腋)积""引脾痛""引龙""引温病"等。有些为弯腰、举臂等多种类静、动功法的图式,开创的"辨证施功"之年代比隋代巢元方早七百年。内容很是丰富多彩。《却谷食气篇》中还介绍了导引医学的辟谷养生方法。这些都是我国内源性医学具有保健、美容与养生功能有悠远历史的佐证,这些亦都是我们研究内源性医学的宝贵文献与文物。

(二)《引书》

1983 年 12 月至 1984 年 1 月,张家山,位于湖北省江陵县城西北约 1.5 公里,东北距楚都纪南城 3~5 公里处,有一砖厂取土,发现了三座西汉初年汉墓,荆州博物馆派考古学专家前往清理。在编号为 247 的汉墓,在随葬品里发现了 1236 枚竹简,竹简从上至下叠放的次序为:《历谱》《二年律令》《奏谳书》《脉书》《算数书》《盖庐》《引书》等,一大批涉及西汉早期的律令、司法诉讼、军事理论、数学、脉学与内源性医学——导引医学等,极为珍贵的历史文献。尤其是《引书》的发现是继马王堆三号汉墓《导引图》之后,我国考古工作中第二次发现古代导引医学的宝贵文献。《导引图》有图而文字很少(仅配有寥寥数字题图名),然《引书》的部分内容却可以与《导引图》相互文图印证,而相得益彰。使我们对汉初时期(含先秦以前)导引医学的发展有了更深的认识。

张家山 247 号的墓主人乃一名低级官吏,喜医学、通晓法律与数学。墓中发现的《历谱》中最后一年乃吕后二年,即公元前 186 年,其入土时间比马王堆三号汉墓的入土时间公元前 168 年,还要早 18 年。

《引书》共有 112 枚竹简,共 3235 字。其书名就刻于首枚竹简的背面。它是汉初之前导引医学的一次总结。它记载的下颌关节脱位整复法与叩齿法,均较晋代葛洪的记载要早四五百年。《引书》,意乃导引之书。《黄帝内经》云:"引,谓导引。"王冰注释:"导引谓摇筋骨,动肢节。"《引书》的书名为作者原题,而马王堆汉墓中的《五十二病方》等书名,均乃发掘者或研究整理者所命名的。笔者认为:这不仅仅说明《引书》当时已是一部相当成熟的著作,而且亦说明它影响较大，流传较广。否则既不是什么高官显爵，又不是什么导引名家的墓主人，难能拥有它作为随葬品之一。

《引书》的发现，不仅对中华医学发展史、人类内源性医学发展史，而且对世界医学发展史来说，都意义重大：①《引书》是我国现存的、唯一的一部内源性医学——导引医学的专著，也是全世界现存的、唯一的一部内源性医学——导引医学的专著。这不仅是导引医学有悠久历史之又一有力的铁证，而且是中国乃内源性医学的故乡之又一有力的铁证！故不难理解：有的研究者称其为天下一部"奇书"。②《引书》较《诸病源候论》至少要早 700 多年，它才是真正开创了"辨证论治导引法"之先河的"鼻祖之书"，使历来传世文献中记录的开创"辨证论治导引法"之时间，至少也向前推移了 796 年。这也是《引书》对人类内源性医学——导引医学的一个伟大创举与贡献！也是对世界医学的一个伟大创举与贡献！③在 2000 多年前，《引书》之作者，在内源性医学——导引医学方面，不仅就拥有了那么丰富的临床经验（从中亦反映出了当时导引医学的应用与研究等盛况），而且对内源性医学——导引医学，从"之术"到"之理"，从"之法"到"之道"，就拥有了那么完美之总结、深刻之参悟与高超之智慧，令我们钦佩！④《引书》之发现，不仅将为内源性医学——导引医学的发展与进步带来巨大的活力、动力与正能量！而且将为当下与未来，中国与世界医学的发展、进步、飞跃和革命，带来巨大的活力、动力与正能量！还将为内源性医学——导引医学更好地为中国与世界人民的健康、长寿、美形与类美容事业服好务，带来巨大的活力、动力与正能量！⑤从《引书》之问世、到其的重新发现！时隔 2000 多年，使我们今日能将《引书》与其他历代传世的内源性医学——导引医学的文献资料相比较，这可以为我们更清晰地认识与研究内源性医学——导引医学的发展踪迹与过程、《引书》真实的原貌与底蕴和其的珍贵之学术价值等方面，提供宝贵、难得而极其丰富的第一手的研究文献。⑥《引书》作者的姓名、籍贯、生与卒年份和生平等至今全然不详？《引书》成书的具体年份到底是哪年？为什么一部这么好的医学著作在其成书后，又会突然消失无踪？并在历朝历代传世的医书、医史等文献资料中都从未见只言片语的提及和留下任何蛛丝马迹的线索呢？这些神秘的历史迷惑不解，都有待于我们与后人的努力考证和破解。

《引书》的篇幅宏大，结构完整，内容非常丰富，全书由五部分组成（有的研究资料归纳为由三部分组成，即将第二、三与四部分合并为一部分）。

第一部分：阐述一年四季的养生之道。开宗明义，书就阐明以春生、夏长、秋收、冬藏的自然变化更替规律作为养生之道，并讲我国著名寿星彭祖就是顺应了这种规律，才得以长寿。彭祖之道，即"春生、夏长、秋收、冬藏"的法则。怎样才能做到顺应这种自然变化规律呢？作者接着详细地介绍了春、夏、秋、冬四季的饮食、睡眠的注意事项，男女性生活的时间和宜忌等必须遵从的养生原则。如：春天早起后，先"弃水"（小便）、"澡漱"、"洒齿"（刷牙）、"叩齿"，次"广步于庭，被（披）发缓行"，以承受地上之清露，吸取天空之精气，再饮清水一杯，有健康长寿之效。又如：其对四季之房事活动提出了不同的时间要求，强调不宜超过所指出的时间。云："益（过多）之伤气"等。

第二部分：介绍诸导引术式的名称与动作要领。介绍了 36 种（有的说是 41 种）导引式（姿势）名称与各个导引式的动作要领和简明扼要的阐述。如："鼻胃者，俯而左右抬两臂""凫沃者，反错手背而挥动"等。其导引式的命名，则多根据术式动作的某个特征、姿势、部位或仿生运动来取名。如其第一式乃"举胕交股，更上更下三十，曰交股"，即将两腿悬起，相互交叉上下挥动，故按动作特点而取名为"交股"。又如第二式乃"伸胕屈指三十，曰尺蠖"，即模仿尺蠖蠕动爬行，按仿生法来取名为"尺蠖"等。

第三部分：各种疾病的导引治疗方法。本部分占全书篇幅的三分之二，乃重中之重。该部分诸法多以"引"字开头，如"引瘅病之始也，意回回然欲步，体浸浸痛。当此之时，急治八经之引，急呼急响，引阴"；又如还有"引腰病""引心痛""引膝痛""引肠辟""引颓""引瘻""引目痛""引聋""引鼽""引癃"等等，这亦可能是本书叫《引书》的原因之一。它至少介绍了44种疾病（有的说是45种疾病）的导引治疗方法。病种涉及西医学中内、外、儿、五官、口腔、泌尿、精神等科。每一种疾病的治疗术式：有的有导引式的名称；有的只有导引动作的介绍，而无导引式的名称；还有的一种疾病要用几种导引式来综合治疗。如"……凫沃三十，虎顾三十，又复偃卧如前，二十而休；又起，危坐，凫沃四十，虎顾四十，又复偃卧如前，三十而休；因起，凫沃五十，虎顾五十而已。

用吐纳气方法（内源性医学的呼吸运动）治疗疾病在《引书》里也多次提到，如："苦（若）腹胀，夜日偃卧而精吹之三十；无益，精虖（呼）之三十……"

第四部分：导引保健。自古以来，中国传统医学一贯倡导与重视治未病的理念和实践，一贯倡导与重视以防病疗疾于未然、健康长寿为目的养生理论。而导引医学保健，则是非常理想与完美的以防病疗疾于未然、健康长寿为目的一种养生方法和医学。本部分，介绍了24种导引术式。除少数几种以外，大多数均可见于前面（一至三部分）介绍。在24种导引术式的介绍上，采取了从头至足的叙述方式，如："蛇甄以利距脑……厕比以利耳……复据以利腰……指（趾）以利足气……"有研究资料提示：这24种导引术式，很有可能是一套完整的导引医学健身养生操。乃后世流传的诸多导引法，如："五禽戏""六字诀""八段锦"等的雏形。

本部分与第二、三部分既有密切联系，而又偏重于保健养生，充分强调治未病的理念和实践，这亦充分展现了内源性医学——导引医学具备了一专多能(可用于临床、预防、康复、美容、养生与公共卫生安全领域)的特点。

第五部分：阐述患病原因与预防方法和导引（治病与养生）理论。本部分从理论的高度阐述与总结了导引能防病、治病和养生的机制，指出人由于起居未能与四季或寒暑相适应而患病者，可用导引法来治疗；练习得体的导引医学之吐纳法（内源性医学的呼吸运动之一）与肢体运动，可使人与四季变化和寒暑相适应，故能防病、治病和养生。还阐述了一年四季呼吸运动的原则、呼吸运动与人体的关系，并将人体元气之损益与呼吸运动有机的联系在一起。还针对不同的病因，指出应用不同导引方法的道理。

最后，《引书》谈到了哲学问题。还阐述了外环境的协调、内环境的协调与内、外环境的协调等重要性和方法，将身体的保养与天地运动，有机的联系在一起。并一再强调了导引能防病、治病与养生的机制和重要意义。如云："春夏秋冬之间，乱气相薄沓也……是以必治八经之引……""夏日再呼，壹响壹吹"；又如作者借用《道德经》里的"天地之间，其犹橐籥乎？虚而不屈，动而俞出"一段话，将其改为："治身欲与天地相求，犹橐籥也，虚而不屈，动而俞出"，这改动虽不大，却把人体小宇宙与自然界大宇宙之间的相互关系表述得更加清晰与明确，有研究资料提示：这一改动，体现了现代系统论中的"套叠"思想，使《引书》的理论水平提升到一个全新的高度等。

通览全书，结构紧凑，层次分明，主题突出，环环相扣，首尾紧密呼应，是一部具有极强逻辑性、指导性、前瞻性、科学性、实用性、系统性的成熟与完整的导引医学著作，值得我们认真学习与研究！

（三）《金匮要略》

后汉·医学家，张机，字仲景，又有称"张长沙"南阳湟郡（今河南南阳人），著有《伤寒卒病论》十六卷，后经晋·王叔和整理成《伤寒论》《金匮要略》传世千余年，至今还颇得中医界推崇，在《金匮要略》中提到："四肢才觉重滞，即导引吐纳，针灸膏摩，勿令九窍闭塞"，特别是"救自缢死法"中谈到了类似"人工呼吸"之心胸（包括四肢）导引按摩急救法。

（四）《五禽戏》

《五禽戏》，是仿效虎、鹿、猿、熊与鸟的各种动作，活动肢体，使血脉流通，以求防病强身、益寿延年之目的。属于导引医学肢体运动的一种。东汉名医华佗，字元化，又名旉，沛国谯（今安徽亳州）人。《五禽戏》有说为华佗所创；有说为太上老君所创，后由华佗授于吴普（见《太上老君养生诀》），吴普活了90多岁，还耳聪目明，牙齿完整健康；因历代经不同之传人发展，流传至今的《五禽戏》，有多个流派。

（五）《参同契》

魏伯阳，约生于东汉，卒年待考证，是一位著名的学识广博，潜心研究导引、气功的理论与实践之导引家、导引功家。《参同契》，历被誉为中华导引、导引功之祖——中国历史上的"万古丹经之王"。会稽上虞（今浙江上虞）人。又名翱，自号云牙子，真人告以铅汞之理，龙虎之机。遂著书十有八章，言大道之理。撰《参同契》，又名《周易参同契》，是内源性医学（导引医学）经典文献，有上（计2439字）、中（计2314字）、下（计677字）三篇，末附"五相类"一篇。自唐代，被历代诸家共推崇为内丹要籍名著之一。如有云："神仙不作《参同契》，火候工夫那得知（见《性命圭旨全书·火候崇正图》）"。五代·彭晓《周易参同契分章通真义》云："参，杂也，同，通也，契，合也，谓与《周易》理通而义合也。其书假借君臣，以彰内外，叙其离坎，直指汞铅；列以乾坤，奠量鼎器；明之父母，保以始终；合以夫妻，拘其交媾；譬诸男女，显以滋生；析以阴阳，导之反复；示之晦朔，通以降腾；配以卦爻，形于变化；随之斗柄，取以周星；分以晨昏，昭诸刻漏，莫不托《易》象而论之，故名《周易参同契》"；又云：魏伯阳"修真潜黙，养志虚无，博赡文词，通诸经纬……"东晋·葛洪云："魏伯阳者，吴人也，本高门弟子，性好道术。"魏伯阳其论述效法乾坤天地日月之阴阳运动、变化、收视闭听，使神不外弛，可获养性益寿之效。有研究资料提示：《参同契》在写作意图、写作方法、阅读方法、练功原理、方法与要点、练好导引功之标准及作用，并明确指出和批判了对导引功之不正确理解与方法等，对我国导引医学史、"气功"史都有极其重要的影响和作用。然、书中"隐语甚多"，是值得后人注意之处。抱一子陈显微注《周易参同契解》曰："乾坤为神室，日月为运用，六十四卦为行火，以升降往来为枢毂"等，均有值得我们去认真研究之处。有研究资料指出：《参同契》，并非宋元以后创立的导引"内丹"学派所说的"万古丹经之王"，而乃地道的古代化学冶炼学的"万古丹经之王"。这颇有见地！值得重视、欣赏与不断深入研究！

（六）《太平经》

《太平经》，又名《太平清领书》。是最早的道教经典，亦是道教符箓派的主要著作。其成书年代：一说约是汉成帝至汉桓灵之时；而《后汉书·襄楷传》载，是汉顺帝时；葛洪《神仙传》认为是西汉元帝时；宋·贾善翔《犹龙传》、谢守灏《混元圣纪》、元·赵道一《历世真仙体道通鉴》等均认为，于吉成《太平经》应是西汉成帝河平二年。其作者：一说是琅邪道士于吉；而葛洪《神仙传》认为是"干吉"；另有说，因该书内容庞杂，卷帙浩繁，共一百七十卷，恐非一时一人所作。该书认为元气乃一切事物之根源。如云："夫物，始于元气""元气乃包裹天地八方，莫不受其气而生""元气有三名，太阳、太阴、中和。形体有三名，天、地、人"。其还认为人之寿命长短与疾病，也和气相应。如云："凡人有三寿，应三气，太阳太阴中和之命也。上寿一百二十，中寿八十，下寿六十。百二十者应天……八十者应阴阳……六十者应中和气"。书中又提到"守一"，"一者，心也，意也，志也，念此一身中之神也。凡天下之事，尽是所成也""古今要道，皆言守一，可长存而不老""天不守一失其清，地不守一失其宁，日不守一失其明，月不守一失其精，星不守一失其行，山不守一不免崩，水不守一尘土生，神不守一不生成，人不守一不活生。一之为本，百事皆行"。另《太平经》还提醒早在汉代前就有人运用自如的内照法，该法最早记载于西汉末礼学家戴德（世称大戴）撰《大戴礼记》（亦名《大戴礼》、《大戴记》）中，云："天道曰圆，地道曰方。方曰幽而圆曰明。明者吐气者也，是故外景。幽者含气者也，是故内景。"《太平经》云："眩目内视，以心内理，阴阳反洞于太阳，内独得道要。猷火令明内照，不照外也，使长存而不乱。今学度世者，象古而来内视，此之谓也。久久传相生复衰微，反目厌其所为，传失道意，不能内照，日益不理。"是对我们与后人的高度警示！值得我们与后人高度重视和深入研究！

（七）《淮南鸿烈》

《淮南鸿烈》亦名《淮南子》，汉初淮南王刘安与其门客苏非、李尚、伍被等所著。其全文共二十一篇。是一本包罗万象的论文集。"鸿"乃广大之意，"烈"乃光明之意。其作者认为：《淮南鸿烈》包含广大而光明的道理与真谛。其论道，以自然天道为中心，以"天人相类""天人相应"为中心，阐述道家之学，有关导引功之论述，认为："达子道者，反于清静，究于物者，终于无为"；倡导"恬然无思，淡然无虑""掩其聪明，灭其文章""除其嗜欲，损其思虑，以抱神和静，稳定神形"；《淮南鸿烈》对导引功的理论与具体功法，较先秦诸子都有更为仔细的描述：其关于气的论述，"积阳之热气生火，火气之精者为日，积阴之寒气为水，水气之精者为月"（见《天文训》）；并认为不但宇宙万物是气所生成，就连至高无上的"道"本身，亦由"流源泉勃，冲而徐盈，混混浊浊，浊而徐清"（见《原道训》）之气而生成。其形神统一整体观，是对导引医学、"气功"（导引的呼吸运动）学的最重要贡献之一："夫精神者，所受于天也；而形体者所禀于地也"（见《精神训》）；"夫形者，生之舍也；气者，生之充也；神者，生之制也；一失住，则三者伤矣"；其认为要维持生命之长生久安，必须"将养其神、和弱其气、平夷其形"（见《原道训》）；方能"神贵于形也。故神制则形从，形胜则神穷"（见《诠言训》）。其积极的"无为"观，是对《老子》"无为"学说的正确理解和发展。其认为"无为"，不是无所作为，而应该是顺应客观规律的因势利导："夫地势，水东流，人必事焉，然后水潦得谷行；禾稼春生，人必加工焉，故五谷得遂长。听其自流，待其自生，则鲧、禹之功不立，而后稷之智不用"（见《修务训》）。张仲景认为，《淮南子》的积极的"无为"观，是在医学领域中活学活用的典范，导引医学、"气功"如此，养生学如此："故智者之养生也，必顺四时而适寒暑，和喜怒而安居处，节阴阳而调刚柔，如是则僻（避）邪不至，长生久视"（见《灵枢·本神》），这里的"顺""适""和""安""节""调"都含因势利导之意，既是因势利导就不可能无所作为，就肯定能找到相应的合理的解决方案。这就成为后世中医与导引医学发展和繁荣昌盛的理论根据。其还为古五禽戏的演变做出了贡献。故《淮南鸿烈》虽非导引、"气功"专著，虽为一家之说，但对导引医学还是很有影响的一部书，值得我们认真的研究与参考。

（八）《论衡》

王充（公元27年—公元79年），字仲任，会稽上虞（今浙江上虞）人，是东汉的思想家、哲学家、文学理论家与导引养生家。他提出人是由物质性的气所生成。气是万物之本源，正确指明了精神与形体之关系，他著有《论衡》传世，共收入文章85篇，其中《招致》仅存篇目，实存84篇。是古代一部不朽的唯物主义的哲学文献。《论衡》云："若夫强弱夭寿以百为数。不至百者，气自不足也。夫禀气渥（握）则其体强，体强则命长，气薄则其体弱，体弱则命短。"明确指出了养生以气为本的观点。其还论证了人生命长短与先天遗传素质、后天环境和社会因素有关。云："人寿夭之命，以气多少为主性。人之禀气，充实坚强其年寿，虚劣软弱失弃其生"；并强调指明："养气自守，适时则洒，闭明塞聪，爱精自保，适辅服药，导引……性命可延，斩烦不老"等。它虽为一家之言，但其中仍不乏有许多珍贵的经验之谈，值得认真我们学习、研究与参考。

五、内源性医学在魏晋隋时期的发展

魏晋隋时期（公元220年～公元618年），导引、按摩医学较前更为盛行。《隋书·百官志》有"按摩博士二人"之载，可见当时已开设按摩科。当时内源性医学著作不少：

（一）《黄庭经》

魏夫人，生于公元252年，卒于公元335年。相传太上老君所著《上清黄庭内景经》，传给东晋魏华存，为道家茅山（原为句曲山，在今江苏西南部）宗嗣上清第一代大师。其派后世历代，内源性医学传人高手辈出。据《南岳魏夫人传》载："魏夫人者，任城人也。晋·司徒剧阳文康公舒之女，名华存，字贤安。幼而好道，静默恭谨。读《老》《庄》《三传》《五经》百氏，无不该（通）览。……常服胡麻散，茯苓丸，吐纳气液。……景林真人又授夫人《黄庭内景经》。……凡住世八十三年。以晋成帝咸和九年托剑化形而去。"其所传《黄庭经》为后世道家导引医学与内丹修炼之经典著作。《黄庭经》,有《上清黄庭外景经》与《上清黄庭内景经》。《外景经》早于《内景经》。两书均以七言歌诀谈导引养生修炼原理,颇为历代导引、气功研究者所重视和推崇。另有《黄庭中景经》,则多疑为后人著作,一般均不包括在《黄庭经》内。关于"黄庭",一词,早在东汉晚期文籍中就已广为应用,有诸多注释:①指中。《黄庭内景经·梁丘子注》:"黄者,中之色也,庭者,四方之中也。外指事即天中、人中、地中;内指事即脑中、心中、脾中。"②指身体内之中虚空窍。《黄庭外景经·石和阳注》:"命门之上,有玄关二窍,左玄右牝,中虚一处,名曰黄庭。"③指五藏(脏)之中。《养生秘录·金丹问答》:"黄庭正在何处?答曰:在膀胱之上,脾之下,肾之前,肝之左,肺之右也。"④指脐之后。《至游子·百问篇》:"何谓黄庭?曰:在膀胱之上,脾肾之前,脐之后,肝之右(左),肺之左(右),如鸡子,如权石。"⑤指有名无所。《梦溪笔谈·象术》:"黄庭,有名而无所,冲气之所在也。故养生家曰:能守黄庭,则能长生。"又:"黄庭者,虚而妙者也。"⑥指中黄八极。⑦黄庭在二肾之间。⑧亦指"规中"。⑨陈撄宁著《黄庭经讲义》曰:"黄乃土色,土位中央,'庭'乃阶前空地,名为'黄庭',即表中空之义。吾人一生,自脐以上,为上半段,如植物之干,生机向上。自脐以下,为下半段,如植物之根,生机向下。其生理之总机关,具足上下之原动力者,植物则在根干分界处,人身则在脐。婴儿处始,鼻无呼吸,以脐带代行呼吸之功用,其出胎后,脐之功用立止,而鼻窍开矣。修持口诀重在胎息。胎息者何?息息归根之谓。根者何?脐内空处也。脐内空处,即'黄庭'也"等。作者认为注释⑨是充分综合了诸家之长得很精致、很精巧、很有见地的一种阐释!值得我们认真研究与学习。关于内景外景之称,注释所见更早。如《荀子·解蔽篇》云:"浊明外景,清明内景。"唐代杨倞注:"景,光色也,浊谓混迹,清谓虚白。"《大戴记·曾子天园篇》云:"天道曰圆,地道曰方,方曰幽而圆曰明。明者,吐气者也,是故外景;幽者,含气相(者)也,是故内景。故火曰外景,而水曰内景。"《淮南子·天文训》亦云:"天道曰圆,地道曰方,方者主幽,圆者主明。明者,吐气者也,是故火曰外景,幽者,含气者也,是故水曰内景。"故"内景含气,外景吐气"之看法较为合理。道家的治生之本,重在全形保神。《黄庭经》尤其注重脏腑气脉之修炼。而神为气之制,故欲炼五脏之气,必养五脏之神。其倡导的"黄庭宫"与"三丹田"的概念,是对导引医学、导引功的一大贡献。《黄庭经》云:"上有魂灵下关元""三关之内精气深""迥紫抱黄入丹田""三田之中精气微"《素问·举痛论》曰:"冲脉起于关元。"《灵枢·寒热病》曰:"脐下三寸,关元也。"《黄庭经》三关三田之说,延至今日都影响很大。其云:"人有三丹田,上丹田,脑也,亦名泥丸;中丹田,心也,亦名绛宫;下丹田,脐下三寸,气海(关元)也,亦名精门。三田之中,各有司主之神。至于黄庭三宫,上黄庭宫脑中,中黄庭宫心中,下黄庭宫脾中。黄庭与丹田,上部同为脑,中部同为心,下部同为脾,一为气海(关元)或精门。"而通常所言丹田即下丹田,相当于关元部位,而黄庭即心。故《外景经》云:"上有黄庭下关元",《内景经》云:"上有魂灵下关元",虽说法有异,然、意义相同。其功法是以黄庭三宫为中心,通过存想、存神(内照)来修炼脏腑之气,进而"结丹",进入更高级之境界。我们学习与研究《黄庭经》,切勿为其神仙家的术语与'外貌'、言辞所惑,长生不老,显然是梦想;然而其以黄庭三宫为枢纽之道家炼养方法与原理,确有能强健心身、却病延年、长命百岁之功,则不容我们忽视与轻视,是研究内源性医学的经典文献。

（二）《黄庭中景经》

本书是导引、"气功"专著。不分卷，作者与成书年代均待考证。其主要论述脑与五脏之生理功能，认为脑乃一身之主，是精神意识思维活动之枢纽；神乃身体之质，又为身体之用。从而建立了以脑神为中心的神之体系，这和现代西医之脑与神经－体液学说大有相通和相同之处，却早于西医1000多年！真的很伟大！很是令我佩服！是很值得我们重视、学习和研究的一部导引医学文献。

（三）《抱朴子》与《神仙传》

葛洪，字稚川，自号抱朴子。生于公元284年，卒于公元363年，是晋代医药学家、导引养生家，丹杨句容（今江苏句容）人。著《抱朴子》与《神仙传》传世，对中医、导引医学、养生学等的发展均有较大影响。《抱朴子》认为："人在气中，气在人中，自天地至于万物，无不须气以生者也""……至要者，在于宝精行气……"；其提出："夫胎精固神与守元气同，但莫止出入之息可也……""夫导引不在于立名众物，……或伸屈，或俯仰，或行卧，或倚立，或蹒跚，或徐步，或吟，或息，皆导引也。……皆当闭息：闭气，节其气冲以通也。凡人导引，骨节有声，如大引则声大，小引则声小，则筋缓气通也。夫导引疗未患之疾，通不和之气，动之则百关气畅，闭之则三宫血凝，实养生之大律，祛疾之玄术矣"；"善行气者，内以养身，外以却病恶。养生之尽理者，行气不懈，朝夕导引以宣动荣卫……可以不病"。葛洪这些生动、精妙的重要论述，至今都对我们与后人有重要的指导意义。又如《抱朴子·内篇·遐览》中载有《按摩经导引经》十卷，云："其肿痛所在以摩之皆手下即愈"；又云："腹痛者……亦还以自摩，无不愈者"。《肘后备急方》载有"救卒中恶死"方，即"令爪其病人人中，取醒"；这时"自我按摩"有所发展，它被用来治病，并偏重用于强身防病（如用手进行"干浴"）。有研究资料提示：《抱朴子》在人之生命运动、导引、养生之道诸多方面，均有许多精辟之论述，是内源性医学的宝贵财富。但其囿于宗仙之说，故书中瑕瑜互见，有的说道，虽不无道理，然、亦不免失过偏之嫌，故读者，宜取实事求是、科学求真、上下求索、去伪存真之慎重态度和精神，方是万全之策。

葛洪撰《神仙传》中，记载了84位古代传说中之仙人事迹，《汉魏丛书》之《太平广记》里，则增至92位，其中如：邛疏、修羊公、陵阳子明等，常为后世内源性医学文献引用。南北朝《上清握中诀》，本书介绍多为道教上清液法诀，如：导引、吐纳、存思、守神、内视、内修等，其中诸多功法至今仍颇有研究价值。

（四）《养性延命录》与《真诰》

梁代著名医学家与导引养生家陶弘景，生于公元452年，卒于公元536年。字通明，晚年号称华阳隐士，丹阳秣陵（今江苏句容县）人。博学多才，精通经史子籍，对医、儒、释、道诸家学说均有钻研，著作颇丰，尤有志与善长于养生之道、导引医学和医药之研究。其著有：《养性延命录》《真诰》与《导引养生图》等内源性医学专著，对内源性医学养生功法等阐述极为丰富，对内源性医学的发展有许多贡献。这里仅简单介绍《养性延命录》与《真诰》两书，供大家参考。

1.《养性延命录》

《养性延命录》，是导引、"气功"专著，共2卷。上卷为教诫、食诫、杂诫祈禳；下卷有服气疗病、导引按摩、御女损益。本书使先秦至魏晋之服气、导引按摩诸法得以保存与传承。服气疗病篇指出吐纳咽液，行气攻病，去五劳六极，除七伤七痛。导引按摩篇言啄齿、握固、乾浴，令人血脉流通、齿坚目明发黑。篇末附有华佗五禽戏，是现存最早的五禽戏动作之文献。十分珍贵！陶氏认为只有"养性"，才能"延命"：云"静者寿，躁者夭；静而不能养，减寿；躁而能养，延年；然静宜御，躁难持，尽顺养宜者，则静也可养"。其对意念与医疗疾病之关系和作用方面也有生动精彩的论述：如"凡行气欲除百病，随所在作念之，头痛念头，足痛念足，和气往攻之"。这乃"以意领气"，令"气攻病灶"之妙道。陶氏之"干沐浴法"（又称"摩身术"），也很著名，其以自我按摩之法，畅通气血，舒畅筋骨，调和阴阳，疏通经络，并可配以坐功、"八段锦"、十二种"调气法"、"六字诀吐纳法"、静功等，以达导气、益寿延年之目的。至今对内源性医学都有重要的指导意义。非常值得我们高度重视、应用、研究和提高。

2.《真诰》

《真诰》，共20卷，书里论述导引养生极为丰富。全书七篇：运题象第一，甄命授第二，协昌期第三，稽神枢第四，阐幽微第五，握真辅第六，翼真检第七。主要论述导引、"气功"之基本原理、导引动功与静功。如守元白法、服雾法等。《真诰》有云："镜以照面，智以照心，镜明则尘垢不染，智明则邪恶不生。"养心须要宁静，排除杂念，方可专心练功，方能功成而不伤身。

总之，陶氏之学术思想、著作、功法等，不仅对后世导引医学、中医学、"气功学"、养生学之发展具有指导意义与作用，而且影响与促进了道、释两家功理和功法之发展。故我们应当进一步发掘整理与深入研究陶氏之著作，用其为内源性医学的日臻完善服务。

（五）《诸病源候论》

巢元方，不仅是一位隋代著名医学家、太医博士，而且是一位伟大的导引医学大师。有说其生于公元550年，卒于公元630年；又有说其约生活于公元6~7世纪间。史书缺传，其具体生卒年与籍贯尚有待进一步的考证。巢元方等编《诸病源候论》又名《巢氏病源》，是中医学现存的第一部病因学专著，亦是应用导引按摩防治疾病之专著。成书于公元610年，共58卷，67门，其中38卷，157候之末附有养生方导引法，共载有养生方120条，导引法289条，其中有76条重复，共有213法之多。其中论述导引特有的肢体运动有167条；论述导引特有的呼吸运动有126条；论述导引配合意念的有55候，99种导引法。《诸病源候论》不同于所有的、其他前贤先贤医学著作之最大特点是：全书只讲各种病之证候与其产生原因，基本不提及方药，只在每论末尾附上一句："其汤熨、针石，别有正方"，一笔带过。这不仅表明巢氏对导引医学的高度重视与应用，而且表明巢氏对导引医学的高度智慧与启迪后世之良苦用心！令作者肃然起敬！并望此亦能引起国内外同仁的高度重视与深入研究，以告慰巢氏与先贤们对导引医学的高度智慧和启迪后世之良苦用心！其在论述病症之同时附论导引法，一症下往往配有数法，供灵活选用。让人一目了然。这213导引法的应用范围，遍及内、外、产、妇、皮肤、美容、养生等诸科。是隋以前之"导引医学大全"，其的问世，标志着我国内源性医学——导引医学，在医学上的应用已进入成熟阶段。为后世内源性医学的发展，奠定了坚实的基础。如《卷十五·五脏横病候导引法》对五脏之病，存想其光彩，内外相连，遮没全身，其中肝色青，心色赤，脾色黄等论说，符合医学原理，而其意念存想之锻炼方法，又颇具道家功法特色。又如："摩手掌令热以摩面，从上下二七止，去肝气，令面有光。又摩手令热，令热从体上下，名曰干浴，令人胜风寒时气，寒热头痛，百病皆愈"等，至今仍是很值得我们珍视之宝贵内源性医学文献。有研究资料提示：巢氏的《诸病源候论》与《引书》的成书年代相比，虽至少晚了796年，然《诸病源候论》较《引书》在内源性医学——导引医学专业上，从理论到实践，从基础到临床，从病因到病理，从数量到质量等诸方面，都又提升到了一个全新的高度，建立了又一个内源性医学——导引医学史上"辨证论治导引法"之里程碑！是"辨证"施"导引处方"又一位伟大的倡导者。当下西医虽有心理治疗之法，但还远不能及巢氏那样，系统的开出各种恰当的自我身心调整后，便能病愈之"导引处方"。非常可惜，1000多年来，巢氏这又一伟大倡议与倡导，并未引起医界之足够重视！虽历来大家，都对巢氏交口称赞，然只注意了其病因、病理学方面的成就，而对其集此庞大数量的《养生方导引法》与"辨证"施"导引处方"方面，不仅轻描淡写，未能予以应有评价与肯定，研究工作更是寥寥（仅清末廖平将导引法的前半部分分摘成编；近人曹炳章续编《巢氏宣导法》），而且，早已将其边缘化，新中国成立以来也从未将其列入高等教育、教材，十分可惜！作者坚信：在不远的将来，医生通过对"中医辨证或西医辨病"施"导引处方"等的深入研究、筛选、发挥、创造与教育、推广和普及，不管是国内外，还是中西医，都会学会、懂得与该懂得，在给患者治病的同时，还应高度重视患者自身免疫力（显在的与潜在的）的调动与激发相结合！还应高度重视药物治疗等常规防治与非药物疗法防治相结合！还应高度重视外源性医学（如外源性免疫疗法、药物疗法与非药物疗法等）与内源性医学（如导引医学等）相结合！这种相得益彰，不仅大大有益于中国人民与全人类的健康、长寿、美形与美容，大大有益于中国与世界有限医药资源的最大化，大大有益于中国与世界医学步入真正以人为本，绿色、环保、低碳、零碳，无致癌、致畸、致突变，无毒、副作用与不良反应，可持续发展的科学正轨。

（六）《备急千金要方》与《千金翼方》

孙思邈，不仅是一位隋末唐初时著名的寿星、医药学家、养生家，而且是一位伟大的导引医学大师。多说其生于公元581年，卒于公元682年；近据医史专家考证认为，其当生于西魏大统七年，即公元541年，而卒于公元682年，享年141岁。京兆华原（今陕西耀县孙家塬）人。孙氏少年好学，《旧唐书·孙思邈传》载："弱冠善读《庄》《老》及百家之说，兼好释典"；《备急千金要方序》云："吾幼遭风冷，屡造医门，汤药之资，罄尽家产。"故早年立志从医，刻苦钻研，20岁就开始行医，卓有成就。后终生以修道行医为事，虽屡蒙数代帝王征诏，坚持不受。孙氏的学术成就是多方面的，大多认为其在医药学上之成就最为卓著，被后世尊之为"药王"；其实他对导引医学方面的卓著贡献，更不可小视，更为突出！仅凭他一生享年141岁，就足以证明：①孙氏是在1000多年前，隋末唐初的医疗卫生条件下的中国，而享年141岁。据世界卫生组织2013年版《世界卫生统计》显示；世界人口平均寿命最长的国家是日本，其平均寿命为83岁，孙氏比现代日本人要长寿58年；另据2014年1月，中国人社部调查资料显示：中国人口平均预期寿命是 75 岁，孙氏比现代中国人都要长寿 66 年。这是多么了不起！多么不简单！②孙思邈对导引医学有精深的研究与深厚之功力。③内源性医学在人类健康、长寿方面的巨大力量、强大功能与巨大成就，有待我们去抢救、挖掘、传承、发展与创新。④这也是前辈先贤、孙氏与笔者斗胆，一而再、再而三的大力倡导内源性医学，应尽早纳入"主流医学"的初衷与终极目标。⑤中国、日本、各国政府、世界卫生组织，医学卫生与生命科学的工作者、研究者，在人类健康、长寿方面，不仅任重道远，而且确实存在很大的有待提高之空间。

研究资料提示：从人类诞生的那一刻开始，就为内源性医学——导引医学的"萌芽"提供了可能的"温床"；早在原始公社就已经开始萌生了内源性医学的苗头；有学者认为伏羲时代，就是内源性医学的逐渐开始形成的时代；至春秋时期，其基本理论日臻完善；至秦汉，在导引医学学科理论方面，更加成熟；经两晋至隋唐，则进入全面应用于临床的阶段。导引医学在医学上的广泛应用，始于《黄帝内经》，倡于陶弘景，然集大成者，实为隋·巢元方等编《诸病源候论》与隋末唐初·孙思邈著《千金翼方》等。

孙思邈一生著作颇丰：如《备急千金要方》《千金翼方》《摄养枕中方》《福禄论》《保生铭》《存神炼气铭》《会三教论》等，可惜大都亡佚。现主要存有：《备急千金要方》与《千金翼方》。其中有许多有关导引医学与养生学之论述，直至今日，仍对后世导引医学的发展产生了巨大而深刻的影响。

1.《备急千金要方》

《备急千金要方》（又称《备急千金要方》简称《千金方》），计 30 卷。其有关导引按摩的记载，是导引按摩用于伤科的现存较早文献。它收集了唐之前中医与导引的许多珍贵文献，设有养性、养生等专论，如道林养性、居处法、按摩法、调气法、服食法、黄帝杂忌、房中补益等专论；详细论述了"恬淡虚无"止心定念，保持意静这一导引锻炼的基本原理与要旨。还有：和神导气法、炼精法、迎气法、腹部按摩法、婆罗门按摩法、老子按摩法等 12 种导引法，简便易学，至今仍有重要的实用与研究价值。在促进内源性医学——导引医学、中医的发展与进步方面，均做出了重要贡献。

2.《千金翼方》

《千金翼方》，共 30 卷。是《备急千金要方》之续编，二书互为羽翼。成书于公元 682 年（唐·永淳元年）。其汇本草、妇儿、补益、诊断、针灸、养生、食疗、导引等内容为一炉。载方2900 余首，药物 800 余种。其《卷十二》《卷十四》论述了养性的禁忌与方法。倡导养性应是："一曰啬神，二曰爱气，三曰养形，四曰导引，五曰言论，六曰饮食，七曰房室，八曰反俗，九曰医药，十曰禁忌。"强调涵养道德，"静神灭想"，导引按摩以修炼精气。进一步补充了《备急千金要方》中导引静养之理论与功法、对许多内源性医学养生之阐述，对内源性医学与养生医学均产生了巨大影响；如云："若患心冷病，气即呼出；若患热病，气即吹出；若肺病，即嘘出；若肝病，即呵出；若脾病，即嘻出；若肾病，即呬出，夜半八十一，鸡鸣七十二，平旦六十三，日出五十四，辰时四十五，巳时三十六，凡作此法，先左（后）右导引三百六十遍"；其在这总结：呬、吹、嘘、呵、呼、嘻六字诀的基础上，又著《四季却病歌》："春嘘明目木扶肝，夏至呵心火自闲，秋呬定收金脏肺，肾吹惟要坎中安，三焦嘻却除烦热，四季常呼脾化餐，切记出声闻口耳，其功尤胜保神丹"，首次将六字诀的用法与四季变化联系在一起；倡导：春嘘、夏呵、秋呬、冬吹、四季常呼与嘻之导引健身，这无疑是导引医学史上的一大进步与创举！

研究资料提示孙思邈的修身养生三特点：

（1）养性为养生之首。孙氏认为养生最重要的是善于养性。如《备急千金要方·养性序第一》云："夫养性者，欲所习以成性。性自为善，不习无不利也。性既自善，内外百病皆悉不生，祸乱灾害亦无由作，此养性之大经也。善养性者则治未病之病，是其义也。故养性者，不但饵药餐霞，其在兼于百行。百行周备，虽绝药饵，足以遐年。德行不克，纵服玉液金丹，未能延寿。"所谓"百行周备"，即人在社会行为中的道德修养。孙氏认为养性乃修身养生的重中之重，他一生身体力行。他一生主要行医，故他把修养医德当作他毕生养性之第一要务。"人命至重"、人命关天，总是放在首位，而医者则应"无欲无求""志存救济""普救众生"，这也是他撰《备急千金要方》与《千金翼方》之初衷。如《备急千金要方·序》云："人命至重，有贵千金。一方济之，德踰于此。故以为名也"；又云："吾见诸方部秩浩博，忽遇仓卒，求检至难，比得方讫，疾已不救矣。呜呼！痛夭枉之幽厄，惜堕学之昏愚，乃博采群经，删裁繁重，务在简单，以为《备急千金要方》一部，虽不能究尽病源，但使留意于斯者，亦思过半矣。……未可传于士族，庶以贻厥私门。"胸怀何等博大啊！

孙氏认为医者必须"博极医源，精勤不倦，不得道听途说，而言医道已了"，不学无术，而又"衒耀声名"，"自矜己德"乃是"医人之膏肓"（见《备急千金要方·大医精诚第二》）。他毕生侍医学勤勤恳恳、兢兢业业，即便"白首之年，未尝释卷，至于切脉、诊候、采药、合和、服饵、节度、将息、避慎，一事长于己者，不远千里，伏膺取决"（见《备急千金要方·序》）。

孙氏认为医者必须对所有患者都应"普同一等"，全心全意地为他们服务。《备急千金要方·大医精诚第二》云："凡大医治病，必当安神定志，无欲无求，光发大慈恻隐之心，誓愿普救含灵之苦。若有疾厄来求救者，不得问其贵贱贫富，长幼妍蚩，怨亲善友，华夷愚智，普同一等，皆如至亲之想，亦不得瞻前顾后，自虑吉凶，护惜身命。见彼苦恼，若己有之，深心悽怆，勿避艰险、昼夜、寒暑、饥渴、疲劳，一心赴救，无作（做）功夫形迹之心。如是，可谓苍生大医。反之，则为含灵巨贼"；又云："又到病家，纵绮罗满目，勿左右顾眄，丝竹凑耳，无得似有所娱；珍羞迭荐，食如无味，醽醁兼陈，看有若无。所以尔者，夫一人向隅，满堂不乐，而况病人苦楚，不离斯须，而医者安然欢娱，傲然自得，兹乃人神所共耻，至人所不为，斯盖医之本意也"；再云："其有患疮痍下痢，臭秽不可瞻视，人所恶见者，但发惭愧悽怜忧恤之意，不得起一念蒂芥之心，是吾之志也"。这是多么高尚的精神境界啊！多么高尚的医德境界啊！笔者深深地敬佩与赞同，并认为孙氏若没有那么高尚的医德，或许就没有那么高超的医技和高明的医道，更不可能取得彪炳史册之成就；直至今日，孙氏重视医德、医技与医道的修养，对我们都有万分重要的指导意义和作用。

（2）练功的日常生活化：孙氏特别强调应把修身养性与日常生活相结合：

①要求在日常生活中，处处与修身养性相结合。如他倡导"十二少"与避免"十二多"。如："故善摄生者，常少思、少念、少欲、少事、少语、少笑、少愁、少乐、少喜、少怒、少好、少

恶。此十二少者，养性之都契也。多思则神殆，多念则志散，多欲则智昏，多事则形劳，多语则气乏，多笑则藏（脏）伤，多怒则心摄，多乐则意溢，多喜则忘错昏乱，多怒则百脉不定，多好则专迷不理，多恶则憔悴无欢。此十二多不除，则荣卫失度，血气妄行，丧生之本也"（见《备急千金要方·养性》）。孙氏的这些论述，是有一定科学道理的，值得我们认真深入研究。笔者认为：孙氏将修身养性在日常生活中"常规化"的养生思想，是又一大创举！是很有见地并且科学的，完全符合未来医学模式——新世纪医学模式（生物－心理－社会和被动与主动相结合）的思想与精神，值得大力倡导和发扬光大。

②适度运动，劳逸有节。如《备急千金要方·养性》云："养性之道，常欲小劳，但莫大疲及强所不能堪耳。且流水不腐，户枢不蠹，以其运动故也"；又云："养性之道，莫久行、久立、久坐、久卧、久视、久听，盖以久视伤血，久卧伤气，久立伤骨，久坐伤肉，久行伤筋也"。《千金翼方·退居》中，还提出了老年人运动之方法与原则，至今仍很有价值。

③《备急千金要方》与《千金翼方》对"衣、食、寝、处皆适，能顺时气者，始尽养生之道"诸方面，均有详细阐述，尤其是对日常饮食方面。如《备急千金要方·食治》云："安身之本，必资于食；救疾之速，必凭于药。不知食宜者，不足以丛生存也；不明药忌者，不能以除病也。斯之二事，有灵之所要也，若忽而不学，诚可悲夫！是故食能排邪而安藏（脏）腑，悦神爽志以资血气。若能用平疴、释情、遣疾者，可谓良工长年饵老之奇法，极养生之术也。"这些对食疗在治疗与养生方面的论述，科学而精准。笔者认为：这非常值得大力倡导和发扬光大，尤其是在目前全世界，每死亡三个人中，就有一人与药物中毒有关的现实。从日常生活衣食住行的点滴小事入手，时时与修身养性、养生相结合，这看似平凡，但若能使人人明白、人人持之以恒，日积月累，则是利在自己，功在国家与世界的好事、大事！

（3）导引行气与药饵服食相结合：《备急千金要方》与《千金翼方》里，收集了许多助人练功以养生长寿之方剂。这充分体现了导引医学不仅可单独使用，而且可与药饵服食相结合，以达到提高疗效和养生长寿方面的效果的道理，早在当时就已引起孙氏的重视。两书关于导引行气论述颇丰，如《备急千金要方·养性》云："和神导气之道，当得密室，闭户安床暖席，枕高二（两）寸半，正身偃卧，瞑目，闭气于胸膈中，以鸿毛着鼻上而不动。经三百急，耳无所闻，目无所见，心无所思"。此即是胎息法。又云："面向午，展双手于膝上，徐徐按捺肢节，口吐浊气，良久，徐徐以手左托、右托、上托、下托、前托、后托、瞋目张口，叩齿摩眼，押头泼耳，挽鬓放腰，咳嗽发，阳振动也。双作只（单）作，反手为之，然后偃足仰振，数八十、九十而止。仰下，徐徐定心，作禅观之法。想见空中太和元气如紫云成盖，五色分明，下入毛际，渐渐入顶，如雨初晴云入山，透皮入肉至骨，至脑，渐渐下入腹中，四肢五藏（脏）皆受其润。如水渗入地若徹，则觉腹中有声汩汩然。意专思存，不得外缘。斯须，即觉元气于气海；须臾，则自然于涌泉，则觉身躯振动，两脚卷曲，亦令床坐，有声刺刺然，则名一通。一通、二通，乃至日得三通、五通，则身体悦怿（泽），面色光辉，鬓毛润泽，耳目精明，气力强健，百病皆去。五年十岁，长存不忘，得满千万通，则去仙不远矣。"还云："仰卧床，铺厚软，枕高下共身平。舒手展足，两手握拇指节去身四五寸，两脚相去四五寸。数数叩齿，饮玉浆。引气从鼻入腹、足则停止。有力更取，久住气闷，从口细细吐尽，还从鼻细细引入。出气一准前法，闭口心中数数，令耳不闻。"

笔者认为：孙思邈强调应把养性（德）作为养生之首、把修身养性与日常生活相结合、把导引行气与药饵服食相结合，不仅是其修身养性的三特点，而且是其对导引医学做出的又三大杰出贡献！是导引医学中的瑰宝！至今对内源性医学——导引医学的发展，仍具有特别重要的指导意义。

（七）《旨道篇》

苏元朗，又名苏玄朗，自号清霞子，导引医学大师。生卒待考。据《罗浮山志》载：其生于晋·太康时，隋·开皇中来居罗浮山，年已三百余岁。其吸取《古文龙虎经》《周易参同契》《金碧潜通秘诀》三书精髓，著《旨道篇》，收徒传授内丹术。苏氏是系统讲学、著书授内丹术较早的人物。其诠释内丹术名词术语甚详："精华存乎日月，进退运乎水火。是故性命双修，内外一道。龙虎、宝鼎即身心也，身为炉鼎，心为神室，津为华池；五金之中，惟用天铅；阴中有阳，是为婴儿，即身中坎也；八石之中，惟用砂汞，阳中有阴，是为姹女，即身中离也；……中央戊己是为黄婆，即心中意也。火之居水，水之处金，皆本心神，脾土犹黄芽也，修治内外两弦均平，惟存乎真土之动静而已；真土者，药物之主；斗柄者，火候之枢；白虎者，铅中之精华；青龙者，砂中之元气；鹊桥、河车，百刻上运；华池、神水，四时逆流；有为之时，无为为本；自形中之神，入神中之性，此谓归根复命；犹金归性初，而称还丹也。"对后世内源性医学之注释、传播与发展有较大影响。

（八）《神灭论》

南北朝范缜撰《神灭论》，其着重论述了形神之间的关系，认为形生神，有形才有神，"形存则神存，形谢则神灭"，神形之间是辩证关系，对后世内源性医学调节神形学说的创建有较大影响。

（九）《修习止观坐禅法要》

智𫖮著《修习止观坐禅法要》，导引专著，共2卷。内容有：具缘（修止观须先外具五缘）、诃欲、弃盖（弃贪欲、瞋恚、睡眠、掉（忏）悔、疑五盖）、调和（调食、调睡眠、调身、调息、调心）、方便（述修习止观方便法门）、正修（修止观有两种，一种于坐中修，二者历缘对境修）、善发、觉魔（修炼出现的应验、幻境与应对方法）、治病（辨脏腑病，用止观禅法与'六字诀'）、证果（即修止观，达到的境界）等，都是我们研究导引医学的颇有价值之文献。

历史上，有的内源性医学——导引医学著作有年代，没作者，如约成书于南北朝《正一法文修真要旨》。《修真十书》，是有64卷之古代内源性医学丛书，集隋唐两宋时期重要之导引专著与其注释数十种。如《还元集》《钟吕传道记》《崔公入药镜注》《翠虚篇》《悟真篇》《白玉蟾文集》《黄庭内外二景玉经注解》等，是研究隋唐两宋时期不可或缺之内源性医学文献。

六、内源性医学在唐代的发展

唐代（公元618年~公元907年），导引按摩疗法更是盛极一时。唐代官方的医疗机构——太医署内，不仅有了按摩专科（为当时七科之一），而且开始了按摩教学工作。据《旧唐书·职官志》载，当时已有按摩师的职称；《新唐书·百官志》载："按摩博士一人，按摩师四人……掌教导引之法以除疾，损伤折跌者正之。"可见当时的按摩已包括治疗"损伤折跌"等伤科疾患。我国现存最早的一部伤科专著蔺道人著《理伤续断秘方》（又称《仙授理伤续断秘方》），也出现在唐代。《唐六典》载：当时太医署有"按摩工五十六人，按摩生十五人"，这比当时从事药园和针灸工作的同类人员为多，可见内源性医学、按摩在整个唐代医事制度里，是占有重要地位的。隋唐期间，不仅用内源性医学、按摩治疗小儿疾病已有相当成就，且还用它作为预防小儿疾病的手段。如《备急千金要方》载："小儿虽无病，早起常以膏摩囟上及手足心，甚辟寒风。""膏摩"在唐代已有了广泛运用，并云："用膏摩身数百过""追风所在摩之，神效"，且强调指出药膏、手法要配合使用。如《外台秘要》："手当千遍，药力才行"等，可见当时人们对用介质以提高按摩疗效之机制有了进一步认识。在沈汾撰《续神仙传》里，还记有马湘（字自然）用竹枝当器械代替双手在患者需施术的部位叩打来治病的故事（见明代李梴《医学入门》及徐春甫《古今医统》）。

（一）《外台秘要》

王焘，生于公元670年，卒于公元755年。乃贞观名臣王珪之孙，唐代医学家、导引养生家。著有《外台秘要》四十卷传世，成书于天宝十二年（公元753年，另一说是公元752年），计有1104门，收有处方6000余首，在当时可谓穷搜博采了唐与唐之前的资料，其内容丰富，为后世留下了弥足珍贵的文献，是研究我国唐以前医学的重要参考著作之一，受到历代医家之重视。其中有养生导引法，其介绍了"以导引吐纳法，治心腹诸劳疾，以调息法治诸病的经验"。值得我们认真学习与研究。

（二）其他有关内源性医学著作精要

唐代内源性医学著作颇丰，其名著、名人之精要有：

张果老述《太上九要心印妙经》内有：真一秘要、囊龠枢要、三五一枢要、三一机要、日魂月魄真要、日月五行真要、七返还丹简要、八卦朝元统要、九还一气总要九章。其序云："九要者，要乃机要也，以应大丹九转。故以道分九篇，法显九门，篇篇归根。"

司马承祯著《忘坐论》与《服气精义论》中，介绍了五脏疾病与临床特征和辨证施功，是实用性很强的著名之内源性医学养生文献；其撰内源性医学的呼吸运动专著《天隐子养生书》，指出了练功之程序："斋戒""安处""存想""坐忘"与"神解"，并有精当的注解。

李含光，又称玄静先生，是精于内源性医学之医药家，为道家导引传人；著有《三玄异同论》《周易义略》《老庄学说》等书。据唐玄宗李隆基与唐末道士杜光庭考，东汉末期张道陵著《老子想尔注》系《老子》的释本，书中多处从导引医学的角度对《老子》作了注释与阐发，提倡："身常当自生，安精神为本""真思老道，学知清静""性情不动，喜怒不发""弱其恶志，气归髓满""师设晨暮，清静大要""为柔致气，法儿小时"等养生大要，十分精彩！应引起我们重视与深入研究。

唐代著名诗人白居易，生于772年，卒于846年，祖籍山西太原，出生于河南新郑（今郑州新郑）东郭宅。字乐天，晚号香山居士，素来享有"诗魔""诗王"之称；然其乐于、精于内源性医学的探索，著有《求玄珠赋》《眼暗》《逸老》与《动静交相养赋》等导引养生诗传世；倡导："动为道枢，静为心符""动静互养，和调形神"，应为后人重视研究。如《动静交相养赋》云："天地有常道，万物有常性。道不可以终静，济之以动；性不可以终动，济之以静。养之则两全而交利，不养则两伤而交病……"其导引养生诗云："负宣闭目坐，和气生肌肤……外融百骸畅，中适一念无。旷至忘所在，心与虚空俱"；其《眼暗》一诗云："夜昏乍似灯将灭，朝暗长疑镜未磨。千药万药治不得，唯应闭目学头陀。"其《逸老》一诗云："白日浸浸下，青天高浩浩，人生在其中，适时即为好。"均颇为优美、精巧与给人以启迪。

张志和撰《玄真子》、吕洞宾著《敲爻歌》是内源性养生医学专著，书中讲述了导引功法、注意事项与强调练功时应身心放松，精神内守，顺应自然，至今仍颇有价值。

唐末宋初著名导引大师，陈抟，生于公元872，卒于公元989，享年118岁。字图南，自号扶摇子，世称希夷先生，亳州真源（今安徽亳县）人。其精通内丹胎息秘诀，所创五龙盘体睡功很著名，著有《无极图》（刻于华山石壁）、《指玄篇》八十一章，言及导引养生、还丹之术等；其还著有：《三峰寓言》《高阳集》与《钓潭集》诗600余首，其学术思想对宋与后世影响深远。

施肩吾，字希圣，号东斋，睦州分水（今浙江桐庐西北）人，系唐代有影响的导引医学专家，世称华阳真人，著有《太白经》《黄帝阴符经解》《养生辨疑集》《钟吕传道记》（又称《钟吕传道集》）等珍贵文献，《西山群仙会真记》是内源性医学专著，共五卷，施肩吾传，李竦编。内载有：识道、识法、识人、识时、识物、养生、养形、养气、养心、养寿、补内、补气、补精、补益、补损、真水火、真龙虎、真丹药、真铅汞、真阴阳、炼法入道、炼形化气、炼气成神、炼神合道、炼道入圣。书中还载有超然子王志昌集，论太极、水一、火二、木三、金四、土五,五行生成之数图说；水六、火七、木八、金九、土十，交互成十图说。还载有：干合枢要、八卦还元图说、五行颠倒图说、木金间隔、金木入火、辨宾主、浮沉、水火既未、坎离气变、还元等，是道家导引功中论述较为全面的著作。其中不少的精髓观点，值得后人深入研究与考正。

罗公远、叶法善注《真龙虎九仙经》，其书托名天真皇人传黄帝修身大旨，书中对观鼻法、仙家睡法、炼五脏法、河车运转法、炼婴儿法、炼地仙法、九等仙侠法等导引功均有具体详细之阐述。

钟离权《破迷正道歌》，对多种导引功之功法、功效、功理与预防出偏等注意事项，均有简练、精彩之阐述。

胡愔著《黄庭内景五脏六腑补泻图》，是循《黄庭内景经》之理，研究内源性医学养生的专著，指出导引修炼可"内受腥腐诸毒不能侵，外遭疾病诸气不能损，聪明纯粹，却老延年"；倡导寓内源性医学于生活之中，以达"养性以全气，保神以安心，气全则体平，心安则神逸"之境；十分精准、精彩！

崔希范著《崔公入药镜》，虽只有82句，却是流传与影响极其深远之著名内源性医学著作；其"以吾心为镜、身为之台"精妙之见等，对后学者，均有很高之参考价值。

彭晓，导引家。五代时人，精通内丹学说。著有《周易参同契分章通真义》《还丹内象金钥匙》等书传世。《周易参同契分章通真义》共三卷。其书以：乾坤为鼎器，阴阳为堤防，水火为化机，五行为辅助，真铅为药祖，互施八卦，驱役四时，得药忘言，假易显象。如其序云："其书假借君臣，以彰内外，叙其坎离，直指铅汞，列以乾坤，奠量鼎器"，为研究《周易参同契》积累了丰富的经验与资料。

七、内源性医学在宋代的发展

宋代（公元960年—公元1279年），由于封建统治者重礼教及对导引、按摩医学的无知，从太医局（院）里撤销了按摩科；由于导引、按摩医学为大众喜爱与自身的优势，并未因此泯灭。如洪迈《夷坚志》有"舒筋法"之类记载。张杲的《医说》、张锐的《鸡峰普济方》等书，对导引、自我按摩均作了较详尽的描述。著名文人苏轼著《广成子解》，亦有"热摩涌泉穴无数，以汗出为度"，有"终不染瘴，面色红腻，腰足轻快"之效的介绍，说明他对内源性医学与养生均颇有研究心得。另《宋史·艺文志》还载有《按摩法》一卷及《按摩要法》一卷的书目，可惜已亡佚。宋代已开始有正骨科（明代称接骨科，清代称整骨科），是以医治伤筋动骨为主要对象的。

（一）《悟真篇》

张伯端，字平叔，一名用成，号紫阳真人。生于公元984年，卒于公元1082年。享年99岁。天台（今属浙江）人。博览群书，通三教典籍、刑法、预测、医卜、战阵、天文、地理、吉凶生死之术。著有《悟真篇》传世。据《悟真篇·自序》载，于熙宁二年（公元1069年）在成都，遇异人授以金液还丹诀，乃改名"用成（诚）"，号"紫阳"，提倡习练导引，云："洞晓阴阳，深达造化，方能超二气于黄道，会三性于元宫，攒簇五行，和合四象，龙吟虎啸，夫倡妇随，玉鼎汤煎，金炉火炽，始得玄珠有象，太乙归真，都来片饷工夫，永保无穷逸乐。至若防危虑险，慎于运用抽添；养正持盈，要在守雌抱一，自然复阳生之气。"张紫阳虽为道家南宗的创始人，但特别推崇佛家，自称得达摩之真传。如《悟真篇·后序》云："根性猛利者，一见此篇便知仆得达摩西来最上一乘妙法"；一说："见闻此篇则知填得达摩，六祖最上一乘妙旨，可因一言而然万法也"。

《悟真篇》，是宋代以来，一本著名的导引著作。全书以诗词形式写成。首论阴阳，列七言四韵十六首，象龙虎二八之数。说明阴阳与阴阳之相互作用，乃导引养生法的理论基础、研究方向；二论金丹形象，有五言四韵一首，象金丹一粒说明气功状态；三论采药炼丹，按《周易》卦数，有七言绝句六十四韵一首，说明阴阳之相互作用，指出阴阳互根，乃成丹之基础、乃稳定形神之重要技术；四论气化作用，以岁律喻人体阴阳变化，取自然之气运，调节自身之阴阳；五论五行，有绝句五首，以象铅汞砂银土之五行，说明五脏相互制约，合而为一之道理；六论本书立论之源在《周易参同契》。故《四库全书总目提要》云：《悟真篇》与《周易参同契》彼此阐发。值得注意的是：书中使用隐语、术语不少，辞意隐晦，易致误解，当认真辨析。

（二）《云笈七签》与《君房服气养生法》

张君房，道学家，精通导引，其生卒不详。北宋·张氏奉命领校道书，真宗天禧三年（公元1019年）编成《大宋天宫宝藏》，后取其精要部分始成《云笈七签》，一百二十二卷（《宋志》、《晁志》、《文献通考》与张君房自序都说是一百二十卷；《陈录》记载一百二十四卷；今《道藏》本则为一百二十二卷）。"云笈"，乃道教著名书籍之称。道书分为：洞真、洞玄与洞神，合称三洞；又分为：太玄、太平、太清与正一，合称四辅；三洞与四辅，总称"七签"。《云笈七签》即指该书是集《道藏》七部之精华而成。其述及内源性医学的呼吸运动之处，颇为丰富，书中对"服气""炼气""内外丹"等诸多内容，均有精要的介绍，是后世研究道家内源性医学（导引医学）的珍贵文献资料与重要著作之一；该书由《黄庭内景经注》《太清中黄真经》《真法存思》《太一真君大丹隐书》《修真指要》《诸家气法》《元气论》《杂秘要诀》《杂要图诀》《诸家气法》《金丹诀》《丹论诀旨》《心照五篇》《七返灵砂论》《内丹诀法》《太清丹经要诀》《大还丹契秘图》《古龙虎歌》《方药》等集成。为保留宋以前的导引功著作做出了较大的贡献。

（三）《君房服气养生法》

张君房编辑《君房服气养生法》，是内源性养生专著。本书主要综合了："儒家有执中之心法，道家有守中之修持"或说"儒家执中，道家守中，佛家空中"等"圣人心法"之长，介绍内源性养生的多种练习方法、注意事项、功效等。其内容有：①调身：有站、坐、卧势与动势。②调息：有各家气法介绍，旨在使呼吸均匀、细缓、周期延长。③调神：控制自身精神，使思维活动集中、稳定，或处于相对静止、"气定神凝"的状态。还有服气摄生之注意事项、功效等的阐释，为我们和后人，提供了丰富与珍贵的内源性养生的参考文献资料。

（四）《圣济总录》

当时太医局编《圣济总录》，又名《政和圣济总录》，共二百卷，成书于公元1111年至1117年间，是宋徽宗政和年间由朝廷组织人员编纂的中医药方书。本书集历代医籍、民间验方与医家献方整理汇编而成。内容有运气、案例、治法与内、外、儿、妇、五官、骨伤、针灸、养生等各临床各科病证的治疗，收录处方近两万首。其中对导引、按摩有丰富之记载。如云："论曰凡坠堕颠扑，骨节闪脱，不得入臼，遂致磋跌者，急须以手揣搦，复还枢纽"；按摩可"开达则壅蔽者以之发散"，"抑遏则慓悍者有所归宿"，导引、按摩医学既能"令百节通利"，又能使"邪气得泄"；此外，书还对自我按摩、利用器具进行按摩及按、摩、捺等按摩手法等许多方面都有记载；其第一百九十九卷载有辟谷方、神仙导引法、圣济总录论子时等；第二百卷载有神仙服气等内容。如神仙导引总论云：人之五脏六腑，百骸九窍，皆一气之所通。气流则形和，气戾则形病。导引之法，所以行气血，利关节，辟除外邪，使不能入也。传曰：户枢不蠹，流水不腐。人之形体，其亦由是。故修真之士，以导引为先。所载导引法甚简明实用。十分难得！其《圣济闭气法》《圣济服气法》《圣济导引按跷》《圣济总录论子时》《圣济闭气却病法》《圣济神仙服气法》与《对修常居》法等，传世至今，影响较大，十分珍贵！如《圣济总录论子时》："夜半子时为少阳之气生于阴分。修炼之士，于子时修炼。古人一日行持，始于子：一岁功用起于复。"论述颇为简明而有特色，值得深入研究。

（五）《重阳全真集》与《重阳立教十五论》

王重阳，生于公元1112年，卒于1170年。著名的导引家、武术家。原名中孚，字允卿，后应武举，易名德威，字世雄。入道后改名嚞，字知明，号重阳子。咸阳（今陕西）人。传说在甘河镇（今陕西户县）遇吕洞宾，获修炼秘诀，云游终南山一带。主张儒、释、道三教合一，提倡"全神炼气"。元世祖至元六年（公元1269年），被追封为"重阳全真开化真君"，武宗至大三年（公元1310年），被追封为"重阳全真开化辅极帝君"。王氏乃全真教的创始人。被后世称为"北七真"的：马丹阳（马钰）、谭处端、刘处玄、丘处机、王处一、郝大通、孙不二等，均系其门下弟子。王重阳死后，全真七子在北方传播全真教，并且各立支派，即马钰的遇仙派、丘处机的龙门派、谭处端的南无派、王处一的嵛山派、郝大通的华山派、刘处玄的随山派、孙不二的清静派。有研究资料提示：全真内丹术的研究，不仅对破除世俗迷信有重要意义，而且对导引医学的呼吸运动之理论与实践水平的提高均有重要意义。王氏著有《重阳全真集》《重阳立教十五论》与《重阳教化集》，此仅简单介绍前两书。

1.《重阳全真集》

《重阳全真集》，是导引专著，共十三卷，内收传道诗词千余首。全书宗旨云："诱人还醇返朴，静息虚凝，养亘初之灵物，见真如之妙法，识本来之面目，使复之于真，常归之于妙道。"其中亦有部分谈及内丹修炼的诗词。其中有许多的精髓与营养，都值得我们认真研究与学习。

2.《重阳立教十五论》

《重阳立教十五论》，是导引专著，计一卷。书中介绍全真教立教之宗旨与修炼方法等。其内容有：日常修习准则和功课；全真道内丹修炼理论；修真成仙的理论。其中以打坐、降心、炼性、匹配五行、养身之法、内丹修炼等。其中有许多的精髓与营养，都值得我们认真研究与学习。

（六）《翠虚篇》

陈楠，字南木，号翠虚，人称陈泥丸，惠州博罗县（今广东惠阳东）人。授丹诀于薛道光，为"南五祖"第四代，是宋代导引专家。其生卒年月尚待考证。著有《翠虚篇》导引专著，全篇分紫庭经、大道歌、罗浮翠虚吟、丹基归一论等部分，以七言句或散文之形式，阐释了内丹炼精化气凝神之方法、过程、感应、注意事项，并指明了不正确之练功方法，示后人免入歧路，是古代内源性医学之名著；如真息子，王思诚在序中曰："诚学仙之捷径，度世之妙道，其精微简要之语尽在乎翠虚一篇。"《翠虚篇》，历来都颇受重视，至今仍是珍贵的内源性医学文献。其中《紫庭经》以七言韵文之形式，介绍炼内丹之全过程云："千句万句会一言，教人只去寻铅汞"，炼铅汞，成一气上泥丸，"化作玉液流入口，吞之服之入腹内，脏腑畅甚身康安"，甚为简明扼要！值得我们认真研究与学习。

（七）其他有关内源性医学著作之精要

宋代论及内源性医学——导引医学的名著、名人还有不少如：

刘希岳述《太玄朗然子进道诗》，则以诗文，介绍了练导引的方法与导引功境界。

侯善渊的《太上太清天童护命妙经注》《上清太玄九阳图》，周真人的《太上洞房内经注》《太清真人络命诀》等，均是导引专著。李昉等编撰的《太平御览》中收载了：《养生伏气经》《修养杂诀》《守九精法言》《著生论》等导引专著与论述，对内源性医学的发展与推广应用，颇有积极作用。

薛道光著的《还丹复命篇》《丹髓歌》，均是炼丹诗词，简练扼要；如活子时诗曰："炼丹不用寻冬至，身中自有一阳生。龙飞赤水波涛涌，虎啸丹山风露清"；凝神入气穴诗云："昔日遇师亲口诀，只要凝神入气穴。以精化气气养神，炼作黄芽并白雪"，很是精彩！

许明道的《还丹秘诀养赤子神方》，详细介绍了练导引之时节、要领、功成后出现之境界和特异功能。

何守证的《灵宝净明新修龙老神印伏魔秘法》，对我们与后人，均有一定研究与实用价值。

王吉昌（混然子）撰的《冷真集》，集有歌词 180 首，阐发了练神合道、水火既济、水火升降、坎离气变、九还阳丹、九转功成、大圆满界、造化金丹、真空、伪坐、真定、返老还童、全真等法诀。

蒲虔贯的《保生要录》，是导引医学养生专著，书中简明论述了内源性医学的养生法：对饮食、起居、日常调摄、调气养神、导引按摩、药物调摄等，并有调肢体门、教人进行自我的内源性医学的呼吸运动方法，以促血脉畅通，而达防病养生之效。

肖道存撰《修真太极混元图》，系以文解图，论述内源性医学。

陈直著的《养老奉亲书》中，系统地论述了老年病病因、病理与防治，并对应用内源性医学调节五脏功能和防治老年病作了精明之介绍，如："肝气之盛者，调嘘气以利之""心气盛者，调呵气以疏之""肾气盛者，调吹气以平之"等。

王希巢撰的《洞玄灵宝自然九天生神玉章经解》中，对调神、调息、调身与保养元气十分重视，云："大要有四，一曰受其形，二曰保其神，三曰贵其气，四曰固其根"，多么精辟！多么有见地！

王常收集的《真一金丹诀》中，对多种导引法与内气运行之路线的描写非常具体细微。

洪知常集的《海琼传道集》、唐淳（金陵道人）注的《黄帝阴符经注》中，详论了导引内丹之功。

《黄帝阴符经集解》3 卷，题名作者为赤松子、张良、葛玄、许逊、钟离汉、吕岩、施肩吾、崔明公、刘玄英、曹道冲等，唐末宋初诸名家注释。

李马司撰的《黄帝八十一难经纂图句解》，是有较高价值的论导引医学之专著。紫团真人撰的《紫团丹经》，倡导内修与炼内丹。

南宋之爱国诗人陆游（公元 1125—公元 1210 年），字务观，号放翁，越州山阴（今浙江绍兴）人，对导引养生很有研究；著有《夏日》《病后作》诗，讲述了他养生之方法与体验；如："默观鼻端白，正气徐自还""两目神光穿夜户，一头白发入晨梳""煜煜心火回自照，绵绵踵息浩无声"等。

陈朴撰《陈先生内丹诀》一卷，其不仅以诗词形式阐释功法，而且附有口诀，使人易读易解。约成书于宋元间，陈元靓著《事林广记》，共四十二卷，书中收有诸多养生的宝典。

李简易纂集《玉溪子丹经指要》，是内源性医学专著，共三卷。上卷为：混成仙派之图、悟真篇指要、交会图、三五一图。中卷为：长生久视之书、辨惑论、丹房法语、羲皇作用等。下卷为：张紫阳赠白云洞刘道人歌、规中图、十二字诀、规中图密语、诗歌等，对宋代著名内源性医学专著《悟真篇》作了阐释，对《阴符经》经义在内源性医学中的应用亦作了进一步的阐述与发挥。

龙眉子撰的《金液还丹印证图》中，介绍了外法象与内法象各九章，并论述了古代内源性医学之微妙原理。还有《丹经极论》《六根归道篇》《幻真先生服内元气诀》《修真太极混元指玄图》，均有较高之文献与实用价值。

《清微丹决》系宋代清微派修炼内功之经典代表作。

《道枢》是宋代大型道家类书，共四十二卷，大量收集了宋代以前之内源性医学文献与经典著作等，均是我们与后人研究内源性医学的重要参考文献。

八、内源性医学在金元时期的发展

金元时期（公元 1115 年～公元 1368 年），内源性医学、按摩事业继续有所发展。元代战争频繁，跌打损伤等疾亦多，故内源性医学、按摩也多向这方面发展。如危亦林《世医得效方》中有"舒筋法"介绍。邹铉续增《寿亲养老新书》。李治《敬斋先生古今黈》中都有不少自我按摩与内源性医学的内容。这时善按摩者有东嘉人项昕，字彦章，号抱一翁（见王宏翰《古今医史》、李梴《医学入门》等）及陆厚，号东园散人（见《蒸里志略》）等。

（一）金元四大家

著名的金元四大医家：刘元素、张子和、李杲、朱丹溪都将内源性医学——导引医学，作为医疗常规治疗手段之一，纳入各自的临床与列入各自的著作。

刘元素，约生于公元 1120 年，卒于公元 1200 年。字守真，号河间居士。河间（今河北）人。自幼聪颖，酷嗜医书，25 岁即研习《黄帝内经》，刻意攻读，终有所悟，对《黄帝内经》有其独到心得，提出人身之气皆随五运六气之兴衰变化而变化，指出运气常变，应掌握其规律，并阐发《黄帝内经》之病机十九条，认为人体致病皆为火热，治病需从寒凉法入手。以降心火，益肾水为第一要旨。被后世尊为"寒凉派"之代表。其著作颇丰，主要有：《伤寒直格》《三消论》《运气要旨论》《治病心印》等。刘元素在临床中推荐、重视六字诀的应用与推广。刘氏潜心研究导引养生术，以精气神为基础，不仅精辟阐述了导引医学之呼吸运动的养生机制，而且身体力行付诸实施，积累了宝贵的练功养生经验。其在《素问病机气宜保命集》中，明确地阐述了其的养生观点："人受天地之气，以化生性命也。是知形者生之舍也，气者生之元也，神者生之制也。形以气充，气耗形病，神依气住，气纳神存。修真之士，法于阴阳，和于术数。持满御神，专气抱一，以神为车，以气为马，神气相合，可以长生。"十分到位与精彩！值得我们认真学习和研究。

张子和，约生于公元 1156 年，卒于公元 1228 年。字子和，号戴人，睢州考城（今河南兰考、睢县）人。精于医理，曾入太医院任职，后辞归，与当时名医麻知几、常仲明等切磋医理，辨析奥义。甚学宗刘完素，主张攻邪，反对妄用温补，提倡"邪气加诸身，攻之可也"，要祛邪，正始能安。主张以汗、吐、下三种攻邪之法，以驾驭：风、寒、暑、湿、燥、火六种外邪。被后世尊为"攻下派"之代表，其还主张辨证论治。其著作颇丰，主要有：《儒门事亲》《三复指迷》《子和心法》《汗吐下法》《秘传奇方》等。张子和云："……导引、按摩、凡解表者，皆汗法也。"

李杲，生于公元 1180 年，卒于公元 1251 年。字明之，号东垣老人，真定（今河北正定）人。少时熟读四书五经，博闻强记。因母病为庸医所误而亡，遂矢志学医，拜易州名医张元素为师，历数年尽得真传。时值战乱之际，人多病脾胃之疾。饮食劳伤，最为多见，故其强调土为万物之母，脾胃乃后天之本、万物之源，认为"内伤脾胃，百病由生"，主张治病重在调理脾胃，力倡"甘温除热"之法，自制补中益气汤、升阳益胃多个汤方，以解虚人饮食劳倦外感发热之疾。被后世尊为"补土派"之代表。李东垣在论述"木旺乘土"的病症时云："当病之时，宜安心静坐，以养其气"；其在导引养生方面，倡导维护脾胃功能以保元气的先、后天并重之观点："真气又名元气，乃先身（天）生之精气，非胃气不能滋之"，"脾胃之气既伤，而元气亦不能充。而诸病之所由也"；故强调"积气以成精，积精以全神"的养生要求，这些都是非常值得我们认真学习与深入研究的金玉良言！其著作颇丰，主要有：《脾胃论》《内外伤辨惑论》《伤寒会要》《兰室秘藏》《用药法象》《东垣试效方》等。

朱震亨，生于公元 1281 年，卒于公元 1358 年。字彦修，因世居丹溪，世人又称丹溪先生。义乌（今属浙江）人。其学倡"阳常有余，阴常不足"之说，戒人节欲，以免相火妄动而煎灼真阴，以获"阴平阳秘"之境，被后世尊为"养阴派"之代表。其著作颇丰，主要有：《格致余论》《金匮钩玄》（又名《平治荟萃》）《局方发挥》《本草衍义补遗》，尚有由其弟子整理的著作，如：《丹溪医案》《丹溪医论》《丹溪心法》《丹溪心法附余》《脉因证治》等。其在《格致余论》《丹溪心法》《养老论》与《色欲箴》等篇章里，都有关于导引之论述。如其《丹溪心法》云："气滞痿厥寒热者，治以导引。"其在《色欲箴》中，特别强调指出节欲保精在养生中的重要意义，都值得我们深入研究。

（二）《洞玄金玉集》

马丹阳，原名从义，字宜甫，后改名钰，字玄宝，号丹阳子。生于公元 1123 年，卒于公元 1183 年。山东宁海（今山东牟平）人。金大定七年（公元 1168 年）七月，与妻孙不二同师承王重阳。是金代针灸家、导引家，为全真道遇仙派的创始人。元世祖至元六年（公元 1168 年），获赠"丹阳抱一无为真人"称号，世称"丹阳真人"，为北七真之一，著有《洞玄金玉集》《神光璨》等。这儿仅介绍《洞玄金玉集》供参。

《洞玄金玉集》，计十卷。主张习练导引要脱离俗尘，清静之修炼性命，即："命清得长生，性静能久视；命乃气之名，性乃神之字（子）；气是神之母，神是气之子；子母成真一，真一脱生死。"马丹阳又云："清静者，清谓清其心源，静则静其心海。"这对清与静、性与命、气与神的辩证关系之描述是多么生动与准确！清、静，是习练导引对人体内环境之前提与要求；性命双修，是习练导引之手段与过程；气、神，是习练导引之动力、主导与主宰；它们之间相互联系、影响、促进、制约、生成与相互依托，致清静合一、性命合一、气神合一、天人相应，自然于益寿延年有百利而无一害。

（三）《云光集》

王处一，号玉阳；亦有说号全阳子或号华阳子，生于公元 1142 年，卒于公元 1217 年。宁海（今山东牟平）人。从师王重阳学道，居山东昆仑山烟霞洞修炼，为全真道嵛山派创始人。至元六年（公元1269年）获赠"玉阳体玄广度真人"，世称"玉阳真人"，为北七真之一。著有《云光集》《清真集》。其《云光集》最为有名。

《云光集》，是一本很不错的有关古代内源性医学之专著，计四卷。书中所载诗词歌赋600余首，均为王处一居铁查山云光洞修炼九年所作，故取名《云光集》。书中倡导：清静无为、割断尘缘；修心养性、悟真返本；保气养神、修炼内丹以求长生。王氏许多亲自练功的体会与智慧的参悟，都值得我们深入学习和研究。

（四）《摄生消息论》与《大丹直指》

长春真人，生于公元1147年，卒于公元1227年。山东登州栖霞县人。十岁出家在山东昆仑山，十九岁到山东宁海拜王重阳为师，颇受师爱，赐名丘处机，字通密。元世祖封为"混元大宗师"，以真人曾修道龙门山，故称龙门派，龙门派尊丘处机，为"龙门启派恩师"，其十八大弟子为龙门第一代，研究资料显示：龙门派留有"龙门百字派"与后续"龙门派四十字"，即龙门派后裔按这140个字的顺序排辈，影响深远至今。这在宗教流派传承史上，亦属少见。丘氏在制止元代统治者的野蛮杀戮问题上，做出了突出贡献，成吉思汗听了他的劝说甚至半年不出猎，而他自己更广发"度牒"（宗教中的一种身份证，被成吉思汗特许，凡持有全真度牒者，可免服兵役，不缴赋税等）其数达两三万之多，颇受当时陷于水深火热中的群众所欢迎，亦为后人所称道。丘死后，元世祖忽必烈褒赠"长春演道主教真人"，世称"长春真人"。遗骨埋于北京白云观。著有《摄生消息论》《大丹直指》《磻溪集》《风云庆会录》。丘处机在著作里还不忘告诫后人，不要刻意追求功中幻觉，云："圣贤提挈过也，后来眼见者，耳里闻者，不得执著"，这亦是功德，值得称赞！

1.《摄生消息论》

《摄生消息论》，是导引养生学专著。书中主要论述了四季养生，运用六字诀以调和五脏，倡导叩齿、咽津、摩眼等益寿功，以助延年益寿。至今均为后人提供了丰富之学习与研究内源性医学的资料和宝贵经验。

2.《大丹直指》

《大丹直指》多数学者认为作者是丘处机（亦有个别学者认为作者尚待考证），是导引医学专著。计两卷。全书据天地生成、人体生育经过，阐明内丹之基本机制，云："先使水火二气上下相交，升降相接，用意勾引，脱出真精真气，混合于中宫，用神火烹炼，使气周流于一身"；又云："气满神壮，结成大丹"。书中阐述了"五行颠倒，龙虎交媾""五行颠倒，周天火候""三田反复，肘后飞金晶""三田反复，金液还丹""五气朝元，太阳炼形""神水交合，三田既济""五气朝元，炼神入顶""内观起火，炼神合道""弃壳升仙，超凡入圣"等九种炼丹之方法。前三法又谓之"小成之法"；四、五、六法又谓之"中成之法"；七、八、九法又谓之"大成之法"。简练、精彩而精辟的阐述，为后人提供了丰富之学习与研究内源性医学的资料。

（五）《中和集》

李道纯，又名清庵，字元素，号莹蟾子。元代著名导引家，其生卒不祥。著有《中和集》

《莹蟾子语录》《三天易髓》《全真集玄秘要》。其《中和集》最为有影响。

李道纯撰，蔡志颐编《中和集》，是导引医学专著。计六卷。全书以守中为要诀："所谓中者，非中外之中，亦非四维上下之中，不是在中之中"；释注："不思善，不思恶，正凭么时，那个是自己本来面目"，此禅家之中也；"喜怒哀乐未发谓之中"，此儒家之中也；"念头不起处谓之中"，此道家之中也；亦云："先持戒、定慧、而虚其心，后炼精、气、神而保其身"；其法"以太虚为鼎，太极为鼎；清静为丹基，无为为丹母；性命为铅汞，定慧为水火；窒欲惩忿为水火交；性情合一为金水并；洗心涤虑为沐浴；存诚定意为固济；戒定慧为三要；中为玄关；明心为应验；见性为凝结；三元混一为圣胎；性命打成一片为丹成；身外有身为脱胎；打破虚空为了当"。书中阐释抽添、烹炼、九还、七返、三关、三宫、玄牝、鼎炉、黄婆、金公、水火、沐浴、养火甚为透彻。为古代内源性医学文献中颇有价值之专著，很是精彩！卷一主要论及太极与道。卷二有《金丹妙诀》《三五指南图局说》《试金石》阐释内丹，并附有金丹、火候等图。卷三有《问答语案》《全真活法》。卷四有《性命论》《卦象论》《死生说》《动静说》《原道歌》《炼虚歌》《破惑歌》《玄理歌》《性理歌》《火候歌》《龙虎歌》《无一歌》《抱一歌》《慧剑歌》《挽邪归正歌》。卷五《述工夫》诗十七首、《咏真乐》诗十二首、《自得》诗七首、杂诗十三首。卷六有词五十八首、《隐语》二篇。为我们与后人提供了丰富的学习与研究内源性医学的资料和宝贵经验。

（六）《崔公入药镜注》与《还真集》

王道渊，混然子，生卒年代与师承均待考证。江西修江（今江西修水）人。是元末明初时全真南宗道士，是当时道教界较有影响之人物，是一代内丹大师、导引学家。王道渊著作颇丰：《崔公入药镜注》《还真集》《青天歌注赋》《太上老君清静经纂图解注》《太上升玄说消灾护命经》《道玄篇》《黄帝阴符经夹颂解注》。其《黄帝阴符经夹颂解注》，可谓以丹释《黄帝阴符经》之集大成者；其《太上老君清静经纂图解注》，经水精子增注后，为《太上老君清静经》中最流行版本，王氏性命双修与三教合一观之核心思想，被其后不久的正一教徒完整收存《道藏》中。这里仅介绍《崔公入药镜注》《还真集》供参。

1.《崔公入药镜注》

王道渊注《崔公入药镜注》对《崔公入药镜》作了自己之注释，主要内容为：书中论述了习练导引的关键是调和阴阳。阴阳乃天地之道，亦是人类自身生理之道；讲述入药的基础是形体与精神的协调，二者之协调，才是习练导引之物质基础；介绍了入药的方法是要习练周天功；强调了习练周天功"攒五行"的关键是神的作用等，颇有见地，值得我们深入学习与研究！

2.《还真集》

《还真集》，导引专著，计三卷。书中论述了金丹妙、论心、论元、论中，并介绍了修三宝之口诀，有一定的研究与参考价值。

（七）其他有关内源性医学著作精要

金元时期还有不少内源性医学——导引医学的名家与名作如：

金代导引家谭处端，生于公元1123年，卒于公元1185年。名玉，字伯玉。山东登州人。从师王重阳学道，获授名处端，号长真子。重视调神练气，为全真南无派创始人，为"北七真"之一。著有《云水集》传世至今。

金代导引家郝大通，生于公元1140年，卒于公元1212年。自称太古道人，法名大通，号广宁子，世称"广宁真人"。宁海（今山东牟平）人。谓曾梦遇神人授以《周易》秘义，后又从师王重阳学道，为全真道华山派创始人，为"北七真"之一。著有《太古集》《太易图》等导引专著。

金代导引家孙不二，生于公元1119年，卒于公元1182年。亦称孙仙姑，名富春，法名不二，号清静散人，宁海（今山东牟平）人。生性敏慧柔淑，从师王重阳学道，为全真清净派创始人，为"北七真"之一。著有《不二元君法语》等导引专著。

金代导引家刘处玄，生于公元1147年，卒于公元1203年。字通妙，又有说字道妙，号长生子。金代东莱（今山东莱州市）人。公元1169年，从王重阳学道，为全真随山派创始人，为"北七真"之一。公元1269年，获赠"长生辅化明德真人"，世称"长生真人"。著有《至真语录》《黄庭述》等导引专著。

以上四位全真道教南无派、华山派、清净派与随山派创始人的传世著作，不仅为道教，而且为内源性医学——导引医学的发展，提供了丰富而宝贵的学习与研究之资料和经验。

王喆撰的《重阳全真集》中，收入了传道诗与导引修炼诗词10余首，有一定的学习与研究价值。

王惟一撰《明道篇》一卷，书中阐明："要在至心诚意，格物致知，去人欲之私，存天理之公，自然见心中无限药材，身中无限火符，药愈探而不穷，火愈炼而不息矣"等习练导引的重要事项与功效，颇为生动、精彩与精辟！

陈致虚著《金丹大要》与撰《上阳子金丹大要图》，书内论述了：无极、太极、先天、后天、九还、七返、五行、顺逆、元气、金丹、清浊、宝珠与火候十三图。

玄全子集《真仙直指语录》，计二卷。书中，收入了道教全真派大师警世之言、论述了修心养性和道家内功，值得后人认真学习与研究。

金月岩编《抱一子三峰老人丹诀》与《纸舟先生全真直指》中，介绍了静坐与多种入静效应和修炼之七个阶段。即形神相顾，入道初真；形神相伴，名曰得真；形神相入，名曰守真；形神相抱，名曰全真；形神俱妙，与道合真；形神双舍，名曰证真；普度后学，以真觉真。多么精彩、精准与精辟！

刘志渊，号通玄子。其导引为王吉昌所授，著有《启真集》三卷传世，全书共十三章，阐述了习练导引功之基本理论与方法。其中忘形养气章、忘气养神章等，对后世内源性医学之发展有较大影响。

玄全子集的《诸真内丹集要》中，收载有《老子幽谷关记》《刘海蟾还丹破迷歌》《王母口诀》《太上内观正诀》《金丹正验》《论八关节》等诸多内源性医学相关著作。

俞琰述的《易外秘传》中，以图为主，配文解说，阐发导引之功法与原理；其注《吕纯阳真人沁园春丹词注解》，系作者对《参同契》《悟真篇》等数十家论述之注解。其中许多宝贵的见解与智慧的参悟，都为我们与后人提供了丰富的学习和研究资料。

　　张三丰，亦称张三峰，又名君宝或君实，字全一，别名葆和容忍，号元元子，自号三峰（丰）居士。自称乃张安忠第五子，系张良之后。汉族，辽东懿州（今辽宁阜新）人，又有说其为福建邵武市，和平镇，坎下村人。名子冲，又名元实。是元末明初儒者、善书画、诗词的著名武术家与导引大师。生于公元1247年，卒于公元1458年？关于其卒、名、字尤多纷争，是武当派祖师爷。张三丰五岁时，因染目疾，积久渐昏，缘遇碧落宫住持道长张云庵见之，求收为徒，并允疾愈送还。张母允，遂投张云庵门下，学全真正教，静居半载目渐明。从师七年，习道经与儒、释两家之书，因其母思念，其师亦不留，遂拜辞归家。公元1264年，曾经友奏，补中山博陵令，次年父母相继去世，乃辞官回家守孝数载，日诵洞经。忽有一邱姓，道人叩门、相访、畅谈玄理，满座风清，促使张三丰束装，云游四海，遍访名山历三十年，均无所遇。公元1314年，67岁时，始入终南山缘遇，火龙真人，传以大道，更名玄素，一名玄化，合号玄玄子，别号昆阳。山居四载，功效寂然，火龙遂传，以"丹砂点化"之诀（即俗说"点石成金"的方法），并命其出山修炼。公元1324年，张氏77岁时至武当，调神九年，其道始成。公元1359年，南游在南京，112岁的张三丰，又遇沈万三传以丹道。……明·洪武十七年（公元1384年）皇帝下诏，求见137岁武当山隐士张三丰，张氏不见。次年，又强沈万三敦请，亦未效。明代自洪武至永乐数十年间，三代皇帝访求张三丰数次，并赐号，通微显化妙行真人，甚至动员三十余万人，大修武当宫观，并派专人守候，张氏终未应诏。评者谓：张以大元遗老自居，不愿事新朝。圆峤外史说张氏："托仙远遁，以全事元之节者也。"然也有些札记说其：曾入朝谒帝，如明·郎瑛《七修类稿》说张氏"天顺三年曾来谒帝"；《隐镜编年》云："永乐十四年（公元1416年）五月，武当山169岁老隐士入朝"；清·雍正元年（公元1723年），任河南省河道副使的汪锡龄自称，他在观察剑南（四川）时，曾遇张三丰，并住于其衙署，并"待先生甚久"，后亦数次往返，"亲受（授）秘旨"等等，如果按汪氏所说计算，张三丰，当时至少也已476岁了，因至今尚未见过张三丰到底卒于何年的史料。

　　张三丰在学术思想上虽承全真之旨，却倡三教合一之道，云："予也不才，窃尝学览百家，理综三教，并知三教之同此一道也，……平允论之曰：儒也者行道济时者也，佛也者悟道觉世者也，仙也者藏道度人者也，各讲各的妙处，合讲合的好处，何必口舌是非哉，……不拘贵贱贤愚、老少壮，只要素行阴德，仁慈悲，忠孝信诚，全于人道，仙道自然不远也"。他更把儒家的道德学说与修持导引结合起来："人能修正身心，则真精真神聚其中，大才大德出其中，圣经（即指四书中之《大学》）曰安而后能虑，富哉言乎"、"孔曰求志、孟曰尚志，问为何志，曰仁义而已矣，仁属木，木中藏火，大抵是化育光明之用，乃曰仁；义属金，金中生水，大抵是制裁流通之用，乃曰义。仙家铅汞即仁义之种子也。金木交并，水火交养，故尝隐居求志，高尚其志，而后铅汞生，丹道凝，志包仁义汞铅，而兼金木水火四象，求之尚之者，诚意为之，意土合而五行全，大道之事备矣"。这乃以儒家之仁、义、诚与道家之气、神、真意相类比。张三丰在《五德篇》里更明确指出："火生有五德，吾尝以譬天地之五行，人身之五经，仁属木也，肝也；义属金也，肺也；礼属火也，心也；智属水也，肾也；信属土也，脾也。是知五德之不可少一，犹五经之不可绝一，即如五行之不可缺一，人皆曰木不可少也，而何以无仁也，无仁者必无养育之念，其肝已绝，而木为之槁枯矣。人皆曰金不可少也，而何以无义也，无义者必无权宜之思，其肺已绝，而金为之朽钝矣。人皆曰火不可少也，而何以无礼也，无礼者必无光明之色，其心已绝，而火为之衰熄矣。人皆曰水不可少也，而何以无智也，无智者必无清澄之意，其肾已绝，而水为之昏涸矣。人皆曰土不可少也，而何以无信也，无信者必无交孚之情，其脾已绝，而土为之分崩矣。是知为人者，必先有心之五德，而后有身之五经。仁不绝，肝气生；义不绝，肺气平；礼不绝，心气明；智不绝，肾气灵；信不绝，脾气醒。德包乎身，身包乎心，身为心用，心以德明，是身即心，是心即身，是五德即五经，德失经失，德成身成，身成经成，而后可以参赞天地之五行"。这乃将儒家之仁义礼智信与人体之肝肺心肾脾结合起来了。颇有创意！张三丰主张"内丹"与"外丹"兼修，《张三丰先生全集·宝诰三》云其"炼人元而兼统地元"，所谓地元即指制炼外丹之事。据道家内部传说，武当一派在丹药方面是颇有其独到之处的。张氏著有《无根树》《金丹直指》一卷、《金丹秘诀》一卷（后两书见《明史·艺文类》）等传世。还有张三丰周天法、张三丰论修心炼性，见《道言浅近》；张三丰大周天、张三丰炼精化气法、张三丰炼气化神法、见《玄机直讲》等却流传较广，如"坐下闭目存神，使心静息调，即炼精化气""回光返照，凝神丹穴，使真息往来，内中静极而动，动极而静，无限生机，即能炼气化神"等诸多金玉良言，多么生动与精彩！

《无根树》是导引专论，见《张三丰先生全集》。阐明了习练导引之感受，延年益寿之作用与幻景出现之景象。云："无根树，花正微，树老重新接嫩枝。梅寄柳，桑接梨，传与修真作样儿。自古神仙栽接法，人老原来有药医。访明师，问方儿，下手速修犹太迟。无根树，花正香，铅鼎温温现宝光。金桥上，望曲江，月里分明见太阳。吞服乌肝与兔髓，换尽尘埃旧肚肠。名利坊，思爱乡，再不回头空自忙。无根树，花正鲜，符火相煎汞与铅。临炉际，景现前，采取全凭度法船。匠手高强牢把舵，一任洪波海底翻。过三关，透泥丸，早把通身九窍穿。"这道情词真是生动有趣、脍炙人口！

《张三丰论修心炼性》是导引专论，见《道言浅近》。主要阐释何谓修心、炼性。认为修心炼性，乃导引内丹法的最基本要求与前提。云："大道以修心炼性为首……修心者，存心也；炼性者，养性也。存心者，坚固城廓，不使房屋倒坍，即筑基也。养性者，浇培鄞鄂，务使内药成全，即炼己也。心朗朗，性安安情欲不干，无思无虑，心与性内外坦然，不烦不恼，此修心炼性之效，即内丹也。"这是多么简明扼要、简便易行的修心炼性之大法啊！

研究资料提示：张三丰所创之武学派有：王屋山邋遢派、三丰自然派、三丰派、三丰正宗自然派、日新派、蓬莱派、檀塔派、隐仙派、武当丹派、犹龙派等至少十七支。而这诸武学派，不仅为传承与弘扬武当山武学，做出了贡献；而且也为传承与弘扬道家内源性医学做出了贡献。笔者认为：上述两个贡献都与张三丰的功劳和贡献密不可分，都是张三丰的功劳和贡献"开天辟地""开枝散叶"的结果！

透过张三丰极富传奇的一生，笔者认为至少说明以下几点：①明代三代皇帝访求张三丰数次，又赐号，又大修武当宫观等，说明明代三代皇帝非常看重张三丰，求贤若渴，张氏始未应诏，皇帝们都并不恼怒，颇有皇家之胸怀与气概。②张氏主张"福自我求，命自我造"的个性与率真，笔者认为这非常可爱、可贵与可敬！尤其是年已137岁的张三丰，还有此不靠天、不靠地，只靠自己去努力、去拼搏的定力、勇气和人生观，真是太了不起了！太值得赞同、赞赏与赞颂了！③清代大儒朱仕丰评张氏：古今之求道者无数，而得天地之造化者，张三丰也。笔者认为，纵观中国与世界文明的发展史、纵观中国与世界医学的发展史，除传说中的彭祖外，唯张三丰寿命最长，成就与收获最大。张三丰真不愧是一位名副其实、知行合一、得天地之造化的内源性医学大师！非常值得后人认真学习与研究！

九、内源性医学在明代的发展

明代（公元 1368 年～公元 1644 年）的导引、按摩继续有新的发展。当时的医政分为十三科：大方脉、小方脉、妇人、疮疡、针灸、眼、口齿、咽喉、伤寒、接骨、金镞、按摩、祝由等科。据《明史·百官志》载："太医院有十三科"，其中又设立了导引按摩专科（明以前，多称按摩，自明代起，按摩有时又称推拿）。小儿内源性医学、按摩这时亦有所前进、发展。据日本，丹波元胤《中国医籍考》引亡名氏《小儿推拿秘诀·自序》曰："……余惟小儿无七情六欲之感，弟有风寒小湿伤食之证，且初生藏（脏）府（腑）脆薄，不经药饵，稍长又畏药难投，惟此推拿，一着取效于面步掌股皮骨之间，盖面步掌股，与藏（脏）府相连……""傥能察其病证，循其穴道，施以手法，而汗吐下三者，尤能得诀，大者又稍兼以药饵，未有不随试而效者也……"这时按摩手法亦较前各朝代丰富，计有按、摩、推、拿、掐、揉、运、搓、捻、分、抹、摇、擦、弹等，并对按摩手法之补泻作用有了认识。最早记载小儿按摩疗法的专著，大约是徐用宣（浙江衢县人）纂编的《袖珍小儿方论》，可惜已失传。明代出现了一些小儿内源性医学、按摩的有名著作，如：周岳甫辑《小儿推拿秘诀》一卷，龚云林著《推拿活婴秘旨》三卷，陈氏《小儿按摩经》《秘授保婴推拿法》（见殷仲春编《医藏书目》，可惜原书已失传），还有铁峰居土《保生心镜》；道藏本《四气摄生图》，乃养生学著作，兼收导引论述。作者与成书年代不详。主要论述了四季变化和脏腑、五官、五味、饮食、睡眠、情志等的密切关系，指明了摄生方法与禁忌。倡导"发欲（宜）多梳，齿欲（宜）多叩，泄（液）欲（宜）多咽，气欲（宜）常清，脚欲（宜）强（常）行，手欲（宜）在（摩）面，耳欲（宜）常按，眼（宜）欲数摩（运），所谓子欲不死，修昆仑之法也"；并提倡习练"六气法"来防病治病。很是简便易行、实用有效！杨继洲，著名针灸家，十分重视内源性医学——导引医学的研究；著有《针灸大成》，是兼论内源性医学的针灸名著；书中很注重用古代内源性医学来调理五脏，在卷六、卷七与卷九中，较为详细地阐述了肺经导引、脾经导引、心经导引、肾经导引、肝经导引与小周天功法之关系；如导引心经应"燕居静坐，调神息气……返光内照，降心火于丹田，使神气相抱"；导引肺经应"想气遍毛孔出入，通用（畅）无障，令息微微"等，至今仍颇有价值；其中保婴神术《按摩经》（见《针灸大成》卷十），还是现存最早之内源性医学、按摩专书之一。这些著作对古代内源性医学、按摩（特别是小儿方面）的应用和保障儿童健康都起了一定的作用。如《小儿推拿秘诀》云："其去轻病，如汤之沃雪；其去重病，如苕之拂尘渐次亦净。"明代的一些医学著作，如朱棣著的《普济方》，徐春甫的《古今医统》，周恭的《医说续编》，韩懋的《韩氏医通》与一些文人笔记，如郑暄的《昨非阉日纂》等著作中，对古代内源性医学、按摩（特别是小儿方面）等均有论及。

（一）《修龄要旨》

冷谦，字启敬，号龙阳子，武林（今杭州）人。著名内源性医学养生家，生卒不详。据载明·洪武时因其善音律，曾任，太常协律郎，永乐年间去世，年约140岁；冷谦著有《修龄要旨》传世。

《修龄要旨》，导引养生专著。约成书于公元1442年。论述了起居调摄、四季却病、延年益寿、十六段锦、八段锦等诸多导引养生法；还记载了许多简便易行的导引按摩法，如：擦涌泉（穴），能除湿、固真元；摩肾俞能固阳生精、治腰痛；熨目摩耳，能令耳目聪明，夜观细书。本书有很强之实用性。其中有许多珍贵的经验与智慧的结晶，是我们学习与研究内源性医学和养生学的重要文献。

（二）《胎息经疏略》

王文禄，字世廉，盐海人，生卒年代不详，导引养生家。嘉靖时举人，喜爱研究导引养生，主张"长生在全精气神"，全精气神又在于"抱神以静"，以其"静则神存，神存则精气逆转，夹脊双关入泥丸，补恼复归气穴"（见《参同契正文·序》），王文禄著有《胎息经疏略》《参同契疏证》《医先》等书传世。

《胎息经疏略》，是导引养生专著，本书论及古代胎息，内源性医学之功法与功理，并重在阐明神与气之相互关系。认为"神，即志也；气，体之充也；志，气之帅也；气随神，神帅气。气行往由神，神气宜交养也"。神为主，赖气以养，二者不能分离。书中对神与气的相互关系的研究与阐释均颇为精彩！

（三）《类修要诀》

胡文焕，字德文，号全庵，自号抱琴居士，生卒年代不详。是明代著名文人兼藏书家。钱塘（今杭州）人。颇喜爱研究导引养生，著有《类修要诀》传世。由此可见，当时不仅是医家，而且文人兼藏书家等都喜爱研究导引养生。这对指导习练导引、推广导引医学防病治疾、养生益寿等都起到了积极作用。

《类修要诀》，是导引养生专著，其集前人养生导引之歌诀、格言、警句于一身，内容丰富、生动精彩，对后人颇有启迪。强调养生要旨在修炼精气神。精、气、神，养生家谓之三宝。云："元气实，不思食；元神会，不思睡；元精足，不思欲；三元全，陆地仙。"在"胎息铭"中介绍导引健身延年方法，云："三十六咽，一咽为先。吐唯细细，纳唯绵绵。坐卧亦尔，行立坦然。戒于喧杂，忌以腥膻，假名胎息，实曰内丹。非只治病，决定延年。"并指出上述方法"久久行之，名列上仙"。很有见地！

（四）《寿世保元》

龚廷贤，字子才，号云林，生于公元1522年，卒于公元1619年，江西金溪，霞漈龚家（今合市乡龚家）人，对古代内源性医学颇有研究，是历史上被称为"江西十大名医"之一。著有《寿世保元》传世。

《寿世保元》，是医学导引专著，计二十卷。成书于公元1615年。书中除医论外，重点阐述了用呼吸静功与六字诀，治五脏六腑疾患，其深入浅出，简明扼要，通俗易懂、易学。其云："人生以气为本，以息为元，以心为根，以肾为蒂……人呼吸蒂在心肾之间，则血气自顺，元气自固，七情不炽，百骸之病自消矣"；"每子午卯酉时，于静室中，厚褥铺于榻上，盘脚趺坐，瞑目不视，以棉塞身，心绝念虑，以意随呼吸一往一来，上下于心肾之间，勿急勿徐，任其自然。……每日依行之，两月之后，自见功效"；又云："不炼金丹，且吞玉液，呼出肺腑之毒，吸来天地之清。……以六字诀治五脏六腑之病。其法以呼字而自泻去脏腑之毒气；吸字而自采天地之清气以补之。当日小验，旬日大验。年后万病不生，延年益寿"等。很是实用、精彩与传神！

（五）《遵生八笺》

高濂，字深甫，号瑞南，生于公元1573年，卒于公元1620年，钱塘（今浙江杭州）人。明代戏曲作家、导引养生家。著有《遵生八笺》传世。

《遵生八笺》，是兼论古代内源性医学之养生学专著；全书共十九卷（有的文献说二十卷）。涉猎面广，内容丰富多彩，古代内源性医学功法，涉及儒、道、释与诸子百家，集清修妙论笺中摘录历代经典中有关养生学之警句妙辞，全书40余万字，分为：清修妙论、四时（季）调摄、起居安乐、延年却病、饮馔服食、燕闲清赏、灵秘丹药与尘外遐举等八个部分；并着重论述了精、气、神、形之间关系与对人体之重要性；在四时调摄笺中阐明了四季养生要点与导引方法，如：十二个月修养法、灵剑子导引法、陈希夷二十四气（节）坐功图、导引五脏法、修养五脏法、六气治五脏法、导引却病歌诀与琴棋书画、香花古玩、垂钓等调情怡神养生法等；在延年却病笺中阐明了许多导引功法；如养五脏坐功法、幻真先生服内元气诀，分进取、转气、调气、咽气、行气、炼气、委气、闭气、布气等，婆罗门导引十二法、八段锦导引法、存日月法、服日月光芒法、服日气法、服月精法、导引却病歌诀，介绍十六种导引强身却病之功法；在燕闲清赏笺中阐明了琴棋书画、香花古玩、垂钓等能调养心神、舒畅七情、陶冶情操的非药物疗法；至今仍是可供我们借鉴与研究内源性医学之宝贵文献。

（六）《天仙正理直论》与《仙佛合宗语录》

伍冲虚，原名阳，字端阳，生于公元1574年，卒于公元1644年，江西吉安人，后因入道，按龙门百字派，为第八代（守字），故名守阳，号冲虚子。其堂弟，名守虚，字真阳，两人同拜曹还阳（常化）门下学道19年，得授内外丹法，后在南昌与南京讲学。伍守阳撰有《天仙正理直论》,《仙佛合宗语录》传世。伍守阳著《金丹要诀》，对《金丹大要》《筑基说》《补母说》等多种古代内源性医学的理论做了诠释。

1.《天仙正理直论》

伍守阳撰、伍守虚注《天仙正理直论》，一卷，是导引专著。成书于明天启二年（公元1622年），崇祯十二年（公元1639年）增注。书中系统地介绍了伍柳派内丹修持要法。伍氏认为丹道只用先天，忌用后天，详述了丹法三要，仙道以精气神为正药，即"以炼三合一，喻名炼药"。强调呼吸是导引功之关键，有气则生，无气则死。能否伏（炼）气，是仙凡的唯一之分。书的特点乃"统二宗之纲目，具两藏（脏）之钥匙。初不少置一言，令人不明而抱恨；亦不多置一字，

附 录

405

令人歧想而怀疑。继往圣以辟邪说，开来学以正人心。乃仙佛二宗之必不可无，而圣真之必不（须）参究者"。其中有伍守阳与伍守虚，对许多先贤前辈的研究成果与智慧结晶的宝贵见解，至今都值得我们与后人认真地学习和借鉴。

2.《仙佛合宗语录》

伍守阳集，伍守虚校注的《仙佛合宗语录》，是导引学专著。冶佛、道（仙）修炼为一炉，融佛、道之精华为一体，"斯录阐发仙宗，而以佛宗为印证故名合宗。无非使天下后世知性命双修为要也"；内容涉及：药物、鼎炉、水源、火候、采炼、沐浴、炼精、炼气、炼神、还虚等，阐释详明、浅显，博采佛、道（仙）诸导引大家之精华，是深受后代推崇的内源性医学文献，值得后人认真学习和研究。

（七）其他有关内源性医学著作精要

明代还有不少有关内源性医学——导引医学的名人与名著如：

王蔡传著《修真秘要》中，对起居饮食等调养作了全面之论及，尤其对吐纳导引，有精当之研究与阐发。强调调气之重要性。如云："灵龟所以千岁不食者，为其鼻息也。"其法如："正仰卧，徐徐漱咽澧泉（唾液），澧泉者口中津液而咽之。口但吐气，鼻但内气，徐徐缩鼻引之，莫令太极（急），极满则难还，数至五鼻可也，息至九十息可频神讫，复更为之。满三十六息，每口吐气辄一咽之，乃鼻内气"。尚记有神仙杂术与导引方法，值得后人学习与研究。

蓝茂著的《性天风月通玄记》中，以戏剧形式，通俗易懂，倡导"性命双修"。

傅仁宇著《审视瑶函》是兼论古代内源性医学之中医眼科专著，论述了古代内源性医学防治眼疾与五官科杂病，如："动功六字延寿诀"等。

瞿仙著《活人心法》《神隐书》，《神隐书》对古代内源性医学之功法与"三宝"理论之论述精深妙微，并介绍了导引功法。云："鸡鸣时，起坐床上（调身），拥衾调息（调气），叩齿；聚神良久，神气既定（调神），方行火候搬运数十遍。……便觉周身和畅，血脉自然流通，当此之时，华池生水，神气满谷，便当大漱咽下，纳入丹田，以补元阳。……以两手摩擦令热，乃行导引之法，行毕徐徐下床，……遥逍步庭，约行百步。……食毕以手扪腹，又行二三百步。……此时天地之气尚清，阳气方盛，感得此气，令人可寿。"

翟祐撰的《居家宜忌》中，介绍了一年中生活起居养生注意事项、元气与神形保养之古代内源性医学方法。

万后贤撰的《贮香小品》中，对辨证施功之五脏病的古代内源性医学方法等作了阐发，有一定的实用价值。

周履靖著的《赤凤髓》中介绍了：李真人长生十六字诀、胎息秘要歌诀、却病延年六字决、五禽戏图、八段锦导引诀、动功功法、睡功等，文图并茂，内容颇丰，言简意赅，注重实际，至今仍颇有参考价值。

中医学家龚居中，对古代内源性医学方法颇有研究，著有《红炉点雪》，又名《痰火点雪》，书中提倡预防为主之思想、论述"守丹田"，对却病延年、痰火病之防治与古代内源性医学养生方法等的重要性，均很有见地！如导引养生六句术：①鼓呵消积滞法；②叩齿治牙病法；③运睛除眼疾法；④掩耳去头旋法；⑤闭摩通滞气法；⑥凝抱固丹田法。

朱载玮编《诸真玄奥集成》，收集了：张伯端《金丹四百字》、石泰《还源篇》、薛道光《还丹复命篇》、陈楠《翠虚篇》、龙眉子《金液还丹印证图序》、白玉蟾《指元篇》、肖廷芝《金丹大成集》、赵友钦《仙佛同源》与《石函记》等著名古代内源性医学——导引医学著作，其珍贵价值可见一斑！如《翠虚篇》载有：紫庭经、大道歌、罗浮翠虚吟、丹基归一论等部分，以七言句或散文的形式阐述了内丹炼精化气凝神的方法，练导引的呼吸运动之过程、感觉、注意事项与不正确的练功方法，十分精彩与宝贵！值得我们与后人好好研究和借鉴。

汪绮石著《理虚元鉴》，系虚劳病专著，对古代内源性医学调身、调神、调气之功与理，贯穿在防治虚劳病之始终，自成体系；如："……精病者，必本于神治……神病者，必本于气治，盖安神必益于气，益气必补于精"等，均是著书者宝贵的经验之谈。

著名的中医药家李时珍，对古代内源性医学亦很有研究，其撰的《奇经八脉考》，是部兼论内源性医学之中医名著；它着重强调了八脉中之任脉、督脉、阴蹻脉在导引修炼中的重要性；如："任、督二脉，人身之子午也。乃丹家阳火阴符升降之道，坎水离火交媾之乡"；"八脉者，先天大道之根，一气之祖，采之惟阴蹻为先。此脉方动，诸脉皆通"；《奇经八脉考》还云"内景隧道，唯返观者能照察之"的观点，对经络理论研究有一定的指导意义，目前已得到了不少科学验证。

袁坤仪著的《摄生三要》，是古代内源性医学养生专著，着重阐释了聚精、养气、存神与三者之相互关系等。

沈仕撰的《摄生要录》，主要论述了七情与日常生活中，如何应用古代内源性医学养生之功法、功理与注意事项等。

李梴，字建斋，南丰（今江西）人，明代医学家、导引养生家。自幼习儒，为邑庠生，颇有奇才，博览群书，常以儒理释医道，云："学者不深入易，则于死生之故不达，利济人物，终无把握。"遂立志于医书的编纂，历四年努力，撰有《医学入门》传世。李氏认为："心主乎息，息依乎心，心息相往，则精神满而病却矣。"在"保养说"中应用导引养生防病，如开关法、起髀法等。在临床方面，应用静功治肺痨，取得了一定的实际疗效，值得后人学习和研究。李氏在《医学入门》中，还决然否定释、道有关修炼成仙成佛、永生不死之类的唯心主义说教时明确指出："自古有生必有死，惟不速其死尔，乌有如今所谓飞升，超脱住（往）世之说耶"；并指明，要铭记《黄帝内经》之训："精神内守，病安从来，故能尽其天年，度百岁乃去。此保养之正宗也"；切勿"不信古圣名言，而信盲人诡异邪说"而误入歧途。

明代名医张景岳著的《景岳全书》中，亦批判了道家关于"无形无象长命成仙"的唯心主义之观点，提出养生必须以养形为首（要之）务（任）之见解："其形既败，其命可知""死生安否，非此形乎"；练气全神之法，岂可"不先养此形以为神之宅"。

笔者认为：明代名医张景岳、李梴两位先贤的忠告与上述金玉良言，折射出两位先贤对生命科学的真谛与内源性医学的底蕴的精深研究和智慧参悟！这很有见地！很不简单！值得称赞！不仅难能可贵，而且彰显了两位前辈医者的宝贵品质和医德！直至今日，对我们与后人都有深刻的启示作用和普遍的指导意义！

明代编纂的许多医学著作中，记载着丰富的有关导引医学之内容。如《万密斋医书十种》的《养生四要》云："人之学养生曰打坐，曰调息，正是主静功夫。调息时便思要不使其心妄动，妄动则打坐、调息都只是搬弄，如何成得事"；"养生之诀云，调息要调真息，真息者胎息也。儿在胎中无呼无吸，气自转运。养生者，呼吸绵绵，如儿在胎之时，故曰胎息"等导引的呼吸功法与练功要求。

如《古今医统大全》里，阐述了入静强身的观点："形者生之气也，心者形之主也，神者心之宝也，故神静而心和，心和而形全，神燥则心荡，心荡则形伤。将全其形也，先在理气，故怡和养神，则自安于心。清虚安心神，则不诱于外，神怡心清，则无矣"；另动静保健按摩法云："凡人无（需）问无事有事，须日要一度，令人自有（头）至足，但系关节处，用手按摩各数十次"，这样做能预防感冒，所谓"泄风"。操作次序为："先百会穴，次头四周，次两眉，次目眦（眦），次鼻准，次两耳孔及耳后，皆按之；次项左右，皆擦之；次两肩胛，次臂骨缝，次腕（腕），次手十指，皆捻（捻）之；次脊骨，或按之，或捶震之，次腰及肾堂（俞），皆搓之，次胸，次腹，皆揉之无数；次股骨，捶之；次两膝，次小腿，次足踝，次十趾，次足心，皆两手捻之。"这其中诸多宝贵经验与启迪，至今对我们来说都值得认真学习与研究。

陈继儒著《养生肤语》云："虚病宜存想收敛，固密心志，内守之功者以补之；实则宜按摩导引，吸努拍摄，外发之功以散之"等，提出了虚实辨证选功、用功的理论。

汪昂著《勿药元诠》一卷（附刊于《医方集解》中），是导引养生专著。成书于公元1682年。

汪昂，字讱庵，生于公元1615年，安徽休宁人，是著名中医学家和精通内源性医学的养生家，他自幼坚持练功，吐纳导引，强身防病，年虽过八十仍体魄健壮。其著作颇丰：《勿药元诠》《素问灵枢类纂约注》《汤头歌诀》《本草备要》《医方集解》等，至今流传甚广。诸书简明扼要、浅显易懂，至今还深受广大中医学习者的欢迎与好评。

《勿药元诠》对《内经》与历代内源性医学之丰富内容，均有诸多精辟的论述与经验之谈，对诸伤，如：风寒伤、湿伤、饮食伤、色欲伤等，告诫人们要注意起居生活、调摄保养。导引方面，论述、介绍了许多强身却病、益寿延年之法。如鸣天鼓、擦玉枕、擦面、擦耳、小周天、通经六字诀、一秤金诀、金丹秘诀等。尤其是在调息、入静、气行途径、方向等方面的论述，均颇为精辟。如《勿药元诠》云："调息之法，不拘时候，随便而坐，平直其身，纵任其体，不倚不曲，解衣缓带，务令调适，口中舌搅数遍，微微呵出浊气，鼻中微微纳之，或三五遍，或一二遍，有津咽下，叩齿数通，舌抵上腭，唇齿相着，两目垂廉，令胧胧然，渐次调息，不喘不粗，或数息出，或数息入，从一至十，从十至百，摄心在数，勿令散乱"等描述，既简明扼要、又生动精彩，都是其一生练功实践的经验与结晶。实在难能可贵！

另曹士珩著的《保生秘要》、张景岳著的《类经》、王肯堂著的《六科证治准绳》、王明阳著的《传习录》等著作中，都记载着许多有关导引医学的理论与方法等，为后人学习和研究内源性医学——导引医学，提供了宝贵而丰富的经验与资料。

十、内源性医学在清代的发展

清代（公元1644年~公元1911年）虽无内源性医学、按摩科，但出版有关内源性医学与按摩的著作却仍然丰富多彩。按摩方面主要有张振鋆的《釐正按摩要术》，夏禹铸的《幼科铁镜》，熊运英的《小儿推拿广意》，夏祥宇的《保赤推拿法》等。此外，尚有《推拿心法摘要》及陈复正（飞霞）《幼幼集成》中神奇外治法——九法（疏表法、清里法、解烦法、开闭法、引痰法、暖痰法、纳气法、通脉法、定痛法）等，这些著作多是承袭了前代的经验，结合自己临床心得，加以发展而成。自我按摩这时颇得提倡。清代对创伤导引按摩也作了进一步整理，吴谦等编的《医宗金鉴·正骨心法要旨》，钱秀昌著的《伤科补要》，胡廷光著的《伤科汇纂》等都有较详细的记载；如《医宗金鉴·正骨心法要旨》说："皆用手法循其上下前后之筋，令人调顺，摩按其受伤骨缝，令得平正……"等，这些对后世创伤按摩的应用上起了一些指导作用。清·吴尚先（公元1806~公元1886年），名樽，原名安业，又字师机，清·钱塘（今浙江杭州）人，主张用浸洗的浴疗，配合按摩以治疗疾病，疗效较好，至今还为我国各地温泉、浴室及国外普遍应用。

（一）《寿世传真》

徐文弼，字襄右，号尽山，又号鸣峰。生卒不详，江西丰城人，导引家。其编有《寿世传真》传世。

《寿世传真》又名《新编寿世传真》，是导引养生专著，计八卷，成书于1771年。其提倡综合调摄来养生，主张应用导引来预防调摄、祛邪治病。其详尽阐述了内外功、十二段锦、八段锦、六字真言法的功法、应用、功效、注意事项，其重视理论与实际结合，实用性强，值得我们认真学习与研究。

（二）《张三丰先生全集》

李西月，生于公元1806年，卒于公元1856年。原名元植，字平泉，入道后改名西月，字涵虚，号长乙山人，四川乐山人。导引医学的爱好者、研究者。幼而颖悟，从学于李嘉秀之九峰书院，20岁成为县学生员。李氏仿效道教"东派"陆西星、张三丰与全真教的炼养之道，又不受全真、三丰教团之约束，有意自创一家，世称"西派"。辑有《张三丰先生全集》传世。

《张三丰先生全集》，乃导引专著，计八卷。主要内容为：大道论、玄机直讲、道言浅说、玄要篇。其中玄机直指、道言浅说阐释内丹理法甚为详明，有炼丹火候说、返还证验说、服食大丹说、一粒黍米说、登天指迷说、龙虎铅汞说、注吕祖百字碑。玄要篇主要为歌词，有道情歌、炼铅歌、先天一气歌、铅火歌、了道歌、打坐歌、道要秘歌、大道歌、真橐籥歌、玄关一窍歌、金丹歌、金液还丹破迷歌、龙虎还丹指迷歌、三还一返歌、固漏歌、金丹诗、大丹诗、蛰龙吟、无根树等。如《玄机直讲·炼丹火候说二篇》云："夫功夫下手不可执于有为，有为都是后天，今之道门多流此弊，故世罕全真；亦不可着于无为，无为便落顽空，今之释门多中此弊，故天下少佛子，此道之不行。由于道之不明也，初功在寂灭情缘，扫除杂念，除杂念是第一着，筑基练已之也。人心既除，则天心来复，人欲既净，则天理常存。每日先静一时，待身心都安定了，气息都和平了，始将双目微闭，垂帘观照，心下肾上一寸三分之间，不即不离，勿忘勿助，万念俱泯，一灵独存，谓之正念，斯时也，于此念中活活泼泼，于彼气悠悠扬扬，呼之至上，上不冲心，吸之至下，下不冲肾，一合一辟，一往一来，行之一七、二七，自然渐渐两肾火蒸，丹田气暖、息不用调而自调，气不用炼而自炼。气息既和，自然于上中下不出不入，无来无去，是为胎息、是为神息、是为真橐籥，真炉鼎，是为归根复命、是为玄牝之门，天地之根。气到此时如花方蕊、如胎方胞，自然真炁熏蒸营卫，由尾闾穿夹脊、升上泥丸，下鹊桥过重楼，至绛宫而落于中丹田，是为河车初动，但气至而神未全，非真动也，不可理他，我只微微凝照，守于中宫，自有无尽生机，所谓养鄞鄂者，此也。行之一月、二月我神益静，静久则气益生，此为神生气、气生神之功也，或百日或百余日，精神益长，真气渐充，温温火候，血水有余，自然坎离交媾，乾坤会合，神融气畅，一霎时间，真气混合，自有一阵回风，上冲百脉，是为河车真动，中间若有一点灵光，觉在丹田，是为水底玄珠，土内黄芽，尔时一阳来复，恍如红日初升，照于沧海之内，如雾如烟，若隐若现，则铅火生焉，方其乾坤坎离未交，虚无寂灭，神凝于中，功无间断，打成一团，是为五行配合，至若水火相交，二候采取，河车逆转，四候得药，神居于内，丹光不离，谓之大周天，谓之行九转大还也。此时一点至阳之精，凝结于中，隐藏于欲净情寂之时，而有象有形，至此地位，息住于胎，内外温养，顷刻无差，又谓之十月功夫也"。又如《道言浅说》云："凝神调息，调息凝神八个字就是下手功夫，须一片做去，分层次而不断乃可，凝神者收已清之心而入其内也，心未清时眼勿乱闭，先自劝自勉，劝得回来，清凉恬淡，始行收入气穴，乃曰凝神，凝起神了，然后如坐高山，而视众山众水；如燃天灯，而照九幽九昧，所谓凝神于虚者，此也。调息不难，心神一静随意自然，我只守其自然，加以神光下照即调息也。调息者，调度阴阳之息与吾心中之气相会于气穴中也。心止于脐下曰凝神，气归于脐下曰调息，神息相依，守其清静自然曰勿忘，顺其清静自然曰勿助，勿忘勿助，以默以柔，息活泼而心自在，即用钻字诀，以虚空为藏心之所，以昏默为息神之乡，三番两次，澄之又澄，忽然神息相忘，神气融合，不觉恍然阳生而人如醉矣"；亦云："大道从中字入门，所谓中字者，一在身中，一不在身中，功夫须两层做，第一寻身中之中，朱子云守中制外。失守中者，须要回光返照，注意规中，于脐下一寸三分处，不即不离，此寻身中之中也。第二求不在身中之中，中庸云喜怒哀乐之未发，此未发时不闻不见戒慎幽独。自然性定神清，神清气慧，到此方见本来面目，此求不在身中之中也。以在身中之中，求不在身中之中，然后人欲易净，天理复明，千古圣贤仙佛皆以此为第一步功夫"；还云："凝神调息，只要心平气和，心平则凝神，气和则息调，心平，平字最妙，心不起波之谓平，心执其中之谓平，平即在此中也，心在此中乃不起波，此中即丹经之玄关一窍也，修炼不知玄关，无论其他，只此便如入暗室一般，从何下手？玄关者，气穴也，气血者，神入气中如在深穴之中也，神气相恋则玄关之体已立"；又云："道德经致虚极，守静笃二句，可浑（混）讲，亦可拆讲，浑（混）言之只是教人以入定之功耳，拆言之，则虚是虚无，极是中极，静是安静，笃是专笃。忧言置吾神于虚无之间，而准其中极之地，守其神于安静之内，必尽其专笃之功"；再云："凡人养神养气之际，神即为收气主宰，收得一分气，便得一分宝，收得十分气，便得十分宝，气之贵重，世上凡金凡玉，虽百两不换一分，道人何必与世上争利息乎。利多生忿恚，忿恚属火，气亦火种，忿恚一生，气随之走，欲留而不能留，又其甚者，连母带子一齐飞散，故养气以戒忿恚为切，戒欲忿恚仍以养心养神为切"。笔者认为：①这都是张三丰先生在《道言浅说》中，对后人的开示与启迪！这是多么的深入浅出！多么珍贵的简明扼要！②这都是李氏对张三丰先生《炼丹火候说》的宝贵经验与智慧参悟！③研究资料提示：明代张三丰原有文集刊发，后散失。李西月能编辑出《张三丰先生全集》八卷（虽除张氏著作外，大部分为后人所收集的资料与一部佛经），对张三丰学术思想的弘扬与传播，亦是大有帮助的！而李氏学古而不拘古，敢于创新的精神，亦是非常值得我们提倡与学习的。

（三）《卫生要术》

潘霨，生于公元 1816 年，卒于公元 1894 年。字伟如，号韡园居士，江苏吴县人。清代医学家、导引医学家。初习儒，因科考失意后改学医，后因其治愈咸丰孝（静）成皇后（1812 年—1855 年）之疾而名声大噪，门庭若市，并官至贵州巡抚。曾著有《卫生要术》《韡园医学六种》传世。后书乃辑录葛可久、陈念祖、吴尚先等名家之作与潘氏的临床经验而成。

《卫生要术》又名《内功图说》，成书于 1881 年。书分十二段锦、易筋经与却病延年三部分论述。它还载有导引图 35 幅，图文对照，阐释导引之各种姿势、动作要领、实操方法，便利摹仿学习。其外功诀里载有：心功、身功、首功、面功、耳功、目功、口功、舌功、齿功、鼻功、手功、足功、肩功、背功、腹功、腰功、肾功等。其尤为突出是对内功：修持之古代内源性医学"三调"的生动、详实与精彩之介绍和论述。明确指出导引锻炼方法要采用一定姿势（调身），闭目静心、排除杂念、意守某一部位（调神），调息（调气）。《卫生要术》还提出了练导引功防病之观点："人之脏腑经络血气肌肉，一有不慎，外邪于之则病。古之人以针灸为本，继之以砭石、导引、按摩、酒醴等法，所以利关节、和血气，使速去邪，邪去而正自复，正复而病自愈。平日尤重存想乎丹田，欲使本身自有之水火，得以相济，则神旺气足，邪不敢侵。与其待疾痛临身，呻吟求治，莫若常习片刻之功，以防后来之苦"。持之以恒，可防病治病，强身健体，益寿延年。

笔者认为：潘霨对要重视导引，要重视针灸、砭石、按摩等非药物疗法，要重视非药物疗法与药物疗法（酒醴等）相结合的倡导，至今都非常重要！非常值得后人继承与发扬光大！

（四）《性命圭旨》

《性命圭旨》全名为《性命双修万坤圭旨》。成书时间不详，重刊广传则始自清康熙年间。据清龙门派十一代闵一得辑《道藏续编初集》等载认为：其作者为尹蓬头门人之作。该书是明以来较有影响的导引医学理论与实践相结合的专著。亦是系统地应用导引医学进行防病治疾、养生延年的重要文献。其以性命双修立论，集道儒释三家导引学说于一炉。全书分为四部分：①有三圣图（即老子、孔子、释迦牟尼）、大道、性命、死生、邪正诸说、普照、反照、对照、内照诸图、太极发挥、中心图、火龙水虎、日鸟月兔、大小鼎炉、内外二药、顺逆三关、尽性了命、真土图、真土根心、魂魄、蟾光、降龙、伏虎、三家相见、和合四象、取坎填离、观音密咒、九鼎炼心、八识归元、五气朝元等论（或法）；②有洗心退藏、退藏沐浴、五液炼形、安神祖窍、法轮自转、龙虎交媾、胎息等功法；③有论聚火载金、乾坤交媾、周天璇玑、卯酉周天、灵丹入鼎、火候崇正诸法；④有真空炼形、端拱冥心、移神内院等法。其主要应用八卦、阴阳、五行、人天观、干支甲子、形体、脏腑、经络、精气神的基础知识，来阐明导引医学的基本原理、功法之特点、操作技术、功效、应用范围与注意事项等。其至今，仍有较高的实用和研究价值。

（五）《寿世青编》

龙乘，字生洲，号无求子。生卒不详，江苏吴县人。医学家、导引家。初习儒，后改学医，拜当时名医李中梓为师，尽得其传后，又遍访名医，学问大增。后再至京师就良师习针灸，并在京太医院任御前待直，后告辞归里，潜心著作。著有《寿世青编》传世，并对李中梓之《诊家正眼》《本草通玄》《病机沙篆》进行增补，成《士材三书》；又增补《经络全书》；补辑《脏腑性鉴》与《药品辨义》合而为《博物知本》。此处仅介绍《寿世青编》供参。

《寿世青编》是导引养生专著，计二卷。成书年代不详。本书广泛收集了养生却病之道，导引健身之法，载有：导引却病法、十二段动功、导引十六势等功法。值得后人认真学习与研究。

（六）《大成捷要》

《大成捷要》是导引与内丹专著，计三卷，作者不详。据"缘起"与"序"所说，该书乃王乾一云游至河南登封县，嵩山崇福宫马秀宇（或有说马宇秀）处发现，后常住马氏处获观此书，并抄录藏于山东崂山太清宫。民国十八年（公元1929年），由辽宁太清宫刊印。另据说，此书为道教丹法流派之一的伍柳派，创始人之一的柳华阳 [公元1736年—? 豫章（今江西南昌人）]，修道练功的笔记；或生于清末的丹法爱好者或研究者，精选历代丹经要语汇编而成。

其书意识形态与全真教相似。只有尽性了命的"天元大丹"之理法，而无地元——炉火烧炼、人元——移花接木之内容。虽其序再三强调了要"将历代仙佛祖爷所传三元大道丹道分晰（别）开列于后"，而书中对修天元大丹过程中各种生理、心理反应与具体功法、功效，都作了详尽阐述，并侧重实际功法，简明扼要、简便易行。还对入门者提出了必须明了五事、七次大混沌。云："若不明五事，七次大混沌，后世未来圣真任你讲得天花乱坠，地涌金莲，纵有刚志修持，难超脱三界之外而登大罗"。五事乃：明先天三宝、明炼己还虚、明凝神入炁穴、明机动调药、明药产采炼（药）。七次大混沌开基之旨为：混沌开基，是玄关窍开，产出真种；是阳光三阳，产出大药；是结肠月台，一阳初生；璇玑停轮，日月合璧，亦曰"二阳生"；是心性灭尽，大定后三花聚顶，五芍朝元；是深入涅磐，神俱六通，是高登彼岸，金光如轮。这使求道者在学习的过程中，去掉了经常拦路的绊脚石。

《大成捷要》集古代三元丹法的要语妙言而成。何谓三元丹法？《弁言》云"道本一理，法分三元：天元、地元、人元是也。丹宗九品准三成：初成、中成、上成是也。其三元丹经分而言之，天元曰大丹、地元曰神丹、人元曰金丹；合而言之，初成曰金丹、中成曰神丹、上成曰大丹。是三元者皆有大丹、神丹、金丹之名也。在天元尽性了命，地元擒砂制汞，人元移花接木；在初成百日筑基，中成十月养胎，上成三年乳哺，而要天元大丹之旨，不外彼铅我汞，盗取互藏之天宝，其实皆是一阴一阳，配合混炼而成造化者也；盖此三元丹道，理同法异，作用原自悬殊，而世之修真悟道者，大都知其一，不知其二者多矣。究之能列开门户，真知一端者，亦万中无一也。吾曾见有得闻天元大丹，而从天元了道者，则只知天元之尊贵，而不知复有地元、人元之玄妙；有得闻地元神丹，而从地元服食登仙道者，则只知地元之尊贵，而不知复有天元、人元之奥妙；有得闻人元金丹，而从人元金丹了道者，则只知人元之尊贵，而不知复有天元、地元之旨归。更有崇向人元而尊为金液，貌视天元而为玉液，是不知人元为接命之初乘，天元为了性之上乘，地元为服食之中乘。悲夫（呼）！是观古有得闻地元神丹，而兼闻天元大丹者，许旌阳真君是也；有得闻地元神丹，而兼闻人元金丹者，葛稚川真人是也；有得闻人元金丹，而兼闻天元地元者，吕纯阳、张三丰是也。至于南五祖皆以人元金丹了道，北七真皆以天元大丹登仙，而地元神丹无闻焉……，有专一元而立言者，有兼三元而立言者，而侧重人元者，有兼三元以立言，而侧重地元者，不得一概而论之也。如《金丹心法》《性命圭旨》《天仙正理》《仙佛合宗》《金仙证论》《慧命经》等书，是专指天元大丹，清静修炼而言者也；如《金丹真传》、《醒道雅言》、《玄要篇·敲爻歌》等书，是专指人元金丹，阴阳修炼而言者也；如《黄帝九鼎》《大清丹经》《地元真诀》《承志录》《渔庄录》等书，是专指地元神丹，铅砂修炼而言也，若《道德经》、《阴符经》是兼三元而言也，若《悟真篇》《参同契》亦兼三元以立言，而侧重人元者也，若《龙虎经》《石函记》亦兼三元以立言，而侧重地元者也。后世未来圣真，心存至道者，得见此论，知道分三元，理本一贯，庶不致望洋而兴靡涯之叹也……"该书亦有其缺点，对其前已述及古代诸丹经法，虽多述及功理，亦涉及功法，但对一些至关重要之法诀则秘而不宣。或仅言其理而不言其事，有些虽言其事，则又藏头露尾，有些则似是而非。如：小周天功法中《周天火候》、大周天功法中《五龙捧圣》等功法，书中皆一言略过，非经明白师傅指点不可，作者亦自言："非得吾师之心传不可"。另该书亦有可商榷之处尚多，现仅举 2 例如下：①目录与内容参差不齐，目录之顺序与内容之排列不一致，目录中之"灵光护法""阳光三现天机"与"三年乳哺"三条，内容缺失；而内容中又多出了"心印经迥风混合，百日功灵""胎息经注""胎息铭""赠剑仙二首"等，为目录所未载；在《丹经目录》后作者所说之"王王来临""中宪一贯三田之旨"之目录与内容，书中皆未载。②《天元大丹二十四节口诀天机目录》，所列之二十四节次序与内容不对应等。研究资料提示：《大成捷要》作者对三元丹法虽做了详细阐述与分析，但至今学术界尚难达成一致观点。笔者认为：这一不足为怪，二亦不失作者告诫与开示，后世有心人良苦用心与功德。③作者自云："吾于太上所传无极大道，得自静觉祖师，心印口诀，先天之灵文，苦无资财伴侣，不能静修出炼，又有父母，不能坐进此道，恐大道失其真传，上辜师父一片乳哺之恩，钦将至理口诀，著于竹帛，一表弟子饥渴之苦……"这表明作者以可爱的品格与坦率的性格讲明，其虽有闻道、爱道、研道之缘，然因种种原因所致，而无修道、得道、成道之缘。这表明历史总是会在发展中沉积，知识总是会在探索中进步。该书不仅为"丹经要语"的研究留下了一本珍贵文献，而且也为内源性医学的发展与研究留下了一本珍贵文献。

（七）其他有关内源性医学著作精要

清代有关内源性医学——导引医学的名人名著还有不少，如：孟日寅著的《养生肇要》中，收集了清以前历代内源性医学养生的修身养性，却老延年之法，是研究古代内源性医学之宝贵文献。

墨磨书人编的《古今秘苑》，方开撰的《延年九转法》，郑文焯撰的《医故》等著作中，对古代内源性医学均有介绍。

中医学家沈金鳌，字芊绿，晚号尊生老人，著有《杂病源流犀烛》等书，倡导用古代内源性医学防治内科杂病，对后世内源性医学推广应用颇有贡献。

汪昃辑的《寿人经》是导引养生专著。其载有：理脾土诀、理肺金诀、理肾水诀、理肝木诀、理心火诀、坐功诀、长揖诀、导引诀。诸诀简明，功法易行。如坐功诀："两足曲盘，气由尾闾上达泥丸，下注丹田者九；气由左右双臂，达于手指者七；由左右两股，达于足趾者七，所谓河车搬运也。"

万潜斋编的《寿世新编》是兼论导引的中医专著，书末列举养生要论，强调清心寡欲、调息保精等导引方法。张映汉撰的《尊生导养编》中，重点讲述了多种导引术之功法与功理。

林辕撰的《谷神篇》，沈时誉撰的《医衡》，是兼论导引养生的中医学专著。

陶素耜撰的《道言五种》共十一卷，收录了《金丹就正玄肤论》《金丹大要》《悟真篇约说》《承志录》与《参同契脉望》等五部重要之导引专著。

董元真撰的《道贯真源》中，收有：《元丹篇》《月道发微》《修真大书》《元真录》《阴符经本义》与《黄庭经发微》等内容。

刘一明撰的《道书十二种》，系内源性医学经典专著，书集《阴符经注》《敲爻歌直解》《百字碑注》《西游原旨读法》《诗结》《修真辨难》《修真后辨》《神室八法》《修真九要》《无根树解》《黄庭经解》《金丹四百字解》《参同契经文直指》《参同契直指笺注》《参同契直指三相类》《悟真直指》《悟道录》与《黄鹤赋》等性功和命功珍贵文献。

冯曦，字晴川，籍贯不祥，是康熙年间的内源性医学养生专家。其著的《颐养诠要》，是一部很好的内源性医学——导引医学养生专著：注重养神，推崇气功（呼吸运动）调息、服气、叩齿、咽津、胎息等多种方法养性延年。

罗福至，是内源性医学养生专家。湖南湘乡人。因年幼多病与刻苦攻读，遂成痨瘵，始悟性命之至要，方始研究内源性医学养生，博览《性命圭旨》《周易参同契》《吕祖全书》《悟真篇》等书，博采众长，细心钻研，并勤于实践30余载，将心得铸成《延龄篡要》二卷，书中推崇导引，结合自身实践经验与体会，将养生学的理论、方药与导引医学熔为一炉，形成综合性的摄生保健学说。倡导动静结合，并提出习练时应以按摩导引外动功为先，待气行血畅，百病不生，方可行内静功的习练。笔者认为：这虽是一家之言，但却很安全、妥帖。作为对初习导引者的忠告与开示，很是难得！

方开辑的《延年九转法》，为内源性医学专著，内载十图，前九图分释九转法，后一图为"全图说"。主要是讲摩腹与捏拿。云："合乎阴阳，顺乎五行，发其生机，神其变化。故能通和上下，分理阴阳，去旧生新，充实五脏，驱外感之诸邪，消内生之百症。"

柳华阳撰的《金仙证论》，为内源性医学珍本，共二十二章。书中多以内丹术为主，吸收了佛家的坐禅功法。倡导注重调心，强调循序渐进；讲究调息，阐释意念和呼吸之妙用。全书简明扼要，结合了作者之练功心得，集佛家、内丹家等之妙用，被誉为"最真切、最显著、不待口传面授而自明"之著作。

朱本中撰的《修养须知》，是内源性医学养生专著，它介绍了调摄、养精、炼气、服食、居止、十六段锦、八段锦、叩齿、运睛等古代内源性医学的方法与功能。至今仍值得我们与后人认真研究和学习。

彭定求校刻，阳道生撰的《真诠》，着重论述了修炼顿、渐二法；顿法："虚极静至，精自然化气，气自然化神，神自然化虚"，即虚无大道；渐法："虚静为体，火符为用，炼精成气，炼气成神，炼神还虚"，即神驭气说。

沈子复著的《养病庸言》，是一部内源性医学养生专著，成书年代不详。内容主要论述内源性医学养生与疗病的方法，并认为导引百倍于医药，提出习练气功（呼吸运动）"导引必从数息入手，以心息相依为度。若初入手时，心或烦躁，不能数息，且观息。初观息，必粗，渐观渐细，亦足以使心息相依。数息数至三千以外，但觉世界清凉，别有天地，其快活竟无可比拟"。十分生动与精彩！

傅金铨撰《济一子道书》，并辑《证道秘言》，是一部清代内源性医学丛书；它集自撰的《道书杯溪集》《赤水吟》《道海津梁》《天仙正理读法点睛》《丹经示读》。与丘处机的《丘祖全书》、喻太真的《玄微心印》、张三丰的《三丰丹诀》于一体。精彩与精辟之处颇丰，值得我们认真学习与研究。

田绵淮，号寒劲子。睢阳（今河南商丘）人，生平事迹不详，是清代内源性医学养生专家。著有《摄生四书》：以天人合一为指导，从多角度论古代内源性医学养生之理论和方法。

吴师机著的《理瀹骈文》，是外治专著兼论古代内源性医学，用骈体文详尽之阐释临床各科之外治方法、古代内源性医学防治疾病与强身益寿之道，颇有独到精妙之处。

马齐著的《陆地仙经》中，以歌诀形式对古代内源性医学养生进行了精辟之阐释。

席锡藩编著的《内外功图解辑要》中，介绍了不少内外功方法。禅宗六祖慧能在广东韶州大梵寺口述，弟子法海集录《六祖大师法宝坛经》一卷，简称《六祖坛经》。后人陆续有所增订。内容有：行由、般若、疑问、定慧、坐禅、忏悔、机缘、顿渐、宣诏、咐嘱。据"自性本自清净"立说，宣扬"明心见性"。

蒋曰纶辑有《心传述证录》一卷，主要内容有古代内源性医学养生炼气功图二十余幅：二仪、四象、八卦、精一执中、圣学法天、大学则易、中庸参赞、持意养气等。

曹庭栋著有《老老恒言》五卷，论述了：老年人衣、食、住、行的养生方法。如卷二中还专门介绍了适合老年人的内源性医学的导引法：卧势五则、立式五则、坐式十则。易懂、简明、实用。曹氏称内源性医学有宣畅气血、展舒筋骸、有益无损、益寿延年之效。

汪启贤、汪启圣辑的《动功按摩秘诀》中，对用古代内源性医学治疗瘫痪顽麻、腰腿痛及诸多杂症，都颇有独到的经验之谈。

《活命慈丹》，是清代本草学著作，其也介绍了如：摩足涌泉源，猿臂和营卫，熊经免痰涎等独门导引法，均是值得后人学习与研究的内源性医学之珍贵文献。

附：远古至清作者与年代均不详之导引医学专著简介

历史上，有的内源性医学——导引医学专著作者与出版年代均不详，另在诸多名著外，还有许多名篇。如：《太清调气经》《太上修真元章》《古文龙虎上经注疏》《太清服气口诀》《太清经断谷方》《太清导引养生经》《太清真人络命诀》《太上九要心印妙语》《太上养生胎息气经》《太上老君虚无自然本起经》《太上纯阳真君了三得一论》《太平经圣君秘旨》《上阳子金丹大要图》《五厨经气法注》《存神固气论》《延陵先生集新旧服气经》等，至今仍是颇有实用与理论价值的内源性医学文献。

《太清调气经》是导引专著。其提出服气当先服元气，并认为服气不必拘泥于生气时服，云"但有即服，无思生死之气。"即指 24 小时之内，有空即可练功，不须选择时候。后世提出的活子时论，大抵受影响于此。也无须"趁五方"服气，云"任性自然"安守精神，调匀呼吸即可。其并指出，应用导引防治老年病宜早。云"夫人壮年之时，凶荒于利欲，未正气，奚思摄养，息志安神，及渐年衰，五脏已损……思欲全身之不可得也"；指出若壮年时情志不调，损伤脏腑，待到老年，再思预防，不亦晚乎！书中介绍了多种调气功法：有的重在预防摄生，有的偏于祛邪治病，有应用枣核导引津液，用动作以导引入静，并对各种功法之具体操作、特点，尤其对注意事项的叙述甚详，指出其偏差的危害，是实用性很强的一本导引专著。

《太上修真元章》亦是导引专著。其内容：一气化生章、性命根蒂章、先天后天章、形神元用章、金丹作为章、虚无化生章、修炼三治章、神气交媾章、动静升降章、炼气成神章。

还如《太清服气口诀》也是导引专著。其主要论述内服元气的方法：内服元气的原则为"交结元气于肾鼻之间，分阴阳于脏腑之内，吐纳无爽，持摄不乖"并以此原则为基础，习练各种功法。还介绍了具体功法及其作用，云："久作之，自觉（气）通下至脏……后觉鸠中气出，即能与人疗病"；并认为练外气元气法，应在子时为宜，因法在存神泥丸，能存神泥丸则功夫成就等。都为我们与后人留下了丰富而宝贵的学习和研究文献资料！

《气功要妙至诀》，也是内源性医学养生专著，书中对呼吸运动养生法中的"气法"之巧妙与深奥的道理，结合形、气、神练功之重要性及相互关系，饮食、精神对诸方面的调养等均有精彩的论述。

《长生胎元神用经注》，书中以补脑安神立论，对内源性医学养生之知识、应用技术、养生补脑方法、脑与全身之关系等方面均有精彩的介绍。

《古仙导引按摩法》，书中系统介绍了：太清导引养生经、宁先生导引养生法、蛤蟆行气法、彭祖导引法、王子乔导引法、导引杂说、导引按摩、元鉴导引法与按摩法等古代导引术，至今仍是颇有实用与理论价值的内源性医学文献。

《四气摄生图》是养生学著作，兼收导引论述。书中论述了四季变化与人体的脏腑、五官、五味、饮食、睡眠及情志等密切关系，并介绍了四季摄生方法和禁忌，很有见地！提倡："发欲（宜）多梳，齿欲（宜）多叩，津（液）欲（宜）多咽，气欲（宜）常清，脚欲（宜）强行，手欲（宜）在面，眼欲（宜）数摩，所谓子欲不死，修昆仑之法也"；并提倡习练"六气（字）法"以防病疗疾。至今均有一定的实用与研究价值。

《灵剑子导引子午记注》是导引养生学专著，乃是《灵剑子导引子午记》的注释性著作。其在注解原文之基础上，对导引之调神、调气、调身与按摩结合、炼功之时间、内源性医学之作用等方面，又做了精彩之论述与发挥，并为至今流行之八段锦的形成奠定了基础。如①调神：认为调节精神，安定脑神，使精神意识思维活动保持相对稳定，是导引养生法之精髓。说明"气息平定，内视神宫""心无外缘，以神驭气"之道理。创造了多种功法：对修常居、上朝三元、闭神庐以定火候等。②调气：指出调节呼吸，"养虎咽气""吐故纳新"，呼吸出入之气缓和均匀，绵绵若存，是习练导引呼吸运动应掌握之关键技术。"以神导气"，在调神的基础上调节呼吸，以调节呼吸来协调脏腑功能，保持全身的稳定。③调身：指出调节形体，以对称缓和之动作活动一身，乃动功练形之基本原则。所介绍的动功从头颈至躯干，内脏至四肢，均得到有规律的缓和的运动，致经络疏通，气血畅达，身体健康。书中介绍功法，动作简明扼要，易于习练掌握。④指明导引呼吸运动之气化问题，书中以外象为喻，论述了呼吸运动之"气化作用原理"。⑤主张导引呼吸运动与按摩相结合：认为在习练呼吸运动中再辅以按摩，有利于临床防治效果的提高。其汇集了多种按摩方法，以供读者借鉴。⑥提出练功时间以子时为佳：其据前人之经验，人与自然相适应的道理，提出子时一阳生，人天相应，子时习练导引呼吸运动，得自然之气的促进，有利于机体阳气变化，这对后世影响较大。其最后论及导引姿势、动作要领、作用功效等，现今的站势八段锦，就是在其导引法（诀）之基础上发展而来的。可见其是多么重要与宝贵的文献！

《灵宝净明黄素书释义秘诀》《陈虚白先生规中指南》（上、下卷）《枕中记》与《金阙帝君三元真一经》，是明以来较有影响之理论与实际相结合的内源性医学专著；亦是系统应用导引养生与防治疾病之珍贵文献之一；书中以性命双修立论，集道儒释三家导引学说于一炉；应用八卦、阴阳、五行、人天观、干支甲子、形体、脏腑、经络、精气神等基础知识，阐释了多种内源性医学功法之特点、操作技术、功法效应、注意事项与基本理论等。

《河图洛书》《易·系辞》载："河出图，洛出书，圣人则之"，历代导引文献常引用河图洛书之数论述五行生克。

《修炼须知》《胎息经》书中论述了胎息之含义与炼胎息功之方法，指明神气合一乃健康长寿之路，颇有见地！《胎息经》是导引学专著。其阐明胎息之含义，行胎息呼吸功之方法，云："胎从伏气中结，气从有胎中息，气入生来谓之生，神去离形谓之死。知神气可以长生，固守虚无，以养神气，神行即气行，神住即气住。若欲长生，神气相注。心不动念，无来无去，不出不入，自然常在。勤而行之，是真道路。"笔者认为：这确是字字珠玑、句句锦绣，乃导引呼吸运动之金科玉律，内源性医学的学习宝典。值得有缘人好好珍视与研究！

《胎息抱一歌》《胎息精微论》《胎息秘要歌诀》《养生至论》《养生秘旨》《养生秘录》《养生咏元集》《将摄保命篇》《洞元子内丹诀》《神气养形论》《神仙食气金匮妙录》《真人秘传火候法》，都是值得我们认真学习与研究的文献。

《神气养形论》是导引养生专著。其云："神者妙万物而为言，气者借冲虚以为用"即指身体之生长变化乃神的作用，神御气，神内守而不外扬，则气荣于内。神气合而为一，以养形体。同时阐明了神气养形的方法，即"心游于淡，气合于漠，饮漱于玄泉，胎息于无味"。

《逍遥子导引诀》，对动功、静功与动静结合之诸多功法和功理均有阐释；如：形衰守玉关，鼓呵消积聚，叩齿牙无疾，升观鬓不斑，运睛除翳障，掩耳去头眩，搓涂自美颜，凝抱固丹田等等，至今仍颇有研究与实用价值。

《高上玉皇心印妙经》亦称《心印经》，论述了锻炼精气神，可令人"不凋不残"，益寿延年。

《诸真圣胎神用诀》，载有29位名家的胎息功与御气之法，论述调气甚为详尽，是研究内源性医学之重要文献。

《黄帝阴符经》简称《阴符经》，其注家甚多，见仁见智。

《清静妙经》又称《太上老君说常清静妙经》，是导引医学专著。其从清心除欲讲导引养生，认为人心本自清静，常为物欲干扰而不得清静；云："遣其欲而心自静，澄其心而神自清"；"内观于心，心无其心。外观于形，形无其形。远观于物，物无其物。三物既悟，唯见于空"。这是多么的美妙与精辟！

《道藏》是道经之总汇。至明万历年间之《万历续道藏》，共一百八十卷，内容颇庞杂，明以前道家导引所有重要文献均集于此，是研究道家内源性医学之宝贵文献。

《道典论》是道书兼论导引养生。《道法会元》是道书兼论内源性养生，共二百八十六卷，论述了导引养生诸功之原理与方法；云："道者，灵通之至真，法者变化之玄微，道因法以济人，人因法以会道"；又曰："有道中之道，有道中之法，又法中之法"。

《摄生集览》是内源性医学养生专著。《摄生纂录》中收有导引篇、婆罗门导引吐纳、炼气法、摄理法等功之功法与功理。

《嵩山太无先生气经》，是内源性医学养生专著，书中重点论述了形与气之关系和炼气养生等法；其云："形之所持者气也，气之所依者形也。气全即形全，气竭即形毙"等，至今仍很有价值！《擒元赋》书中收有还丹、道生一、道源、龙虎、秋石、河车、五行、胎息、盗机等赋文9篇，论述简明实用，均有一定的研究与参考价值。

历史上，除了介绍过的知名之内源性医学——导引医学专著外，还有许多内源性医学之知名专论（含一些名著之名篇专论），是值得我们与后人，认真去研究、探讨、学习、抢救和创新的。

如：《太清中黄胎藏论略》《胎息赞》《胎息铭解》《真西山先生卫生歌》《幻真注解胎息经》《高子怡养立成》《孙真人铭》《孙真人卫生歌》，均见《遵生八笺》。

如《孙真人卫生歌》主要阐释了内源性医学的养生长寿之道，注重论述调神养气之重要性，云："天地之间人为贵，头象天兮足象地，父母遗体能宝之，洪范五福寿为最，卫生切要知三戒，大怒大欲并大醉，三者若还有一焉，须防损失真元气，欲求长生须戒性，心火出兮心自定，木还去火不成灰，人能戒性还延命，贪欲无穷忘却精，用心不已失元神，劳形丧尽中和气，便仗何因保此身，心若太费费则劳，形若太劳劳则怯，神若太伤伤则虚，气若太损损则绝，世人欲识卫生道，喜乐有常嗔怒少，心诚意正思虑除，顺理修身去烦恼，春嘘明目夏呵心，秋呬冬吹肺肾宁，四季常呼脾化食，三焦嘻出热难停，发宜多梳气宜炼，齿宜数叩津宜咽，子欲不死修昆仑，双手指摩常在面……食后徐行百步多，手摩脐腹食消磨，夜半灵根灌清水，丹田浊气切须呵……"这都是孙真人一生练功的切身体会与智慧结晶，其中许多金玉良言，至今都颇有科研与实用价值。

又如《胎息赞》云："气本延年药，心为使气神，能知行气诀，便可作真人"，这是多么言简意赅！多么精彩！

《不识阴阳莫乱为》《自取生身处》《黄芽白雪不难寻》《真铅著意寻》，均见《悟真篇》。

如《不识阴阳莫乱为》全文："草木阴阳亦两齐，若还缺一不芳菲。初开绿叶阳先倡，次发红花阴后随。常道积斯为日用，真源返此有谁知？报言学道诸君子，不识阴阳莫乱为。"又"道自虚无生一气，便从一气产阴阳，阴阳再合成三体，三体重生万物昌。"亦"坎电烹轰金水方，火发昆仑阴与阳，二物若还和合了，自然丹熟遍身香"，这主要是阐释了古代内源性医学的阴阳消长、升降交媾在学习呼吸运动中的重要作用。多么生动形象！

又如《黄芽白雪不难寻》，其主要阐释真一之水为炼丹原质，土为四象和合之关键，其全文："黄芽白雪不难寻，达者须凭德行深。四象五行全藉土，三元八卦岂离壬。炼成灵质人难识，销尽阴魔鬼莫侵。欲向人间留秘诀，未逢一个是知音"。这多么富有禅机！

《太阴炼形法》见《悟真篇注》，乃专阐述女子习练导引之法，要先俟乳房缩小，月经断绝，再行大小周天功法。云："初下手时，存目存神，大休歇一场，使心静息调，而后凝神入气穴。将两手交叉，捧乳轻轻揉摩三百六十遍，将气自下丹田微微吸起二十四口，仍用手捧乳，返照调息。久久自然真息往来，一开一合，养成鄞鄂，神气充足，真阳自旺，其经水自绝，乳缩如男子，是谓斩赤龙。如此久久行持，后不必捧乳吸气，只凝神于气穴，回光返照，是谓玄牝之门也。真息悠悠。虚极静笃，阳气熏蒸，河车逆流，万朵紫云朝玉宇，千条百脉种泥丸。斩赤龙之功，有如此效验。故女子修炼，以斩赤龙为要也"，据传尼姑庵中有道行的老道姑、师太，多精于此法，仅供有心人参考与研究。

《屯蒙水火抽添论》见《金丹真传·李堪疏》。其主要用八卦知识阐述了温养、抽添、进火与退符之理。

《匹配阴阳》见《灵法毕法》，云："大道无形，视听不可以见闻；大道无名，度数不可以筹算。资道生形，因形立名。名之大者，天地也。……一升一降运于道，所以天地长久。"其主要阐明了乾坤作用，在于调节自然阴阳之道。

《炼功效法四时阴阳升降》《真阴真阳论》《少年中年宜炼功》与《五行归原论》，均见于《钟吕传道记》。

如《少年中年宜炼功》主要阐述少年练功根基好，元神、元精、元气完固，容易收效。中年练功可以延年益寿，其云："少年者，持根元完固，凡事易为见功，止于千日，而可大成也。奉道者又难得中年，中年者修持先补完备，次下手进功。始也返老还童，后即入圣超凡也。奉道者，少年不悟，中年不省，或因灾难而留心清净；或因疾病而志在希夷。晚年修持，先论救护，次说补益，然后自小成法积功，以至中成，中成法积功。至于返老还童，炼形住世，而五气不能朝元，三阳难为聚顶。"

笔者认为：①这是非常科学与难得的良言忠告！②这也提示我们政府与教育部门，导引医学与兴趣的培养教育，应从小抓起、抓紧，才是真正的兴邦强国之策之一；③这也又一次证实了2008年2月，由中国科学技术信息研究所与北京谦益和中医药研究院共同完成的国家中医药管理局委托课题：《遵循自身发展规律　发挥中医药优势特色的政策研究》报告中指出：其高瞻远瞩的建议，应将内源性医学——导引医学在中、小学生中进行普及推广。如《巧用穴位抗流感》《内源性医学秘诀精要——新型康复益寿按摩图解》《内源性医学秘诀精要——新型美容养生按摩图解》、五禽戏、八段锦、养生十三法等。因为青少年是祖国的未来，只有青少年健康与强壮，才有未来中国的富强与希望，是很有道理的。

《真一秘要》《五用五行的要》与《日魂月魄真要》均见于《道藏·太上九要心印妙语》。

如《真一秘要》全文"夫真一者，纯而无杂谓之真，浩劫长存谓之一，太上曰：天得一以日月星辰长清，地得一以珠玉珍长宁，人得一以神气精长存。一者本也，本乃道之体。真体者，真一是也，真乃人之神，一者人之气，长以神抱于气，气抱于神，神气相抱，因于气海，造化神龟，乃人命也。神乃人之性也，性者南方赤蛇，命乃北方黑龟，其龟蛇相缠，二气相吞，贯通一气，流行上下无所通，真抱元守一之道也"。这主要是阐释了古代内源性医学的呼吸运动若炼成神气相合、贯通一气、流畅上下，则可却病强身、益寿延年之理。

《上药三品神与气精》见于《清微丹诀·清微隐真合道章》，其主要阐述精、气、神之关系，云："上药三品，神与气精。保精生气，炼气生神，形炼其神，则可以留形住世，而形者神气宅也。是故身安者其精固，精固则其气盈，气盈则其神全，神全故长生。若乃精虚则气竭，气竭则神迁，神迁则死矣。故不死者，炼精成气，炼气成神，炼神合道，万事毕矣。"这是多么的言简意赅！

《卫生歌》见于《修真十书杂著指玄篇》。主要介绍西山先生采集诸家导引养生之经验，编成歌诀，依而行之，则获健康、安乐。若尽其奥妙，则可益寿延年。如："万物惟人为最贵，百岁光阴如旅寄。自非留意修养中，未免病苦为心累，何必餐霞饵火药，忘意延龄等龟鹤。但于饮食嗜欲间，去其甚者将安乐。食后徐徐行百步，两手摩胁并腹肚，须臾转手摩肾堂，谓之运动水与土。仰面仍呵三四呵，自然食毒气消磨，醉眠饱卧俱无益，渴饮饥餐犹戒多，食不欲粗并欲速，乍可少餐相接续，若教一饱顿充肠，损气伤脾非尔福，生餐黏腻筋韧物，自死牲牢皆勿食，馒头闭气乆不相宜，生脍偏招脾胃疾，鲊酱胎卵兼油腻，陈臭腌醵尽阴类，老衰莫欲更食之，是供寇兵无以异，炙煿之䏑物须冷吃，不然损齿伤血脉，晚食常宜申酉前，向夜徒劳滞胸膈……子后寅前睡觉来，瞑目叩齿二七回，吸新吐故无令误，咽漱玉泉还养胎，热摩手心熨两眼，仍更揩擦额与面，中指时将摩鼻边，左右耳眼筌数遍。更能乾浴遍身间，按陛时须纽两间，纵有风劳诸冷气，何忧腰背腹拘挛，嘘呵呼嘻吹及呬，行气之人分六字，果能依用口诀中，新旧有疴皆可治。"其中许多金科玉律，至今都非常值得我们与后人高度重视、学习和深入研究！

《天机潮侯（候）篇》见于《养生秘旨》，其按中医人体气血运行的生物钟，列出一月中日期与时辰的练功最佳时间表，有一定的科研与实用参考价值。

《气法景象》见于《气法要妙至诀》，其主要阐述炼内源性医学的呼吸运动会出现的一些现象。如云："日夜存心，节候自成。不用勤，不至劳，绵绵若存耳。一日著身，二日如梦，三日小腹觉知，四日腹鸣，五日两眼热，六日两足热，七日神见，八日气如云行，九日上下通，十日神光行形中。初三日小头眩，二十八日小著物怪，四十日气增，六十日如故。初或小便赤黄，服枣汤。大便坚服葵子汤。一旬颜色萎黄，二旬动作肠胃，三旬消疲，四旬色悦，五旬六腑和，六旬如故，七旬志及高远。十旬通神……此龟蛇等行气之法，皆鼻口不出入息也。一百日，光照身。二百日，中外明。三百日，通神灵。四百日，从外知内。五百日，能寒能热。六百日，能隐能彰。七百日，出入无间……"这或许可供学习内源性医学的呼吸运动的初学者们参考。

《气功保固神气》《收神论》，均见于《永乐大典》。

如《气功保固神气》主要讲学习内源性医学的呼吸运动，不费针药，又不辛劳，取之自身实际，如坚持不懈，有保固神气之效。云："若能呼吸御精，保固神气，精不耗则永久，气长存则不死。不用药石之费，又无营养之劳，取之于身尔。百姓日用不知，此故为上品自然之要也。且夫一人之身，天傅之以神，地傅之以形，道傅之以气。气存则生，气去则死。万物草木，亦皆知之。身以道为本，岂可不养神固气全尔形也。形神俱全，上圣听贵，形灭神逝，岂不痛哉。"

这不仅很有见地，而且将内源性医学的科学、简便、实用、有效、绿色、环保与养神固气等显明特点表达得多么生动与精准！

《气液相济》见于《灵宝毕法》，云："子时乃曰坎卦，肾中气生。午时乃曰离卦，心中液生。肾气到心，肾气与心气相合，而太极生液。所以生液者，以气自肾中来，气中有真水，其水无形。离卦到心，接着心气，则太极而生液者如此。心液到肾，心液与肾水相合，而太极复生于气，所以生气者，以液自心中来，液中有真气，其气无形。坎卦到肾，接着肾水，则太极而生气者如此。可比阳升阴降，至太极而相生，所生之阴阳，阳中藏水，阴中藏气也。"这多么生动地阐释了心肾相交、水火既济之作用过程！

《丹房语录》是导引专论，见于《养生秘录》。其阐述神凝精气聚，驻息忘念而成金丹之基本道理。其云："心凝曰神凝，神归气以炼丹。情复乎性，复性归根以养命，还丹之本。铅汞而已。元精为命之根，宝（保）元精而真铅自生。元神乃性之宗，啬元神而真汞自产，是知固精以养气，固气以养神，铅汞有时而相投。驻息绵绵而成火候。真气无刻不相聚，忘念久久而成金丹。"这是多么的简明扼要！多么的言简意赅！

《丹头只是先天气》《外丹内丹论》《养生息命诗》，均见于《翠虚篇》。

如《丹头只是先天气》全文云："大药须凭神、气、精，采来一处结交成。丹头只是先天气，炼作黄芽发玉英。"这生动地阐释了人的先天之气，是学习内源性医学的呼吸运动的基础物质之一。

如《外丹内丹论》主要阐述外丹与内丹之含义，其全文云："气象于天地，变通于阴阳，阳龙阴虎，木液金精，二气交合而成者，谓之外丹。含和炼藏，吐故纳新，上入泥丸，下注丹田，中朝降宫，此乃谓之内丹。内丹可以延年，外丹可以升举，学道者宜勉之。"多么简练、精致！

《孙真人四季行动养生歌》见于《修真十书》卷十九。其主要介绍春嘘、夏呵、秋呬、冬吹、四季长呼、嘻之健身方法与作用。其全文："春嘘明目木扶肝，夏至呵心火自闲，秋呬定致金肺润，肾吹唯要坎中安，三焦嘻却除烦热，四季长呼脾化餐，切忌出声闻口耳，其功尤胜保神丹"。至今仍有重要的实用与研究价值。

《古龙虎歌》见于《云笈七签·内丹》。其主要阐述习练导引炼气精液血以还丹之道理。其云："四者混沌，五行之祖。铅为匡廓，周遭祐助，青瑶为使，能调风雨，白液金花，水生龙虎。三一升腾，必定规矩。赫然还丹，日月光顾，星辰透明，云中见路。诀中深思，会者有数。百岁之间，生死有住。仙士传之，递相保护，哀哉流言，更无别故。"这多么海阔天空！多么富有诗意！

《外药火候》见于《丹经极论》。其主要阐述"一气初萌"即外药生，其时火候宜"若存若亡，在乎微阳养稚阳"，"临机圆活"；其云："身心不动，呼吸自然，神气入于其根也。闭极则失于急，纵放则失于荡，惟使其绵绵续续，勿令间断，然后神久自凝，息久自定。其运火之功也，若烹小鲜，无过不及也。一气初萌，在乎不采之采，若存若亡，在乎微阳养稚阳。然后注意规中，息息归根，以意定气，渐渐运火，一升一降，周而复始。不可泥定不运，而反成否塞；所以阴阳运转，皆乾坤之妙用，罕有人达晓。使天地不运转，则一气停积，万物不生；人若不运转，则一气否塞，不产丹药，岂得与天地同其长久也？一终之功，数在九转。进火久之，觉得神气微沖，火候全清明，在躬阴阳分，即宜退火温养。顷时然后复进火，渐至烹炼，致虚极，守静笃，身心合，神气交，百骸九窍如浴起，夹脊双关似火，然后可谓纯阳矣。修炼之士，总临机圆活，知进退存，不失其为圣人也。"这都是作者习练导引的体会与心得，值得我们认真学习与深入研究。

《立命直指地根章》见于《太上纯真君了三得一经》，其主要阐释了："肾为北极之枢，精含万化，滋养百骸，赖以永年"的道理，值得后人深入研究与参考。

《玄道》《延养之理》《求生之道当知二山》《呼吸宝华》《道意》《真一大略》，均见于《抱朴子内篇》。

如《玄道》主要阐释了内源性医学的呼吸运动的养生之道，其载："夫玄道者，得之乎内，守之者外，用之者神，忘之者器，此思玄道之要言也……"；又如《呼吸宝华》，阐述习练内源性医学呼吸之方法与入静后神形合一的状态。其云："乃呼吸宝华，浴神太清，外除五曜，内守九精，坚玉钥于命门，结北极于黄庭，引三景于明堂，飞元始以炼形，采灵液于金梁，长驱白而留青，凝澄泉于丹田，引沈珠于五城，瑶鼎俯爨，藻禽仰鸣，瑰华擢颖，天鹿吐琼，怀重规于绛宫，潜九光于洞冥，云苍郁而连天，长谷湛而交经，履蹑乾兑，召呼六丁，坐卧紫房，咀吸金英，晔晔秋芝，朱华翠茎，晶晶宝膏，溶溢霄零，治饥止渴，百疴不萌，逍遥戊己，燕和饮平，拘魂制魄，骨填髓轻，故能策风云以腾虚，并混与而永生也。"这些均是内源性医学值得深入研究与参考的宝贵文献。

《赤肚子胎息诀》《玄教宗主论》《顶性脐命喻》《窈冥景象》《达磨祖师胎息经》《五化论》，均见于《至游子·五化篇》。

如《达磨祖师胎息经》文中简练论述了神与气之关系，云："气入身中为之生，神去离形为之死。知神气可以长生，固守虚元以养神气。神行则气行，神住则气住。若欲长生，神气相注。心不动念，无来无去，不出不入，自然常住。"多么生动、精彩！

《专气至柔神久留》《道气论》《欲得长生先须久视》，均见于《性命圭旨全书》。

如《专气至柔神久留》乃引刘海蟾口诀，全诗精辟阐明神、息悠然即是炼内丹，其全文云："专气至柔神久留，往来真息自悠悠，绵绵迤逦归元气，不汲灵泉常自流。"这多么诗境化！太美妙了！

《动静观》《周天火候说》《凝神气穴　息息归根》《神气和合说》《谈玄》，均见于《道乡集》。

《李博内丹术》见于《墨庄漫录》。李博生平不详，据《墨庄漫录》载，曾为宋徽宗讲内丹术，当为北宋人。其内丹术云："内观，所以存其心也；外观，所以养其气也。养其气，则真火炉鼎日炎，神水华池日盛矣。长生久视，上下与天地同流。天道运而不积，圣人知而行之。大道甚易知以易行以简，以简易而天下之理得也。人之所恃以生者，气也；气住则神住，神住则形住，形住则长生久视自此始矣。盖日月运转，寒暑往来，天地所以长久。吹嘘呼吸，吐故纳新，真人所以住世。故丹元子曰：形以神住，神以气集，气体之充也，形神之舍也。气实则成，气虚则敛；气住则生，气耗则灭。此广成子所以保气，而烟萝子所以炼气也。然则一言而尽保炼之妙者，其惟咽纳乎？故曰：一咽二咽，云蒸雨至；三咽四咽，内景充实；七咽九咽，心火下降，肾水上升，水火既济，则内丹成。可以已（防与疗）疾，可以保生，可以延年，可以超升。臣谨删其繁紊，撮其枢要，直书其妙，以著于篇。"这对内丹术与"气、神、形"等的关系描绘是多么得生动、准确和精彩！

《百窍关连》见于《太清中黄真经·中黄真人注》，其阐说全身各部之生理功能、病理变化与其联系，指出习练导引，能调整各部之关系，祛邪治病，其云："百窍通于百穴，百穴通于百脉。眼上二穴，通于肝，肝脉通于心，故心悲则泪发于脸间，腭上双穴，通于鼻脉，鼻脉通于心脉，故心悲则鼻酸。鼻脉复通于脑脉，故脑热则鼻干"；《洞神明藏经》曰："百脉通流，百窍相望，百关相锁，百节相连，故一穴闭则百病生，一脉塞则百经乱。故服气无疾，诸脉常自通畅。"这多么简明扼要、通俗易懂！

《存心中气》见于《医说·卷九》。全文云："仙经曰：常存心中气，大如鸡子，内赤外黄，能辟众邪、延年、益寿。又云：常存心如炎火，如斗、煌煌光明，百邪不敢干（侵）之。"其文阐述了存心中气可辟邪、延年与益寿之道。

《存神定志入黄宫》见于《金液大丹口诀》。全文云："存神定志入黄宫，百脉朝元气聚中。形重如山汗如雨，霎时火焰自冲冲。"其阐述了练功开始，应先存神于中丹田之理。

《列仙赋》见于《陆机集·赋三》。全文云："夫何列仙玄妙，超摄生平世辰表，因自然以为基，仰造化而闻道，性冲虚以易足，年缅邈其难老，尔乃浮翁九阳，抱一含元，引新吐故，云饮露餐，违品物以长盼，妙群生而为言，尔其嘉会之仇，息宴游栖，则昌容弄玉，洛宓江妃，观百化于神区，觐天皇于紫薇，过大华以息驾，越流沙而来归。"其文阐述了抱元守一、吐故纳新与可昌容、延年与益寿之道。

《还丹歌》《至真诀》《谷神歌》，均见于《古今图书集·博物汇编神异典》。如《还丹歌》云："一母产两子，一男复一女。男是阴之宗，女是阳之主。阴来阳既往，不失本宗祖。脾磨食自消，将得归厚土。学者亦如麻，达者自今古。见龙不识龙，见虎不识虎。龙不在东溟，虎不在西卤。若向一源求，昭昭知藏否。若向东西觅，有目亦如瞽。阳在阴之胞，阴在阳之肚。男白女还亦赤，自然成夫妇。种麻即收麻，种黍即收黍。向铅不识铅，白头多辛苦。恍恍复惚惚，二物难可睹。杳杳复冥冥，三姓似亲侣。情交是久众乐，气合无言语。烧铅汞自干，亦如猫伏鼠。"其主要阐述了阴阳、五行在炼丹中的作用。

《全道说》见于《元仓子》。其云："我体合于心，心合于气，气合于神，神合于无。其有介然之有，唯然之音，虽远际八荒之表，亦在眉睫之内。来于我者，吾必尽知之，乃不知为是。我七窍手足之所觉，六腑五脏心虑之所知，其自知而已矣。"其主要阐述形、神、气合一而激发身心潜能的道理。

《行功》见于《孙不二元君法语》。其云："敛息凝神处，东方生气来，万缘都不著，一气复归台。阴象宜前降，阳光许后裁，山头并海底，雨过一声雷。"其阐述了习练导引功法的方法与感受。

《真理六气诀》《行气绝骨景象》《行气宜思精》《初服气须知》，均见于《圣济总录》。

如：《真理六气诀》曰："嘘属肝，呵属心，呬属肺，吹属肾，呼属脾，嘻属三焦。六气各有所理，五脏有疾，皆属于心，心主呵，诸疾皆可愈。"至今仍颇有实用与研究价值。

《纳甲说》见于《周易参同契》，其主要阐述了乾坤往复与阴阳变化作用。

《金木相形》见于《有神固气论》，其主要阐述了金木相互制约，才能维持五脏间之平衡。

《金液还丹赋》见于《金丹大成集》，元·肖廷芝撰。其云："求道至近，学仙岂难，采玉壶之大药，炼金液之还丹。探赤水之玄珠，龟蛇吐烟；运西方之至宝，龙虎盘旋。粤自紫府开而海峤云生，黄河翻而泥丸浪衮。虽乾坤同体，光兑谓鼎器，然铅汞二物，互为根本。丹源何在，存三要以守一元；金液结成，自九还而周七返。是丹也，恍惚无物，杳冥有精。循八卦分合四象，聚三花兮攒五行。味出庚辛，须定志以采取；卦属艮巽，要知时而旺生。始而炼金液以交媾，终则调工夫而养成。壶中日月之循环，须明宗祖；身里夫妻之交合，要识根茎。由是升降之际当辨君臣；来往之间，仍分主客。凝绝耳韵，调匀鼻息，审药老嫩，明进退之尺寸；抱一孜专，守雌雄之黑白。望焉飞汞以擒魂，晦则引铅而制魄。推排符火，卷舒性内之阴阳；呼吸风云，烹炼身中之气液。大泜抵人炼乎气，须和合于四象；气纯乎阳，自消磨于众阴。东捉青龙，西捉白虎，北寻玄武，南寻赤禽，惟中宫和会以共处，以土釜封藏而必深。有动有静，有气无质，知吉知凶，知机在心，能酿就自然酒，浸调成无韵之琴。安排既未之鼎炉，熬成白雪；鼓成乾坤之橐籥，煅作真金。盖媾者金木间隔，孰使交并，金水混融，未归淘汰。自金井一提，水虎潜伏，迨金锁一发，火龙相会。是满黄金之鼎，而调味固济；饵荣紫金之膏，而凝神闭兑。周流真气以充盒盈，出入元神之广大，水升火降，抽添善了于屯蒙，辐辏轮成，运用默符于否泰。又当知药物调和，悟者甚易，火候消息，行之孔难。一十月功夫，存渺渺绵绵之息；三万年气数，在来来往往之间。所以养丹田之宝，其宝长在；夺丹鼎之珠，此珠复还。既得此超升之诀，常开其生死之关。驾动河车，离尘世尾闾之海；移归天谷，上昆仑蓬岛之山。噫！万般仙诀，契论歌诗，一窍玄关，精神气穴。升金门，朝金阙，膺帝诏之召；严金相，证金仙，脱圣胎之结。此其饵金液之丹，成金刚之体，而性命双圆，妙难轻泄。"其主要阐述了肺液（金液）还于丹田的导引之法、之理与之道。

《药物火候论》见于《内镜·敬身格言》。其云："一阴一阳之谓道，乾属心，坤属身。心是神，身是气，身心两事，即火即药。元神之气，谓之药物。神专一则自能自遂，性宗也；气翕聚则自能发散，命宗也。真息者，动静之几，性命合一之宗也。"其对药物、火候、性命与真息的含义等，都有非常精彩而准确的阐述！值得我们认真学习与研究！

《规中守一说》《迷真性说》《保命立基说》《修性说》，均见于《了三得一经》。

如：《规中守一说》云："窈窈冥冥先，空灵化万态，四大聚成形，参立乎两大，生于胚胎中，蒂落归鼎鼐，后有密户存，卯酉相对代，内复起二根，恍似金钩带。不出心肾间，八寸四分外。中宫一窍开，洞里壶天隘，右虎左青龙，前雀后居蔡，护此元牝门，三品谁能败，精凝于气聚，气集于神来，神引气归宫，气潜神不坏，息息归根蒂，呼吸成一派，一日二六时，守炉丹以赖，武火逐凡情，文火熔成块。运气续先天，真火烹丹快，采药火候中，火候分纤芥，百日筑成基，采取勿容懈，月现真铅形，汞随红日载，如见日月交，吸入黄庭内，急以真土封，牢将丹鼎盖，金丹大药成，温养功自在。"其主要阐述了上药三品，神、气、精和合为一之说，即神凝精气聚而为丹之理。

《修养杂诀》见于《太平御览》。其云："乾坤澄净，子后午前，闭目平空，握固冥然，纳息颃中，吐息天关，入息微微，出息绵绵，以意引气，脏腑回旋。然后呵之，荣卫通宣。但有不和，遣之踵前，五呵六呵，无疾不瘳。凡欲胎息，导引为先，经脉不壅，关节不烦，或树射雕，侧身弯环，或举腰膝，如蟾半圆，交匝脑后，左旋右旋。劲展两足，气出指端，摆掣四肢，提搦三关，热摩尺侧，气海亦然，叩齿集神，合眸回观，冥心忘形，任意往还（返），觉气调匀，拥塞喉间，拥气则咽，三咽相连，转舌漱入，咽下丹田，以意送之，令声泊然，一咽三咽，再咽如前。三十六咽，胎息成焉。"其主要阐述了调神、炼气、导引、咽液的具体功法与功用等，至今仍具有非常高实用与研究价值！

《修昆仑真诀》《真火本无候》，均见于《脉望》。如《修昆仑真诀》摘要云："脑为上（丹）田，元神所居之宫。人能握元神栖于本宫，则真气自升，真息自定。所谓一窍开而百窍齐开，大关通而百关尽通也。静中吟云：我修昆仑得真诀，每日修之无断绝。一朝功满人不知，四面皆成夜光阙。"其主要阐述了修昆仑真诀乃养元神的具体功法与功用等。

《修炼待时说》见于《金丹问答》。其摘要云："问曰：修炼待时，然后下手？答曰：有时中之工夫，有刻中之工夫，毗陵曰：炼丹不用寻冬至，心中自有一阳生焉！自然日不择时，中分子午无爻卦，内别乾坤，此皆刻中之工夫也。"其主要是讨论了练导引功的择时问题。

《修性直指天元章》见于《太上纯阳真君了三得一经》。其主要阐述与强调了"尽悟性基"，即养神在练导引功中的重要性，甚有见地！

《恍惚说》见于《老子·二十一章》。其云："孔德之容，惟道是从。道之为物，惟恍惟惚。惚兮恍兮，其中有象；恍兮惚兮，其中有物；窈兮冥兮，其中有精。其精甚真，其中有信。自由及今，其名不去，以阅众甫。"其主要是阐述了练导引功中意守出现的景象。

《神气是性命》见于《立教十五论》。其摘要云："夫大道无形，气之祖也，神之母也。神气是性命，性命是龙虎，龙虎是铅汞，铅汞是水火，水火是婴姹，婴姹是阴阳。真阴真阳即是神气，种种异名，皆不用着，只是神气二字。欲要养气全神，须常屏尽万缘，表里清静，绵绵固守不动。三年不漏下丹结，六年不漏中丹结，九年不漏大丹结。园备此名九转大功，亦名三千功满。三田园备谓之神丹。"其主要阐述了练内丹与养气全神之道，有一定的研究与参考价值。

《神宫太室说》见于《太上洞房内经》。其主要阐述了脑神的结构，脑神与五脏神的关系与调节精神的方法。

《南柯子》见于《启真集》，云："体若虚空净，心如泰华安，万缘妄想不相干。正往无思，触处得安闲。觉海神珠莹，禅天性月寒，园明不昧显番番。放去收来，一点地天宽"，这描述练导引静功之方法与境界，甚是精致！

《逍遥游》见于《庄子》，论述了当人看破功、名、利、禄、权、势、尊位，处天时之和，可令人神清气爽，神思自由，无牵无挂，甚有见地！

《益龄养生法》见于《益龄单》。其全文云："饮食：潮朝欲实，暮欲虚。朝饭细嚼，微饥而食，微渴而饮。宜淡食，食毕漱口，食后喂杯茶。食讫以手摩面，行百步。食饱摩腹，仰面呵气。寝息：春夏晚卧早起，秋冬晚起早眠。夏不取极凉，冬不取极热。夜寒濯足，勿露星月下，勿眠卧讴唱，勿卧留灯烛，勿昼卧。勿坐卧当风，勿卧湿处。勿卧发言语，勿夜说梦。枕不宜高，睡宜侧卧屈膝觉宜舒展，夜半不可不睡。睡宜喔握固，睡勿掩心，睡觉勿饮冷水。六宜：面宜常摩，唾宜常咽。鼻宜常摘，拳宜常握。身宜常小劳，足宜夜濯。四时：春宣脏腑，夏补丹田。秋温脾胃，冬凉上膈。"其主要阐述了导引功与饮食、睡眠和四季养生的一些基本原则及具体做法。有一定的参考与研究价值。

《调息偈》见于《修习止观坐禅法要·调和》。其云："进止有次第，粗细不相违。譬如调马，欲住而欲去。"其形象地阐述了调息的基本要求。

《摄生纂要二十八条》见于《霞外杂俎》。其全文云："心静则息自调，静久则息自定；精气神为内三宝，耳目口为外三宝。毋劳汝形，毋摇汝精，毋使汝思虑营营，寡思虑以养神，寡嗜欲以养精，寡言语以养气；遇小疾可行八段锦，或用六字气法；每夜以手擦涌泉穴，左右各三百，其益下元；饮食不可太多，不可太速；切忌空心茶，饭后酒，黄昏饭；深夜不可醉，不可饱，不可远行；软蒸饭，烂煮肉。少饮酒，独自宿，此养生之妙法也。饭后要徐徐行数十步，以手摩面、摩胁、摩腹。仰面呵气四五口，能去饮食之毒；饮食饱胀，可紧闭口齿，耸肩上视，提气至咽喉，少倾复降入丹田，如此升降四五次即消化矣。"其主要阐述了导引功中养神练气与饮食调理之道，其中许多金科玉律都是前辈先贤的宝贵经验之谈，至今都非常值得我们认真学习、贯彻与深入研究！

《遣之踵前说》见于《黄庭内景玉经注》。其摘要云："凡人呼吸与真人呼吸有殊。凡人息气出于咽喉，真人息气于气海，是气之根本之处，余按外出云踵，足为踵，踵为脚根也此言踵，踵为气根也。跟之言根也，言气海是人生根本之处。故但有不和，则令发遣邪气，胎息如前法是也。"其主要阐述了导引功中踵息的特点、方法与道理。值得我们重视与深入研究！

《欲安神　炼元气》见于《孙思邈存神谏气铭》，其对神气相依，气海盈则心安，有精妙之论述："若欲安神，须炼元气。气在身内，神安气海，气海充盈，心安神定。安若不散，身心凝静。静至定俱，身存年永。常住道源，自然成圣。气通神境，神通慧命。命住身存，合于真性，日月齐龄。道成究竟，依铭炼气。气若不散，即气海充盈，神静丹田，身心永固自然回颜驻色"等，都为我们学习与抢救内源性医学提供了丰富、宝贵之文献与经验。

鸦片战争以后，内源性医学——导引医学、按摩倍受轻视和排挤，但由于它毕竟是历代劳动人民与疾病斗争经验的珍贵总结，并有独特的优点，为群众所欢迎，故仍在民间广泛流传。民间有一些文献上没有记载而仅以口传心授的按摩，如导引、"一指禅按摩法"（是用一指进行按摩，方法有搓、沙、搂、缠、捻、揉、推、拿、按、摩十法，手法须经久锻炼，才能成熟而奏效）；"气功按摩法"（术者首先要练就内源性医学的呼吸运动——气功功夫，运"外气"来治疗）等尚待继续深入考证和研究。近代也有些按摩著作问世，如觉世老人著的《推拿新书》（大连汉医药研究会出版），奚缵黄（正阳）著的《小儿百病自疗法》等。

十一、内源性医学在民国时期的发展

民国时期（公元1911年～公元1949年），因对中医学采取了蔑视、排挤、摧残和扼杀手段，导引、按摩医学更是受到统治者的歧视和排斥，濒于窒息的境地；然因内源性医学——导引医学本身所具的诸多特点与顽强的生命力，其并未泯灭……

蒋维乔，生于公元1873年，卒于公元1958年。字竹庄，号因是子，是著名教育家、哲学家、佛学家、养生家。公元1941年，其先后兼任上海鸿英图书馆副馆长、馆长与名誉馆长。其青年时期因病自查阅中医书籍，于清代医学家汪昂（字讱庵）著的《医方集解》一书中发现"小周天"功法，即依法习练而获效。《医方集解》所载之功法有：叩齿，搅漱，然后静心默数呼吸三百六十次，以意引气，下任脉，过尾闾，闭目上视，至头顶，下鹊桥，至丹田，略定，再行，共三次，然后擦丹田等。后蒋氏又修炼了佛教天台宗的止观法门、六妙法门与密宗功法。

在民国三年（公元 1914 年），蒋氏结合自己练功的心得体会与感悟，出版了《因是子静坐法》。其是以通俗的形式介绍了内源性医学之呼吸运动（导引医学之呼吸运动，是其特有的重要组成部分之一）的著作，它流传较广，影响较大。另蒋维乔先生系公开倡导自发外动（功）的第一人。虽然至今，导引界、气功界与养生界对自发外动（功）问题仍存在着不同看法。笔者认为：①这并不妨碍蒋维乔乃倡导自发外动（功）的"第一人"。②并不妨碍其身体力行的在自发外动（功）方面之努力与探索。③只要不把"自发外动（功）"作为练习导引之呼吸运动的要求、追求或目的，而是把它当作部分初学修导引之呼吸运动者，或许会发生的一个"现象"、或许会经历的一个过程，关键是"自发外动"后，不要，也不能，因个人喜欢、沉醉与追求于"自发外动"的感觉和快感之中（否则易出"练功偏差"），"自发外动"则有益无害，这或许就是"自发外动（功）"，至今仍能被部分练功者、专家与学者所乐于接受的原因之一。另由静坐法引发的"自发外动（功）"，如修炼进步到一定的时候，"自发外动"现象，便会自行消失。究其原因？或许就是古人先贤所示的"静极生动"与"动极生静"之理。

民国九年（公元 1920 年），出版了藏书家丁福保（生于公元 1874 年，卒于公元 1952 年）编著的《静坐法精义》。其首引宋明理学家主静之说，继承明代高攀龙静坐之法，而其主要内容则是取源于《太乙金华宗旨》。其影响远不及《因是子静坐法》。

民国二十年（公元 1931 年），出版了王贤宾著的《意气功详解》，"气功"一词被直接用于书名中，但并不多见。在之前历史上，仅见有导引专论（而非专著）《气功保固神气》，见于《永乐大典·神》。

民国二十三年（公元 1934 年），出版了董浩著的《肺痨病特殊疗法——气功（导引的呼吸运动）疗法》，这"气功疗法"一词，被直接用于书名中，在之前历史上亦属少见。民国二十七年（公元 1938 年），出版了方公溥著的《气功（导引的呼吸运动）治验录》，并创立了"公溥气功治疗院"，这种用"气功"（导引的呼吸运动）于医疗，以及专门的"气功（导引的呼吸运动）治疗院"建立，在历史上尚属首见。

民国三十年（公元 1941 年），出版了杨践形著的《指道真诠》，全书共十五章，分论道、中、一、真、法门、师说、坐法、息法、心法、要诀、术语、医、膏肓考、五脏辨、导引术等，广征博引，资料较丰富，有一定的实用与研究价值。

《指道真诠》中提出了放松问题，谓之"弛力法"云："坐时弛缓筋肉，柔软身体，恍似浮藻，浮悬空中，特别为老年男性练功提供了'返还术'一法，其说为：年近五旬，气血将衰，宜先从返还入手，……先吐浊一二，乃纳清，摄归绛宫令定，须万缘澄清，心神融会，后以意移入天目，凝定，杂念不起，即凝神不散，复由泥丸转玉枕，注夹脊，息心静养，专一不分，每日行持不断，速者数日，迟至半月，觉夹脊火炽，或增痛象，遂送入两腰，俟跳动不已，随送入阴跷，又觉其中跳动，切莫睬他，张紫阳云：阴跷一动百脉皆动，浑身通泰，鲜暖如醉，专志安居，久客初归，片刻凝定跳止，由观气根，从海底上升脐轮即止，仍下降海底，如此周源三寸一分半之间，每一吸入则内息迎升至脐与外息相交，全任天机，万勿稍涉意想，念起即散，虽坐无益，必从始重作。安居海底则神化炁，炁化精，如此添油，返老还童，坐旬日增至数百息，腰腹渐热，手足素冷者亦热，一阳初复，先天炁未可即采，姑俟月余后，若阳至即采，聚入泥丸，则阳增而阴仍旧，阴寡不包，阳必外越，惧鼻垂玉柱而坐化耳。修此法必持清心寡欲之戒，坤修与乾道不同者，离宫活午之阴生与坎宫活子之阳复，精血之变化异耳，返还之术一也"。此功法源于《道藏续编》《性命圭旨》，而杨践形著的《指道真诠》中，不仅阐述的更加具体详细，并对其有所发展，使其效果更为明显。值得认真学习与深入研究。

有研究资料提示：早在解放战争结束前夕，导引医学就开始为革命战争服务。由于战争惨剧，许多奋不顾身的革命战士累垮了、病倒了，无法继续工作；加之医疗条件有限，另一方面，这种过度疲劳、过度紧张而引起的疾病，根本无西药可治。刘贵珍先生（生于公元 1920 年，卒于公元 1983 年）就是其中一位。刘先生 1945 年参加革命，担任仓库保管员，因战争环境艰苦与工作劳累，体重下降 30 多千克，被诊断患胃溃疡、肺结核与神经官能症，多方治疗无效。于1948 年底经领导批准回家休养。同村、族叔农民刘渡舟先生传授其内养功。百日之后，治好三种病，体重增加 30 余斤，重返工作岗位。领导见后十分惊讶与兴奋。决定在革命军队中推广这种不花钱又能治病的锻炼方法。经时任保定地委副书记郝光与黄月庭等几位同志商议，定其名为"气功疗法"。

十二、内源性医学在新中国成立以来的发展

新中国成立（公元 1949 年 10 月 1 日）以来，由于中国共产党和政府重视祖国文化遗产，关怀人民健康，导引医学、按摩医学也如枯木逢春，大放异彩。全国先后不断开办中医学院，有计划安排西医学习中医，创设了按摩医院，开设推拿（按摩）科，按摩诊所，推拿（按摩）门诊部等。1956 年起在北京、上海、江苏、山东等地举办了按摩训练班或学校后，全国各地相继开办了不少按摩学校、推拿（按摩）进修班，20 世纪 70 年代末 80 年代初开始，全国不少中医院校创办了按摩专业系，培养按摩专业本科生和硕士研究生。按摩专业教材亦有《推拿（按摩）学基础》《推拿（按摩）治疗学》《小儿推拿（按摩）学》《推拿（按摩）手法学》《推拿（按摩）练功》《推拿（按摩）学简史》《推拿（按摩）历代医籍选读》等。按摩专著也不断问世。如：曹锡珍的《外伤中医按摩疗法》，江静波的《小儿推拿（按摩）疗法新编》，陈宇清的《新推拿（按摩）十八法详解》，王雅儒口述、王振国笔录、濮卿和整理的《按摩疗法脏腑图点穴法》，上海中医学院的《推拿（按摩）学》，安徽医学院附属医院的《推拿（按摩）疗法》，张汉臣的《实用小儿推拿（按摩）》，天津市天津医院及石家庄交通运输局医院的《按摩》，郑怀贤的《伤科诊疗》，乳山县人民医院海明所分院的《推拿（按摩）疗法》，魏慧瑶、贺绍文的《小剂量按摩治疗小儿麻痹后遗症》，该书是人类医学史上首次介绍用中国新型按摩——小剂量按摩，治疗九类 28 型小儿麻痹后遗症的研究与临床成果的医学专著（近期疗效的有效率高达 96%），书中介绍了：按、摩、推、拿、扳、拨、敲、搓、揉、捏、颤、掐、抠、捻、伸、屈、抖、摇、托扶与拂法的定义、操作与分类，并配图介绍了共 200 余种按摩手法等。

据不完全统计，1966 年以前，全国共发表有关按摩的学术论文和文章 350 多篇，出版专著

30 余种。"按摩麻醉"和"指压麻醉拔牙法"受到了国内、外的重视。还出版了《综合按摩疗法》，中西医结合治疗的《骨折新疗法》《中西医结合治疗软组织损伤》《中西医结合治疗颈椎病》《耳穴按摩疗法》《气功按摩》(《悬空按摩疗法》)等多种专著。至 1999 年底，根据不完全统计全国出版的按摩专著约 300 余种，如：王云凯主编的《中华推拿（按摩）大成》，上海中医学院编《中医推拿（按摩）学》，金德康、曹仁发主编的《中医推拿（按摩）临床手册》、李茂林编著的《实用按摩推拿大全》，王之虹、严隽陶主编的《中国推拿（按摩）大成》，骆竞洪编著的《实用中医推拿（按摩）学》，张雪军、府强主编的《中外独特按摩技法大全》，邵铭熙主编的《实用推拿（按摩）学》，北京按摩医院编的《中国按摩全书》，金义成、彭坚编著的《中国推拿（按摩）》、石学敏主编的《中华推拿（按摩）奇术》，王文举、陈祖瑞主编的《中华腹部推拿（按摩）术》等。

　　新型按摩继有发展，从 20 世纪 70 年代至今，笔者用中、英、法文发表了有独到见解的论文 200 余篇，医学专著 20 种，如：《中国的自身保健与美容技术》《防治流行性感冒保健新法——新世纪医学模式应用》（光盘配书等），均得到国内、外学者和专家的好评。

　　新中国成立以来，导引医学的呼吸运动——即所谓"气功"，大约经历了：20 世纪 50 年代为起步期；60 年代初至 70 年代末，为成长期；70 年代末至 80 年代，为风风火火大发展的高潮期。有研究资料提示：1986 年我国练习导引的人数达 4000 万，并传播至 20 余个国家与地区；90 年代初至今，为冷冷清清的低潮期。这到底是什么原因呢？奥妙无穷的导引医学呼吸运动为什么会大起大落呢？究其原因，有历史、文化、教育、政策、社会与论、学术导向、从业人员素质与"气功"一词的命名与概念欠科学等诸多方面、层面的问题，这还有待政府相关方面的领导、专家与学者去认真反思和探讨。

　　有研究资料提示："气功"一词首见于晋·许逊著的《灵剑子》，原意是指通过修导引的炼气术（如行气、运气等）与修德（指做善事等），在体内引起之变化已达到了"道气功成"的程度。不难看出，"气功"二字的含义中，虽有炼气与修德之内容，但并没有成为这一含义的代名词。"达摩西来无一字，全凭心意用功夫"，一语道破"气功"锻炼之关键所在。此后，虽导引逐渐被宗教化，但"气功"一词，历来仍未被前辈先贤与大家所重视、认同与采用，亦历来仍未对各派导引功法产生影响。直至明、清，宗教渐趋衰微，武术与导引紧密结合，形成了"武术气功"，如《易筋经》，就反复强调了"气"；少林硬功如"金钟罩""铁布衫"等；道家武当派拳术，重视体内之"神、意、气"。至清末《少林拳术秘诀》中有专章《气功阐微》，明确指出："气功之说有二：一养气，一练气。"并有详明的练法。"气功"一词，渐见于世。有研究文章指出："气功"一词，是从导引的"炼气与修德"之内容中人为衍化出来的，被硬生地变（改）换了其原来的内涵后，广泛应用并为广大人民所熟知，始于 20 世纪 50 年代。然而，其原来真实之本质：并非是指炼气的功夫，而是指修炼调神的功夫，导引医学的呼吸运动之最终目的是修复与维护人的先天"元神"与"元精"，因"元神"，乃脑神、性命之根，呼吸之主，如《性命圭旨全书·内外二药说》中云："炼神者，炼元神，坎离合体而复乾元，元神凝则呼吸之神自然泰定"，即已阐释明白；因"元精"，乃生命之本、元气之精华，乃导引医学的呼吸运动作用下的内控力，《性命圭旨全书》中云："炼精者，炼元精，抽坎中之元阳也，元精固则交感之精自不泄漏"，即已一语破的。导引医学的呼吸运动——即所谓"气功"，是建立在生命整体观、辨证论治与天人合一等理论基础上，使用自我暗示的方法，通过人体主动的、内源性的意识活动的锻炼（调神、调身、调息），使意识进入自我催眠，促使体内气机随之变得协调，促使意识思维活动的稳定，从而调动及激发，自身潜在的与显在的体能、疗能、智能与美能，优化、完善、完美与提高自体的身心健康水平和生命功能，进而达到防治疾病、益寿延年、启迪智慧、身心合一等目的的一种良好的锻炼养生法。1956年刘贵珍先生的《中医气功疗法的操作方法》一文发表，1957年又出版了《气功疗法实践》与《内养功》两书。至20世纪70年代末至80年代，"气功事业"发生了空前的变化：不仅广泛的大规模的应用于医学临床，取得了显著成效，而且结合临床做了许多实验与研究，尤其是对外气治疗试验与机制的初步探索，并取得了不少的成果。于是"气功"（导引的呼吸运动）一词，不仅成了养生、治病、健身的锻炼方法之代名词，而且成了人们约定俗成的一门"特殊学问"了。

然而，随着21世纪的到来，随着1999年末以来，新世纪医学模式的系列研究成果之公示（详情参见国际互联网：新世纪医学模式），随着2010年以来，内源性医学的系列研究成果之公示（详情参见国际互联网：内源性医学），随着人民群众生活水平的提高与重视对自身健康和要求的提高、随着导引医学专家与学者的艰苦奋斗和导引医学本身具备的十三大独特优长等原因，在国内外，又越来越被大家所欢迎、关注和青睐，又越来越让人们看到了内源性医学独一无二的优势，又越来越让人们看到了内源性医学发扬光大的巨大空间与新之希望……笔者认为：纵观人类科学发展史，任何一门学科的诞生，首先其学科的命名与概念，是非常重要的。必须是科学的、严格的、精准的，并遵循该学科自身的发展规律，顺应时代与社会的需求，去努力推动其在实践中不断地健康成长与发展，其前途才是无量的……正是这新中国成立以来，导引医学发展的高潮期与低潮期，为内源性医学的诞生、成长与发展，提供了正与反的两个方面的丰富经验和深刻教训。

1955年，在百废待兴、经济极其拮据的情况下，由时任国家副主席刘少奇亲自批准、拨款，在1955年建立了唐山气功（导引的呼吸运动）疗养所。1956年，更名为北戴河气功（导引的呼吸运动）疗养院，刘贵珍先生任院长。这为总结导引临床资料，推广导引锻炼方法与其在各种慢性病治疗方面的经验，而使导引医学在各省市疗养机构蓬勃开展。1958年12月19日，我国原卫生部部长李德全，为唐山气功医疗小组颁发了奖状与奖金。奖状全文："查唐山气功医疗小组的治疗经验，对保障人民健康及发扬中医学文化遗产均起到了一定的作用，本部对你们经过集体研究所获得的成果，决定除一次发给奖金人民币三千元外，并特别授予奖状，以示鼓励。"有专家认为，其意义重大：其一，从此"气功疗法"，可以名正言顺地再次走进医学殿堂；其二，指明了中医学文化的研究和发展方向。在此前后，党与国家领导人刘少奇、董必武、林伯渠、谢觉哉、叶剑英、陈毅、李富春及王任重、叶季壮等均亲自练过内养功，并给予充分肯定和表彰。毛泽东亲自接见了作为劳模的刘贵珍先生。不少领导纷纷题词，其中谢老的题词尤有代表性："气功疗法人人可行，不花钱，不费时，可以却病，可以强身，可以全生，可以延年。"这充分道出内源性医学——导引医学的呼吸运动之意义与价值！

据不完全的统计，自1954年以来，我国在报刊上，已正式发表论及导引医学临床经验和机制文章，数以万计；专著则数以百计。"大道相通"，笔者非常欣赏及感谢，历代与新中国成立以来，佛家、道家、儒家、医家与诸子百家，都为内源性医学的诞生、成长、发展与创新，提供了极其丰富的研究文献和营养，提供了多个方面与层面值得认真学习的机会和宝贵的经验，然而，内源性医学深邃的科学内涵，则远非各家之说的简单总和所能概括。

论及导引医学的文章如：许映高先生的《医疗预防性深呼吸法》、曾义宇先生的《新中国医疗体育之又一形式——静坐疗法》、陈伯民先生的《我对医疗预防性深呼吸法的体会与补充》、蒋维乔先生的《呼吸习静法》与《谈谈气功疗法》、翁则板先生的《练功姿势的选择与运用》与《气功呼吸方法的选择与运用》，翁氏两文论述了练功姿势与入静的关系，不同的练功姿势与横膈活动，胃肠蠕动与腹式呼吸的关系，练功姿势与能量消耗的关系；以及"气功"锻炼的呼吸机制，如何选择适宜的呼吸方法，练功中如何掌握呼吸要领。又如黄桦先生的《气功过程中皮肤电位的变化》，该文论述了练"气功"过程中与皮肤电位变化的关系；重庆江北疗养院等著的《气功疗法生理机制的研究》，该文就练"气功"引起的生理现象与变化，进行了系统观察，并应用巴甫洛夫学说解释部分现象，还坦率地指出：许多现象难以用现有的理论解释，这开启了用现代科学研究导引医学的呼吸运动的原理之先河。顾涵森先生的《关于气功物质基础的初步探索研究》，该文代表上海科技界对"气功"与"外气"物质基础的多项观察和研究，做了初步探索与分析；范良藻先生的《验证实验报告》，该两文，不但获得学部委员谈镐生教授与魏墨庵教授的认同和好评，而且影响较大。值得一提的还有：冯理达教授（生于 1925 年，卒于 2008 年，安徽巢湖人）科学实验证明"导引功"训练有素者的"外气"对大肠埃希菌、铜绿假单胞菌、金黄色葡萄球菌的繁殖有双向影响。这乃全世界第一个以微生物作为传感器，验证"外气"存在性的实验。冯氏报告表明："外气"对大肠埃希菌杀伤率均值为 69%；对铜绿假单胞菌杀伤率均值为 87%；"外气"不仅对白葡萄球菌有杀伤作用，且对葡萄球菌中最顽固的金黄色葡萄球菌也有明显的杀伤作用。气功家包桂文先生发功 3 分钟，冯教授用三种不同实验手段进行观察：①菌落计数；②光电比色；③色素代谢光电比色，三种实验互为参照，结果一致，对一般抗生素都不敏感的铜绿假单胞菌，"外气"之抑菌率均为 50% 以上。冯氏之实验研究不仅具有方法学的创新意义，从免疫学的角度证明"气功"训练有素者的"外气"的物质性，同时，提示人体免疫系统的建立与自我维护，可能和人体生命信息的形成与传递过程相关。冯氏还带队深入部队推广导引锻炼方法：使长期航行的远洋航行者，特别是长期工作于海底的海军战士极易疲劳的现象得到改善，并且使战士体质获得明显改善；在提高战斗员们的抗寒能力等方面做了不少工作，并取得了佳绩。笔者认为：这些科学实验证明导引锻炼能强身健体，有利于提高战斗员们的抗寒能力与健康水平，这不仅有利于战斗员们的身强力壮，而且还可提升战斗员们的整体战斗力，值得引起相关部门与领导的重视。

论及内源性医学——导引医学的专著如：焦国瑞编著的《气功养生法》（1-4 册）与《中国气功养生学概要》，周稔丰编著的《易筋洗髓经》与《气功太极拳》，林海编著的《养生气功学》，张孝芳、徐荷芬编著的《气功养生学》与《医学气功中医理论探讨》，养生丛书编委会编著的《养生丛书》（1-9 册），王玉奎编著的《中国道教秘传养生长寿术》，邓珊编著的《养生功十二法》，李志如编著的《太湖气功养生法》，李远国编著的《道教气功养生学》与《气功精华集》，续恩岚编著的《气功养生入门》，曲黎敏、彭贤编著的《生命的修练养生》，周世荣编著的《马王堆养生气功》，施仁潮编著的《中华气功导引养生宝典》，杜明通编著的《气功养生之道》，马礼堂编著的《马礼堂养生气功荟萃》，张震寰、倪弄畔编著的《气功荟萃》（第一集），司红玉编著的《健身气功·五禽戏》，周庆海编著的《五禽戏》，马杰编著的《武当气功太极拳》，李囿甫编著的《中国名家气功养生》，王卜雄、周世荣编著的《中国气功术发展史》，牛金宝编著的《性命双修养生功法》，方春阳编著的《中国气功大成》与《中国养生大成》，金宏柱编著的《气功养生》，武术学会编著的《养生气功法》，陈伟、沈乃信整理的《丹道周天功》与《导引功》，张广德编著的《导引养生功》与《导引养生功功理》，上海科技出版社出版的《气功治疗高血压》，胡耀贞编著的《保健气功》与《五禽戏》，刘成勋编著的《气功健美养生学》，马济人编著的《中国气功学》，杜明通编著的《气功养生之道》，万苏建编著的《中国传统医疗气功养生学》，漆浩等编著的《禅·道与气功养心术》，王西安编著的《太极养生增气功与散手》，德虔编著的《少林正宗气功》，王德深编著的《推拿按摩气功养生题目索引》（1950年至1985年），薛文智编著的《中国老年养生文集》，李向明编著的《常见病气功疗法》，杨宇泽编著的《气功祛病养生术》，周潜川编著的《气功药饵疗法与救治偏差手术》，孟景春编著的《气功养生》，俸怀邦、周晓云编著的《道家气功宝典》，李自然编著的《气功康复养生精要》，许绍廷、佟风琴、赵广夏编著的《中华气功精萃》与《中华养生精义》，刘渡舟，翁维健、宋天彬等编著的《中国传统养生入门》，曲祖贻编著的《古代养生杂谈》，张明武、孙星垣编著的《气功自控疗法》，胡春申编著的《中华气功学》，林中鹏编著的《中华气功学》，林中鹏、（日）早岛妙听编著的《中华古导引学》，吕光荣编著的《中国气功辞典》，赵宝峰、田宏计、张天戈编著的《中国气功学概论》，王极盛编著的《中国气功心理学》，司马南编著的《神功内幕》（上、下册），张洪林编著的《还气功本来面目》，何祚庥编著的《伪科学曝光》，姚品荣、姚丽明编著的《养生长寿辞典》，祝华英编著的《黄帝内经十二经——揭秘应用》，陆锦川编著的《运动导引门》与《气功传统术语辞典》，杨占元编著的《中国气功临床学》，王育杰、关志雄、汤伟奇、杜祖贻编著的《中医养生学精华》，施杞、吕明方编著的《中国养生全书》，张蕙兰、柏忠言编著的《瑜伽实用教程全书》，费迪美编译的《自学瑜伽健康法》，赵金香编著的《中国自在气功》，安邦编著的《气功纠偏全书》，田漠岗编著的《不老回春功》，邱陵编著的《密宗秘法》，洪丕漠编著的《中国神仙养生大全》，黄胜光等编著的《四库全书养生术全图解》，钱云、辛弘轩编著的《禅·内劲一指禅·500罗汉》，庄元明编著的《练功十八法》，王敬编著的《常见病实用气功疗法》，林青泉编著的《东方气功心语》，蒋敏达、王崇行、徐定海编著的《气功强身法》，吴真谛编著的《气功美容法》，林厚省、骆佩钰编著的《气功三百问》，巨赞编著、傅伟中整理的《峨嵋临济气功》，荣亮编著的《黄鹤龟蛇功》，黄仲林、刘文峰编著的《气功——气功与生命的探索》，董刚昭编著的《中国气功处方百法》，吉良辰编著的《中国气功萃义》，魏成蜀编著的《天下气功第一奇书》，钱学森编著的《当前气功科学研究的一项任务——建立唯象气功学》，安在峰编著的《拍打健身祛病功》，武林编辑部编著的《中国民间武功治病锦方》，庞鹤鸣、刘治邦、张明武、宫婴编著的《名家气功选》，胡转运、黄玮编著的《太极拳与气功》，陈显华编著的《我的自然养生之道》，王文源编著的《中国历代名医养生秘籍》，程凯编著的《百年程氏养生经》，唐颐编著的《图解彭祖养生经》，妙音、方盛编著的《佛教养生秘诀》，吴义昌编著的《瑜伽入门》，王竹林编著的《易筋经意气功辞解》，日本·石田秀实编著的《气功祛病养生术》，日·千叶康则著、张洁梅译的《自我暗示术》，印度·普勒金达·辛哈编著的《常见病瑜伽疗法》，日·藤本宪幸著、蔡康藩译的《瑜伽术的奇迹》，美·里克·汉森博士、理查德·蒙迪思博士著，姜勇译的《冥想5分钟等于熟睡一小时》，唐娜·伊顿、大卫·费恩斯坦著，蔡孟璇译的《能量医疗》，苏·费·乌格洛夫、伊·德罗兹多夫著，杨春华译的《延年益寿荟萃——生命自我管理学》等书中，都有许多值得我们与后人认真学习和研究之处。

十三、我国内源性医学与国外的交往史

我国内源性医学——导引医学、按摩学与国外的交往是由来已久的，有研究资料提示：两晋时期，随着佛教东渐，推动了中、印的文化交流，曾把印度瑜伽之精华介绍来中国。在汉代，导引、按摩术就已传入欧洲。西洋导引、按摩术以法国为最早，故西洋按摩术的名称多系法文"Massage"，最早文献见于公元前460年。随着唐代医学方面进一步输出，我国的导引、按摩术传入到法国、瑞典、朝鲜、日本等国家。如日本医生惠日三度来中国，这与中国导引、按摩术传往日本也是有联系的。导引、按摩疗法在日本很受欢迎，专著亦不少，德川时代林正旦著的《导引体要》，宝永年间（公元1704~1710年），大久保道古氏著的《古今导引集》，宫胁仲策著的《导引口诀》，宽政时代（公元1789~1800年），藤森艮伯著的《按摩手引》，1909年出版师文本田七郎著的《按摩术指南》等。又如"康富"著《按摩手册》也曾传入法国并被译成法文，成为今日欧美按摩疗法的基础。19世纪初，瑞典的林格氏（P.H.Ling）在欧洲提倡推广一套瑞典式疗病体操（一种带有按摩的医疗体育疗法——Swedish Movement Treatment），后维也纳的约瑟夫西里的博士（Dr.Joseph Schreiber）据此编著《按摩术与体操》（Manual of MaSSage and Mascular Exercises）始渐引起学术界的重视。1883年，伦敦皇家医学院教授白雷非尔（W.S.O1ayfair）发刊《神经衰弱及昏（紊）乱的系统疗法》一书，极力推崇采用按摩术治疾病，致北欧一带推广按摩术蔚然成风。1885年日本陆军军医总监桥本纲常，奉命赴欧洲访问"西洋按摩术"后，回国即大力提倡此术。后日本又有人把我国的点穴按摩（后有称"指压疗法"，如日本·小川惟精著《指压疗法》等即专述此法）手法移植到西洋按摩术中去，号称"东洋按摩"，其专著亦不少。如：小野田范司著的《针灸按摩全书》，奥村三策著的《普通按摩针灸学》等。按摩术约200余年前传入美国，1887年，费城的米尺尔(Lr W.Mitche11)应用按摩治病，认为按摩有治疗肥胖或贫血症的优越性。1889年尼逊氏著《瑞典式体育与按摩疗法》。费米尔于18世纪末至美国推广按摩疗法，设校收徒授技，此时北美的按摩（推拿）学院（二至四年制）已有数处，1914年德国柏林医科大学的按摩教授格拉德贝茨撰写了《按摩术图解》；据大英百科全书（1944年版）载，在北美、加拿大等地按摩（推拿）医师已有5万之多，可见当时按摩术风行普及盛况。1910年丁福保翻译了日本阿合杏平的《西洋按摩术讲义》，则可算为西洋导引按摩术回流入我国之先声。仅从上述历史就不难看出，导引、按摩为中外医学文化交流和对世界医学的发展做出过许多贡献。

1981年至1985年，我在国外工作期间，先后用法文发表了《预防失眠——位中国大夫写给我们的》《中国的鼻保健技术》《中国的耳保健技术》《预防感冒操》《中国技术——如何保持年轻》等8篇论文。1985年1月20日，时任世界针联终身名誉主席，原中国中医研究院筹建者，

并被周恩来总理亲自任命为首任院长、党委书记，著名的外科学家、针灸学家鲁之俊先生，写给正在国外工作的我（此是我在 2006 年 7 月出版《人体康复美容养生图解手册》彩色第二版时，才首次公开珍藏多年的一封非常珍贵的信与资料）。鲁老在信中对于我的工作给予了如下评价："你（指我）在国外运用祖国传统医学治病，取得优异成绩，对此，我（指鲁老）表示感谢，并致以亲切的慰问"；"你（指我）为祖国传统医学按摩疗法的普及做出了努力，这有益于提高祖国传统医学在国外的地位，增进中国人民同国外人民的友谊"；并说："通过你（指我）的工作，进一步说明了祖国传统医学后继有人"。后来鲁老与我也成了忘年交。在鲁老的鼓励鞭策下，历经 30 余年的不倦探索与实践，我创立的小剂量按摩——中国新型按摩，终于在 2001 年 2 月获得了上海大世界基尼斯之最《首创小剂量按摩》证书；新世纪医学模式、内源性医学等科研与临床学术成果，不仅获得了北京版权局颁发的多个有关《新世纪医学模式》《内源性医学》的知识产权证书，而且在国际互联网上相继新出现《新世纪医学模式》《内源性医学》的关键词，以告慰鲁老早年的知遇之恩！

1987 年 9 月，我著的《中国的自身保健与美容技术》已发行到美、苏、日、法、意、新（加坡）、印（尼）、中国香港、中国台湾等国家和地区。1992 年外文出版社又向国内外推出其法文版《自身保健与美容技术》，受到了普遍的欢迎，并引起了中外同道的重视。后经进一步充实提高写成的《家庭自身健美精萃》由解放军出版社于 1991 年 7 月出版。其除增补了一些具有特殊健美效果的穴位、操作方法外，为适合读者在家庭中锻炼与研究的进一步需要，还增加了新型按摩常用穴位的常用手法、作用及局部解剖表。其绝大部分研究成果尚属首次公开发表。1996 年 10 月，我著的《保健美容按摩新法》，又由解放军出版社推出。这两本书并被作为该社建社以来的第一批对国外交流书籍。1997 年 5 月，我著的《中国保健美容按摩新法》（繁体字版）又由长征出版社推出，该书是该社建社以来第一本在世界范围正式发行的图书。2000 年，我著的 23 种中、英、法文版《中国新型按摩挂图》（共 72 幅）出版，该系列挂图经国家图书馆在全世界中、西文献检索后的专题检索报告："通过使用以上检索工具及关键词检索，在按摩、针灸、导引、中医及西医领域内，未见同时用中、英、法三种文字一次出版 23 种，共 72 幅的《中国新型按摩挂图》；并且据国内外有关文献及报道：中国新型按摩——小剂量按摩为魏慧瑶同志首创；其著的《中国新型按摩挂图》在按摩领域中，无论从文种、版本、内容及数量均属第一"。2002 年，我著的《人体康复美容养生图解手册》一书出版。2003 年，我著的《中英文对照版中国新型按摩精装挂图》问世。2003 年 9 月在第十届北京国际图书博览会，中华版权代理总公司的《版权贸易信息》特辑中，我著的《预防"非典"自我按摩保健法》与《人体康复美容养生图解手册》，不仅榜上有名，而且《预防"非典"自我按摩保健法》是当时预防"非典"（SARS）时，我国向国际推荐的唯一的原创性专著。2004 年，我著的《保健美容的中国新型按摩》（法文版）一书出版，在国内外发行。2005 年夏，成功地在北京中医药大学举办了首期留学生新世纪医学模式与中国新型按摩研修班；2006 年 5 月，在首期中医药美容技术国际培训班之新世纪医学模式与中国新型按摩美容技术课程等，均受到来自日本、韩国、巴西、挪威、美国等国学员与同道们的热烈欢迎和高度评赞……

值得一提的是：中华民族的一项最伟大的发明——导引医学，是中医里独一无二的内源性医学，由于其效果奇妙、风格独特与奥妙无穷，属内源性医学范畴。它历来为拥有者所珍藏，秘不外授，只用口传心授的方式世代单传，新中国成立以来，由于从未被纳入过大学教材等原因，故使当今有缘结识导引医学者，屈指可数；系统学习、研究，并应用于预防、临床、康复、美容与养生等医学领域者，则更是少之又少、缺之又缺，故使其渐成为中医学里的绝学、世界医学里的绝学。应抓紧抢救！

现在中国，这一世界医学里独有绝佳的内源性医学即导引医学，已被边缘化，成为一直散失在民间的健身与养生方法，急待努力抢救！我非常有幸于1952年结识杨少侯太极拳第三代嫡系传人，而后花了60余年刻苦地反复学习、研究、探索、实践、临床、总结、提高与创新，始分别从内源性医学——导引医学的史、理、方、法、穴、医学模式与其在预防、临床、康复、美容、养生和公共卫生安全诸领域的应用等方面有所领悟。自1977年起，我用中、法、英文（英文版由外文出版社翻译出版）与中英文对照，在国内外发表了21本医学专著与200余篇有独到见解的论文，共计500余万字，在世界各地发行。

2012年我应邀到台湾，在台北、台大国际会议中心作了《新世纪医学模式与内源性医学》的讲学，获得台湾主持会议的知名学者教授的高度好评："魏教授的报告太精彩、太丰富了！"在晚宴上又专门来敬酒说："魏教授说得内容太好了，这些内容我们在台湾听都没有听过，一片空白，值得我们好好学习！"

《黄帝内经》明确指出：中医由针、灸、砭、药和导引按跷几部分组成。有学者从学科的角度，将它们分为针灸、中药、按摩、导引四类；我以为：它们还可有另两种不同的分类方法。①它们除中药是属于药物疗法外，针、灸、砭、导引和按跷，则均是属于非药物疗法。《素问·血气形志》载："形乐志苦，病生于脉，治之以灸刺；形乐志乐，病生于肉，治之以针石；形苦志乐，病生于筋，治之以熨引；形苦志苦，病生于咽嗌，治之以百药；形数惊恐，经络不通，病生于不仁，治之以按摩醪药，是谓五形志也。"由此可见古人先贤，除了"病生于咽嗌，治之以百药"与"病生于不仁，治之以按摩"和"醪药"相结合外，对"病生于脉""病生于肉"与"病生于筋"的，则均是"治之以灸刺""治之以针石"与"治之以熨引"的非药物疗法；由此也不难看出古人先贤早在《黄帝内经》时，便高度重视非药物疗法的广泛应用以及非药物疗法与药物疗法的相结合应用。②《黄帝内经》中的针、灸、砭、中药和按跷这几部分都属外源性医学范畴，现都有很大的发展，即现代流行的针、灸、砭都被纳入了针灸学科。中药更成为中医最常用的治疗手段，按跷则发展成为了按摩学科。唯独有博大精深的导引医学，是中医里独一无二的内源性医学，由于其效果奇妙、风格独特与奥妙无穷，属内源性医学范畴……

2015年，对于已74岁的我的人生来说，又是个好年成；而对于内源性医学发展史来说，则不仅是个大丰收年，而且是个有非重要意义的转折点的年份。我应邀：①在食品医药类权威期刊《首都食品与医药》的《民生健康》专栏，自2015年1月创刊号起，每月1篇，已发表了《未来医学模式管窥——走近内源性医学》《内源性医学的十二大特点》《内源性医学发展史》《诸子百家与内源性医学（上）》《诸子百家与内源性医学（下）》《史书文献中的内源性医学》《经典导引医学著作——＜淮南鸿烈＞＜论衡＞＜黄庭经＞》《葛洪、陶弘景和巢元方》《孙思邈与

< 千金方 >》《内源性医学在唐宋时期的发展（上）》《内源性医学在唐宋时期的发展（下）》《内源性医学在金元时期的发展——金元四大医家与全真七子》《内源性医学在金元时期的发展——金元杰出人物与著作》《内源性医学在明代的发展——明代导引医学杰出人物与著作（一）》《内源性医学在明代的发展——明代导引医学杰出人物与著作（二）》《内源性医学在明代的发展——明代导引医学杰出人物与著作（三）》等的系列文章，都是内源性医学——导引医学的最新研究成果的重要组成部分。② 2015 年 2 月 15 日，香港发行量最大的（40 万份）《香港商报》又发表了张宇的《魏慧瑶教授谈内源性医学：导引被危重边缘化》（《文化东方》周刊 T7 版）的报道文章。③随着国际互联网的飞速发展、智能手机的普及，世界进入移动互联网飞速发展的时代，这亦有利于国内外的广大专家、学者与广大民众，走近、了解、传播与受益于内源性医学。④ 2015 年 7 月出版的我著的《内源性医学秘诀精要·新型康复益寿按摩图解》与《内源性医学秘诀精要·新型美容养生按摩图解》两本专著，以内源性医学作为正式书名的，这在人类医学文献史上，尚属首次。《内源性医学秘诀精要·新型美容养生按摩图解》：由理论篇与操作篇构成。操作篇是从全息生物医学与人体解剖学的角度，系统介绍了美头之法、美眼之法、美耳之法、美鼻之法、美口之法、美颈之法、美腰之法、美胸之法、美腹之法、美手（含美肩、美上臂、美肘、美前臂、美腕）之法及美足（含美髋、美大腿、美膝、美小腿、美踝）之法和养头之道、养眼之道、养耳之道、养鼻之道、养口之道、养颈之道、养腰之道、养胸之道、养腹之道、养手（含养肩、养上臂、养肘、养前臂、养腕）之道及养足（含养髋、养大腿、养膝、养小腿、养踝）之道；《内源性医学秘诀精要·新型康复益寿按摩图解》：同由理论篇与操作篇构成。操作篇是从贴近病家、学者的角度，用深入浅出、雅俗共赏的方式，介绍既颇有新意、内涵，又很有效、实用的《经络减肥美形法》《经络强身美形法》《治疗感冒新法》《防治失眠新法》《面瘫防治操》《新防治慢性支气管炎法》《回春益寿操》等，它们是内源性医学自成体系普及教材中中文版的两册，非常适合广大普通读者与初、中级医学专业人员，便于他们共同分享新世纪医学模式与内源性医学的诸多好处和无限妙趣……《香港商报》发表的《内源性医学秘诀精要·魏慧瑶新书助康复益寿》书讯（2015 年 11 月 15 日，T4 版，生活与人文健康栏目）；《首都食品与医药》杂志发表的内源性医学成果力作：《内源性医学秘诀精要·新型康复益寿按摩图解》《内源性医学秘诀精要·新型美容养生按摩图解》再版书讯中指出，这两本书是人类医学史发展以来，首次以内源性医学为书名与主要内容的医学著作……自我 2010 年公布"内源性医学"的概念和理论以来，得到我国与美国、英国、法国、日本、瑞士、瑞典、波兰、丹麦、巴西、韩国与多哥等多个国家的诸多专家与学者的高度肯定和赞赏，国际互联网在诞生新世纪医学模式的关键词后，又诞生了内源性医学的关键词；一位美国的医学博士动容地对我说："我读过你的著作，是我近十多年来，在美国与中国读到的最好医学著作！"他回美国时还买了 50 本我的著作；一位聪明的来自非洲的中医博士，在听到了我的讲话后，兴奋地讲："老师，我终于想明白了！原来世界上医学界都在思考与探索着的医学发展方向和目标，都能从您的著作中找到准确的答案！"在一次世界中医美容学会专业委员会举办的巴西医学专家赴华高层学术研修班上，几十名巴西医学专家在听完我的讲课后，热情喷发、情不自禁地将我抬了起来，并高高的举过他们的头顶，久久不愿放下，感动地说："老师，来中国前，我们真想不到来中国能学

到什么样的新东西？（因他们在巴西都是颇有一定知名度与成就的医学专家），今天听了您的课后，才知道您竟能将中国医学与西医学结合得这样理想和完美！真的是太好了！太了不起了！"在一次中国国际减肥大会举办的国际高层学术研讨会上，我短小精悍的、被动与主动相结合的全新的科学减肥理念的讲话，赢得了所有参会国际代表的热烈掌声与高度认同，而且一位来自瑞典卡洛淋医学院诺贝尔奖评选委员会的知名学者，迫不及待地快步绕过长长的矩形会议桌来到我的身边，主动给我留下了他的详细联络地点与方式，并热诚坦率地说："教授，您都 70 多岁了，却还这么红光满面，精神焕发！而我才 50 来岁，就满头白发！您介绍的导引医学真的是很神奇！太好了！我是否可以学习？"并希望今后能与他保持联系、开展学术交流和合作；睿智的学者们有的指出："长期以来，我们中医的传承是不够完整的传承！只传承了外源性医学，而没有传承（因遗漏或遗忘等原因）内源性医学！中医的传承应该是完整的传承！寄望这能引起政府相关部门与领导的重视。"有学者指出："内源性医学概念和理论的公布意义重大：①它有益于当下国内外所有的医学科学的临床、教学、科研与管理人员，单一的外源性医学知识结构的优化、更新与完善。②它有益于当下国内外所有的单一的外源性医学院校教材的优化、更新与完善。③它有益于中医尽快地回归到'主流医学'的应有位置。④它有益于当下国内外所有的单一的外源性医学（中医、西医、'主流医学'、'非主流医学'或'整合医学'等）的发展、进步、飞跃与革新。⑤它有益于人类医学有限的医药资源的最大化。⑥它有益于让当下与未来医学更好地朝着高效、速效、特效、长效、绿色、环保、低碳、零碳，无任何不良反应与副作用，无任何致癌、致畸、致突变与可持续性的方向健康发展。⑦它有益于让医学更好地为中国与世界人民服务……"1960 年就一直执教于中医学院的贺老教授在《一部具有划时代意义的力作——评内源性医学秘诀精要两书》一文中指出："早在 2015 年 8 月中旬就收到了好友魏慧瑶教授刚出版的两部力作：《内源性医学秘诀精要》"新型康复益寿按摩图解（第二版）"和"新型美容养生按摩图解（第二版）"，我一口气从头到尾拜读了一遍，读后，一股激奋、喜悦、敬佩、感谢之情油然而生。在书中，他首次提出了"内源性医学"的概念和理论，首次将中医学宝库中已被边缘化只一直散失在民间的导引医学——这一中医学里和世界医学里的绝学提到了应有的高度，并通过自己的研究和实践，将内源性医学——导引医学归纳有十三个大特点，呼吁大家共同努力，拯救这一绝学。他并身体力行，毫无保留地将其花费数十年心血所得的研究成果公诸于世，这不得不让人敬佩，我觉得，此乃中医之幸，中华民族之幸，世界医学之幸！作者在"代前言"中开宗明义提出了一连串的问题：如何让中医的传承尽快地更加完整？如何让"中医就等于中药"的固化概念尽快地得到纠正？如何让世界上现在每死亡三个人，其中就有一个与药物中毒有关的人数尽快地减少？如何让目前国内外只靠单一的外源性医学防治疾病的方法，尽快地得到纠正和完善？如何让人们与医者尽量的少生病、生小病或不生病？如何让医学能真正回归到"悬壶济世、普救众生"的正常轨道上来？如何让医学能更好地为中国与世界人民服务？……作为一个医学科学工作者，尤其是我们中医科学工作者，必须身体力行，担负起解决这些问题的义不容辞的责任与使命！而作者在国内外数十年的临床与研究结果证明：只有大力倡导与积极推进以内源性医学——导引医学为主的非药物疗法的普及，才是解决上述问题的金钥匙！

更为可喜的是，作者在这两部图解中，从理论到实践都有一个新的提高，他以全新理念，破译开发了人类自身"药库"的密码，还原健康源泉与铺出了崭新的康复益寿，美容养生之路，既具有科学性、新颖性，也具有知识性和实用性；既具有民族性，经济性，也具有世界性和前瞻性，通俗易懂，学用结合，一学就会，终生受益，是广大读者防病治病，康复养生的指南，更是医务工作者科学防病治病，提高各科临床疗效的内源性医学的"示范处方"。不愧为一部具有划时代意义的力作！"；另 2015 年 11 月 16 日，我又获得北京市版权局颁发的：《世界医学绝学——内源性医学解密开篇》《世界医学绝学——内源性医学发展史》《世界医学绝学——内源性医学的作用机制》《内源性医学·康复美容养生学概论》等六个内源性医学的作品登记证书，它们将为即将出版的《内源性医学·康复美容养生学》提供有力支持与全新内容，它则是中文版的提高教材，是人类医学史上第一部，分别从内源性医学——导引医学的史、理、方、法、穴、医学模式与其在预防、临床、康复、美容、养生和公共卫生安全诸领域的应用等方面的系统专著。它更适合康复、养生、美形和美容高级研究者、医学院校师生与医学专业科研人员等高层人士，进一步领略新世纪医学模式与内源性医学的博大精深和奥妙无穷……。与此同时，我还完成与出版了：Ecrit par Dr Wei Hui Qiang《Auto-massage：sante et beaute a la portee de tous》《Nouveau massage pour la santé et la beauté》与《Nouveau massage chinois》（6 套）共 8 册内源性医学的法文教材；Written by Wei Huiqiang《FLU SELF—DEFENCE STIMULATING IMMUNTTY WITH TCM》（据告知，联合国在美国纽约开了一家书店，2015 年要求各国政府推荐好的英文版图书去展销，该书又被我国相关部门推荐去了该联合国书店）与《CHARTS OF NEW CHINESE MASSAGE》（6 套）共 7 册内源性医学的英文教材。

专家指出：值得期待的是，内源性医学又将以其独一无二的之显著疗效与独特魅力，必将进一步引起了中外医学界与国内外广大读者之欢迎、关注和青睐。笔者以为：至此，世界医学绝学——内源性医学发展史，只是刚刚进入初启的阶段、发展新希望的阶段。专家指出：内源性医学的抢救、传承、推广、普及、提高与创新，是个既浩大又伟大的系统工程；其发展史，还得靠您、靠我、靠他与靠大家共同一起，去努力、去续写！因为您、我、他与大家的人类健康梦想三部曲的实现需要它！医学的发展、进步、飞跃与革命需要它！人类的当今与未来需要它！

研究资料显示：①我们人类的生命，不是仅靠自身之力而生活在这个世上的，而是有赖于靠与外界进行物质、能量、信息的交换和情感的交流，有赖于靠与无限宇宙的能量进行着交换而生活着；内源性医学——导引医学的修炼，它是令人能够体察与体验无限宇宙能量宝贵的方法之一，它是破解人类"精神—物质"难题的一个突破口，它是打通其希望之门的一把智慧钥匙。②由于人类的无止境的欲望追求而进行的开发，地球环境超限度地遭到破坏，致使人类身处环境的不断恶化，不可预料的世界性的大规模的天灾在增加，加之战争等人祸的频发，新的疾病在不断发生。③由于生活节奏的加快，生活方式的改变，使心理性、精神性的疾病人数不断增多等。内源性医学——导引医学则是预防与治疗，精神性的疾病和新的疾病的最科学、最有效的方法之一。

专家指出："由于内源性医学，它是向内求得身心平和、安宁与统一，向外求得天人合一的医学。它在当代医学、在未来医学中的意义、作用、价值与地位，将会随着社会的进步、科技的发展与生命科学研究成果的不断地接近或揭示生命之本源越来越得到提升，我们可以坚信在中国梦、亚洲梦、非洲梦、欧洲梦、美国梦、俄国梦……，乃至世界梦里，人类肯定会实现：尽早地让世界医学绝学——内源性医学，更好地为中国人民和世界人民的：①人人享有基本健康保障，这是世界卫生组织所倡导与追求的。②人人享有健康长寿保障，这是世界医学所倡导与追求的。③人人享有健康长寿、长命百岁、美形（体）美容保障，这是新世纪医学模式、内源性医学及未来医学所倡导与追求的人类健康梦想三部曲服务！因为，只有这样，中国与世界的医学，才能真正做到科学、新颖、高效、速效、特效、长效、绿色、环保，低碳、零碳，没有或尽量少致癌、致畸、致突变、毒、副作用，与可持续性的发展；只有这样，中国与世界的有限医药资源，才能真正做到最大化；只有这样才能真正做到，让中国与世界的人民尽量少生病、生小病，或不生病；只有这样才能真正做到，能使当下全球每死亡三个人中就有一人与药物中毒有关的人数大为减少！"

笔者坚信：人类对自身健康、长寿、美形与美容的永恒追求，一定会促成中国人民和世界人民的健康梦想三部曲早日实现！世界医学绝学——内源性医学的明天、祖国的明天、世界的明天一定会更美好！

附注：为节约版面与方便读者，《内源性医学发展史》的参考文献从略，欲详请见 www.weihuiqiang.com

世界医学绝学——内源性医学的作用机制

魏慧瑶

内源性医学——导引医学是富有神秘色彩的古老的东方文化宝库里一颗光芒四射、璀璨夺目的明珠。它集特有的呼吸运动、肢体运动与自我按摩于一身，便于家庭成员在居室的方寸之地内领略习练其健与美的妙趣。它是调发身姿健、容貌美卓有成效的手段之一，是提高自体免疫力的有效方式。

专家指出：内源性医学——导引医学是一门健与美的艺术，具有很强的科学性。它不仅是中医的重要组成部分，而且是中医精髓中的精髓，还是"中医治本"的关键、核心与根本！同时，它还是人类未来医学的重要组成部分与未来医学的重点发展方向之一，应当引起我们每个人，尤其是医学科学、研究工作者的高度重视与认真学习和思考。

内源性医学——导引医学既有深厚的文化底蕴，又集培补元气、安定情绪、坚定意志、防病治病、启迪智慧、美容抗衰、激发潜能、增寿延年等众多神奇效果于一身，为历代医家巨匠（如：战国神医扁鹊、三国名医华佗、隋代太医博士巢元方、唐代大医学家孙思邈等）和道、儒、法、武等诸子百家所推崇。然而，由于种种历史条件的局限，前贤们终未能提高到西医学理论基础及一系列近代科研成果（如：控制论、系统论、信息论、微循环理论、全息生物医学、生命衰老机制、未来医学与医学模式等）的高度来认识它。笔者总结的一整套内源性医学——导引医学，科学新颖、简便易学、行之有效，它既融中西健身之长，又集古今益寿之道。它是依据古今先贤与笔者数十年之潜心研究和临床经验，针对健康、疾病及衰老的病因，从动静相兼、身心合一出发，它不仅有益于预防疾病，而且有助于老年斑的消除，有利于身心健康、长寿、美形与美容。

内源性医学——导引医学立足于调动和发挥人体内显在的与潜在的健美能力（疗能、美能、智能等潜能），是具有东方独特风格"以自然之道，养自然之身"的预防、临床、康复、美容、养生与公共卫生安全的卓有成效的医学手段。它既能使人获得健康和长寿，又能使人产生出自然美。因而它们的魅力吸引着人们去探究其奥秘。对它们的实践和研究表明：无论是从中医和西医的理论来看，还是从许多现代科学研究成果等来看，其机制都是很科学、很复杂的。下面仅从中医学理论、西医学理论、一些现代研究成果、主动与被动相结合和内源性医学与外源性医学相结合这五个方面来做一些初步探讨。

一、从中医学理论方面来探讨内源性医学的按摩的作用机制

内源性医学的按摩是内源性医学的三大重要组成部分之一。它是一种特有的按摩，是在医生的指导下，尊整体观之理，循辨证论治之法，配合呼吸的自我按摩医学。它可广泛地应用于预防、临床、康复、美容、养生与公共卫生安全领域。其作用机制是：

1. "阴阳、五行、脏腑、营卫、气血"等学说，都是中医学理论的重要组成部分

"阴阳失调"是造成疾病的根本原因。《钟吕传道集》云："丹经万卷，议论不出阴阳。"《素

问·阴阳应象大论》载："阴阳者，天地之道也，万物之纲纪，变化之父母，生杀之本始，神明之府也，治病必求于本。"我国有的学者通过近3年的对健康的老、中、青年人的血液流变性的测定，甲皱微循环检测和老龄家兔主要脏器的光学显微镜观察证实：人体衰老主要机制在于气血失调，内环境失去平衡；人体内环境失衡又主要在于瘀血的观点是有科学根据的。而内源性医学的按摩正是通过"轻巧、松柔、愉悦、深透"的手法，起调和阴阳之作用。它促进失调之阴阳（即疾病）进入"阴平阳秘"（即健康）。我们在临床中常见到，"痛减病除"。另外，"轻重得宜"的手法，还能促进五行的平衡及营卫的调和，加强气血的运行。有学者认为，"轻重得宜"的手法是通过健脾胃之途，来促进气血的生成，通过加强肝的疏泄功能，促使气机的顺畅，加强气的生血、行血、摄血功能以及气血的运行，从而促进五行的平衡、营卫的调和。《灵枢·平人绝谷》载："血脉和利，精神乃居"。无疑，这些都是缓解症状、除病祛邪，而使患者获得痊愈及保健、美容、抗衰的有利因素。

2. 经络学说也是中医学理论的重要组成部分

近年经络研究振奋人心地提示：人体内独立存在的经络系统是人体"行气血、调阴阳、决生死、处百病"的联系、反应及调节系统、人体穴位具有半导体特性。还有研究发现经络是人体组织液流动的低阻力通道，人体内有符合中医经络路线描述的组织液流动的一套系统。这进一步说明了经络的生理和生物物理学特性均有形态（物质）基础，它是多形态，多层次，多种功能，多维空间的立体结构。它乃人体气血运行的通路，其内通属于脏腑，其外连于五官七窍，四肢百骸，网络全身。如《灵枢·海论》载："夫十二经脉者，内属于脏腑，外络于肢节"，《灵枢·经别》："夫十二经脉者，人之所以生，病之所以成，人之所以治，病之所以起，学之所始，工之所止也。"由此可知，经络是维持人们正常生命活动最基本最必需的联系机构。穴疗、经络学者认为："没有经络便没有生命。"经气不利，就不能很好地发挥其应有的防病作用，以致邪由外侵或病由内生而患疾。而内源性医学的按摩通过各种得宜的手法，循经络，走穴道，疏通经络，通利关节，可循穴位 - 经络 - 脏腑的传导途径，反射性地影响或改变津液、气血、脑髓与精神、情志等生理活动及病理状态，对全身有调治之功效，故能除病祛邪。

3. 内源性医学的按摩能调动机体内的积极因素，增强自身的抗病能力，从而达到"扶正祛邪"、防病治病及延年益寿的目的

用兴奋、激发、滋补、营养的阴型柔术手法，能固本扶正，培补元气。此外，尚有消除疲劳，缓解痉挛，消肿止痛，矫正畸形，理筋整复，舒筋通结，活血散瘀，振奋精神，促进循环，助长消化和强筋健骨，健身、美容、养生等作用。

二、从西医学理论方面来探讨内源性医学的按摩的作用机制

1. 对皮肤的作用机制

（1）局部的作用机制：①以阴型柔术手法为主体的内源性医学的按摩，首先作用于皮肤，能清除表皮衰老的角化细胞，改善皮肤的呼吸，增加皮脂腺、汗腺的分泌。皮脂腺分泌的加强，会增加皮肤光泽；真皮内弹力纤维作用的加强，则可增加皮肤的弹性，因而增强了皮肤的保护作

用；汗腺分泌的加强，则有利于体温的调节，同时加强皮肤与其附属器对冷、热、压、触等刺激的适应能力，进而利于身体健康、长寿与美容美形。

②有研究证明，内源性医学的按摩，可引起一部分细胞内的蛋白质分解，能促使组织中释放出组织胺与乙酰胆碱，进而使皮肤的毛细血管扩张，血液循环加强，血流量增加，皮肤营养得到改善，局部皮温升高。有人研究指出，抚摸能升高皮温 0.2~0.3℃，揉捏按摩能升高皮温 1.5~3℃还有实验报告指出：对人的肩部三角肌处按摩 5 分钟，按摩后比按摩前，皮温升高平均差值为（1.846±1.284）℃，最高者达 4.6℃。还有研究实验证明：在患者颈部按摩后，对患者的皮肤微循环进行检测，发现皮肤微循环有明显改善（$P < 0.01$）。

（2）全身的作用机制：内源性医学的按摩对局部皮肤的刺激，亦可通过相应的脊髓节段传递或经交感神经直接通向丘脑下部自主神经中枢，通过神经 – 体液调节（或尚待深入探讨的经络传导系统），反射性地引起血液成分的重新分配，或引起所有受作用的器官与组织（部位或穴位）产生相应的变化。同时，通过手法的作用，使组织中产生类组织胺物质和蛋白质分解产物，进而使真皮内细胞的生活能力增强。由此可见，在某些情况下，疗效的取得是按摩对皮肤的直接作用产生的；大多数情况下，则是手法作用的复杂反射转机的结果。

为了给经穴内脏相关学说提供形态学依据，为了探明穴区的传入途径，不少人作了研究。有学者从解剖学的角度认为，得当按摩手法从躯体至内脏反射通路，一般有三条；

①体表末梢感受器接受刺激后，经躯体传入神经至脊髓后角，在后角转换神经元后，至第Ⅶ板层，至脊髓前角出椎间孔，再至交感神经节，到达内脏。

②体表末梢感受器接受刺激后，经躯体神经至脊髓后角（Ⅳ – Ⅴ板层），至脊髓丘脑束，再经丘脑腹后外侧核，至内囊枕部，投射到中央后回，由此发出下行纤维，经下丘脑（间脑）到网状结构，然后从网状结构分三个途径到内脏。其一，即主要的一路，由网状结构经迷走神经背核，至迷走神经（副交感）到内脏。其二，由网状结构经孤束核至迷走神经背核，再至迷走神经到内脏。其三，由网状结构经孤束核至交感中枢，再至网状脊髓束到内脏。

③在柔软体腔（腹腔）外刺激体表，可直接影响内脏活动。同时，从神经生理学的角度研究亦证明：不同的手法或者不同强度的相同手法刺激，对内脏功能有着不同的影响。缓和、轻微的连续刺激，有兴奋周围神经的作用，但对中枢神经有抑制作用。急速、较重且时间较短的刺激，可兴奋中枢神经，但抑制周围神经。当中枢处于抑制状态时，副交感神经占优势；而中枢处于兴奋状态时，交感神经则占优势。显然，这些为内源性医学的按摩提供了通过手法刺激体表的一定部位治疗内脏疾患的解剖学方面的理论依据。

2. 对肌肉的作用机制

（1）内源性医学的按摩手法治疗，对肌肉的工作能力影响很大：实验研究指出，按摩肌肉的主动运动，会消耗能量、消耗氧，产生乳酸等有害代谢物质，而使组织液变为酸性，可产生局部组织的酸中毒，出现酸胀疲劳；被动按摩（医生的）对肌肉组织所起的直接作用与间接作用，其间接作用是一个复杂的应答反应。对疲乏的肌肉按摩后，不仅可加快疲劳的消除（笔者曾于1977 年在《按摩消除肌肉疲劳手法及其探索——附小剂量按摩典型病例介绍》一文中，介绍过一种只需一分钟便能消除四肢疲劳的按摩方法，详情参见《新医药资料》杂志，1977 年第 2 期，第 81 至 88 页中的有关部分），而且可提高肌肉的工作能力三至七倍。

（2）还有人指出，手法能引起部分细胞蛋白质分解，产生组织胺和类组织胺物质，手法的机械能转化为热能可产生综合治疗作用（热学作用是按摩治疗作用的物理基础之一，已为学者重视）。内源性医学的按摩可使后备的毛细血管开放，增加微循环的血量，使肌肉获得更多的血液，组织营养状况得到改善。也有人指出，手法的机械刺激，在一定程度上会影响细胞的胶质状态。我们在临床中发现，某些病程久远、肌肉长期萎缩的患者，经短期内源性医学的按摩治疗后，肌肉不再萎缩，甚至明显增殖，肌力明显提高。

（3）另有实验提示：得当合理的按摩可使局部组织氧需要量增加，氮与二氧化碳排泄量增加。

3.对肌腱、韧带、关节的作用机制

内源性医学的按摩手法作用于本体感受器，通过本体反射或其他形式的神经反射，可以增强肌腱、韧带、关节的弹性和活动性，促进关节滑液的分泌，改善关节及周围组织的血液循环和营养，从而利于消除关节的病态及畸形；大量的临床与研究发现，内源性医学的按摩对人体肌肉、肌腱、筋膜、韧带、关节囊等这类软组织损伤的运动系统疾病具有独特的疗效：如内源性医学的按摩手法作用于腰腿痛患者的肾俞、委中、承山、志室、阿是穴等，通过神经—体液因素，改变了体内生化过程与酶系统的活动，改善了患部神经根与神经纤维的微循环，从而使局部组织的营养代谢得到改善，这为众多各类的腰腿痛患者，经内源性医学的按摩治疗获得显著效果，提供了又一有力的科学支持。研究提示：按摩治疗软组织损伤，主要是在手法之作用下，通过加快患部的血液循环，促进滑液分泌增加，改善局部组织的营养来实现的。内源性医学的按摩治疗这类软组织损伤的运动系统疾病具有以下独特的疗效：

（1）改善肌肉的张力、弹力与耐受力：肌肉组织可因运动过度而发生变性、坏死或结构紊乱等病理改变，得当合理的内源性医学的按摩，通过神经 – 体液或经络因素，促进体内生化过程与酶系统的活动，改善了神经根与其神经纤维的微环境和微血流，进而促进肌纤维的收缩与伸展活动，肌肉的活动又可促进血液、淋巴等体液的循环活动，从而改善了肌肉的营养状况，增强了肌肉之张力、弹力与耐受力。

（2）促进组织修复：临床上对肌肉、肌腱、韧带部分断裂者，采用得当合理的内源性医学的按摩手法理筋，将断裂之组织抚顺理直，有益于疼痛减轻并与断面生长吻合，故按摩手法对损伤组织的修复具有良好的作用。有研究者将家兔被切断的跟腱缝合约 2 周后，开始对其按摩治疗，发现其能明显促进跟腱的修复，且其胶原纤维排列的方向亦接近正常的跟腱，结构强度亦高；对犬作肌腱修补术后，给予持续性制动或保护性的被动活动，通过光镜、透射电镜与扫描电镜观察对肌腱组织修复的影响，发现保护性的被动活动产生的机械分离作用，打断了肌腱修复区域与周围组织之间的粘连，阻止了鞘管组织的内生，刺激了腱细胞本身的再生，且能抑制与消除修复肌腱区域内炎症组织之产生，进而使肌腱修复比制动组更接近于正常，鞘管的恢复也更好，肌腱的机械性能与功能恢复亦较制动组好；还有对肌腱损伤后完全制动和早期被动活动的组织学与生物力学进行研究，发现制动组肌腱损伤区域愈合时间延长，肌腱都发生了一定程度的粘连；早期被动活动组的肌腱表面形态接近于正常，扫描电镜下仅可见少量粘连形成，没有发现瘢痕存在，胶

原纤维虽还不成熟，但排列与肌腱纵轴平行，且较制动组胶原纤维粗大，损伤区域内细胞数目与血管均明显少于制动组；同时还对两组分别进行了肌腱滑动功能，断裂力量、强度，与能量吸收实验，发现早期被动活动组的以上各种指标都优于制动组；这均为得当合理的内源性医学的按摩手法有利于促进损伤组织修复提供了有力的科学实验支持。

（3）分离与松解粘连：软组织损伤后，瘢痕组织增生，常相互粘连，致神经血管束产生卡压，是导致患处疼痛和运动障碍的主要原因之一。得当合理的内源性医学的按摩手法，则能直接分离筋膜、滑囊的粘连，促使肌腱、韧带放松，有通利关节的作用。有研究者，对有关节活动障碍的肩关节周围炎患者的肩贞、肩髃、臑俞等穴位，施以得当合理的内源性医学的按摩手法治疗，并配合在医生指导下患者自身做的主动运动（治疗与康复的导引处方），经过一定阶段的治疗，临床结果发现，患者的肩关节活动度均有不同程度的改善，有的患者则完全恢复了正常；还有研究者用肩关节造影观察手法对肩关节粘连的作用时，发现按摩治疗能使肩关节囊粘连松解；故为内源性医学的按摩手法有一定的分离与松解粘连作用提供了又一有力的科学依据。

（4）纠正错位：由急性损伤造成的"骨错缝、筋出槽"（解剖位置异常），是许多软组织损伤的病理状态，运用各种整复手法，使关节、肌腱各回其位（使它们恢复或接近正常解剖位置），解除了对组织的牵拉、扭转或压迫刺激，使疼痛随之消失，故内源性医学的按摩手法，在纠正"骨错缝、筋出槽"的错位方面有显著作用。如脊柱后关节急性错位，其棘突偏歪引起关节囊与邻近韧带损伤，功能受限，按摩治疗可迅速纠正错位；按摩对脊柱后关节滑膜嵌顿，亦有立竿见影的效果。有研究者用 X 线摄片发现：对环枢关节错位的患者，施用颈椎旋转复位法或旋转拔伸复位法，可以当即恢复环枢关节的正常解剖位置。有研究资料提示：按摩可治疗肱二头肌长头肌腱滑脱、颞颌关节脱位、肩关节脱位、小儿桡骨头半脱位、颈椎后关节紊乱、胸椎后关节紊乱、腰椎后关节紊乱、骶髂关节错缝、耻骨联合分离症等病症；一些腰椎滑脱的患者经按摩治疗后，其上下椎体的位置异常情况得到恢复。

（5）促进突出物回纳、部分回纳或移位：按摩对改变突出物的位置，促进突出物回纳、部分回纳或移位，具有一定的作用。大量的临床资料证明，大部分腰椎间盘突出症的患者，在经内源性医学的按摩手法治疗后，可改变突出物与神经根之间的空间关系，进而使疼痛与症状随之得到了消除或减轻。尸体研究亦证明：按摩手法可以改变突出物与神经根之间的空间关系，从而为内源性医学的按摩手法治疗腰椎间盘突出症，提供了科学实验支持。对关节内软骨损伤致关节交锁，不能活动者，通过得当适宜的内源性医学的按摩手法治疗，能使嵌顿的软骨板回纳，解除关节交锁。

（6）解除肌肉痉挛：大量的临床资料与科学实验证明，内源性医学的按摩具有良好的放松肌肉的效果。肌肉痉挛是人体的一种自然保护机制，但是持久的肌肉痉挛可挤压穿行于其间的神经血管，产生新的疼痛源。按摩手法可直接放松肌肉、解除肌肉痉挛的机制有：一是加强局部循环，使局部组织温度升高，致痛物质含量下降；二是在适宜的手法良性刺激作用下，局部组织的痛阈提高；三是将紧张或痉挛的肌肉通过手法使其牵张拉长，从而直接解除其紧张或痉挛，亦可通过减轻或消除疼痛源，而间接解除肌肉痉挛。肌肉痉挛这一中间病理环节的消除，可使疼痛减轻、软组织损伤得以痊愈。对急性腰扭伤患者的肌电图观察发现：治疗前患者在舒适的姿势下均有不同程度的紧张性肌电活动，经内源性医学的按摩治疗后，绝大部分患者的紧张性肌电活动与疼痛等临床症状，随之消失或减轻；有研究报告：对痉挛的肌肉用拉伸手法持续操作 2 分钟以上，可刺激肌腱中的高尔基复合体，诱发反射，从而使疼痛减轻或消失；临床上遇到腓肠肌痉挛，医生常充分屈曲患者患侧的踝关节，并在小腿后侧施于按摩，即可迅速解除痉挛。这均证明内源性医学的按摩，具有良好的放松肌肉与解除肌肉痉挛的作用。

（7）促进炎症介质分解、稀释：研究资料提示：软组织损伤后，血浆与血小板分解产物形成许多炎症介质，这些炎症介质具有强烈的致炎、致痛作用。按摩手法作用下，肌肉横断面的毛细血管数较手法前增加 40 余倍，微循环中血液流速、流态改善，体内活性物质的转运与降解加速，炎症产物得以排泄。对急性腰扭伤患者的肌电图观察发现：内源性医学的按摩对肾上腺皮质功能有良性刺激，使白细胞数上升，嗜酸性粒细胞减少，还释放较多的 17- 羟皮质类固醇，这些物质对消除局部无菌性炎症具有重要意义。

内源性医学的按摩可促进静脉、淋巴回流，加快物质运转，进一步促进炎症介质分解、稀释，致局部损伤性炎症消除。有动物实验证实：单侧软组织损伤的家兔，其血浆中组织胺含量明显高于损伤前，经手法治疗"委中穴" 1 小时，其含量明显低于治疗前，而对照组的组织胺含量此时仍在继续上升（$P < 0.05$）。

（8）促进水肿、血肿吸收：内源性医学的按摩具有良好的活血化瘀的作用，能促进静脉、淋巴回流，致患部肿胀减轻，降低了组织间的压力，消除了对神经末梢的刺激，故使疼痛消失，进而利于水肿、血肿的吸收。大量的临床与实验资料证明，内源性医学的按摩可以活血化瘀，促进脏器与组织的血液循环，其主要是通过作用区（皮肤、肌肉、经络、穴位等）生物物理与生物化学的变化——轴突反射、自主神经与介质等神经 - 体液的调节来实现的。通过这种整体的继发性反应并随之发生的生理、病理过程的改变，减轻局部缺血与酸中毒；促进致炎致痛物质、酸性代谢产物的清除；减轻神经组织间水肿、粘连；促进局部渗出与瘀血的吸收；降低胶体物质的黏稠性，增加原生质的流动性；从而达到活血止痛的作用；并提高酶的生物活性；进而改善局部微环境与促进机体的新陈代谢，达到促进水肿、血肿吸收的目的。

4. 对血液和淋巴循环的作用机制

内源性医学的按摩，具有扩张血管、促进血液循环、改善心肌供氧、增强心脏活力的作用，并对人体之体温、脉搏、血压等能产生一系列的调节作用。

（1）对血液动力的作用机制：手法可直接作用于皮下的血管，加快静脉血的回流速度，从而降低末梢循环的阻力，减轻心脏的负担，对心律有调节的作用。得当的手法治疗使肌肉放松后，其血管流量要比肌肉紧张时多 10 多倍，实验研究结果表明，手法还可明显消耗和除去血管壁上的脂类物质，改善血管壁的弹性和血管的通畅性。对于高黏度血症患者按摩治疗后其全血黏度、血浆黏度均有不同程度的降低，在对血栓形成的斑块测定中发现，其体积缩小，重量减轻，这些都有利于心脏的工作。有人根据"按其经络，以通郁闭之气，摩其壅聚，以散瘀结之肿"之原理，对 13 例肩关节周围炎患者，按摩前后指端血管容积的变化进行了观测，发现按摩后有 8 例指端血管容积增加；经仪器测定指端的血流量按摩后也明显增多；还发现按摩患者局部后，其局部与未经按摩治疗的远隔部位，其皮肤表面温度与局部深层温度，均有升高；这均为内源性医学的按摩具有活血化瘀作用提供了科学证明与支持。

血液流变学是研究血液在血管中循行与其流变性质的学科。大量临床资料表明，血液流变性质的异常变化是一个不容忽视的因素，它对许多疾病的诊断与治疗都具有很重要的意义，在血液流变学的诸项指标中，以血黏度升高最为突出，即使没有动脉硬化者，单纯血液黏度增高亦有可能导致冠状动脉血栓的形成。

有研究者在对 103 例住院患者进行按摩治疗后，发现患者的全血黏度、血小板聚集下降，脉率减慢每搏输出量有所增加，血管的弹性扩张度也增大。有研究报告：在对高血压动脉硬化患者与缺血性中风患者进行按摩前后血液流变学对比后，发现，对于高黏度患者进行按摩后，其全血黏度、血浆黏度均有不同程度的下降，从血栓形成的斑块测定中发现，其体积缩小，重量减轻，这提示：内源性医学的按摩能减少血栓形成的发生率，缩短缺血性中风的病程、防止再次发生中风，且有预防中风的作用；同时，在治疗过程中，血液流变学诸项指标的动态变化，可在一定程度上反映治疗效果，并指导治疗方法。

国外学者 Ernst 等对自愿受试组与强直性脊柱炎患者组，进行按摩后测定其血液流变学指标，发现自愿受试组的全切应力的自然状态的血黏滞度与低切应力的血黏滞度，都明显降低，血细胞比容与血浆黏滞度亦都明显降低（均有意义），红细胞滤过性保持不变；患者组在按摩 1 次后，其自然状态血与血浆黏滞度明显降低（有意义），连续 6 次按摩后，所有血黏滞度（血细胞比容、血浆黏滞度）均有所降低，但红细胞滤过性与聚集性并未出现明显变化。另外，Jungmann 也发现按摩后，血细胞比容迅速降低；而 Arkho 等也发现在按摩肌肉后，血细胞比容与有关变化保持恒定。

大量研究提示：血流变化的主要机制是血液稀释，以一种黏滞度比血浆低的无细胞的液体，稀释血液可导致血浆黏滞度降低，如果血浆黏滞度明显降低，那血细胞比容、标准血黏滞度也降低，从而造成血液稀释，按摩引起的"血液自动稀释"，可能是按摩降低了交感神经的张力，从而选择性地引起了充血反应，增加皮肤与肌肉毛细血流量，补充以前体循环内未充盈的微血管，以低黏滞度的无细胞间质液灌充停滞流动的血管。此外，按摩的力学操作可直接或间接，使停滞的液体从微血管再次进入活动与循环有一定的作用；血液流变学的变化可解释为由于按摩增加了血流灌注之结果；同时这种血液流变对改善肌肉等的血流灌注亦起了作用。

（2）对血压的作用机制：有实验资料说明，由于内源性医学的按摩，能促使肢体循环部位血管扩张，外周阻力减少，心跳变慢，故可使血压下降。临床证明，某些血压低的患者（如过敏性休克、低血糖引起的休克等），经内源性医学的手法后，血压很快便又回升至正常水平。这提示得当手法对血压具双向调节性。临床证实，内源性医学的按摩对高、低血压的治疗均有明显、可靠的疗效。动物实验证明，将失血性家兔随机分按摩 1 组（强刺激"合谷穴"，连续按摩 6 次），按摩 2 组（按摩"合谷穴"1 次）与对照组（不按摩），观察按摩对失血性休克的影响，发现按摩合谷穴有明显的升压作用，按摩次数较多的，则血压上升幅度大且平稳，若血压一旦下降，其速度亦较缓慢，这提示内源性医学的按摩，具有一定的抗休克作用，这也为内源性医学的按摩在临床上，对中暑引起的休克、低血糖引起的休克、针刺引起的休克、高血压引起的休克、低血压引起的休克、外伤性引起的休克等多种休克症状，常常能"起死回生"、立竿见影，又提供了一个有力的科学实验支持与依据。有研究者对 46 例原发性高血压患者进行按摩后，发现患者的收缩压、舒张压、平均动脉压均有明显下降，与治疗前相比 $P < 0.001$，且外周阻力下降，血管顺应性改善，心搏出量增加，从而达到降低血压与改善临床症状的效果；日本学者对高血压患者腹部按摩后，发现收缩压下降了 5~15mmHg；舒张压下降了 5~10mmHg；前苏联学者亦研究发现按摩不仅有能使收缩压与舒张压下降的作用，而且发现经多次按摩后，能使血压恒定在一定水平。这均为内源性医学的按摩，预防与治疗高血压病能取得良好效果，提供了有力的科学实验支持。

（3）对血液成分的作用机制：内源性医学的手法作用能引起一时性血液的再分配。故按摩后，正常人群血液中的红细胞、白细胞、血小板、血红蛋白数量以及白细胞的吞噬能力、血清中的补体效价，均有所增加，有的甚至有明显增加。而对白细胞高于正常值的患者按摩后，白细胞数目则会降低。表明内源性医学的按摩，对白细胞总数有一定的双向调节作用。有动物实验证明：按摩后可使软组织损伤家兔血中的组织胺含量降低；临床报道对急性软组织损伤患者进行按摩后，发现血浆中去甲肾上腺素（NA）、多巴胺（DA）的含量下降，而且儿茶酚胺（CA）含量下降与疗效有关，即外周血中 CA 含量下降得越显著者，则按摩的疗效越明显。

（4）有研究实验证明：内源性医学的按摩，有促进血管网重建的作用：将家兔跟腱切断后再缝合，术后进行按摩手法治疗，发现治疗组跟腱断端间有大量新的小血管生成，而对照组家兔，仅见跟腱周围组织中有一些管壁增厚并塌陷的小血管，血管中还伴有血栓形成，这说明内源性医学的按摩，有促进病变组织血管网重建的作用；恢复血管壁的弹性的作用：内源性医学的按摩，可大量地消耗与消除血管壁上的脂类物质，缓解血管的硬化，这对恢复血管壁的弹性、改善血管的通透性能、降低血液流动的外周摩擦力，均有一定的助益；当然，除了手法刺激作用外，和血管本身的功能状态与人体整体的功能状态，均具有一定的密切关系；内源性医学的按摩治疗颈椎病，发现椎动脉血流图均有不同程度的波幅升高，证明按摩手法可缓解椎动脉受压程度，使椎动脉流动的速度加快，从而改善了脑血管的充盈度；在人体单侧委中穴上，进行内源性医学的按摩，可引起双侧小腿血流量增加；通过血流动力流变学参数来测定治疗后的作用，发现治疗后，能使脉率减慢，每搏输出量增加，这利于节省心肌能量消耗，提高心血管功能等作用；内源性医学的按摩，有降低血液黏稠度的作用：在瘀血状态下，由于血液流速降低，而致血液黏稠度增高，黏稠度的增高又进一步使流速降低，二者如此恶性循环，终致血液凝集、凝固，通过治疗后，促使血液重新流动与促快血液流速，进而降低了血液黏稠度，使流速与黏稠度之间，进入新的良性循环状态；这为内源性医学的按摩，可广泛地用于预防与治疗高血压、冠心病、动脉硬化等疾病和能获得良好效果，提供了又一科学佐证。

还有研究证实：内源性医学的按摩，对心率、心功能等均有调节作用。内源性医学的按摩，能使冠心病患者的心率变慢，由于心率变慢，心脏负担减轻，氧耗减少，同时并可使冠心病患者的左心室收缩力增加，舒张期延长，使冠状动脉的灌注量随之增加，从而改善了冠心病患者的心肌缺血、缺氧状态，进而缓解其心绞痛的症状。手法按揉灵台、神道穴治疗心绞痛，心电图恢复正常者可达 33.3%；手法按揉心俞、肺俞、内关、足三里穴可治疗心肌炎后遗症，缓解胸闷、心慌等症状，指压腕背阳池穴，可治疗房室传导不完全性阻滞而引起的心动过缓。总之，内源性医学的按摩，对心脏功能的作用机制，主要是和其可降低外周阻力，改善冠状动脉的供血，提高心肌供氧，减轻心脏负担，修复心脏功能有关。还有人对 46 例原发性高血压患者进行手法治疗后，发现患者的收缩压、舒张压、平均动脉压均有明显下降，与治疗前相比 $P < 0.001$，且外周总阻力下降率达 80.4%。故达到了降低血压与改善临床症状的目的。这提示：内源性医学的按摩，其降压作用机制，可能与通过节段神经的传导反射的调节作用等因素有关。还有人对 12 例冠心病患者，经 18 次按摩治疗前后心尖搏动图的观测发现：取得了与硝酸甘油相类似的效应，临床研究还提示：内源性医学的按摩心俞、肺俞、内关、至阳、足三里等穴，能治疗心肌炎后遗症，有效缓解心慌等症状。

（5）对淋巴流动的作用机制：内源性医学的按摩可直接作用于淋巴管（如挤压等），促使淋巴的回流加快。经研究证实，顺淋巴回流方向施以手法，有利于组织间隙中积聚水分的吸收，因而收到清除水肿的效果。还有学者在狗的粗大淋巴管插入导管，观察到按摩后比按摩前淋巴液流动加快七倍。

5. 对神经系统的作用机制

内源性医学的按摩以手法作为物理刺激因子，作用于皮肤的感受器或肌肉、肌腱、韧带、关节等的本体感受器，通过神经节段性反射、躯体——内脏反射、扩散或反馈等，可引起一系列应答性的反应。同时，通过神经系统作用于内分泌器官，促使分泌激素进入血液，对人的整体产生影响。

手法对自主神经有很大的影响，会引起内脏、血管、腺体等功能活动的改变。各种不同的手法刺激对细胞的代谢，也有不同的作用。有人认为，手法可以是活跃间质的刺激素。手法对降低感觉及运动的传导性有直接作用。在许多情况下，弱的、短的手法刺激，能改善大脑状况，提高工作能力。用恰当的手法（参见《头部保健美容法》）刺激、作用于脑垂体，可益脑清神，消除疲劳，增强记忆，增强听力，防治耳鸣和提高工作效率。日本学者就研究了一种用按摩提高人的思维能力的技术。有资料报道，对按摩过后的患者进行脑电图测定，出现 α 波增强的现象，表明大脑皮层的电活动趋向同步化，有较好的镇静作用，有益于解除大脑的紧张与疲劳状态；还有研究者报道，内源性医学的按摩手法，可降低交感神经的兴奋性，头部、颈项部的按摩后，脑血流量明显增加，故患者常在治疗后感到眼睛明亮、疲劳消除、精神焕发；还有人在对小儿"退六腑"手法抑制发热的机制研究后，发现"退六腑"手法可能经某种途径抑制了脑组织产生与释放环磷酸腺苷，使该物质在脑脊液中的含量减少，从而可致丘脑下部的体温调节中枢的"调定点"骤然大幅度上移，使发热反应受到抑制，这均可能是由于引起内抑制发展所致。由于脑干网状结构与脑的其他部位有广泛而复杂的联系，与身体各部的功能也密切相关，因此推知，手法在止痛作用方面，可能与"非特异性感觉投射系统"（即"多感觉系统"）的重要组成部分——脑干网状结构有关。研究资料提示：对脑动脉硬化患者的脑电阻图进行观察，发现手法治疗后，其波幅增加，流入时间缩短，改善了脑动脉搏动性供血，这显示，轻柔的内源性医学的按摩手法，可降低交感神经的兴奋性；颈项部用轻柔手法施术后，脑血流量显著增加。有研究者用肌电图测定颈椎病患者颈部两侧肌肉之放电情况，发现经内源性医学的按摩手法治疗后，患者紧张性肌电活动明显减少或消失，故患者常在内源性医学的按摩手法治疗后，感到痛减病除、疲劳消除、神清气爽、精神焕发；用肌电图观察内源性医学的按摩手法治疗急性腰扭伤的患者，发现其腰部肌肉神经的电生理变化的情况，也得出了同样的结论。

失眠患者接受内源性医学的治疗，常常会在治疗过程中即进入睡眠状态。而嗜睡患者经内源性医学的治疗后，则可感疲倦感消除、神清目明、精神抖擞。这提示内源性医学的不同按摩治疗，对神经系统可产生抑制或兴奋作用。在沿神经走行方向按压时，可使神经暂时失去传导功能，起到局部镇痛与麻醉作用；在缺盆穴处之交感神经星状结处按压，能使瞳孔扩大，血管舒张，同侧肢体皮肤温度升高。

我们在临床中能使患者在少痛、无痛甚至愉悦的情况下得到治疗，其原因是"轻重得宜"的手法是无损害性的良性刺激因子，也可能是与手法能调整已经紊乱的生理功能或加强原有的生理功能，和防止出现新的紊乱的作用有关。

6. 对免疫系统的作用机制

内源性医学的手法刺激，可调节人体的免疫功能，提高人体的免疫功能。其不仅能增加白细胞的数量，提高白细胞的吞噬能力，而且手法刺激还能增加脑垂体－肾上腺皮质系统和交感神经—肾上腺髓质系统，对各种伤害性刺激引起的应激性反应，因而可使机体的免疫能力增强。有实验报告提示：对实验性接种肿瘤的小白鼠，选取"中脘""关元""足三里"穴，进行按摩治疗，发现按摩能抑制实验性小白鼠移植性肿瘤细胞的增殖，且治疗组按摩后其一般状况均明显好于对照组。同时，又在对小白鼠的免疫功能测定中，发现治疗组的自然杀伤细胞值，明显高于对照组，从而为其能抑制肿瘤细胞的作用，提供了科学的实验依据。有研究者对健康者背部足太阳膀胱经处平推法 10 分钟，发现其白细胞的吞噬能力有不同程度的提高，淋转率、补体效价亦增高。国内外都有学者指出，经常擦胸擦背，有助于增强人体的抗癌能力（参见《胸部保健美容法》与《腰背部保健美容法》）。还有人对苯污染造成的白细胞减少症患者的"足三里""四花"穴，进行按摩治疗后，发现其白细胞总数增加，白细胞吞噬指数升高，患者的临床症状与体征，均得到改善。美国达克大学的研究者对母鼠舔抚小鼠进行了观察，发现被母鼠舔抚过的小鼠的一般情况与免疫功能，均好于未被母鼠舔抚过的小鼠。有研究者对 20 例原发性痛经患者，选取肝俞、肾俞、脾俞、大肠俞、血海、三阴交、章门等穴进行按摩治疗，6 个疗程后，18 例痊愈，2 例明显改善。美国按脊医生在对 11 例原发性痛经患者检查中，发现腰椎 4 或腰椎 5，均有移位，并对其中 8 人进行了斜扳手法治疗，其中 7 人感到疼痛症状有所减轻，这提示按摩手法对女性激素的周期变化有一定的调节作用。

众所周知，几个世纪以来，流行性感冒的预防与治疗，都是严重危害与困惑我们人类的世界医学难题之一，笔者经数十年在国内外的不懈努力，针对这一难题的研究发现：一是甲、乙、丙型的流感病毒，时时刻刻都会发生变异，尤其是甲型的流感病毒极易发生变异。二是如专家指出：当下国内外医学界应对流行性感冒的理念、思路、策略、措施与方法，虽取得了一定的成绩，然而确实存在着很大的有待优化的空间。在免疫疗法和药物疗法之外，还有很多能有效地调动与激发人体自身显在的与潜在的疗能，提高自身免疫能力，尤其是改善呼吸道的微循环，提高呼吸道的健康水平与防治流感的科学手段，尚未引起卫生部门的应有重视与应用。其中，新世纪医学模式倡导的丰富多彩的内源性医学与非药物疗法就是如此。三是笔者认真地提出了有关人类未来真正科学应对流感的预防、治疗与研究的四个相结合倡议，正如专家指出："魏慧瑶主任医师系统提出的，在注重流感病毒的同时，还应高度重视人体自身免疫力（显在的与潜在的）的调动与激发相结合；还应高度重视疫情监控、免疫疗法、药物治疗等常规防治与非药物疗法防治相结合；还应高度重视外源性防治（如外源性免疫疗法、药物疗法与非药物疗法等）与内源性防治（如内源性医学——导引医学等）相结合；还应高度重视人为预防方式与自然预防方式相结合，科学、灵活应用的预防方式；他（指笔者）总结了一整套科学新颖、简便实用的导引医学方法、艾灸法、按摩法、火罐法、热盐包法和电吹风法，能提高人体自身免疫能力，尤其是有改善呼吸道的微循环，提高呼吸道的健康水平与防治流感的能力和效果。"

随着笔者的《新预防感冒操》《治疗感冒新法》医学论文及《防治流行性感冒保健新法——新世纪医学模式应用》、英文版《中医防治流行性感冒保健新法——新世纪医学模式应用》与《巧用穴位抗流感》三本医学专著的出版；随着2005年与2009年在北京，两次成功举办了《新世纪医学与防治和研究流感的新思路》的高层论坛；随着笔者应邀，先后在香港、台湾、北京、上海等数十省市与先后在北京国际会议中心、国家会议中心、人民大会堂、中国科技会堂、中国疾病预防控制中心、中国中医科学院、清华大学、北京中医药大学、科技部礼堂、海淀体育馆与香港会展中心、台北·台大医院国际会议中心等的《新世纪医学与防治和研究流感的新思路》，百余场学术报告会的成功举办。随着国内外一些主流媒体：如突尼斯共和国的第一大报（法文）《新闻报》（1984年，8月，25日，第9版）、《中华中西医临床杂志》（2005年，1月，第5卷，第1期，第7~9页）、《亚太传统医药》杂志（2007年，9月，第9期（第3卷），第5至第8页）、《中外健康文摘》临床医药版杂志（2007年，11月，第4卷，第11期，第90页至94页）、《科学时报》（2008年，5月，30日，第1及B2版）、香港的《大公报》（2011年，9月，12日，C5版）、《庆祝第八十二届国医节2012台北国际中医药学术论坛大会手册》（2012年，3月，17~18日，第491~494页）、《解放军健康》杂志（2013年，6月，第3期，第39页）、《香港商报》（2014年，3月，31日，文化东方周刊，T7版）等的专题报道，使国内外数以百万计的受益者，知道了真正科学应对流感的新理念、新思路、新策略、新措施与新方法，学会了用《治疗感冒新法》去预防与治疗感冒（含流感），受到国内外专家、学者与广大群众的热烈欢迎、好评与青睐。如《解放军健康》杂志2013年6月第3期报道："魏慧瑶著《中医防治流行性感冒新法——新世纪医学模式应用》（英文版）2010年2月在国内外公开发行，这是人类医学史上第一本首次揭开内源性防治与外源性防治相结合，应对流行性感冒保健新法神秘面纱的小书。受到国内外专家与学者的一致好评。而2012年7月出版的《巧用穴位抗流感》则是该英文版的修改提高的中文版图书。

这是一位年已71岁的部队医学科学工作者，在国内外花了数十载心血换得的一点工作与研究的心得体会，这是作者献给全体指战员与全国人民应如何真正科学应对流感的一份建议、心意、礼物、关切和爱！祝贺您有缘结识与拥有它。"……（详情参见《巧用穴位抗流感》一书）。

随着近十多年国内外对内源性抗生素的研究，发现并已从人体分离出纯化了具有抗致病微生物作用的蛋白质与多肽，这些内源性的抗生素，有着其独特的结构，在人体抗感染免疫中起了一定的作用。这些内源性抗生素是构成人体抗感染防御系统的重要组成部分。如：肽抗生素LL-37，其对革兰阴性与阳性菌均有广谱抗菌作用，其抗菌活性依赖于α螺旋结构的形成，血浆中的aPoA-1可结合LL-37，并抑制其细胞毒性作用，从而使机体免受LL-37的损伤。除能抗微生物活性外，研究发现 LL-37 还具有结合与中和内毒素、趋化或促进血管生成等作用，这为内源性医学能提高人体的免疫能力等，又提供了一个有力的科学证据与理论上的支持。

基础免疫学的最新研究成果显示，我们人的免疫系统的功能：一是任何药物也无法取代人体内与生俱来的、兼具防御和修复双重功能的免疫系统，我们的免疫系统最重要的功能是清除体内各种垃圾；其第二大功能，就是抵御疾病。世界最大的医学研究与资助机构——美国国立卫生研究院（NIH）的研究结论指出，除基因、遗传类的疾病与免疫系统无关外，99％的疾病都和免疫系统失调有关。故国内外的科学家们都认为，良好与正常的免疫功能是获得健康的一把钥匙。而内源性医学恰恰具有科学、新颖、简便、有效、经济、省钱、绿色、环保，无任何致癌、致畸、致突变，无任何毒、副作用与不良反应的激发和调动我们机体内的免疫系统的功能，使其处于或保持良好的功能状态。这为内源性医学确实能使人们少生病、生小病或不生病等，又提供了一个有力的科学证据与理论上的支持。如：笔者从 1976 年至 2015 年，从未住过一天医院，就是一个很好的例证。

7. 对呼吸系统的作用机制

内源性医学的按摩手法能促进呼吸活动的恢复，对肺的通气、换气与肺活量等均有良好的影响。实验证明，按摩会使呼吸减慢、加深。有研究者对 24 例慢性支气管炎患者进行按摩后，发现提高了肺活量，改善了气急、气短的症状；对喘息性支气管炎患儿进行捏脊后，发现可增加患儿肺的通气量，改善其肺功能；对肺气肿患者进行内源性医学的按摩后，发现可增强横膈的运动，改善通气功能，增加有效肺泡通气量，减少残气量与呼吸死腔，提高残肺的功能，进而明显地缓解其临床症状；还有研究者通过喉镜观察发现声门闭合不全患者经按摩后，声门可完全闭合或闭合不全程度明显减轻。

8. 对消化系统的作用机制

研究资料显示：内源性医学的按摩对消化系统有直接与间接两个方面的作用。

直接作用，即指手法的直接作用力（或刺激），能促使胃肠管腔发生形态改变与运动，促使其内容物的运动与变化，即促使胃肠蠕动速度的加快与力量的增大，进而加快或延缓胃肠内容物的运动排泄进程。

间接作用，即指手法的良性刺激，通过神经、经络等的传导反射作用，从而增强胃肠的蠕动与消化液的分泌，促进对胃肠内容物（食物等）的消化吸收过程，进而加强消化系统功能。

内源性医学按摩的直接作用与间接作用，均可作用于胃肠，使平滑肌的张力、弹力与收缩能力增大，进而促进胃肠的蠕动与消化功能的增强。实验证明：手法可明显影响胃肠的消化功能，如加强胃、肠活动，改变胃体收缩幅度、频率，胃液的酸度，酶的活性等。各种不同强度的手法，对胃、肠所处的功能状态有不同的影响，如叩打和震颤的手法刺激，能使胃、肠、肝的分泌活动增强。又如，当胃运动已处于增强的功能状态时，推按胃俞、脾俞、足三里等穴位，则可引起胃运动的抑制；反之，则出现完全相反的情况。不难看出，内源性医学的按摩，能通过经络、气血调整与促进脏腑功能，实现"阴平阳秘"的相对平衡与实现对人体消化功能的双向调节作用。内源性医学的按摩之小儿捏脊手法有助于提高疳积患儿的胃、肠消化、吸收功能，血清胃泌素水平下降至正常，可提高对蛋白质、淀粉的消化能力，增强小肠吸收功能，促进食欲，增强脾胃功能，从而使患儿很快愈好。选用捏脊和按揉足三里穴相结合，亦可对脾虚泄泻患儿小肠功能产生影响，患儿较低的木糖排泄率，经按摩后较前增加；超声波检查与 X 线透视下连续录像的观察结果可以证实，按摩还可促进胆汁排泄，降低胆囊张力，抑制胆道平滑肌痉挛，从而很快取得缓解或停止胆绞痛的作用；这均为由于直接对腹腔或背部施加良性刺激手法和通过神经反射的结果。手法直接刺激某些穴位，可增强胃壁的收缩能力，如按摩中脘、脾俞、胃俞等穴位治疗胃下垂患者，经钡餐检查发现，大部分轻、中度患者胃下垂程度均有明显改善，有的甚至恢复正常；如持续用力按压中脘穴，发现胃壁蠕动加快，甚至痉挛而出现恶心呕吐；持续用力按压气海穴，会引起肠蠕动加快，甚至引起肠痉挛，促使肠中气体与粪便迅速排出体外。还有实验证明：内源性医学的按摩对胃的蠕动有双向调节作用，即原来表现胃的蠕动次数多的可以减少，使排空延长；而原来表现胃的蠕动次数少的可以增加，使排空加快。内源性医学的按摩与穴位有一定的相对特异性：即当胃肠蠕动处于亢进状态时（如胃肠痉挛），按摩能使其迅速转入抑制状态（即缓解其痉挛）；而当胃肠蠕动处于缓慢抑制状态时，按摩则能使其蠕动增强。这就为内源性医学的按摩，在临床中既能治疗腹泻，又能治疗便秘取得的良好效果，提供了科学与理论上的支持。李征宇等对实验性胃溃疡小鼠按摩后，发现治疗组胃液分泌减少，且治疗组胃溃疡改善与恢复情况均明显好于对照组，这提示：按摩对抑止胃部溃疡有效，这为内源性医学的按摩，临床中能有效治疗胃溃疡，提供了动物实验依据。

9. 对内分泌系统的作用机制

有研究者对糖尿病患者行按揉脾俞、膈俞、足三里穴，擦背部足太阳膀胱经并配合少林内功锻炼后，发现部分患者的胰岛素功能增强，血糖有不同程度的降低，尿糖转阴，"三多一少"的临床症状有明显改善；在患者颈椎 3 至 5 棘突旁寻找敏感点，施用按摩治疗甲状腺功能亢进症患者，发现其心率较治疗前有明显减慢，其他症状与体征都伴有相应改善；按摩还有增高血清钙的作用，故可用于治疗血清钙过低所引起的痉挛；对佝偻病患者四缝穴按摩与捏脊按摩治疗后，发现其血清钙、磷均有上升，有益于患儿骨骼的发育与生长。

10. 对泌尿系统等的作用机制

内源性医学的按摩能够引起排尿量的增加。如按压下腹部与捏拿大腿内侧，可引起膀胱收缩而排尿，机体内的蛋白分解物——尿酸、尿素等同时排出体外，尿中氮的排泄量也随之增加，临床中，常可见经内源性医学的手法治疗后，对改善小便的不正常状态（如尿潴留等）均有明显的效果。手法能加强血液、淋巴循环、改善组织的新陈代谢，这可导致肌肉组织对糖元的充分利用，脑组织内的氨基酸含量增多，组织内的琥珀酸脱氢酶的活性增强等。有研究资料提示：内源性医学的按摩，可调节膀胱张力与括约肌的功能。如按揉肾俞、丹田、龟尾、三阴交等穴位，不仅对治疗小儿遗尿症有良好效果，而且对尿潴留亦有良好效果。还有动物实验证实，按揉半清醒状态下家兔的"膀胱俞"，可使平静状态的膀胱收缩，内压升高。此外，内源性医学的按摩手法，对生殖系统和运动系统的功能改善，也有明显的作用，这在国内、外大量的临床中已得到验证。

11. 对精神方面的作用机制

众所周知，心理是大脑的功能。情绪能影响人的免疫、消化、呼吸、心血管、内分泌等系统的功能。美国学者研究指出："人体每一块肌肉，都会受情绪影响，尤其是血管壁的肌肉，头颅内、外的中型血管，对情绪的刺激都高度敏感。"可见，情绪对人体的健康是很重要的。

著名的生理学家雅各布雅早在20世纪20年代就从理论上证明，紧张是多种疾病的潜在原因。耶鲁大学医学院门诊部报告，所有求诊者中，因情绪紧张而致病的占76%；新奥尔良的奥施斯纳诊疗所报告，在500位连续求诊而入院的肠胃患者里，因情绪不好而致病者占74%。近来据国外研究人的心理状态对人体健康影响结果提示：人生气（10分钟）不仅耗损人体大量精力，其程度相当于参加一次3km赛跑；并且生气时的生理反应十分剧烈，其分泌物比其他情绪时产生的分泌物都复杂，且更具毒性。这为不良情绪对人体健康、美容有害，又提供了一个有力的理论依据。

另一方面，良好情绪对各种治疗效果都有明显的影响。一位美国专家说："每个人体内部有一种最有助于健康的力量。这就是良好情绪的力量，所有药物之中，治疗能力可以和良好情绪相比拟的只有抗生素。其实，有时良好情绪的治疗能力比抗生素还要好得多，且没有毒、副作用及不良反应。良好情绪的"医疗"价值有二：一是取代引起神经紧张的坏情绪；二是通过对脑垂体的良性刺激，来促使激素分泌的旺盛和内分泌的适度平衡，这种平衡给人以愉快的心境。内源性医学的按摩，能给患者带来"痛减病除"的轻灵、愉快的感觉及享受，无疑这会加强疗效，促进复康。近年来，国内外许多有意义的研究动向向我们展示，在内源性医学治疗中对医学心理学亦应予重视的观点是正确的。疾病的过程，可以看作是人体所有组织，在中枢神经系统的统一领导、指挥下，协同与致病因素作斗争的现象或结果。而内源性医学的按摩，是通过手法的良性刺激（即适合身体的具体条件，达到保护机体与治疗目的的得当刺激），激发、调整身体内部神经系统协同机体内其他有利因素与致病因素作斗争的功能，增强机体自身的抗病能力。同时，间接地促进体内活力，加速受损组织的修复，调动自身的力量（包括潜力在内）去战胜疾病。

12. 从特有的肢体运动来探讨内源性医学的作用机制

特有的肢体运动，是内源性医学的三大重要组成部分之一。它内容十分丰富，如太极、八卦、八段锦、五禽戏、易筋经等。

早已名扬国内外的，被称为"武术击技之王"的太极拳，是内源性医学中特有的肢体运动之一。研究资料证明：几个世纪以来，打太极拳除能增强体质外，还是辅助治疗高血压、溃疡病、心脏病、肺结核、预防老年人跌倒、益寿延年等的好方法之一。为了证明太极拳的医疗保健作用，北京运动医学研究所曾对50~89岁的老年人进行了较详细的医学检查，其中32位是经常练太极拳的，56位是未练太极拳的正常的老年人，对比观察发现：长年练太极拳的老年人，不论在体格方面，还是在神经系统的功能、心血管系统的功能、呼吸系统的功能、运动系统的功能、消化系统的功能、免疫系统的功能等方面，都比未练太极拳的正常老年人的状况好。现将太极拳对人体神经系统等的生理影响介绍如下。

（1）练太极拳对神经系统的作用：近年来，国内外许多生理学家对中枢神经的研究结果，使我们更进一步认识到中枢神经系统对人体的重要作用。众所周知，神经系统，尤其是它的高级部分，是调节、支配与指挥人体的所有其他系统和器官的枢纽，是最高"司令部"与"指挥官"。人类依靠神经系统的活动（通过条件反射与非条件反射）以适应自然环境与改进自然环境；人依靠神经系统的活动，使体内所有组织、器官与系统的功能活动按照需要谐调统一起来。因此，任何一种锻炼方法，只要能增强中枢神经系统的功能，那对人体健康来说就有良好的促进意义。特有的肢体运动之一的太极拳，其优越之处就在于此。

练习太极拳，要求"心静、气定、神凝"，注意力集中并且讲究"意气君乃骨肉臣""以意领气"，即"用意"，这些都对大脑活动有良好的训练作用与效果；此外，太极拳的动作构思细腻，编排合理，结构严谨，全面完整，有一定的科学性；练习太极拳，动作要求"完整一气"，由脚、踝、膝、胯、腰、肩、肘、腕、手，手指与眼神等，上下照顾，毫不散乱，前后连贯，绵绵不断，所谓"其根在于脚，由脚而腿而腰，主宰于腰，形于手指，手随心转，法由心出"，加之动作有"九松""十要""十三字行功诀"等，集武术、疗病、养生三者之优长于一身，需要有良好的支配与平衡能力，因此需要大脑在紧张的活动下完成，这也间接地对中枢神经系统起到了训练的作用与效果，从而有利于改善与提高中枢神经系统的功能活动，活跃了其他系统与器官的功能活动，加强了大脑的调节作用。

太极拳是一种很有趣味性的运动，且其富含力学原理与哲学道理。经常练习者都有这样一种感觉：练架子后，倍感周身舒适、精神焕发；练"推手"后，周身感觉灵活、反应敏捷；这些都是练拳者情绪提高与趣味性浓厚的证明之一。情绪与趣味性的提高，不仅有利于促进人体各种生理功能活动、血液化学、血液的流动力学、气体代谢等发生良好的改变，而且有利于促进人体内潜能（显在的与潜在的）的调动和激发；此外，对慢性病患者来讲，其所需所想：愉悦情绪、倍感周身舒适、精神焕发，对他们的康复来说，练太极拳的良好感受，则更为重要、有治疗价值和意义。

（2）练太极拳对心（脏）血管系统与呼吸系统的作用：练太极拳对心（脏）血管系统的影响，是在中枢神经系统活动支配下发生与完成的。就太极拳动作的组成来说，它包括了各组肌肉、关节的活动，也包括了有节律的呼吸运动，尤其是横膈运动；这能加强血液与淋巴液的循环，减少体内的淤血状态与现象，是一种用来消除体内淤血的良方妙计。

众所周知，全身各部骨骼肌周期性的收缩与舒张，能加强静脉的血液循环，肌肉的活动促进了静脉血液的回流，与向右心室充盈的必要的静脉压力；呼吸运动同样也能促进静脉血液的回流。例如：吸气时胸廓的容积增大，内部的负压增高，使上下腔静脉的压力减低，促进静脉血液的回流加速。这一点在练太极拳的过程中表现得非常明显。

太极拳的动作舒展，胸部与身心都要放松，而且要求有意识地使呼吸与动作适当配合，这样就可以使呼吸自然，呼吸的效果就会逐步提高，这也就更好地益于改善血液与淋巴液的循环。在日常生活中，我们经常见到，当一个人胸部、肩部、肘部肌肉紧张用力时，由于胸廓固定，吸气受到限制，结果导致血液循环发生障碍，练习者产生面红耳赤、颈部血管怒张的现象。而练太极拳的过程中与练完拳，都不会发生这种现象。

练太极拳要"气沉丹田"，这是一种横膈式呼吸，这在医疗与养生等方面都具有良好的作用。膈肌与腹肌的收缩与舒张，使腹压不断改变，腹压增高时，腹腔的静脉受到压力的作用，把血液输入右心房，相反当腹压减低时，血液则向腹腔输入。这样，呼吸运动就促进了血液循环的改善，加强了心肌的营养；此外，膈肌的运动又可以给肝脏、脾脏等有规律性的按摩作用，是消除肝脏、脾脏等的淤血，改善肝脏、脾脏等功能的良方妙计。所以经常练习太极拳，对预防各种心脏疾病与动脉硬化创造了良好条件。

调查研究资料证实：经常练习太极拳者对心（脏）血管系统有良好的作用。有研究者对两组老人进行了功能测验：在1分钟内，上、下40cm高的板凳15次，结果发现，太极拳组老人心（脏）血管功能较好，32名老人中除1名不能完成这种定量负荷外，其余都能完成，而且血压、脉搏的反应都很正常；相反，对照组的老人，年龄越大，完成定量负荷的人越少，出现功能测验不良反应类型（如梯形上升型与无力型反应）的人越多。心电图的检查也同样证明了这一点：心电反应异常的，太极拳组仅占28.2%，而对照组则占41.3%；从观察结果不难看出，经常练习太极拳可以使心脏冠状动脉供血充足，心脏收缩有力，血液动力过程运行良好。

不仅如此，由于经常练习太极拳，提高了中枢神经系统的调节功能，改善了体内各器官之间的协调活动，使迷走神经紧张度增高，各器官组织的供血、供氧充分，物质代谢也得到改善。为此，常练太极拳者发生高血压病与动脉硬化的较少。太极拳组平均血压为134.1/80.8mmHg，对照组均血压为154.5/82.7mmHg。动脉硬化率，太极拳组是39.5%，而对照组则是46.4%。

从身体检查证明，经常练习太极拳对肺组织的弹性、胸廓活动度（预防肋软骨骨化）、肺的通气功能、氧与二氧化碳的代谢功能都有很好的作用。太极拳组的老人的胸部呼吸差与肺活量都比对照组的大。这是因为经常打太极拳，胸部呼吸肌与膈肌有力，肺组织的弹性好，肋软骨骨化率低；对于已有肋软骨骨化与胸廓活动障碍的老人来说，太极拳深长细匀的呼吸与腹肌、膈肌活动，既能增加通气功能，又能通过腹压的有节律的改变，使血流加速，增进肺泡的换气功能，这都有益于保持老人的活动能力。在完成定量活动测验时，太极拳组的老人气喘轻，恢复快，原因就在此。

（3）练太极拳对骨骼、肌肉与关节活动的作用：练太极拳对骨骼、肌肉与关节活动的影响与作用很突出。以脊柱为例，练拳时要求"含胸拔背沉（松）腰""腰脊为第一主宰"等，说明练太极拳与腰部活动有密切关系。经常练习太极拳对脊柱的形态与组织结构都有良好的作用。观察表明：太极拳组的老人的脊柱畸形为25.8%，而对照组则是47.2%。驼背是典型的老年畸形之一，是衰老的表现与结果。但是，经常练太极拳者，驼背的发生率就远比一般人为少；经常练太极拳者，脊柱的活动幅度也较好，太极拳组的老人弯腰手能触地的为77.4%，而对照组则是16.6%。X线检查发现：太极拳组的老人骨质疏松的发生率为36.6%，而对照组则是63.8%。老年性骨质疏松是一种衰老的退行性变化，其原因主要是由于骨组织中成骨细胞不活跃，不能很好产生骨的蛋白基质，致使骨生成少，吸收多，骨质变松。骨质松就容易产生畸形，关节活动也就不灵活与受限。而练太极拳动作要求："其根在于脚"、"牵一发而动全身"、连贯、圆活、周身节节贯串，因此练太极拳有一定的益寿延年与预防老年人跌倒的作用。

（4）练太极拳对人体内物质代谢的作用：研究资料提示：从太极拳组与对照组的老人骨骼变化和动脉硬化发生率的差异来看，打太极拳对脂类、蛋白类与无机盐中钙、磷等的代谢，都有良好的作用。国外有研究者从人体内物质代谢的角度，来研究运动的延缓衰老作用时发现：老年人锻炼 5~30 分钟后，血内的胆固醇含量会下降，其中以胆固醇增高的老人，下降尤为明显；对动脉硬化的老人，进行锻炼前后的物质代谢研究发现：经过 5~6 个月锻炼后，血中白蛋白的含量增加，球蛋白与胆固醇的含量却明显减少，而且动脉硬化的症状亦大大减轻。这提示：经常练习太极拳，对人体内物质代谢有良好的影响与作用。

（5）练太极拳对消化系统的作用：众所周知，由于中枢神经系统的调节功能的提高可以改善其他系统的功能活动，因此经常练习太极拳，可以预防与治疗因神经系统功能紊乱而引起的消化系统的疾病（运动、分泌、吸收的紊乱）；此外，练太极拳的呼吸运动的良性刺激（尤其是腹式呼吸运动），对胃肠道起着"自我相互的按摩"作用，这能改善消化系统的血液循环，有益于促进消化系统功能的优化与提高，有益于预防便秘，这对老年人也是很重要的。

综合上述，大量的临床与研究证明，太极拳是一种合乎人体生命科学、生理规律、轻松柔和的健身运动，亦是内源性医学特有的肢体运动的组成部分之一。它对中枢神经系统有着良好的影响，加强了心血管、呼吸、运动、消化、内分泌等各系统的功能，它具有强健身心、防治疾病、延年益寿、陶冶情操的良好作用，它能促进整体的新陈代谢，它有益于提升整体的身心健康水平。据不完全统计：太极拳现已流传到 50 余个国家或地区，练习人数达到 25 亿人之多。而且成为中国航天员在地面与太空的良好健身方法之一。

13. 从特有的呼吸运动来探讨内源性医学的机制

特有的呼吸运动是内源性医学的三大重要组成部分之首。它内容极其丰富（详情见《世界医学绝学——内源性医学的发展史》），对其机制的探讨，是人体生命科学的一个非常有意义与重要的课题。现据笔者研究经验、国内外的研究与临床资料，对其生理作用，分别从中医学与西医学两方面探讨如下：

（1）从中医学来探讨特有的呼吸运动的机制：内源性医学特有的呼吸运动起源于中国，故与中医学的关系尤为密切。中医学的理论指导着其实践，并成为阐述其机制的重要理论基础之一。

①整体观在呼吸运动的防病养生中的作用：中医学的整体观不仅把人体看成一个整体，而且把人体与自然、社会看成一个整体。我国古代人民在长期的医疗实践中，通过对大量事物的系统观察与总结，逐渐形成了朴素的"天人相应""天人合一"的整体观。中医学中的阴阳学说、脏腑学说、经络学说、营卫学说等基本理论，无一不体现着整体观的精神思想。在临床上，中医学对病因、病机、证候、治则的认识，及对健康、疾病、康复等概念的解释，也都贯穿着整体观的指导思想。故我们从中医学理论来探讨呼吸运动的防病养生的作用，就必须从"天人相应"的整体观出发。事实上也正是如此，人体的健康、生存与生活，皆赖于机体与其周围环境之间进行着物质、能量与信息等交换，并保持着一定的动态平衡关系，即"天人相应"。所谓的"天"，是指自然界的总称与概括。中医学的"天人合一"学说，得到了现代科学的验证。众所周知，生物体在整个生命过程中，不断地进行新陈代谢，它是生命的特征与依据。人体的一切生理活动与现象，诸如思维、循环、呼吸、消化、生殖、分泌、排泄、运动等等，都以物质代谢为物质基础。新陈代谢一旦停止，生命也就此完结。从某种意义上来说，人体的生命过程，就是人体与环境之间进行物质、信息、能量代谢的过程。故，"天人合一"的整体观的客观性与重要性都是显而易见和不容忽视的。

　　《内经·生气通天论》云："夫自古通天者生之本，本于阴阳。……九窍、五脏、十二节，皆通乎天气。"经文中的"生气通天"即"天人相应"之意，明确指出了人体五脏六腑、四肢百骸与自然界的密切关系。在内源性医学的理论中，就充分体现与完美展现着"天人合一"整体观的思想。《素问·上古天真论》云："真人者，提挈天地，把握阴阳，呼吸精气，独立守神，肌肉若一，故能寿敝天地，无有终时，此其道生。"亦云："圣人者，处天地之和，从八风之理……形体不敝，精神不散，亦可百数。"经文阐明，善养生者，第一要掌握自然界的变化规律，以适应顺从天地之和；第二要进行守神调息锻炼，二者俱备，才能达到益寿延年的目的。我们知道印度的瑜伽术，亦属于内源性医学的范畴，其中的"瑜伽"二字，即寓意着"天人相应"之义。可见，国内外的专家与学者，都把"天人合一"整体观的思想，作为内源性医学的指导思想。因此，在内源性医学的呼吸运动锻炼过程中，在强调内因决定性作用的同时，也注重外因的重要作用。中医学把喜、怒、忧、思、悲、恐、惊七情当作致病内因，把风、寒、暑、湿、燥、火当作致病外因。

　　古代养生家，根据千百万人的实践经验，结合致病因素，制定了防病、治病的方法与法则。在养生实践中，以"天人合一"整体观的思想作指导，在着重自身精、气、神内因锻炼的同时，还强调"精神修养""顺应四时""起居有节""不妄劳作""内外合一"等要求相结合；在精神方面，讲究情绪平衡，心情愉快，面带微笑，避免喜、怒、忧、思、悲、恐、惊诸情志的剧烈变化与刺激，以免受到七情的扰害而导致疾病的罹患；在顺应四时方面，养生家注重自然气候的变异，告诫人们，对"虚邪贼风，避之有时"。当然"和于阴阳""顺应四时"，不是消极地顺从气候的变化，而是要通过"和于术数"，增加机体抵抗力，以对变异的环境进行积极的适应；在饮食、起居方面，养生家也十分重视；《饮食通鉴》云："饮食定时，饥饱得中，水往变化，汗气和融，精血以生，营卫以行，脏腑调平，神志安宁，正气充实于内，元气通合于外。"阐明了"食者生民之天，活人之本"的重要意义；养生家反对单调的肥甘佳馔食谱，提出了"高粱之变，足生大丁"的告诫；要求粗精兼备，五谷俱全，营养丰富与科学搭配的饮食，提出了"五谷为养，五果为助，五畜为益，五菜为充"的主张；上述的饮食调理要求，对治病、养生都具有积极意义；养生家极为重视起居的规律性，主张结合四季变化而相应调整，提出"春三月，……夜卧早起，广步于庭，……夏三月，……夜卧早起，无厌于日，……秋三月，……早卧早起，与鸡俱兴，……冬三月，……早卧晚起，必待日光"的主张；这里不是要求机械地复古循旧，而是要借鉴古人重视起居有常的训义；在不妄劳作方面，《素问·上古天真论》云："心安而不俱，形劳而不倦"，阐明养生者，在日常生活中，不要"以妄为常"，要经常参加体力劳动，然不可过于劳累，这种"劳逸适度"就具有养生的意义；所谓"户枢不蠹，流水不腐"，正是此义。综合上述，内源性医学的呼吸运动，乃是重视个体内因锻炼，又强调"精神修养""顺应四时""起居有节""不妄劳作""内外合一"等方面综合调理的养生法，其预防、临床、康复等机制，也必然是基于诸因素的协调与综合作用的结果。

　　②内源性医学的呼吸运动有培补元气的作用："气"学理论是内源性医学的呼吸运动防病强身、益寿延年的重要基础理论之一。"气"学理论中的"气"，包括先天气、后天气两种。元气属于先天气的范畴，宗气、水谷之气、营卫之气、五脏六腑之气则属于后天气的范畴。元气生于

先天之精，藏于人体命门。元气具有生命活动原始动力的重要作用。宗气是由自然界的大气与脾胃消化水谷所得精气结合而成，具有推动心脏行血、肺脏散布的作用；营气来源于水谷精微，行于脉中，具有营养周身、化生血液的作用；卫气来源于肾阳，布于体表，具有固阳于内、抵御卫外的作用；脏腑之气，禀赋于先天元气，又赖于后天水谷精微的营养而发挥各脏腑的自身功能。不难看出，人体诸气，各有其独特功能，但以元气的作用最为重要。元气是生命之本，是生长发育与各脏腑活动的启动因素。

气的涵义颇广，概括而言，一是物质，一是功能。以自然而论，宇宙间的万物的生长、发展和变化，都赖于气的运动。以人体而论，气既是生命活动之动力与基础，又是脏腑生理活动的功能表现，诸如呼吸之气、水谷之气等都属于营养周身的精微物质；而元气、宗气、卫气、五脏六腑之气等，则属于人体的功能表现。

人体的健康状态取决于气的盛衰。元气充沛，则后天诸气得以资助，从而脏腑协调，身心健康。当先天禀赋不足或因后天原因损伤元气时，则后天诸气失助而衰败，可导致一系列疾病的发生。元气依赖三焦而通达周身，借助气化而发挥其生理作用。气化即气的运动转化过程。中医学认为，气化的场所位于三焦。三焦各有其位，亦各有其脏腑。三焦的所属脏腑与功能为：从部位而言，上焦一般指胸膈以上部位，包括心肺在内，功能主纳，有宣发精气、输布周身的作用，即"上焦如雾"（见《灵枢·营卫生会》）；中焦一般指胸膈以下，脐以上部位，包括脾、胃等脏腑，功能主化，有腐熟水谷，生化气血的作用，即"中焦如沤"；下焦指脐以下部位，包括肾、膀胱、小肠、大肠等，功能主渎，有分别清浊、通调水道的作用，即"下焦如渎"。水谷纳入脾胃，经气化生成精微之气，上输于肺，肺朝百脉，通过心脏，将精微之气，转输于五脏六腑、四肢百骸，以维持人体的各种生理活动。这就是在元气鼓动下，诸气参与的物质和功能相互转化的气化过程。

《庄子》云："人之生，气之聚也，聚则为生，散则为死"；又云："通天下一气耳"。内源性医学的呼吸运动在某种意义上讲，就是"扶正祛邪"的绝佳妙法。其防病、健身、益寿延年等作用，在很大程度上都是通过培补元气而实现的。对元气的重要意义在历代医学著作中都有精辟的阐述。《素问·评热病论》云："邪之所凑，其气必虚"，寥寥八字，高度概括了疾病与人体元气的辨证关系，并强调了内因的决定作用。《难经》云："气者，人之根本也，根绝则茎叶枯矣"；王充《论气寿篇》云："若夫强弱夭寿，以百为数，不足百者，气不足也。夫禀气渥则其体强，体强则命长，气薄则其体弱，体弱则命短。"进一步指明了元气的充沛与否，不仅与身体的健康、衰弱密切相关，而且决定着生命的长短与质量。因此，内源性医学的呼吸运动中，贯穿着"以气为本"的思想，在方法锻炼上，也强调培补元气以固本。它是通过怎样的机制来实现培补元气的作用呢？《素问·上古天真论》云："恬淡虚无，真气从之，精神内守，病安从来。"这是对其的培补元气机制的精辟阐述与概括。中医学认为精、气、神，乃人体的三宝与内因，它概括地反映了人体的功能状态。内源性医学的呼吸运动，就是外练"筋、骨、皮"，内练"精、气、神"的动静结合、身心结合、内外结合的，在医生指导下的绝妙自我锻炼养生法。"精"包括先天肾精与后天水谷之精两部分。人出生之前，禀受父母之精华生成己身，出生之后，先天之精藏于肾，属于生机的物质基础。先天之精，又赖于后天水谷之精的濡养，二者通过肺心脾诸脏，敷布周身，以保证人体的生长、发育、生殖等生理活动的实现。故有"肾为先天之本""脾胃乃后天之本"之说。内源性医学的呼吸运动，对"益精、增精"有明显的影响与作用。练功方法中，有先天派与后天派之分。凡旨在强精固肾者，可以选练先天派功为主；凡旨在培土健脾者，可以选练后天派功为主。

根据临床观察，不论先天派与后天派功法，只要练功得法，并持之以恒，对先天精与后天精都有加强充实作用。男性患者的遗精、早泄、精冷、精稀与女性患者的带下、崩漏、经少、病理性闭经等证候，都属于精的病理范畴，这些病理现象与证候，都可通过导引练功得到不同程度的改善；这证明内源性医学的呼吸运动，有改善阴精的诸种病理现象与证候的明显作用。消化功能紊乱、营养障碍等的患者，通过练习心肾相交之法，肾阳固秘，脾阳得资而健运，胃阴也得肾水上济而滋润，从而，胃腑和降善于纳腐，脾运有度，精微充脉。临床表现为食欲大振，食量增加，消化腺分泌旺盛，合成代谢加强，营养状态得到改善等；这证明内源性医学的呼吸运动，对水谷之精有良好的助益与作用。以上是内源性医学的呼吸运动，对后天之精的作用与影响。其对先天之精也同样具有良好的助益与作用。先天之精藏于肾，练意守丹田命门之法，乃充实精水之妙法。先天之精仰赖于后天之精的滋养，通过内源性医学的呼吸运动锻炼，兼备寡欲静心守神，则阴精自然充实而固涩，肾中元精得阴精滋养，则愈加壮益，元精益固，元气自充，即乃"练精化气"的必然趋势。显然，增精固水的作用，就是内源性医学的呼吸运动的培补元气的机转。

练功元气充实后，则可更好地调动与激发脏腑进行正常有效的生理活动，这对维护机体健康具有重要义。此外，又能进一步发挥练气化神的作用。神，包括了先天元神与先天识神两种。元神生化于先天元气，识神生化于后天精、气。元神、识神都来源于物质，又皆反作用于物质。《素问·移精变气论》云："得气者昌，失神者亡"，指出了神在生命活动中的重要性，这乃内源性医学的呼吸运动培补元气的又一重要作用与意义。

中医学认为精、气、神三者，相互联系，相互促进。三者之中，气是基础，因为从广义上讲，气概括了精。精是根本，气乃动力，神为主宰。《类证治裁》云："神生于气，气化于精，精化气，气化神。故精者身之本，气者神之室，形者神之宅。"《类经》云："阴阳应象大论曰：精化为气，先天之气；气化为精，后天之气。精化为气，精之与气，本自互生。精、气既足，神自旺矣。虽神自精气而生，所以统驭精气，而为运用之主者，则又在吾心之神。"练内源性医学的呼吸运动，要以气为体，以神为用，要体用结合，体用并重。《胎息经》云："气入身来为之生。神去离形为之死，知神可以长生，固守虚无以养神气，神行即气行，神住即气住，若欲长生，神气相注。"这对神与气的关系、固守虚无养护神与气的妙法、神与气和益寿延年的关系等的阐述，是多么的精美与精辟啊！

总之，大量的临床与研究证明：内源性医学的呼吸运动，对精、气、神具有良好的助益作用，对培补人体元气具有良好的作用。

③内源性医学的呼吸运动有调和阴阳的作用：阴阳学说，属于我国古代的哲学思想体系。阴阳学说包含着朴素唯物主义与辩证法的合理内核。古代运用阴阳学说来揭示宇宙间诸事物的一般规律，也用阴阳学说来指导内源性医学——导引医学的实践。

阴阳学说认为：一切事物都存在着相互对立统一的关系。以人体而言，不论其生成、成长、生理、病理，都是阴阳对立、统一的运动过程。阴阳概括了物质与功能的一切属性，用以说明人体的组织结构、生理功能、病理病机，并运用于辨证论治等方面。

人体正常生命活动的维持过程，就是以阴阳的动态平衡为基础的。《素问·阴阳应象大论》云："阴胜则阳病，阳胜则阴病。阳胜则热，阴胜则寒。"阐明了阴阳平衡关系的破坏，意味着疾病的发生。既然疾病的发生、发展、诊察、治疗、转归等方面，都以阴阳学说为理论根据，那么内源性医学的呼吸运动的机制亦必然也寓于阴阳变化之中。《素问·生气通天论》云："阴阳离决，精气乃绝。"指出当阴阳某一方偏盛偏衰达到一定限度时，则会破坏相对平衡的统一关系，甚至出现阴阳分离而导致精气枯竭的濒死状态。这乃疾病从发生到死亡的一种转归形式。疾病向康复的转归形式，亦是顺从于阴阳动态平衡的规律。即"阴平阳秘，精神乃治"之义。

科学实验与临床观察结果都证实：内源性医学的呼吸运动有良好的调和阴阳的作用。《素问·阴阳应象大论》云："味归形，形归气，气归精，精归化"，这里的"形""精"，属于阴的范畴；"气""化"，则属于阳的范畴。中医学认为，形与精可以转为功能，此乃阳源于阴的正常生理现象，但当机体功能亢进时，则可致形、精耗伤。内源性医学的呼吸运动锻炼入静后，则交感神经兴奋强度减弱与降低，气体代谢降低，高反应状态得以纠正，亢进的功能得以调整，这都是其具有抑阳扶阴作用的具体表现与证明。同时，内源性医学的呼吸运动的补阳作用也很明显。根据对"肾虚"的研究观察发现：肾阳虚者，练功后出现四肢由厥冷变暖，尿酮类固醇恢复至正常水平，血浆 ATP 含量增加，白细胞的吞噬能力增强等变化，这都是内源性医学的呼吸运动有补阳作用的体现与证明。

通过测定练功者血浆环磷酸腺苷，证实练功对体内阴阳确有调和作用。环状腺嘌呤单核苷酸（cAMP）与环状鸟嘌呤单核苷酸（cGMP）是人体自动控制系统中的重要调制物质，二者之间具有相辅相成、拮抗制约的生物效应。这种拮抗效应，符合阴阳相互对立统一的运动法则，因此有国内外的学者，把 cAMP 与 cGMP 的双向控制系统和阴阳学说结合起来研究。认为 cAMP 的生理效应显示出阳的属性，cGMP 的生理效应显示出阴的属性。在特殊情况下，二者的阴阳属性还会向各自的反面发生转化。cAMP 与 cGMP 之间，在血浆浓度上存在着阴阳消长的相关性变化。环磷酸腺苷是多肽、蛋白质激素与神经介质等一系列物质的作用信使，因此对细胞功能、细胞免疫、神经活动、心血管功能等生命活动都有着十分重要的调节作用。大量实验结果表明，cAMP 与 cGMP 的浓度生理稳态和二者间相应比值，是发挥正常调节机制与维护健康的重要条件。科学实验证明：内源性医学的呼吸运动对 cAMP 与 cGMP 具有良好的双向调节作，这不仅为调和阴阳提供了客观证据，而且为内源性医学的呼吸运动的防病治病、益寿延年等提供了生理基础的科学支持。

④内源性医学的呼吸运动有调节脏腑功能的作用：脏腑学说是中医学理论体系中的重要内容。脏象学说，将人体内脏器官分为两大类：心、肝、脾、肺、肾，称之为脏；胆、胃、大肠、小肠、膀胱、三焦，称之为腑。脏腑功能状态正常与否，决定着人体的健康与疾病。既然脏腑功能失调是人体失去健康的病理基础，那么内源性医学的呼吸运动的防病治病、益寿延年等的机转，就可通过调节脏腑功能来实现。

中医学认为，人体的生长、发育、衰老等都与肾脏休戚相关。肾脏包括肾精、肾气。肾精属阴，称为"元阴""真阴"；肾气属阳，称为"元阳""真阳"。对周身脏腑，前者起着濡润滋养的作用；后者起着温煦生化的作用。肾脏乃水、火之脏，是阴阳之根本，元气之本源，故有"肾为先天之本"之说。《难经》云："肾两者，非皆肾也，其左者为肾，右者为命门，命门者，诸神精之所舍，原气之所系也。"明代张介宾云："命门为元气之根，为水火之宅，五脏之阴气非此不能滋，五脏之阳气非此不能发。"历代医家，对命门的部位与功能，看法不尽统一。赵献可《医贯》指出：命门非肾，居两肾各一寸五分之间，并认为命门是人体阳气之根本，命门与肾阳有着本质的联系。又有学者认为，命门功能，是肾阴、肾阳作用的概括，视意守与肾，为先天真阴、真阳之根系。

　　内源性医学的呼吸运动的锻炼中，命门是进行意守的重要部位之一，通过意守命门，使命门相火得补。元阳相火是脏腑活动的生理动力，元阳充足，则可加强五脏、六腑的活动功能，以充分发挥其生理效应。《石室秘录》云："心得命门而神明有主，始可以应物；肝得命门而谋虑；胆得命门而决断；胃得命门而能受纳；脾得命门而能转输；肺得命门而治节；大肠得命门而传导；小肠得命门而布化；肾得命门而作强；三焦得命门而决渎；膀胱得命门而收藏。"命门元阳之火充足，则鼓舞脾阳。脾阳得资，则脾气充而健运。于是后天水谷得以充分消化，精微物质得以充分运化，从而为人体脏腑、经络与四肢百骸的正常活动提供了物质基础。这乃内源性医学的呼吸运动的锻炼何以能全面增强体质的重要道理。

　　肾脏（包括命门）属于下丹田的范畴。《类经》云："人之初生，生于脐带，脐接丹田，是为气海，即命门也。所谓命门者，先天之生我者，由此而受；后天之我生者，由此而栽也。夫生之门，即死之户，所以人之盛衰安危皆系于此者，以其为生气之源。而气强则强，气衰则病……故命门者，为水火之腑，为阴阳之宅，为精气之海，为死生之窦。"《医学源流论》云："所谓元气者，何所寄耶？五脏有五脏之真精，此元气之分体者也。而根本所在，即《道经》所谓丹田，《难经》所谓命门，《内经》所谓七节之旁，中有小心。阴阳阖辟存乎此，呼吸出入系乎此，无火而能令百体皆温，无水而能令五脏皆润。此中一线未绝，则生气一线未亡，皆赖此也。"内源性医学的呼吸运动的锻炼意守下丹田，可调动、激发与加强肾之元阴元阳的功能，并可上济于人心，使心肾相交、水火既济，从而为全面调和脏腑功能奠定了牢固的基础。

　　"心者，生之本，神之变也""心者，君主之官也，神明出焉""心藏神，肺藏魄，肝藏魂，脾藏意，肾藏志"。神、魄、魂、意、志五者，虽名称不同，然都属神的范畴。五脏藏五神，所以五脏的活动，都以神为主导。《素问·移精变气论》云："得神者昌，失神者亡"，即此义。心神主导着诸脏腑的功能。《素问·灵兰秘典论》云："心者，君主之官也。主明则下安，主不明则十二官危"；此外，心神对形体也具有调养作用。《古今医统大全》云："心者形之主也，神者心之宅也。故神静而心和，心和而形全；神躁则心荡，心荡则形伤。将全其形也，先在理神，故怡和养神，则自安于内；清虚接心神，则不诱于外。神怡心清，则形无累矣。"练功通过调身、调心、调息、意守、作念、默想等诸法，收到颐神养气、神清气爽的效果。心静神凝，则身安气和，并使魂、魄、意、志，处于安定状态，这益于五脏安和、身心健康。

　　心居于膈上，其脏属阳，其性属火，所以称为"阳中之太阳"；肾居于下，其脏属阴，其性属水，所以称为"阴中之少阴"。内源性医学的呼吸运动的传统理论，讲究乾下坤上，以合交泰之义。认为万物唯呈交泰之象，始能生化更新。其练功方法上，强调心神寂照于下丹田，心神为阳，阳者主生，当生发失制，则心君之火，壮烈炽阴，心阴亏损，肾阴也虚。君火妄动，炽炼至阴，此乃耗散肾精之途。当冥心守神于内，则阳不外越，神不外弛，显然心神内敛，下交于肾，此乃密阳益精之道。练功时，心神寂照于丹田与命门，即心神下交于肾，从而肾阳得资，肾阴得济；肾精充溢，自然上济于心；心阴得资，则心、肾二阴共制于心阳，使君火不炽，避飞扬外越之虞，使心阳益于下交于肾，心肾二阳又可共煦肾水，肾水不寒，则气化生生不息。此水火既济之法，对防病治病、强身健体与益寿延年等都颇有助益。

肺主气，司呼吸。一方面肺司呼吸之气，在练功中，总是把调息当作一项重要内容。通过调练呼吸运动，既可达到改善与加强肺功能的作用，又可收到安身宁神之效果；另一方面，肺又主一身之气，"肺朝百脉""肺主皮毛"；肺能推动气血在周身运行，使五脏六腑、四肢百骸与全身皮毛得到营养。

《景岳全书》云："肺为气之主，肾为气之本。"练功通过调息、运气、清心、神凝、意守等，以调动、激发与加强肺、肾的功能，并以此为机转，达到精充化气、气足化神、神全还虚的效果。

脾脏位于中焦，脾主运化，主统血，主肌肉与四肢。脾主运化即指脾脏有消化、吸收与运输营养物质的功能。水谷在脾胃消化后，则成精微物质，脾脏将精微吸收，并上注于肺，由肺贯注百脉，以营养五脏、六腑与周身。显然脾胃的功能状态，对各脏腑能否进行正常的活动至关重要，故有"脾胃为后天之本"之说。通过内源性医学的呼吸运动的锻炼，可以补益肾中元阳，于是脾阳振奋；此外，练功借助特定的腹式呼吸等形式，通过膈肌大幅度的升降运动与腹壁收缩、隆起活动，对脾胃等进行柔和而有节奏地按摩，这无疑对调整与激发脾胃的功能活动具有积极意义。脾胃功能的改善，使五脏、六腑、四肢、百骸与周身得到充足的营养，就为全面增强体质提供了物质保障。

肝藏血，主疏泄，主谋虑；肝属木，木性条达，故有"肝喜条达"之说。中医学认为：人的情志活动除由心所主外，又与肝有着密切关系。肝主疏泄即指肝脏具有舒展、通畅、升发与调达的属性。这一属性常被情志干扰，所谓"在志为怒，怒伤肝"即乃此意。肝气疏泄、条达是情绪稳定与心情舒畅的生理基础。当肝脏患病而失去疏泄属性时，则出现情绪波动、心情郁闷、急躁易怒、心烦意乱等情志改变。内源性医学的呼吸运动通过调息意守，使人进入恬淡虚无、神清气爽的入静状态，从而助益于肝脏的舒展、调达。

正常的脏腑活动，是人体健康的重要基础之一。内源性医学的呼吸运动的锻炼，对脏腑有激发、调整与加强作用，是其能防病治病、康复养生与全面增强体质的重要机制之一。

⑤内源性医学的呼吸运动有通经络与和气血的作用：经络是人体内经脉与络脉的统称。根据史料记载和近代科学实验发现：经络学说的起源与形成，和内源性医学——导引医学有着密切关系。李时珍云："内景隧道，惟返观者能照察之。"基于练功后出现经络感传现象与人群经络感传显现率增高这一事实，也说明，经络可能与古代练功者的发现有关。

经络遍布全身，是人体气、血、津液运行之通道，经络是人体的联系、反应与调节系统，是体内多种联系系统的通路。它为按摩、针灸、导引等诸科的临床与人体奥秘的研究，提供了理论基础。人体均有十四条经脉（十二经脉与督、任两脉）。这十四条经脉是经络的最主要组成部分，它们将人体的各种组织、器官、系统联系成一个统一的生命活动整体，人体的生理和病理均能通过经络来体现，经络在诊断、治疗、健身、减肥、美容、美形、催眠、养生等多方面发挥着重要作用。概括起来，经络有运行气血、营内卫外、联络脏腑、病邪传变、诊察病机等作用。因此，内源性医学的呼吸运动的防病疗疾、强身健体与益寿延年等作用，也必将通过"通经活络"这一机制来实现。大量临床观察到，经络不通，气血不调的患者，其肢体两侧经络测定值不等或差数悬殊；练功后，其值趋向相等，或差数明显缩小。通过气血测定，凡气血弱者，通过练功，都会得到不同程度的改善与加强；练功过程中还观察发现：经络感传明显与内气循任督或其他经脉运行等现象确实存在；这亦是内源性医学的呼吸运动具有通经活络作用的具体表现。其在练功方法中，有内气循行任督于的小周天法，有气运十二经或奇经八脉的大周天法等之分。

气与血二者存在着相互依赖、相互为用的关系。所谓"气为血之帅，血为气之母"，即此义。内源性医学的呼吸运动有调和气血的作用，在临床与科学实验研究上都证实，当练功进步到一定程度时，体内气血运行等各方面都会发生良性改变。由于血液呈现再分配状态，出现末梢血管扩张，微循环改善，组织血流量增加，局部温度升高等现象。通过"心息相依、以意领气、神气相抱"的内源性医学的呼吸运动的锻炼，练功者可以随心所欲地"意到气到"某个脏腑、部位或穴位。气至的脏腑、部位或穴位，其血流量也必然会相应增加。通过热像仪观察发现：练功中气到血到之处，辉度由暗变亮，其亮点并随意念的移位而移动。通过局部测温，功中较功前，增加2~3℃之多。意到气到之处，其区域性的血流量也增加30%左右。此皆是内源性医学的呼吸运动有调和气血作用的具体表现与证明；其有通经络与和气血的作用，是内源性医学的呼吸运动能防病治病、康复养生与全面增强体质的重要机制之一。

14. 从西医学来探讨特有的呼吸运动的机制

人体是一个高性能多层次的有机系统。内源性医学的呼吸运动的锻炼活动，是对人体各层次发生广泛良性影响的过程。因此，其防病治病、康复养生等机制，是极其复杂而深奥的。其作用与机制，从宏观来讲，影响到器官、系统与整体；从微观来讲，影响到细胞、分子、原子、基因等。现结合笔者研究经验、国内外临床与科学研究资料，分系统来探讨其机制。

（1）内源性医学的呼吸运动对神经系统的作用：众所周知，神经系统分中枢神经系统与周围神经系统两大部分。中枢神经又分为脊髓、皮层下中枢（包括脑干、间脑与基底神经节等）与大脑皮层三个水平。人所以成为万物之灵，是因为人类有着极其复杂而发达的大脑皮层。整个神经系统的神经细胞，绝大多数集中在大脑皮层。大脑皮层是人体最高调节"司令部"。又是进行生物最高级运动（思维）的主要物质基础。

通过脑电图观察发现：内源性医学的呼吸运动的锻炼活动，对大脑具有积极的效应功能与作用。我国20世纪50年代就开始借助脑电图来观察练功者的大脑活动状态，对脑电图的分析，开始是采用直观的人工测量方法；至70年代，采用积分技术进行脑电图的分析；至80年代，则采用频谱功率技术进行脑电图的分析。

观察发现内源性医学的呼吸运动的锻炼者，练功时脑电图呈现 α 波增强，表现为波幅增高，频率减慢，节律稳定，与各区域趋向同步化等。部分练功者中出现 θ 波，甚至出现更慢的 δ 波。常人在闭目安静休息状态下，即出现 α 波节律，表明 α 波是反映大脑皮层处于安静状态的波形。安静休息状态下的 α 波与练功时的 α 波比较，其幅度较低，频率较快，且不稳定。提示安静休息与入静不属于同一功能状态。θ 波可在催眠与困盹情况下出现，然而催眠时的 θ 波是在 α 波节律减弱或消失的基础上才出现的，而入静时的 θ 波则是在 α 波节律增强的背景上呈现。此外，入静时不存在昏沉现象。因此入静与催眠、困盹也不属于同一功能状态。非练功的成年人在醒觉状态下几乎不出现 α 波，在睡眠时又总是出现 α 波，这证明 α 波是反映睡眠的主要波形。睡眠开始，脑电图上出现 α 波振幅降低，周期缩短，进而 α 波消失代之以纺锤波，然后继以同步化的慢波，进入慢波睡眠时相。历经一段时间，再进入去同步化的快波睡眠时相。慢波睡眠与快波睡眠，按一定时间交替若干次，最后移行为觉醒状态。显然，睡眠时的脑电图变化，也明显异于练功入静状态。应用频谱功率技术对练功者入静时脑电图的变化分析发现：练功者入静时脑电图出现了许多特征性改变；如 α 波中心部位由枕叶转向额叶，大脑两半球不对称的活动趋向对称，脑细胞生理活动出现同步化与有序化的定向变化。

脑的特定功能状态是由各层次与功能所组合成的整合状态。人在醒觉与睡眠时的大脑功能状态不同。前者在情绪激动与心绪宁静时脑功能表现不相同，后者在有梦与无梦睡眠时脑功能表现亦不相同。鉴此，人们提出了脑功能状态的概念。内源性医学的呼吸运动的练功入静，既不同于睡眠，又不同于醒觉。因此，入静乃是一种特殊的功能状态。脑电图是反映大脑整体功能状态的重要检查方法之一，根据练功者的脑电图改变，表明内源性医学的呼吸运动，练功入静的功能状态具有重要的生理意义。

练功者用调息练意、神气合一等方法，可收到精神放松、情绪稳定、排除杂念、心念归一、意守丹田的入静效应。此入静效应，可调动与激发人体内显在的和潜在的疗能等，可使大脑与人体各层次的功能趋向一个新的水平，发挥出更好更大的生理作用。入静时的大脑功能状态不完全是抑制过程，而是一种高度有序化的激活状态。练功入静下的大脑皮层，也蒙受着一定程度的良性抑制。因此，入静时高级神经功能表现出良好的修复作用。对练功者进行肌肉时值测定发现：练功入静时的肌肉时值较练功前明显延长。通常认为，肌肉运动从属时值变化，与大脑皮层的抑制过程存在着正相关的关系，即抑制过程发展则肌肉时值延长。练功者的肌肉时值延长并表现一定时间内的后效应。这提示：入静时大脑皮层出现了抑制过程。当然入静的生理基础，与其说是抑制过程，不如说是一种有序化程度很高的特殊的功能状态更为确切。

根据自主神经解剖部位与生理功能，将支配内脏的传出神经分为交感神经与副交感神经系统，二者作用常常表现出拮抗的性质，借此对内脏施加调节性影响。交感神经与副交感神经系统之间的协调状态，是人体健康的重要保证。因此其间的协调状态与稳态关系的破坏，则是疾病发生的病理与生理基础。

通过皮肤电等项生理指标测定发现：证实练功对自主神经系统具有强有力的良性调节作用。早在 1988 年就有研究者发现：在刺激物作用于视、听感受器或情绪波动的情况下，皮肤电阻出现下降趋势；而在缺少外在刺激的条件下，在皮肤两点之间也存在着电位差。皮肤电的活动与汗腺分泌有关，它是反映交感神经系统功能状态与其反应性的良好指标，又是反映心理情绪变化的客观依据。练功入静时，皮肤电频率减慢，幅度降低，肢体两侧出现同相同步化的变化，并与呼吸节律发生同步现象。表明练功可使交感神经系统功能状态趋向稳定，对副交感神经系统功能相应加强，并使二者间的协调关系得到良好的改善。

对练功者进行前庭时值测定发现：内源性医学的呼吸运动的锻炼，对自主神经系统具有效益性的良好调节作用。前庭时值是研究皮层下自主神经中枢功能状态的方法之一。前庭时值延长，表示交感神经兴奋性减低。练功入静时，前庭时值延长，其值并随着入静程度的加深而增长。功中测定前庭时值表明，练功具有调整交感神经张力及其与副交感神经间的功能状态的良好作用。

现正盛行于美欧大陆的冥想疗法，极为简便易行，从本质上来说，它亦属于内源性医学的呼吸运动的一种。最初级的冥想，只需几分钟时间，就能让您放松大脑与心情，解除焦虑、疲惫，回到精神焕发、思维清晰的状态，就像从熟睡中自然醒来一样充满活力。现将美国里克·汉森博士与理查德·蒙迪思博士，对冥想疗法的一些西医学研究成果展示如下，笔者认为，透过国外的对内源性医学的西医学研究成果展示，不仅从中可以看见内源性医学的巨大优势与极其光明的发展趋势，而且从中或许可以给国内的专家、学者、政府相关部门与领导，提供许多有益的参考和智慧的启迪——大家一起来努力，为抢救内源性医学而共同奋斗！让国内外医学事业朝着更为科学、理想、绿色、环保（含人体内的绿色、环保）、让人类有限的医学资源最大化、符合生命科学发展规律、可持续性发展的外源性医学与内源性医学（医生指导下患者自身做的导引医学）相结合的方向前进！这是21世纪人类医学史上的又一次跨越性的发展、进步、飞跃与革命！让我们共同为此而努力奋斗！

脑神经的研究发现：人类大脑的平均重量为1360克。共约有1400亿~1600亿个细胞，其中约有1000亿个神经元。平均每个神经元会连接约5000个其他神经元，神经元与神经元之间由突触相连。大脑是您意识的首要执行官与塑造者，其重量不足人体总重的2%，但氧气与葡萄糖的消耗量却是人体全身消耗量的20%~25%。

大脑是作为一个整体系统运作的。大脑会与您身体中的其他系统产生互动，而您的身体又会与外在环境（或世界）产生互动，并被意识所塑造。大致来说，您的意识是由您的大脑、身体、外在自然世界、人文文化与您的意识本身所构成的。故当我们说大脑是意识的基础时，实际上也是做了简化处理的。意识与大脑间的互动，让我们可以从整体上把它们理解为一个互相依存的系统。

神经元可以通过神经末梢向其他神经元发出信号，这种信号是一股化学物质，称为神经传递介质或神经传导介质。每时每刻，您的神经系统都会向您的大脑各处传送信息，每个信号都会携带一点点信息，所有这些信息放在一起，也就是我们定义的所谓您的意识了。人的大部分意识其实都处于表层意识之下，即潜意识之中。意识包括简单的肌肉控制、神经反射信号与复杂的知识、技巧等。有意识的精神行为来源于神经末梢的时聚时散的临时连接。神经末梢的聚散通常都发生在几秒钟内，当然，这种连接也可以保持下去，从而加强神经元之间的联系。这为内源性医学的呼吸运动的锻炼要坚持不懈，提供了有力的科学支持。

神经元的分类虽很多，但不同类别的神经元其在结构上大同小异。一个典型的神经元每秒钟会启动5~50次。神经元的细胞主体上有很多神经元树突，专门用来接收其他神经元发来的神经传递介质，也有一些神经元会通过生物电信号直接相互联系。

从理论上来说，人脑的1000亿个神经元，每个神经元启动与否，可以有10的100万次方与排列组合；而宇宙中所有的原子数量，按科学家预测大概也"仅仅"只有 10 的 80 次方而已。神经元启动后，会产生一个电化学波动并传导至由纤维构成的轴突，这个轴突则会释放神经传递介质给神经末梢，神经末梢再把这个信号传递给予它相连的神经元，或启动或抑制它们。轴突外面包裹着一层脂肪类的髓鞘，它会加速神经信号的传导。

大脑由脑灰质与脑白质构成。脑灰质，大部分是由神经元的细胞主体构成的。脑白质，则是由轴突与神经胶质细胞构成。神经胶质细胞具有代谢支持功能。大脑皮层是大脑里最先进的部分，对大脑的其他部分有着巨大的影响力。大脑皮层分为左右两个半球，由胼胝体相互连接。基于整个进化过程，绝大多数人大脑左半球都专注于推理与语言过程，右半球则专精于整体把握能力与形象思维能力；当然，大脑的两个半球之间是紧密协作的。

大脑的所有组织都是沿着神经轴线布局的。这是人脑从下到上、从里到外发展进化的结果。让我们从底层开始，看一看神经轴的四个主要层次是如何支撑人的企图心的。脑干可以向人的大脑释放神经调节物质，如去甲肾上腺素与多巴胺，这会让人感到精力充沛，反应迅速，从而帮助人们更好地实现目标。间脑由丘脑与下丘脑构成，丘脑是感觉信号的中央管理区；间脑的作用是指挥人的自主神经系统，并通过脑垂体对内分泌系统施加影响；下丘脑会对人的原始需求（如水、食物与性爱等）和原始情感（如恐惧、愤怒等）进行调节。脑缘系统是从间脑发展进化而来的，包括杏仁核、海马体与基底神经节，基本可以认为它是控制人情感的"中央火车站"；脑缘结构紧挨着间脑，有些部分在间脑的下面（如杏仁核）；通常认为脑缘，属于神经轴里，比较高级的部分，因为这些结构是在人的进化过程的后期才出现的。大脑皮层包括前额叶大脑皮层、扣带与脑岛；它专门负责抽象逻辑推理与概念、价值标准、制订计划与组织执行功能、自我监控和冲动控制；大脑皮层区还包括从左耳贯穿右耳的感知运动连接线（负责感知与移动）、顶叶（负责理解）、颞叶（负责语言及记忆）与枕叶（负责视觉）。上述四个层次围绕神经轴共同协作，驱动人去做事。通常情况下，底层的结构会为高层结构提供方向并使之活跃，而高层的结构则会给底层结构提供指导并对其行为进行约束。越是底层的结构，对人身体的直接控制力就越强，也越难改变其自身的神经网络结构；高层结构正好相反：它们对人的行为直接参与不多，但具有极大的神经可塑性，能够被您的神经行为与精神行为所改变，并从经验中学习。沿着人的神经轴，越靠下的部分对于外界刺激的反应越快，越靠上的部分反应时间就越长。如您的大脑皮层通过长时间思考，可能决定让您放弃一个眼前的愿景（如奖励等），从而可以在未来获取更大、更美的愿景，通常情况下，眼光越长远，您的企图心就越明智。

人的神经回路结构其实在娘胎里的时候就开始发育了，而且一生都会不断发育、不断变化，至生命结束为止。大脑的学习能力，或者说是改变自身内部的神经可塑性，通常是在日常中一点一滴缓慢累积而成，日积月累下神经结构就完全变了。有时候这种改变还极富戏剧性，如盲人的视觉信号处理区域——大脑枕叶，能被改变成专门处理听觉信号处理区域。精神行为能从多方面塑造人的神经结构：特别活跃的神经元对刺激的反应程度更高；活跃的神经结构能获得更多的血液营养，更多的葡萄糖与氧气供应；当多个神经元在几毫秒的时间内一起启动时，它们间的神经结构会得到强化，新的神经联结更易形成；不活跃的神经末梢会通过神经元修剪机制逐渐萎缩，这其实是"用进废退"的优胜劣汰机制；海马体能产生新的神经元，这种神经形成机制能增加人的记忆系统的开放程度，让人能保持学习能力；高昂的情绪能帮助人进行学习，因其能增强神经的兴奋程度，并使得新形成的神经联结更易固化。当您的大脑用上述方式改变其自身神经结构时，往往都不是在一瞬间冲击性地爆发的，而是长期地、缓慢地对大脑生理组织进行改造，这将会对您的幸福感、能力与人际关系造成良性影响。从科学角度讲，这会从根本上让您对自己更加友好与善待，并学会吸收美好的事物、感受与愉悦。这就为内源性医学的呼吸运动的持之以恒的练功、循序渐进、放松、清静、无为、愉悦、宁静致远、身心合一、神清气爽、神形兼备、天人合一等，提供了有力的科学支持。

人脑中的重要化学物质影响着大脑的神经活动：如谷氨酸，其负责向接收信号的神经元发出启动指令；γ-氨基丁酸（GABA），其负责向接收信号的神经元发出终止指令。另有些神经传递介质，它们能在大脑内对谷氨酸与γ-氨基丁酸产生广泛的影响，它们主要是：血清素，其可调节情绪、睡眠与消化，因其具强效功能，故可当抗抑郁药物使用；多巴胺，其与大脑的奖励机制与注意力有关，可用于加强对特定事物的兴趣；肾上腺素，其可发出警报与唤醒；乙酰胆碱，其可提升清醒程度与学习能力；神经肽，这类神经调节物质由肽类构成。肽是一种特殊的有机物质，称为缩氨酸。阿片肽，其有舒缓情绪紧张、抚慰与镇痛的作用，还有愉悦情绪的功能；催产素，其能提升父母对子女的关爱之情，并能加强夫妇俩的情感，会伴随排他性的幸福感与爱，女性分泌量较男性多；血管升压素，其能维系配偶关系，在男性体内会增加其对性关系竞争者的攻击性。还有些神经化学物质：皮质醇，其在紧张情况下由肾上腺分泌，能提高杏仁核的活性，抑制海马体；雌激素，其能影响性欲、情绪与记忆，男性与女性的大脑中都有雌激素受体。

当交感神经／下丘脑－垂体－性腺轴系统，被反复激活时，会导致人的杏仁核对威胁更敏感，这反过来又会增强交感神经／下丘脑－垂体－性腺轴系统的活性，从而形成恶性循环。这个生理过程导致的精神健康结果即状态型焦虑，然在特定条件下才会产生焦虑的焦虑症。另杏仁核会帮助形成内隐记忆，即在潜意识中形成的过去记忆。当杏仁核变得更敏感时，就会将恐惧因素直接加入内隐记忆中，从而导致特质型焦虑，即无视外界条件持续保持焦虑状态的焦虑症。同时，交感神经／下丘脑－垂体－性腺轴系统，被频繁激活，会有损海马体，而海马体对于构建外显记忆至关重要。即对过去真实发生的事件的清晰记录。且海马体是人大脑中少数几个能形成新神经元的区域，而糖皮质激素则会阻止海马体内新神经元的形成，从而削弱其产生新记忆的能力。当杏仁核变得更敏感，海马体的能力被削弱，这是一个可怕的组合，杏仁核马力全开，在海马体无法准确记录外显记忆的情况下，会将人的经历都以扭曲的方式记录成痛苦。被恶性循环加强的杏仁核与被削弱的海马体，会让人总觉有些心烦意乱，然又说不清楚是为什么。

长期保持交感神经／下丘脑－垂体－性腺轴系统的激活状态，会破坏稳定情绪的产生基础，让人无法保持平常的愉悦状态：去甲肾上腺素会让人感到警觉，并精力充沛；然糖皮质激素荷尔蒙会中和它。缺乏去甲肾上腺素会让人感到单调，甚至乏味，且注意力难以集中。这即典型的抑郁症症状。如时间足够长的话，糖皮质激素会降低多巴胺的分泌。这将导致人对原本很开心的状态变为缺乏兴趣，即是另一典型的抑郁症标志。压力会导致血清素浓度降低，然血清素可能是保持良好情绪状态的最重要的神经传递介质。当血清素浓度低时，去甲肾上腺素浓度也会降低，再加上糖皮质激素的作用，总体上，去甲肾上腺素浓度就很低了。故血清素的低浓度代表人更容易忧郁，对外在世界更缺乏兴趣。

多巴胺是大脑神经系统的最重要的神经传递介质之一，若以前您遇到某种事物后得到过奖励，若再次遇到同类事物时，释放多巴胺的神经元就会变得更加兴奋，多巴胺的浓度会保持情绪稳定，反则反之。此外，还有天然阿片肽类物质（内啡肽等）、催产素与肾上腺素等几种神经传递介质是愉快型化学物质，当它们接触了神经末梢时，会强化已经启动的神经回路，让它们未来更加倾向于一同启动。基本上这种愉悦系统就是通过强化启动它的主联结模式，去驱使您再次追求这种联结模式带来的奖励，从而最终强化这种能让您成功获得奖励的行为模式。它们的系统与多巴胺系统携手工作。如干渴感觉的消退之所以让人感觉不错，是因为它消除了，降低多巴胺水平的不满状态，即口渴的状态，同时又带来了炎热天清凉饮料下肚导致的高愉悦物质水平状态。研究提示：内源性医学的呼吸运动对去甲肾上腺素、糖皮质激素、血清素、多巴胺、天然阿片肽类物质、催产素与肾上腺素等，都具有良性影响与作用。

总之，大量的临床与科研结果证实：内源性医学的呼吸运动的锻炼，不论是对大脑、间脑、小脑、中脑、脑桥与延髓各部分，还是对自主神经系统，都具有良好的恢复与调整功能和作用。这就是其所以能预防、治病、美容、美形、养生等的机制所在。

（2）内源性医学的呼吸运动对呼吸系统的作用：内源性医学的呼吸运动的锻炼有素者，可使呼吸运动在类型、节律、幅度等方面发生显著的变化。成人的呼吸频率，虽存在着个体差异，但大多数人呼吸 16~18 次 / 分钟。练功入静后，呼吸次数较练功前明显减少，而且呈现均匀。柔和的缓慢呼吸形式。非练功者，如果人为地减少呼吸次数，即使仅仅维持一个较短的时间，也常令人感到憋闷不适。练功娴熟者，功中呼吸次数可由功前的 16~18 次 / 分钟，减少至 2 次 / 分钟、1 次 / 分钟，甚至 1 次 / 每 2 分钟。X 线下观察发现，练功者的膈肌上下活动幅度比常态下增加 2~4 倍。于是加大了吸气状态下的胸膜腔负压。基于胸腔容量的加大，呼吸测气量得到明显增加，但由于呼吸次数减少，每分钟通气量则大大减少，肺泡二氧化碳排出量下降，结果导致肺泡二氧化碳分压升高，氧分压降低，血氧饱和度下降等一系列变化。通过血乳酸含量测定表明，上述变化不是无氧代谢加强的结果。因此，练功者无缺氧憋闷之苦，而处于心平气和的安逸状态。

练功入静后，物质代谢水平与单位时间氧耗量通常趋于下降。其下降程度与功法和练功者的造诣有关。一般松静功的气体代谢下降明显，而强壮功三圆式的气体代谢下降变化则不明显。此外，气体代谢水平与姿势也有关。练坐式时，其氧耗量相当于基础代谢水平。练站式时，其氧耗量则相对增高。卧式能量消耗最少，平均较功前，减少 30%；坐式较功前，减少 13%；站式与功前比较则无变化。功中机体的每分钟产热量也呈下降趋势。常人在睡眠中，氧耗量较醒觉状态降低 10%，入静后其氧耗量又低于熟睡状态。从这一意义上讲，练功的储能、休息作用不亚于，甚至大于睡眠所能起到的作用。练功中代谢水平下降与入静时意识恬静、内脏活动协调和骨骼肌放松存在着内在联系。

人在醒觉状态下，大脑皮层对延髓呼吸中枢起着控制作用。在睡眠尤其是深睡眠时，高级神经中枢对低级呼吸中枢的控制作用趋于减弱。在练功情况下，由于意识参与调息运动，因此这时的意念对呼吸的调节作用较常态下为大。动物实验观察到，当以牵张反射为手段，引起吸气中枢兴奋性增高时，该兴奋则向交感神经系统扩散，使其活动增强；当引起呼气中枢兴奋性增高时，该兴奋则向副交感神经系统扩散，使其活动增强。呼吸中枢与自主神经系统之间的关系，可通过练功人为地加强与控制。练功中观察到，当吸气加强时，则出现瞳孔扩大，肠鸣减弱等交感神经兴奋的生理效应；当呼气加强时，则出现瞳孔缩小，肠鸣增强等副交感神经兴奋的生理效应。这证明人们可通过内源性医学的呼吸运动的锻炼，按人的主观意志与临床需要，去加强或抑制自主神经的兴奋活动，从而达到控制、调节自主神经功能，为某些疾病的治疗提供医生指导下的自我调节手段之目的。大量临床与研究资料证明：采用本书第二章第二十三之《高血压病新防治法》中的三线放松降压法，就是根据上述理论采用呼气延长法，而有助于稳定交感神经功能，提高副交感神经兴奋的生理效应，于是能迅速诱发松弛反应，故能收到良好的降压效果。

（3）内源性医学的呼吸运动对循环系统的作用：生理实验证明：内源性医学的呼吸运动对循环系统具有广泛而重要的影响与作用。

练功有素者，入静后心率明显变慢。这一般认为是迷走神经张力增高的结果。此外与整体水平的松弛反应也不无相关。练功对心律也有明显的影响。练功中某些人可以诱发心房纤颤，临床证实内源性医学的呼吸运动具有纠正心房纤颤、房性或室性早搏等心律失常的作用。实验观察到，练功对心输出量也有一定影响。心输出量与呼吸周期相关，吸气时心输出量增多，呼气时心输出量减少。在吸气相长于呼气相时，每分钟心输出量增多；在呼气相长于吸气相时，每分钟心输出量减少。这种改变在常人中也可见到。练功有素者入静后，无论吸气或呼气时，心输出量都趋向减少。内源性医学的呼吸运动对血管功能状态的影响，通过对血管容积、血压与血管通透性的观察，也得到了证实。在常态下以 4℃ 冰水作为刺激物进行试验，都可引起血管收缩反应，表现为肢体容积缩小，血压上升等。对练功者进行功前、功中给予 4℃ 冰水作为刺激物进行试验发现，功中的肢体容积缩小，血压上升程度都没有功前明显。练功有素者入静后，给予 4℃ 冰水作为刺激物进行试验发现，其肢体容积与血压都没有改变。这表明练功入静状态是一种具有保护性作用的过程。人体 24 小时血压最低值，通常出现在熟睡时。而练功入静后，则可使血压降到比熟睡时更低的水平。血压下降值的大小，与呼吸方法、诱导内容、意守部位（或穴位）等有关。内源性医学的呼吸运动对高血压患者的降压作用是肯定而稳定的。这点无论在高血压病或妊娠中毒症患者身上都得到了证实，而且降压幅度较大。通过练功组与休息组对照观察发现，练功组降压作用大于休息组，其降压程度可以达到阿米妥纳药物试验，血压下降的最低水平。其降压效果，又与练功素养、功时长短与功法种类等有关。功法纯熟者降压明显，站式较卧式降压明显，每日练功长较短者明显。通过毛细血管对同位素 ^{32}P 吸收实验发现，功后较功前，吸收率增加，提示练功可以加强毛细血管的通透性。练功时还观察到颞动脉的脉波振幅缩小，桡动脉的脉波振幅增大等变化。实验证明：内源性医学的呼吸运动还具有降低肺动脉压的作用。这为其治疗肺动脉高压病提供了理论支持。临床还观察到练功对慢性风湿性心脏病引起的心脏扩大，有一定的回缩作用。

通过红外热像仪观察发现，练功中热象图象的辉度由暗变亮，皮肤点温度值也较功前，大幅度升高。皮肤温度决定于皮肤血管状态与皮肤血流量。不同部位（或穴位）的皮肤点温度升高程度，与功种有一定关系。如卧式松静功足部皮温升高明显，盘膝式强壮功手部皮温升高明显。

内源性医学的呼吸运动对血液成分也有明显的影响与作用。练功后嗜酸性粒细胞数增加，其机制可能与神经系统的功能状态改变有关。练功数月后，多数患者的红细胞与血红蛋白都有生理性增加，提示内源性医学的呼吸运动可影响造血功能。此外，练功后白细胞吞噬功能与某些菌种调理素的吞噬指数也趋向增加，表明其对网状内皮系统具有影响，对免疫系统的功能起到调动、激发与加强作用。

生理实验还表明：练功可降低血浆DBH（多巴胺 – β – 羟化酶）的活性。DBH的活性反映着交感神经系统的功能状态。DBH的活性下降是入静的结果。而DBH的活性下降，又有助于入静状态的稳定与发展。此外，练功对血浆胆固醇有降低作用，这为内源性医学的呼吸运动，治疗动脉粥样硬化病变提供了理论依据。通过多导血流仪测定，表明练功具有调整血液循环的良好作用，这对防病治病、养生延年等都有一定的积极意义。

（4）内源性医学的呼吸运动对消化系统的作用：众所周知，脾胃乃后天之本，人体的强弱、盛衰无不与消化系统的功能状态有关。内源性医学的呼吸运动既可调整胃肠蠕动，又可影响消化腺体的分泌。其特有的呼吸运动，可以直接加大膈肌活动幅度，从而加强了胃肠等的自我按摩作用。只要呼吸得法与循序渐进，这种良性自我按摩作用就可有效地调整胃肠蠕动与消化腺体的分泌功能。

消化系统是在自主神经系统直接控制、调节下进行生理活动。练功可以通过特定的呼吸形式，人为地改变交感神经系统与副交感神经系统的兴奋度。因此，内源性医学的呼吸运动是调理消化系统功能的有效手段。消化系统的生理活动，除受自主神经系统直接控制外，又被大脑皮层所调节。众所周知，情绪对胃肠功能有着明显的影响。故内源性医学的呼吸运动对情绪平衡作用的实现，就是其对消化系统发挥调节性影响的另一重要途径。

练功入静后，由于交感、副交感神经系统的功能活动得到了协调，情绪得到稳定，节奏匀缓的胃肠自我按摩得以实现，大脑皮层对皮层下中枢的调节得以改善，形成了内源性医学的呼吸运动对消化系统的综合性良性调制。尤为重要的是，这种良性调制在于其自身所具有的双相效应。当胃肠蠕动出现病理性运动迟缓时，通过X线观察发现，练功时出现蠕动波加深，节律加快，肌张力提高，胃肠排空加速等变化。当胃肠蠕动亢进时，练功后则可表现抑制性的调节作用。

临床观察发现：胃下垂患者的胃蠕动与练功所采用的呼吸形式和入静状态的深浅有关。练功中，胃下极的移动幅度较练功前为大，这除了神经功能状态外，练功姿势也有一定作用。卧式，尤其是仰卧臀高式或俯卧式，胃下极的移动幅度最大，坐式次之，站式最小。溃疡病患者，经胃X线摄片观察发现：随着胃蠕动亢进状态的纠正，其临床症状也随之消失。

根据胃液、十二指肠液、唾液、胆汁等消化液的临床检验证实：内源性医学的呼吸运动对消化系统有良性调节作用。通常练功中胃液分泌增加，其游离酸绝对量也相应增加。练功后胃液蛋白酶含量有明显增加。唾液分泌量在练功中出现增多现象，此变化与练功中进行舌体活动有关。此外，练功所采用的呼长吸短的呼吸方式，可通过兴奋副交感神经使而促使唾液分泌增加。入静后，尤其是深度入静后，基于延髓分泌中枢兴奋度的降低，则唾液分泌量趋于减少。一般肺结核患者的唾液淀粉酶含量较正常人为低，但经练功后，其唾液淀粉酶含量与活性均增高，并出现食欲转佳、营养改善、体质增强等吉兆。

总之，大量临床与研究资料证明：内源性医学的呼吸运动对消化系统具有综合性、良性调制的作用。并尤为重要的是，这种良性调制作用，具有双相调制效应，又是在医生指导下，由其自身自主完成的。

（5）内源性医学的呼吸运动对内分泌系统的作用：通过包括脑电图在内的多项科学测定证实：内源性医学的呼吸运动对神经系统具有广泛而又重要的良性调制的作用。内分泌系统是在神经系统直接或间接控制下进行其生理活动的。因此，练功必然会对内分泌系统产生良好的影响。

临床检验发现：练功对糖尿病患者有不同程度的降血糖作用。通过对练功者的葡萄糖耐量检验发现，服糖后立即练功，其血糖峰值低于常态下的峰值，同时其血糖线恢复时间也提前。这可能是肝糖原合成加速与分解减少的结果。提示内源性医学的呼吸运动可能有兴奋迷走神经 – 胰岛素系统，而抑制交感神经 – 肾上腺系统与垂体 – 肾上腺系统的作用。

临床观察发现：练功对尿 17– 酮类固醇有良性调节性的影响。支气管哮喘患者的肾阳虚型，其 24 小时尿 17– 酮类固醇含量处于低水平状态；当练功显效后，偏低的尿 17– 酮类固醇可升到正常水平；证实练功与尿 17– 酮类固醇值的变化有密切关系，其机制可能与练功可良性调节肾上腺皮质功能状态有关。此外，还观察到练功对血浆皮质激素含量也有一定的良性调节作用。众所周知，血浆皮质激素有着重要的生理作用与广泛的临床意义。因此，当练功对血浆皮质激素产生效应性影响时，其生理意义就不言而喻了。

三、从一些现代研究成果方面来探讨内源性医学的机制

1. 从生物控制论来看

生命科学学者认为，从控制论的角度，可把人体看成是一个多级的协调控制系统，大脑则是该调控系统之中心。如该系统不正常（反常），则出现病理信息。此信息可通过内脏与体表的各种可能通路反映到体表上来。内源性医学学科对疾病的诊断，不仅通过望、闻、问、摸、量等手段，而且也借鉴各种现代的先进检查、诊断法，将收集到的病理信息，运用内源性医学理论来进行分析、研究、综合，最后科学地推断病因、病位及疾病的转归。根据中医整体观念和辨证论治的原则，分别采取"虚则补之，实则泻之"等内源性医学的三大重要组成部分为主的良性治疗信息，以"治病求本""扶正祛邪""调和阴阳"；调整（稳定和增强）机体的动态平衡。以利生命的正常活动及促进病理现象的转换或消失，达到痛减、病除、防病、健身、抗衰、催眠、美容与延年之目的。应特别强调指出，内源性医学把人体自稳调节机制和人体对外界环境因素的防御能力，看成是维持生命、健美以及疾病发生、发展和转归的根本原因和内部根据。这个卓越的认识，是符合生命科学原理的，不仅适用于内源性医学，而且为今后各门医学科学的发展，提供了十分宝贵的借鉴。

2. 从身心医学观点来看

中医应用了数千年的身心相关自控稳态调节学说，近几十年来已为西方医学界所重视。中医主张的"身心合一""动静合一""内外合一"、主动与被动相结合和外源性医学与内源性医学相结合等一样，均系内源性医学遵循的基本点，亦是国内外医学进步与发展的重要方向之一。

3. 从环核苷酸双向控制理论的观点来看

内源性医学遵循的有关阴阳的对立统一与协调关系的论点，与现代生理学的功能调整观点是一致的。内源性医学的阴阳、脏腑、营卫、气血、经络等整体调节学说和西医学的神经、内分泌、环核苷酸双向控制等理论，均认为人体必须通过两个对立的相互拮抗、制约或协同作用，才能达到动态平衡，它是维持生命存在的基本条件。

4. 从系统内能的观点来看

人体任何系统内能的失调，均会引起该系统出现病变；而任何系统的病变也必然会导致该系统内能的异常。通过对失调的系统内能的适当调整，使其正常，则有利于痛减、病除或维护生命。如肌肉痉挛者应用"轻重得宜"的手法，调整有关肌肉系统的内能，其痉挛便能得到解除。

5. 从信息论的观点来看

据生物学研究揭示：人体的脏器都具特定的生命信息。并通过信息通道（如经络系统、神经系统等），发出信息，相互联系，相互制约平衡，以维持整体协调之正常功能活动状态。当脏器发生病变时，有关的生物信息就会发生变化，而这种改变会影响整个系统乃至生命的平衡。有的研究报告指出："内源性医学的按摩可以影响皮肤电阻，具有一定的电磁效应，这是一种生物电作用。"按摩则系以各种"轻重得宜"手法之良性刺激或各种能量传递形式作用于人体的适当部位（或穴位），会产生一定的生物信息，信息经传递系统输入到有关脏器，使健康信息不断加强、更加清晰，使信息通路高度通畅，便能调整有关脏器的失常生物信息，促使人体系统提高有序化程度，随之生命动态平衡得以向好的方向转化。这就是内源性医学的三大重要组成部分的治疗依据之一。这个依据建立在人体生物电、生物力学、生物内能以及组织器官的生理、病理、生化、解剖等理论基础上。

6. 从微循环的观点来看

一个机体健全的微循环功能，是保证其正常生理、功能与生命信息等的前提。微循环出现障碍，往往是许多疾病发生的重要原因或证候。有的研究报告指出，某些微循环（如甲皱等）障碍的改善与病情好转有一致性。实验研究结果表明，肌肉断面每 1 平方毫米中的毛细血管数，可由内源性医学的按摩前的 31 个增加至 1400 个。这为内源性医学的按摩提供了这方面的临床理论依据。另外大量临床与研究表明：内源性医学特有的肢体运动与呼吸运动都具有明显的改善微循环的作用。

7. 从衰老机制的观点来看

当今生命科学的研究提示，影响衰老的因素，有精神的、生理的、环境的、社会的诸多方面。研究衰老原因的学者们，从不同的角度和用不同的研究方法，为解释生物衰老原因提出了多种学说，如中毒学说、伤害学说、免疫学说、内分泌功能减退学说、自由基学说、交联学说、细胞结构改变和蛋白质变性学说、遗传学说、细胞脱水学说、血红细胞衰老学说、慢性炎症学说、基因突变学说、细胞能量枯竭学说、钙化作用学说、脂肪酸不平衡学说、激素失衡学说、非消化酶不平衡学说、消化酶不足学说、血液循环衰竭学说等等。但是，归根结底，衰老始于细胞，特别是脑神经细胞；细胞的衰老又发生于代谢失调。而内源性医学特有的按摩、肢体运动与呼吸运动，恰恰有改善机体的新陈代谢的功能。如本书中的某些安神、益智、醒脑等之施术操作，能使患者顿即疲劳消除，头脑清醒，浑身舒适、轻灵等感觉，这无疑有利于推迟脑细胞之衰老进程，有利于人之病痛的修复、身心健康与益寿延年。我们知道，自由基学说之研究观察到，随着人之年龄增长，人体细胞逐渐老化、衰老。体内过氧化酶活性减低，自由基反应水平升高与增多、致使体内多聚不饱和酸发生氧化断裂反应，产生多聚不饱和酸过氧化物的各种自由基，进而与蛋白质交联后就形成棕黑色素之沉着即脂褐素（老年斑）。故老年斑可视为生命老化的重要标志之一。

近年，医学科研成果揭示：得当的按摩手法治疗能够明显改善患者体内自由基之代谢。提高自由基清除剂超氧歧化酶（SOD），过氧化氢酶（CAT），谷胱甘肽过氧化酶（GSH-PX）等之活性，故而有利于自由基的迅速清除，脂褐素和皱纹之消除。这则从分子水平上为内源性医学的按摩等的治疗提供了能延缓衰老之机制佐证。另内源性医学特有的肢体运动与呼吸运动，能健身防病、延缓衰老的作用，亦得到大量临床与科学研究的支持和证实。

8. 从人体网络的观点来看

科学研究发现，从人体网络的观点来看，人体"宇宙"就是一个功能齐全、结构精巧、分工明确、和谐统一与奥妙无穷的网络世界。该网络世界的正常程序之维护与运行，对每一个人的生命、健康、长寿、美形（体）与美容，不仅至关重要，而且是必需的基础与保证。众所周知，解剖结构是医学与生命科学的基础。人体的每部分结构，都处在一个张力网络中，正常的张力，则是人体健康功能的基础保障。若一个细胞周围有异常压力或拉力，功能往往会发生变化。现发现在我们人体至少存在：神经（神经–体液）网络、血管网络、纤维网络与尚待进一步研究的经络网络。神经网络传递电信号；血管网络传递化学信号；纤维网络是力学传导体系；而经络网络近年研究振奋人心的提示：人体内独立存在的经络系统是人体"行气血、调阴阳、决生死、处百病"的联系、反应及调节系统、人体穴位具有半导体特性。还有研究发现经络是人体组织液流动的低阻力通道，人体内有符合中医经络路线描述的组织液流动的一套系统。这进一步说明了经络的生理和生物物理学特性均有形态（物质）基础，它是多形态，多层次，多种功能，多维空间的立体结构。它乃人体气血运行的通路，其内通属于脏腑，其外连于五官七窍，四肢百骸，网络全身。如《灵枢·海论》载："夫十二经脉者，内属于脏腑，外络于肢节"，《灵枢·经别》："夫十二经脉者，人之所以生，病之所以成，人之所以治，病之所以起，学之所始，工之所止也。"由此可知经络网络，既和神经网络、血管网络、纤维网络密切相关，而又不等同于它们。内源性医学特有的呼吸运动、肢体运动与经穴按摩，恰恰是从内到外的，从身体到精神，全面有利于维护四大人体网络的修复、正常与运行，从而全面有利于维护与提升人们的身心健康水平，从而全面有利于维护与提升人们的健康长寿、长命百岁与美形美容水平。

9. 从镇痛机制的观点来看

众所周知，许多疾病，尤其是软组织损伤，临床上都常伴有疼痛症状。内源性医学的按摩等在临床中常有明显的止痛效果，如腰椎间盘突出症、急性腰扭伤、颈椎病、骶髂关节错位、坐骨神经痛、梨状肌损伤综合征、胃脘痛、痛经、胆囊炎、网球肘、四肢关节周围软组织损伤、头痛、偏头痛与牙痛等。其镇痛作用的机制，有几个方面：

（1）镇静止痛：某些疼痛症状，是感觉神经受到了恶性刺激，这恶性刺激传入大脑皮层，表现为异常兴奋状态，致产生兴奋灶。在适当的部位或穴位上，施行得当适宜的内源性医学的按摩，手法产生的良性刺激信号，传入大脑皮层的相应部位，产生新的良性兴奋灶，当新的良性兴奋灶足以抑制原有的兴奋灶时，便达到了镇静止痛的效果。

（2）解痉止痛：某些疼痛症状，是肌肉遭到恶性刺激产生痉挛而引起的，施行得当适宜的手法，常能很快减轻或消除恶性刺激，使肌肉放松、痉挛缓解或消除，进而达到解痉止痛的目的。

（3）消肿止痛：某些疾病或损伤，造成一定部位出血或组织液的渗出，而造成肿胀。由于肿胀的压迫刺激，产生疼痛症状。施行得当适宜的手法，在改善患处微循环的基础上，促进其血肿、水肿的吸收与消散，进而达到消肿止痛的效果。

（4）活血止痛：某些部位的气滞血瘀，可引起该部位的疼痛。内源性医学的按摩，可促使毛细血管扩张，改善局部微循环与营养供给，加速有害物质的分解、吸收、排泄等，通过活血化瘀，而发挥活血止痛的作用。

研究资料提示：临床中，常常是几种止痛机制相互为用，相互协同作用之结果，故很难将它们截然分开。内源性医学的按摩的镇痛作用，以往的解释，虽有镇静止痛、解痉止痛、消肿止痛、活血止痛与散风止痛、理气止痛、消炎止痛等，然而其真正镇痛的作用机制，远非能用"痛则不通，通则不痛"的简单道理所能解释得了的。

其真正科学镇痛作用机制又是什么呢？科学界研究发现，动物体内不仅存在着抗痛结构，且有"内源性吗啡"（内啡肽即 END）样的抗痛物质。有的研究认为，针麻机制与"内源性吗啡"样物质有关。龚全德等用放射受体竞争结合法侧定，10 例颈肩腰腿痛患者按摩前后血清中内啡肽含量的变化，发现患者按摩前，血清中内啡肽的含量较正常人为低，按摩后内啡肽有明显提升，平均增加 7%（$P < 0.01$）；而对照组（5 例正常人）休息状态下 30 分钟前后血清中内啡肽含量的变化不大，研究提示：β–内啡肽是内源性吗啡系统中镇痛作用最强的一种内啡肽。美国学者 Vernon H.T 为了阐明脊柱手法对 β–内啡肽含量的影响，选择了 27 名身体健康的男性大学生（平均年龄为 23 岁），将其随机分为三组：对照组、安慰组、手法组。三组试验者均在施手法前 5、15 分钟与手法后 5、15、30 分钟时抽取肘静脉血 8~10ml，用碘［^{125}I］放射免疫方法测量血中 β–内啡肽含量的变化，发现手法后三组之间血中 β–内啡肽的含量有显著差异：手法组明显高于对照组与安慰组，且在手法后 5 分钟增高尤为明显，表明手法后 β–内啡肽的含量增高是手法镇痛的机制之一。

严隽陶等对家兔的"内关穴"按摩后，发现轻的按摩手法可提高家兔的痛阈，且这种镇痛作用可以被阿片类药物——纳洛酮所降低，这表明：适宜的手法可提高的痛阈，从而产生镇痛作用，是有内啡肽系统参与有关；北医针麻组报道，将兔脑室注射丛生理盐水，10 分钟后指压"昆仑穴"10 分钟，痛阈平均增加 199%，对照组注射纳洛酮，10 分钟后进行同样手法，痛阈只增加为 104%，这表明：指压"昆仑穴"的过程中与内源性吗啡样物质释放相关。

儿茶酚胺（CA）属于单胺类递质，它包括多巴胺（DA）与去甲肾上腺素（NE）。关于儿茶酚胺神经介质的论述已经很多。动物实验表明，对甲兔进行指压"昆仑穴"的同时，用人工脑脊液，灌流其侧脑室后，抽出其脑脊液并把它注入乙兔脑室，则发现乙兔的痛阈也升高，而对照组则采取，将正常兔（不施按摩）的脑脊液，注入另一兔的脑室，结果痛阈不升高；由此推测按摩镇痛作用过程中，可能与脑内释放有镇痛效应的化学物质——NE 与 DA 相关；血液中 CA 的含量是反映交感神经兴奋性的主要指标。内源性医学的按摩可使交感神经处于相对抑制状态，CA能系统的功能减弱，α 效应减少，收缩血管作用减弱，从而有益于血液循环；有研究者对 33 例腰椎间盘突出症患者，进行按摩牵引治疗前与 3 天后，检测发现：其血中 NE 与 DA 均显著下降，而尿中 NE 与 DA 较按摩前有明显升高，且升高的幅度与疗效成正相关；动物研究发现：狗在接受点穴后，血中 NE 与 DA 均随时相变化（点穴后 20 分钟、40 分钟）不断下降。

　　1962 年，我国学者揭示：第三脑室和中脑导水管周围灰质（PAG）是吗啡镇痛的主要部位。此后，国外学者也认为 PAG 是脑刺激镇痛最有效的部位之一。后来，上海的科研人员揭示出："PAG 是实现针刺镇痛效应的一个上传下达的重要结构，PAG 的内源性阿片肽系统和 5- 羟色胺能系统共同参与针刺镇痛；PAG 的去甲肾上腺素能系统则起拮抗作用"。还有研究成果报告：在PAG 存在的许多神经介质（包括单胺类和肽类物质）里，有人应用微量注射特异性抗体的方法证明，至今至少有脑啡肽，β - 内啡肽，甲七肽，P 物质及一种新的阿片样四肽"脑新肽"在PAG 中参与针刺镇痛。另有学者认为："舒张血管反应与镇痛效果有明显关系"。还有实验报告证明，按摩穴位能引起肢体血流量的增加。在国内，还有人在研究按摩治疗作用的物理基础时指出：按摩的物理因子作用比较复杂，主要是力学作用，其次是热学作用，还有生物电、生物磁、人体场、次声、红外、远红外等因子综合起作用。许多的研究报告提示我们：内源性医学的按摩能止痛的机制可能与"非特异性感觉投射系统"（即"多感觉系统"的重要组成部分——脑干网状结构）和机体内其他痛觉调制系统有关，而 PAG 则是手法镇痛效应的一个上传下达的重要结构，PAG的内源性阿片肽系统（如脑啡肽，β - 内啡肽，甲七肽，P 物质与脑新肽等）和 5- 羟色胺能系统共同参与手法镇痛；轻重得宜的手法能引起血流量的增加，也可能与镇痛效果有明显关系。总之，内源性医学的按摩能止痛的道理可能在于：得当合理的手法，有利于激活体内原有的痛觉调制系统（即将体内抗痛能力调动起来），提高痛阈（还包括植物 N 性功能的调整、免疫与修复功能的调动等），在中枢各级水平控制伤害信息的感受和传递。得当的手法可促进患者体内的致痛物质分解、稀释使之趋向正常水平，促使局部损伤性炎症消退而止痛。如有研究者对腰椎间盘突出症患者按摩前与按摩后，血浆中的 5- 羟色胺（5-HT）、5- 羟色胺的前体色氨酸（TrP）和其代谢产物 5- 羟吲哚乙酸（5-HIAA）等含量的测定，发现首次按摩后，患者血浆中的 5-HT、5-HIAA 与 5-HIAA 的含量，均呈现非常显著的下降；刘志诚等对急性软组织损伤家兔模型研究，观察按摩其"委中穴"前后脑脊液、血浆中 5-HT、TrP、5-HIAA 的含量变化，发现损伤后家兔的脑脊液中，5-HT、TrP、5-HIAA 的含量骤降，而在外周血浆中的含量则明显升高；施行按摩（1 小时，24 小时）后，脑脊液中上述三物质又重新上升，这提示按摩与增强中枢 5-HT 的合成与减弱外周 5-HT 的合成相关；由此可推测按摩的镇痛机制，可能与影响中枢和外周 5-HT 的生成、转输、代谢、分解等多个环节相关，进而使血中 5-HT 的浓度下降、脑脊液中 5-HT 的浓度升高，该实验结果与目前国内外大多数学者的观点一致，即外周 5-HT 是一种强烈的致痛、致缩血管物质。这为内源性医学的按摩具有促进炎症介质分解、稀释的作用，提供了又一有力的科学实验的支持。

随着人们对镇痛作用的探索与研究的逐渐深入，目前国内外学者从不同的角度、学说或切入口，对按摩镇痛的神经机制研究颇为踊跃与丰富。主要有：

（1）闸门控制学说：闸门控制理论，最早由 Malzack 和 Wall 在 1955 年提出，该学说认为在脊髓后角存在有疼痛的闸门控制系统。粗感觉神经纤维、细感觉神经纤维投射至胶质细胞（SG）与高级中枢传递细胞。胶质细胞通过突触前抑制形式对脊髓感觉神经元发挥抑制作用。SG 对传入纤维末梢的抑制效应，若是粗神经纤维的活动而加强、细神经纤维的活动而减弱所致。细神经纤维的兴奋，能打开"闸门"，让疼痛信息通过，而粗神经纤维的兴奋，能关闭"闸门"，阻止疼痛信息通过。粗神经纤维的活动可以抑制细神经纤维的活动，已成为神经生理学的一般原则。按照该学说，按摩的镇痛机制，可能就是适宜的按摩刺激与激发了粗神经纤维的活动，此信号传入脊髓后角，抑制了细神经纤维所传导的疼痛信号的传递，好似关闭了"闸门"，阻止了疼痛信号的经过，从而达到镇痛目的。这已为基础实验所证实，为大量内源性医学的按摩临床实践的良好镇痛效果，提供了又一个有力的科学理论支持。

（2）皮层、大脑皮层中枢干扰学说：神经生理学的研究表明，在中枢神经系统中存在着反射抑制系统，当疼痛冲动沿着神经传导通路传入大脑皮层中央后回时，这个疼痛可能被来自别处，而到达大脑同一部位的第二个冲动所抑制。张香桐提出，任何非伤害性的感觉传入都可能具有一定程度的镇痛作用。这提示：内源性医学的按摩通过舒适得宜的良性刺激，很快传导到大脑皮层中枢，并与痛信号同时在大脑、皮层内相互发生干扰，结果导致痛觉信号减弱，降低或消失，从而达到镇痛的效果。这里必须强调的是手法的良性刺激效应，要大于并超过疼痛信号的刺激，那大脑皮层中枢在接受良性刺激后，会产生一定的兴奋并占据了优势地位，使疼痛信号由此得以减弱，降低或消失，根据张香桐关于针刺镇痛过程中丘脑的整合作用这一著名论断不难推测：既然内源性医学的信号是由较粗的神经纤维传导，而痛信号则由较细的神经纤维传导，那么内源性医学的按摩等的镇痛机制，可看成是：在手法等的良性刺激效应下，所有信号在中枢神经系统中相互作用的必然结果；这是有实验与临床依据支持的。

（3）影响大脑皮层与丘脑的电活动：当一个伤害性的刺激引起末梢神经感受器产生疼痛冲动，并沿神经传导路线经脊髓、脑干、丘脑最后至大脑皮层，产生脑干、丘脑与大脑皮层神经元的痛放电，引起痛觉。国内外学者对大脑皮层与丘脑的一些核团的电活动进行了研究，他们大都把刺激牙髓、躯体神经、内脏神经、穴位等引起的皮层诱发电位或单位放电作为研究指标，以观察镇痛的机制。应用电生理指标进行实验后，发现能引起脑电 α 波强化与中慢波增多，这表明：内源性医学的按摩对大脑皮层有一定程度的内抑制作用。目前认为，痛刺激，引起的皮层诱发电位晚成分（潜伏期约为 200 毫秒左右）与疼痛关系密切，晚成分的产生与丘脑非特异投射系统有关；实验中，人们发现指压昆仑穴可影响皮层诱发电位晚成分的波幅或波形（具体变化为：波形变异，波幅降低，潜伏期延长），这为大脑皮层参与了内源性医学的镇痛，提供了理论支持。

（4）抑制节段性神经反射性肌电活动：肌电反映运动单位的生物电活动。国内外学者对腰背痛患者通过肌电图仪进行肌电活动观察研究，Holmes 等发现腰痛患者其肌电活动有普遍而持久的增强。Goldstein 通过肌电图观察到在肌电持续性收缩后，这些持续性收缩的肌肉就有疼痛与压痛产生与存在。Kravitz 等通过肌电图观察到：许多腰痛患者其腰部肌电活动比无腰痛者的腰部肌电活动丰富。临床资料证明：腰腿痛患者为了减少疼痛常使患部肌肉发生反射性的收缩而产生紧张性肌电活动。有人对 30 例急性腰扭伤患者进行适宜的按摩治疗后发现：临床痊愈 24 例中，紧张性肌电活动消失 18 例，明显减少 6 例，这在客观上足以表明：内源性医学的按摩，可松弛痉挛的肌肉与促使紧张性肌电活动消失和明显减少，并为此提供了科学与临床的支持。还有研究者用按摩与练功配合治疗 30 例急性腰扭伤患者，发现当一侧腰肌紧张时，就会出现高于健侧的电活动波形，当治疗疼痛缓解后，电活动亦随之减少，二者呈一定的相关性。研究证明，手法能促使颈、肩、腰背、腿痛患者患处的紧张性肌电活动消失和明显减少，这提示：内源性医学的按摩等的镇痛效果与神经中枢和抑制节段性神经反射性肌电活动有相关性。

（5）兴奋病变后的神经与肌肉组织：脊髓诱发电位（SEP）是感觉神经传导功能完整性定量的客观指标。有研究者报道：对 59 例颈椎病患者观察发现，其 SEP 潜伏期均有不同程度的延长，与正常值相比差异非常显著，并认为这与病变影响了神经根，最先出现感觉异常有关；其中 24 例经按摩治疗后，正中神经至颈上段、颈中段、颈下段的 SEP 潜伏期分别比原来缩短 1.91、2.25、3.27 毫秒；对 28 例陈旧性大脑与颈髓不完全性损伤后遗症伴有肢体功能障碍患者进行观察后，发现患者 SEP 潜伏期的平均值为 19.8547 毫秒，经过按摩治疗一定疗程后，降至 16.0027 毫秒，治疗前后自身对照有显著差异。从而提示：内源性医学的按摩可以纠正颈椎解剖位置的微细变化，松解痉挛的颈部肌群，减轻与消除神经根的病理因素，从而促进感觉神经传导功能完整性的恢复。

为了达到镇痛的目的，人们曾用过多种方法来激活体内的痛觉调制系统。如，脑刺激镇痛，是通过埋电极直接刺激脑或脊髓的特定部位；应激镇痛，采用某些强烈刺激来以痛制痛。甚至用伤害来刺激本身；针刺或电针镇痛，内源性医学的呼吸运动镇痛以及某些药物（如吗啡）镇痛，一部分也是在于激活了这一系统而镇痛的。而内源性医学的按摩等三大重要组成部分，却能让患者在少痛、无痛，甚至舒适欲眠的情况下，有效地激活痛觉调制系统，获得明显的镇痛效果，这正是其优越性之一。

四、从主动与被动相结合治疗方面来探讨内源性医学的机制

内源性医学高度重视调动主动（医生指导下患者自身做的治疗、美容与养生等）与被动（医生的做的治疗、美容与养生等）两个积极因素，用主动与被动相结合的治疗原则作为更好为患者服务之指导原则之一。以期让患者尽快地康复到尽好之程度为目的。

内源性医学认为治疗之所以能收到促进患者机体发生有利变化，防止及矫正疾病的发生、发展，改善和增强患者身体功能等疗效，是由于多种因素综合作用的结果。通常不管是在治疗中或治疗后，为巩固和提高疗效，患者在医生的指导下，进行得宜的主动（或被动）的导引功能锻炼，是必不可少的因素之一。

临床与研究结果提示我们：在医生的指导下患者自身做的导引医学锻炼是重要之辅助治疗（对慢性和疑难病例者尤为重要）；是提高患者的生理功能和抗病能力，促进其痛减、病除和益寿延年的良好方法之一。

1.医生指导下患者的得宜的导引医学锻炼，能引起患者各组织、器官、系统乃至全身起一系列的剧烈变化，经常坚持功能锻炼，能通过促进新陈代谢，进而促使运动系统，血液循环系统、呼吸系统、消化系统、神经系统等的功能、结构得到改善，调动及加速整体健康的有利因素来影响和带动局部患处的不利因素向好的方面转化，这无疑会巩固与加强的医生的被动治疗作用，为患者的功能恢复（由"静"到"动"的转化）创造有利的条件。

2.医生指导下患者的得宜的导引医学锻炼，能使肌肉营养改善，肌纤维增粗、肌肉增殖、肌肉的工作能力增强，无疑这会巩固与加强医生的被动治疗作用，为因病而麻痹的肌群（尤其是废用性的）的功能恢复创造有利的条件。

3.医生指导下患者的得宜的导引功能锻炼，能使关节的灵活性及牢固性增加，改善骨的结构和工作能力，促使骨的病理、生理改变向好的方面转化，防止及矫正畸形的发展，无疑这会巩固与加强内源性医学的被动治疗作用，为患者克服"异常运动"状态，恢复人体的"正常运动"状态，创造有利的条件。

4.医生指导下患者的得宜的导引医学锻炼，能引起血液的重新分配、增加血液中血红蛋白的数量、提高运输氧气的能力、增大肺活量、提高心脏、血管、肺等的工作能力和机体健康水平，并能加强消化、吸收的功能，无疑这会巩固与加强医生的被动治疗作用，为充分调动患者机体本身的积极因素，提高细胞的生活力，给受损组织的修复再生和功能恢复创造有利的条件。

5.医生指导下患者的得宜的导引医学锻炼，能使神经系统营养得到改善，状态得到调节；功能得到提高，这有利于调动脊髓神经细胞的代偿功能，无疑这会巩固与加强医生的被动治疗作用，为患者疾病的康复创造有利的条件。

6.医生指导下患者的得宜的导引医学锻炼，能充分调动患者的一切积极因素，增强战胜疾病的意志与信心，有助身体的生长发育(青、少年患者)，增强本身的抗病能力(减少其他疾病发生、发展的机会)，无疑这将会巩固与加强医生的被动治疗作用，给患者的生理与心理状态向好的方面转化，创造有利条件。

有按摩学者从生物电子技术和力学工程技术切入对按摩手法动作原理研究后，提高了对手法运动规律的认识。随着研究传统按摩手法动作技术力学规律的科学——手法运动生物力学、"TDL—Ⅰ型推拿手法动态力测定器"、"推拿（按摩）手法力学信息数据库"、"FZ—Ⅰ型推拿（按摩）手法测力分析仪"与"TDL—Ⅱ型推拿（按摩）手法力学信息测定仪"等亦相继问世，这些为对按摩手法原理的进一步深入探讨，均提供了有益的帮助与思路。有研究报告显示：肌肉组织的封闭筋膜间隔结构是按摩手法深透性的组织学因素，肌张力是影响手法深透性的生物学因素，生理状态下的肌张力最有利手法力的深透，低频振动手法能向组织纵深处传递等。还有学者用计算机技术对按摩手法测定仪的数据处理后发现：按摩手法信号是一种周期性随机振动信息，操作技能的高低可通过峰值变异系数、时间变异系数、冲量变异系数等反映出来，手法动力曲线和操作方式间有密切相关性，手法动力曲线的变化规律能用数学方程式来描述，且将其应用于计算机辅助按摩手法教育。亦有学者用精确度为0.1℃之热电耦测温仪，直接测量皮肤表面与皮下一定深度人体组织的温度变化，来观察按摩手法深透力之热效应发现：手法的热能转化与技能水平、手法种类、作用部位、作用时间、作用方向和角度等有关。有的学者还对脊柱手法动力学测定方面做过研究，并取得了些可喜进展等，均使我们对内源性医学的按摩手法作用原理进一步的认识与更深入研究，提供了有益的参考与帮助。

五、从内源性医学与外源性医学相结合治疗方面来探讨内源性医学的机制

世界卫生组织研究结果揭示，在人的一生当中，影响健康与长寿的因素：遗传占有 15%，社会环境 10%，气候占 7%，医疗仅占 8%，剩下的 60%，是自身潜在的与显在的抗病能力。目前全世界的医学都属外源性医学。不难看出，目前全世界的医学家都围绕着 8% 做文章，内源性医学则是在肯定、重视、应用，并不断发展与完善 8% 的基础上，再围绕着 60% 做文章。即是在医生的指导下，以内源性医学（为主）为切入口，教会人们如何更为简便、易行、科学、理想、低碳、零碳、绿色、环保地激发与调动自身体内的 60%，来为巩固与提高 8% 服务。专家指出：这是中国与世界未来医学的重要发展方向之一，国内外数十年的临床与研究结果证明：我本人与我 20 多个国家的数十万人次的患者，都是内源性医学的最大受益者！

基因是 DNA 分子上的一个功能片断，是遗传信息的基本单位。从基因学说的角度来看，人类所有的疾病几乎都与基因稳态失衡有关。故我们用被动治疗（医生做的）与主动疗（医生指导下患者做的）相结合、内源性医学与外源性医学相结合，总要比单独只用被动治疗、外源性医学来重建新的基因稳态（即康复或健康），要实用、经济、科学与理想得多。

另外，中外科学家发现了一种名为 MCR-1 的基因，会使细菌对多粘菌素——一种抗菌能力最强的抗生素，产生抗药性（新华网彭茜北京 2015 年 11 月 23 日电）；从 2011 年至 2014 年，研究人员从中国屠宰场、农贸市场与超市购买的猪肉和鸡肉中采集了细菌样本，并分析了广东和浙江两所医院患者身上的病菌发现，从动物和生肉中采集的大肠杆菌样本中，MCR-1 的基因出现率很高，且阳性率逐年升高；在 1322 位患者身上采集的大肠杆菌和肺炎克氏杆菌样本中，也有 16 个样本含有 MCR-1 基因。

该研究还发现 MCR-1 基因存在于细菌的质粒上，而质粒是一种可转移的环状 DNA，很容易在不同菌株之间传递和交换遗传物质。这意味着 MCR-1 可能会不断扩散，最终协同其他耐药性基因育出又一种"超级细菌"！这意味着中国与世界各国将会出台更为严格的控制当下临床中，滥用抗生素的措施！这意味着世界卫生组织多次警告的："滥用抗生素导致的超级抗药性致命菌越来越多，无抗生素可用的时代正在来临。如此发展下去有病无药可医、死亡率上升的结果几乎是可以肯定的"——这谁都不愿看到的现象与结果，正一步又一步地向我们人类逼近！这更意味着是要我们重视人体内与生俱来的、兼具防御和修复双重功能的免疫系统的正常运行！这更意味着是要我们重视能科学、新颖、简便、有效、绿色、环保，无任何致癌、致畸、致突变，无任何毒、副作用与不良反应的调动与激发人体内与生俱来的免疫能力（显在的与潜在的）的内源性医学的抢救！推广、普及与应用！

综上所述，我们已不难看出内源性医学无论是在呵护健康、美容美形、益寿延年等方面，还是在促进国内外医学的交流、发展、进步、飞跃与革命等方面，都具有重要的现实意义与深远的意义，都具有所有外源性医学不可替代的诸多优势和特点。然、有关内源性医学的治病机制确实较为复杂。因内源性医学尚急待抢救！因内源性医学、医学科学和生命科学尚待进一步发展，

许多问题还没有得到充分阐明。还不能对其做出全面的科学解释。正因为如此，才需要我们不断地进行探索，这不单是为了怎么阐述它治病的道理，更主要的是为了在科学原理的指导下，进一步提高它的疗效，扩大其治疗范围，让内源性医学更好地为中国人民与世界人民的服务。可以相信，随着医学科学和生命科学的不断发展与进步，随着内源性医学特有的呼吸运动、肢体运动与按摩研究的不断深入，内源性医学的机制必将得到进一步的揭示。

知足感恩　回报社会

魏慧瑶

日月如梭，光阴似箭，加之国家昌盛、民族团结、家庭和睦、生活无忧、事业顺畅、心情愉爽，时光似乎过得更快。转眼一瞬间，2016 年 9 月 28 日一过，我已迈进了 76 岁的生命历程与旅途。作为一名普通的部队医学科学工作者这一生来说，除了医学外，就是部队这个词占了很重的分量。

一、我与部队的缘

仅举几例为证：

1. 解放军的三大出版社都出过我著的拙著：我军出版中心解放军出版社出版了《家庭自身健美精萃》（1991 年 7 月），《保健美容按摩新法》（1996 年 10 月）；后者并被该社推选为建社以来第一批对外交流书目。《解放军报》报社的长征出版社出版了《中国的自身保健与美容技术》（1987 年 9 月），该书刚印出时，恰逢世界针灸学会联合会成立暨第一届世界针灸学术交流大会在京召开，又恰逢我是作为该大会鲁之俊执行主席的特邀代表，为此，出版社领导明智果断地决定：以出版社与我的名誉向大会免费赠送 500 本《中国的自身保健与美容技术》给参会代表，这既有利于传播中国的优秀传统文化精粹，又有利于扩大出版社在国内外的影响，受到大会热情欢迎、支持与配合。当时会场，争着排队索书的场面热烈，至今给人留下美好的印记。该书并受到国内外专家代表的一致好评。《中国保健美容按摩新法》繁体字版（1997 年 9 月），后者并被作为该社，建社以来第一本在世界各国销售的图书。解放军唯一的医学出版社——人民军医出版社出版了《巧用穴位抗流感》（2012 年 7 月），这本小书正如编者所说："这是一位年已 71 岁的部队的医学科学工作者，在国内外花了数十载心血换得的一点应对流感工作与研究的心得体会，这是作者献给全体指战员与全国人民、当下与未来、医学与人类，应如何真正科学应对流感的一份建议、心意、礼物、关切和爱！祝贺您有缘结识与拥有它。"它一是我与该社共同献给 2012 年建军节的贺礼，二是我献给自己过 71 岁的生日礼物，三是完成了一个解放军的三大出版社都出过我的拙著的美好夙愿。

2. 数十年来，虽然我一直坚持埋头做事，低调做人，但睿智的部队媒体与知名部队医学刊物还是对我的研究成果有过数则报道：如《解放军报》对我的《中国的自身保健与美容技术》出版报道（1987 年 11 月 6 日，第 4 版）；《解放军医学杂志》对我的《二十一种中英法文版中国新型按摩挂图简介》出版报道（1999 年 6 月第 24 卷，第 3 期，第 184 页）；《解放军健康》杂志则是分别发表了：魏煊《饮誉世界的中国新型按摩法》的报道（1999 年，第 4 期，第 37 页）；魏煊《306 医院魏慧瑶首创小剂量按摩被列入大世界基尼斯之最》的报道（2001 年，第 3 期，第 24 页）；魏慧瑶《对未来医学模式的思考》（2002 年，第 1 期，第 34~35 页）、黄大帅报道；魏慧瑶著《流行性感冒保健新法》一书出版（2005 年，第 2 期，第 24 页）；魏慧瑶著《巧用穴位抗流感》出版发行（2013年，第3期，第39页）。

3. 我是红色根据地江西人，整个少、青年时期的学习与工作都在八一英雄城南昌度过，这或许也是注定我的一生与解放军有缘。1951年初，我父亲为了支持新中国的革命，送15岁的二姐，胸戴大红花参加了解放军，我十分羡慕。"好铁要打钉，好男要当兵"，中学时期我有幸参加了一次空军体检海选，还顺利地进入了复检，但是最后却与空军特招失之交臂。本以为我这一生与参军就无缘了。

4. 做梦都没想到，长大后，我与解放军又结了三次缘：

1976年，我首次被邀请来京，为当时担任总政治部主任的谭震大将会诊。

1981年，我第二次被邀请来京，为我国"两弹一星"与"飞船"的主要领导之一的马捷首长会诊。

1985年底，当我结束4年的援外任务，谢绝多国重金聘请回国时，谁知道，因为部队工作的需要，我却在百万大裁军的背景下，以45岁的年龄，被特招成为了中国人民解放军中的一员。直至在部队退休。

5. 我治疗的20多个国家的数十万人次中，解放军的知名要人有：谭震大将、刘志坚将军、刘有光将军、丁衡高上将，我国两弹一星与飞船主要领导人之一的马捷将军、两弹一星功臣元勋邓稼先，还有叶剑英元帅家人、杨尚昆主席家人、李先念主席家人、聂荣臻元帅亲属、徐向前元帅亲属、许世友将军家人等。

二、学一点未来医学与其模式的知识——对人生很有益

专家指出：调查研究的结果显示，由于信息不对称和各自忙于手里的工作，通常许多医务临床人员和医学科研人员对于什么是未来医学？什么是医学模式？什么是未来医学模式？什么是内源性医学？等问题知之甚少，甚至一无所知，急需补课！

未来医学是当代医学的发展标杆、导向与追求的终极目标。未来医学模式——新世纪医学模式（生物－心理－社会和被动与主动相结合），则是未来医学思想学与方法学的总纲，它涵盖了人类当代医学与未来医学的所有需要与诉求。不难想象对这方面知识的了解，对人类有多么重要，尤其是对于从事医学临床、教学和科研的人员更为重要！

1999年，为了迎接澳门回归祖国，我公布了新世纪医学模式的论文，《解放军健康》《中华中西医临床杂志》等多种杂志、报刊报道进行了报道。如《健康大视野》吴鑫《一篇医学论文引发的思考》一文的编者按："2002年11月，我刊用了7整版多、头版头条全文刊登了主任医师魏慧瑶《对生物－心理－社会医学模式的挑战：新世纪医学模式的思考与探索》一文。正如专家所说：这一近年难得一见的好文章在针灸界、按摩界、美容界、养生界、医学界与广大读者中倍受关注和反响强烈，新世纪医学模式与其运用倍受青睐和欢迎。"［2007年8月，（上）第114~115页］并且在国际互联网上涌现了新世纪医学模式的关键词流传。

2010年，我接受了家人的建议，奋力冲破重重阻力与克服重重困难，公布了一个在我内心深处珍藏了半个多世纪的一个秘密——内源性医学。几年来，我一直怀着对生命与医生职业的神圣和敬畏感，在国内外陆续发表了：《世界医学绝学——内源性医学解密开篇》《世界医

学绝学——内源性医学的十三大特点》《世界医学绝学——内源性医学发展史》《世界医学绝学——内源性医学的作用机制》等相关系列医学论文与专著，以感恩生活对我的善待、厚待。

全世界的医学都是外源性医学，实际上中医有一个最伟大的发明——当今世界独一无二的内源性医学，却又被中医自己边缘化、异化，沦为民间的保健养生术。

内源性医学几次救了我，实践使我体会到它的博大精深和奥妙无穷，此后我又用内源性医学为 20 多个国家数十万人服务，深受患者的欢迎和青睐。对此奥秘，我半个多世纪以来一直缄口不提。然而，随着我内源性医学相关论文的发表，国际互联网继出现新世纪医学模式关键词后，又出现了内源性医学的新关键词。

后来，发现一些网站只有我公开发表过的论文的条目、摘要，要看论文内容则需付费，如：《未来医学模式——新世纪医学模式的思考与探索》《未来医学的宗旨与 21 个亮点》《新世纪医学模式与内源性医学》等。2011 年，为了方便读者的阅读，我将自己做了知识产权登记的论文授权，放入在中国国际健康养生网，其网站的总点击人数超过 1500 万人次；后又应邀授权中国卫生与健康促进会开辟了新世纪医学模式与内源性医学专栏；于 2013 年 4 月 20 日我授权，成立了全球首个新世纪医学模式研究院，并成立网站，亦获多方好评。

在该网站，除了设有我享有独立知识产权的多篇学术论文、专家评论栏目之外，为更好地拓宽了国际交流，首次增设了：一、中英文对照栏目，其中的文章采用了分段对照的列示。二、魏慧瑶主要著述论文与报道评述（自 1977 年起，并是我保留有原件底稿的）。热烈欢迎国内外的同道与医学精英们，从难、从严，用科学挑剔的目光来审读和批评指正。以达到相互促进、互相学习，目的只有一个：促进我国与世界医学事业在继承中发展，在发展中继承、进步、飞跃与革命！

三、知足者常乐——我的人生态度

为了让大家能更好地了解论文的主题、观点、信息、思想与目的，我愿借拙著《内源性医学·康复美容养生图册》即将出版之机，与大家谈谈心和汇报学习情况——这亦是我有生以来第一次在这样的场合下，与大家谈谈心和汇报学习。若读者与作者的心灵相通了，那定将会大大地有利益于我们加深对其的理解、探讨、交流与提高。

近些年来，随着人们年纪的增大，我眼见一位又一位的战友、同事与领导先后驾鹤西去，生离死别的情思不时亦会涌上心头。有时促使我情不自禁地会去想平时根本不会回味的人生经历。……我在与疾病斗争与探索医学的道路上，历尽千辛万苦，披荆斩棘，终于顺利地走过来了，我是不幸中的万幸，真的是感恩生活。

小时候我就热爱运动，尤其是太极拳。我有个总想拿个世界第一的梦想，2001 年 2 月，我由于符合世界第一和世界唯一的两个条件，获得了上海大世界基尼斯之最《首创小剂量按摩》证书。我很知足！

我的童年是一个充满了理想、幻想与梦想的时代，听妈妈给我讲过爱迪生、牛顿、瓦特的故事，使我印象颇深，并令我终生受益匪浅。那时我就梦想长大后，要发明一种对全世界都有大好处的东西，通过 30 多年的努力，2004 年 10 月 27 日，我的发明专利，感冒预防治疗仪获得了国家知识产权局的批准，该仪器填补了国内外这方面的空白，我很知足！

为了迎接21世纪的到来，2000年，我著的23种中、英、法文版《中国新型按摩挂图》（共72幅）出版。该系列挂图经国家图书馆在全世界中、西文的文献检索后的专题检索报告：通过使用以上检索工具及关键词的检索，在按摩、针灸、导引、中医及西医领域内，未见同时用中、英、法三种文字一次出版23种，共72幅的中国新型按摩挂图，并且据国内外有关文献及报道：中国新型按摩——小剂量按摩为魏慧瑵同志所创；其著的中国新型按摩挂图在按摩领域中，无论从文种、版本、内容及数量均第一。"我很知足！

作为一名自学成才的普普通通的医生来说，我这一辈子治疗了20多个国家的数十万人次，并从1981年起就没有挂过号，无论是在国外，还是在国内，只负责接诊由国内外专家、教授多方治疗未果转给我的患者，其中危急病、疑难病以及重要任务的病号、政治任务与紧急任务的患者数不胜数，我都顺利完成了任务，从来没有出现过任何医疗事故，我很知足！

按摩学、针灸学、中医美容学、无创痛穴疗学、导引医学（内源性医学）与未来医学都是我这一生最钟爱的医学学科，尤其是后三个学科，一般医务人员均较为生分，而我能在这六个学科里都有不菲的学术成果，并得到国内外同行的称赞，我甚为知足！

1985年1月20日，世界针联终身名誉主席，中国中医研究院筹建者，并被周恩来总理亲自任命为首任院长、党委书记，著名的外科学家、针灸学家鲁之俊先生亲自写了一封信，给正在国外工作的我。鲁老在信中对于我当时的工作给予了如下评价："你（指我）在国外运用祖国传统医学治病，取得优异成绩，对此，我（指鲁老）表示感谢，并致以亲切的慰问"；"你（指我）为祖国传统医学按摩疗法的普及做出了努力，这有益于提高祖国传统医学在国外的地位，增进中国人民同国外人民的友谊"；并说："通过你（指我）的工作，进一步说明了祖国传统医学后继有人"。在鲁老的鼓励鞭策下，历经数十年的不倦探索与实践，我陆续发表公示有关未来医学、新世纪医学模式、内源性医学等论文与著作，以告慰鲁老早年的知遇之恩，我很知足！

虽然我一贯坚持低调做人，埋头做学问，尽量回避和谢绝媒体的采访。但是，聪明能干、非常敬业的国内外主流媒体与知名的学术刊物，对我的中、外文报道，仍不下数十则（欲详者请见www.weihuiqiang.com），此次仅举三小则为例：

《魏慧瑵创新型按摩疗法》
王　毅　贺绍文

江西省航运局卫生所按摩医师魏慧瑵，对我国传统按摩疗法进行革新，创立了一种新型小剂量按摩疗法。这种按摩疗法，具有轻巧、松柔的特点，使患者在少痛、无痛甚至舒适欲眠的情况下，达到治疗的目的。最近，南昌市医学科学研究所出版了他与别人合著的《小剂量按摩治疗小儿麻痹后遗症》一书，在医疗部门发行。

魏慧瑵创立的小剂量按摩疗法适应证很广泛，除能治疗传统按摩的适应证外，对颈项强直、肌肉萎缩、面瘫、小儿麻痹后遗症——马蹄足内翻，以及某些慢性、神经性、消耗性、衰老性疾病，疗效也较好。

按摩，是中医学的一种外治疗法。自古以来，按摩在民间就有许多流派，各有其独到的长处。魏慧瑶创立的小剂量按摩法，以发掘古代阴型柔术手法为主，广采百家之长，同时，注意吸取西医学的营养，比如把西医关于脊神经的节段支配等原理，运用到按摩方法上，产生了神经节段取穴位法。这样，从按摩手法到按摩理论上，同传统按摩疗法比较，都有新的突破。（《人民日报》，1981 年 9 月 8 日，第 3 版）

《针灸异彩在突尼斯》

1984 年 12 月 14 日，《江西日报》发表了张汉钧从国外发来的《针灸异彩在突尼斯》的通讯。文中写道，"翻开今年 10 月 26 日（1984 年——笔者注）突尼斯第一大报《新闻报》，《针灸在让都巴，多么令人好奇的小针》的大号罗马字标题赫然入目。长篇报道的版面上，同时登载着中国针灸医生魏慧瑶给突尼斯患者治病的两张大幅照片。翌日，《新闻报》上又是一篇《坐骨神经痛？我们的技术疗效显著》，标题同样醒目，而一幅临床治疗照片竟达 10cm × 15cm。

魏慧瑶大夫是中国赴突尼斯医疗队的成员，原为江西省交通厅职工医院医生。在医疗队的努力下，中国针灸在突尼斯名声大振，慕名而来求医的还有利比亚驻卢旺达大使、阿尔及利亚领事、罗马的意大利画家等等。现在，一经报道，名声传得更广更远了。

《新闻报》的三名记者，怀着浓厚的兴趣，10 月 24 日专程从突尼斯首都来到让都巴医院采访中国针灸。他们听了魏大夫结合人体针灸穴位模型对针灸理论所作的解说，其中一位记者，要求体验一下小小银针的威力。魏大夫当场给他扎针按摩，5 分钟后他说："真的，我觉得又跟出发时一样轻松了。"要知道，他们是从 160 公里外的首都赶来的。

医院里有一位名叫杜伊克的患者，他 50 岁出头，身患脊神经损伤引起肌肉萎缩，三个半月前来院时，依靠双拐才能勉强站立，双下肢紫绀，背部与下肢日夜疼痛难忍。他患此病已 7 年，曾 3 次赴法国治疗无效。经过魏大夫 50 多次精心治疗，已获显著效果。患者一边在床上做分腿动作，一边高兴地说："现在我觉得肌肉坚实了，中国的针灸与小剂量按摩太好了！"

在女病室，《新闻报》记者目睹了中西医结合治疗的实例。有一名患急性化脓性扁桃腺炎的姑娘，两个红肿的扁桃体几乎把她的咽门堵住了，两天来疼痛难熬，无法喝水，更甭说进食。魏大夫往她大拇指、腕部扎针，接电流，耳部放血，又在颈部拔火罐。略过片刻，患者起身喝水，竟如平常一样，痛苦表情消失了。近 1 年来，他们用这种办法已治疗 70 余例急性扁桃腺炎。"

《魔掌》

一九八四年十月二十三日上午，中共中央顾问委员会主任邓小平在北京接见突尼斯总理穆罕默德·姆扎利时，高度评价近几年来中突友好合作的成果。现代化的通讯手段，很快将这一消息发往了一万五千公里外的突尼斯。敏感的突尼斯新闻界，立即在突尼斯国土上采集突中友谊的花朵。第二天一早，有三位记者突然来到中国驻突尼斯医疗队驻地——突尼斯大学让都巴教学医院，要采访中国的按摩医生魏慧瑶。"我们要采写魏先生，他以他神奇的医术为四万多突尼斯人和外国人治疗病痛，为他们赢得了健康和幸福。"十月二十六日，突尼斯第一大报《新闻报》，以大号罗马字体作标题，发表了有关魏慧瑶的长篇报道。紧接着于二十七日，又以同样醒目的标题和篇幅，发表了魏慧瑶的文章和一张 10cm × 15cm 的临床医治大幅照片。魏慧瑶"高超的医疗技术，优良的工作作风，良好的服务态度，忘我的工作精神"，使《新闻报》的广大读者大为震惊，他那"手到病除"的不是神话的神话，使千千万万突尼斯人为之叹服。他那只专为人们解除痛苦的手掌，已经在人们心目中富有强烈的神话意味和传奇色彩了。

——魔掌，神奇的魔掌！

——魔掌，中国的魔掌！

《新闻报》向整个突尼斯的公民们推荐"魔掌"魏慧瑶。

魏慧瑶先生的工作室里，电话铃声不断，两位护士小姐轮流受话，应接不暇。话筒里送来的语言，都是属于魏大夫的。有对他表示祝贺的，有对他表示感谢的，也有向他询问医道的。

"魏大夫，有一位先生要求和您直接对话，他在电话里呼喊着中国万岁。他说，他请您听听他的心声。"

护士小姐恭敬地站在魏慧瑶先生面前，丰满的前胸，大起大落，看得出，她很激动。魏慧瑶身着白大褂，正在给一位慕名而来的阿尔及利亚的官员看病，护士小姐的话，他听见了，也听懂了。但他没有起身，甚至没有回头看护士小姐一眼，只是说了一句："请你回告先生：我正忙着。我十分感谢他，他要说的话，我已经记在我的心中了。永远不会忘记。"

护士小姐耸耸肩膀，自叹了一声："中国的魏，一工作起来就着了迷，连喊万岁的声音都顾不上听了。"

似乎，护士小姐有点遗憾。然而，护士小姐未免有点粗心，她没有注意魏慧瑶先生那激动的眼神。医生，不是演员，不是诗人，不容易使感情表面化。沉静，泰然，是医生的职业要求。特别是这位"中国的魏"，他是一只"暖水瓶"，善于把感情的温度控制在内心。其实，此时，魏慧瑶先生心里已经情潮滚滚，很不平静。身居异国，能听到有人以"中国万岁"的呼声来评论自己的工作，能不激动吗？

何况，他听到这声音不止一次！

"中国万岁"的呼声，早在魏慧瑶先生耳边回响着。不是从电话筒里传来的，而是从突尼斯议长默莎蒂夫人口里喊出来的。

突尼斯"妇女三杰"之一的突尼斯议长默莎蒂夫人，年逾古稀，患有严重的风湿性关节炎症，曾在法国、瑞士、意大利等国求过诸家名医，难见疗效。长期的病痛，使这位突尼斯的女中一杰平添了无限的烦恼。问遍天下，医道谁佳？有消息传来：在让都巴有个"中国的魏"，他凭一只手掌，一管银针，一只火罐，可以治愈许多疑难病。这天，夫人病痛发作，求医心切，马上通过中国大使馆找到了"中国的魏"。在中国大使谢帮定夫人陪同下，议长夫人与魏相见了。医生眼里，患者都是同一种身份。魏慧瑶以凝重的目光迎接议长夫人，仔细翻阅了夫人的病历，察看着夫人的神色，随后，便给夫人做针疗和按摩，伸开手掌，在夫人患处轻轻地揉着、揉着。"这是在检查，还是在治疗？"夫人不免有些神秘感，在静静地体味这手掌施在她病体上的感觉，等待着所产生的结果。

手掌，在蠕动。

三分钟后，她有点苏醒感。

五分钟后，她有点舒适感。

十分钟后，她有点轻松感……

奇迹！神话！夫人惊叹了。半个多小时后，她居然有兴奋感了！她很激动。真厉害啊，这只中国的手！她从沙发床上坐了起来，她想说什么，但没有立即说出来。

她是堂堂议长夫人，她是堂堂七旬长者，她知道，这只"中国的手"给她带来的，是中国的情、中国的意，她要感谢"中国的魏"，更要感谢"魏的中国"。于是，她紧紧握住中国大使夫人的手，连连说："中国万岁！中国万岁！"……现在，电话里又传来了"中国万岁"的声音。这是谁来的电话？魏慧瑶在赞扬声、感谢声中送走了阿尔及利亚的官员后，独个儿想着。是意大利的那位画家？是利比亚的那位大使？还是法国的那位侨居者？不，更多的可能性还是突尼斯的平民，曾经，他们都是呻吟着带病而来，欢笑着康复而去的啊！

"铃铃铃"，电话铃又响了。魏慧瑶从沉思中回来。已是深夜十一点了。哪里来的电话？医疗队长走过去接电话。是中国驻突尼斯大使馆来的电话：巴勒斯坦有位高级官员患病多年，久治未愈。要求中国驻突尼斯医疗队给予治疗。大使指示，要魏大夫出诊。

魏慧瑶接受了任务。次日凌晨，与队长一起驱车直奔突尼斯首都。

汽车风驰电掣一般在高速公路上前进。这个地中海岸的北非国家，姿色妩媚、风光秀美。公路两旁，葱翠的棕榈树，高大的椰子林，连绵不断地抛来春天的色块。魏慧瑶没有顾及车窗外的世界，他知道这不是一次普通的出诊，任务重大，岂有闲情？他在根据大使馆提供的情况，琢磨着患者的病况和可以采取的几种医治方案。患者是胃部疼痛六七年了，这类患者他曾在国内十分成功地治愈过几例。其中有一例是在火车上遇到的。

他微闭着眼睛，意识流闪电般越过时间和空间，他从北非的汽车上回到了中国的火车上。这是他出国前几天，在北京开往上海的列车上，他正坐在车窗边阅读一本医学杂志。突然，车厢里传来求医的广播声，他闻讯即起，赶到现场一看，一位旅客胃痛剧烈，倒在座席上左翻右滚。魏慧瑶察明病情，伸手在患者腹部摸了一会儿，然后选准穴位，扎了一针，便对患者说："请你站起来。"话音刚落，那位患者应声而起，啊，好了！神！患者感激不已，旅客们惊若木鸡，这人难道是"活神仙"不成？感激的目光，赞赏的目光，惊奇的目光，一齐投射在魏慧瑶身上。车长握着他的手："我真巴不得你天天坐我们的车啊！"……

汽车急速向前，往事一闪而过。不多时，一座繁华的北非都城呈现在眼前。汽车在中国使馆前停下。谢帮定大使出见，作了匆匆的交谈。魏慧瑶是敏感的，他从大使的言语和神情中，深知此行不同凡响。他必须抓紧时间，马上见到患者。

魏慧瑶来到了苦在病中的巴勒斯坦高级官员身边。这位官员是位活跃在世界政治舞台的外交家。外交家有外交家的素养，外交家的风采掩饰着他的病态。但医生有医生的眼光，医生的眼光，似乎是 X 射线，具有穿透力。魏慧瑶一眼看出，外交家正被疾病折磨着。医生的职责是尽快解除患者的痛苦。医生与患者之间，不需要外交辞令。魏慧瑶谢绝外交家的礼仪接待，马上忙起来。

说来也巧，这位外交家患的病症果然与列车上的那位患者同属一类。毫无疑问，一切都很顺利。魏慧瑶的手在外交家身上忙乎了一阵子。几十分钟之后，外交家神情昂扬地站了起来，显示出一表真正的外交家的风采。外交家以一种豪放而富有风趣的语言表达他的满怀激动："您不是医生，您是一位魔术师，您这只手是一只魔术师的手！"

魏慧瑶谦虚地笑了。"不是我的手有什么魔力，而是我的祖国的传统医术具有强大的功力。"
外交家的手与医生的手久久地相握着。

感谢上帝为人间缔造了造福的手！但世界上也有制造痛苦、制造灾难的手啊！倘若每个人的手都能为人消除痛苦带来幸福该有多好！

这天，这双手整整忙了一天。人们纷纷请这位穿白大褂的"魔术师"治病。他一口气接待了七个"上层人物"。

阿拉法特也被惊动了。他亲自打电话给中国大使谢帮定，对"中国的魏"，对"魏的中国"表示赞赏，表示感谢。我们的大使十分兴奋。每一位大使都会代表祖国感谢为祖国争了光的儿女。谢大使高度赞扬了魏慧瑶。

谢大使似乎有点好奇心，他也想体验一下魏大夫这只手的魔力。他告诉魏慧瑶，他有点失眠。魏慧瑶没有说话，只是微笑着拉起了谢大使的手，轻轻地捏着，轻轻地摇着。约摸两分钟光景，谢大使已经鼾声隆隆，沉沉入睡了……真是神奇！

但不怪异！

谢大使知道，我们祖国的医道，源远流长，高深莫测。魏大夫使出的法招，便是我们祖先留传下来的按摩催眠术。他使祖国的按摩术、推拿术、针灸术，在北非的土地上开出了美好的花朵。他真有一手好功夫啊！……

（摘自朱昌勤报告文学《魔掌》的开篇一小段，详情见人民日报出版社《强者们》第54页至73页，1986年12月，第一版）。

透过上述报道三小则，作为一名普普通通的退休医生来说，我只是做了一些应该做的本职工作，不仅能给国内外的患者送去了中医学与中国人民之友谊、温暖与关爱，而且还能在国外为祖国赢得外国领导人高声呼喊"中国万岁！"等称颂，我很欣慰！我很知足！

作为一个平平常常人的人生来说，几十年命运多舛，风风雨雨，几次病重都幸运的康复，直至今天我与同龄人相比，无论是生理、心理、境遇与精神状态都更健康、更年轻、更充实、更阳光、更幸福、更充满活力！我很知足了！

我虽然不是生活的宠儿，但是通过数十年顽强的刻苦努力与孜孜不倦的探索精神，换来的收获却比任何的幸运儿多得多，我很感恩生活对我善待，知足常乐！

年轻时我立过一个志，我虽没有读过大学，但是我将来一定要去教大学！因为我以为：世界上第一个办大学的人、教大学的人都是没有上过大学的人，关键是自己要努力、要有真本事、有知识和有能力。早在1985年，我刚从援外医疗队回国，就作为国内外知名的针灸、按摩、导引专家应邀在江西中医学院等，为培养多个省份的中医院校针灸与按摩师资培训班上给学生们讲课，多年来，我先后应国务院研究发展中心、科技部、中国科协、原卫生部、北京市政府、中医药发展国际基金会（香港）、美国某基金会、荷兰某公司、中国预防医学会、中国女医师协会、中国疾病预防控制中心等多方之邀，在香港会展中心、海南博鳌会议中心、中国科技会堂、中国人民大会堂、中国国家会议中心、中国人大常务会议礼堂、中国政协礼堂、中国对外友协礼堂、中国国际会议中心、北京会议中心、中国科学技术信息研究所、人民日报社、北京海淀展览馆、清华大学、国务院第二招待所、中国人民解放总参谋部第二招待所、北京蟹岛会议中心、北京神农庄园、中国中医科学院、北京中医药大学、南昌大学与香港、台湾、上海、天津、广东、广西、山东、山西、河南、河北、辽宁、海南、江西、江苏、浙江等省市数十个城市举办了百余次专题学术讲座，进行新世纪医学模式、内源性医学与其应用之道的普及与推广，受到广大听众极为热烈之欢迎与专家学者之青睐，在外国留学生、外国专家培训班、各种医学国际会议上传道授业，获得一致的高度好评，如：2012年我应邀到台湾，在台北、台大国际会议中心讲学，获得台湾主持会议的知名学者教授的高度好评："魏教授的报告太精彩、太丰富、太感谢了！"在晚宴上又专门来敬酒说："魏教授的报告内容太好了，这些内容我们在台湾听都没有听过，一片空白值得我们好好学习！"相关情况网上均有报道，所以我很知足！太知足了！

虽然我很笨，连饭都不会做，是出了名的。但是我很幸运，我接受了家人的劝说，说我既不要名又不要利，但一定要注意知识产权的保护，故我就拥有了很多的作品登记证，国家知识产权局和北京知识产权局都说：我是一个拥有巨大无形资产知识产权的人。许多国内外的同行都称我研究的一系列保健、美容与养生成果，是处于世界领先地位的。都称我发表的《新世纪医学模式与内源性医学》成果，不仅有利于改变21世纪人类7大健康与生命的理念，而且有利于全人类的平均寿命至少延长十年以上！……

国内外很多有识之士都称我的技术与医道就是一棵"摇钱树"，但我一生，都谨遵父母的教导与前辈先贤的医道和医德之训，只准自己的技术与医道，用来悬壶济世、服务大众、普救众生、造福人类，而不准用来谋取个人的私利。并坚决学习走"居里夫人之路"，将新世纪医学模式与内源性医学的研究成果，无偿的公告于天下，使每一个有缘接触我的著作的患者与医者，都能了解它们、学会它们、掌握它们并受益于它们。我很知足！

专家评价："新世纪医学模式极力倡导一个以人为本、医患互动，药物疗法、免疫疗法与非药物疗法相结合，内源性医学与外源性医学相结合之全新医学模式，新世纪医学模式指导下的医学科学发展的新思路，是医学科学思想论与方法论的一次发展、进步、飞跃与革命。魏慧瑶主任医师在国内外数十年的临床与研究结果揭示：只要学会与掌握了新世纪医学模式和导引医学处方，不仅可以不用花一分钱，便能大大有利于巩固与提高按摩、针灸、导引等中西医诸临床医学的疗效，扩大诸临床医学的治疗范围和领域（如预防、美容与养生等），而且有大大有利于医者本身的健康和长寿等许多优长。"

不少专家还撰文指出，如：

1.贾谦《新世纪医学模式是解决人类健康的好医学模式》，并在《中医优势与新世纪医学模式》一文中睿智的指出："新世纪医学模式代表中医思维体系和能以很低的费用解决医学难题"；贺绍文、魏稼《医学模式的新突破》；田从豁《新世纪医学模式——一个人类医学模式发展史的新里程碑》；贺绍文《新世纪医学模式——医学模式的新突破》等。

2.我国已进入了老龄社会。2008年2月，由中国科学技术信息研究所与北京谦益和中医药研究院共同完成的国家中医药管理局委托课题：《遵循自身发展规律 发挥中医药优势特色的政策研究》报告中指出：

一是老年人的医疗费用占全国医疗费用的80%，采用新世纪医学模式可以减少医疗费用，尤其可提高老人们的晚年生活质量，并使我们人类的平均寿命至少延长十年以上。

二是新世纪医学模式充分强调了非药物疗法的意义和价值。

三是魏慧瑶主任医师系统的提出的防治流行性感冒保健新法——新世纪医学模式应用等全新应对'流感'的中医理念、思路、措施与方法（如艾灸法、按摩法、火罐法、热盐包法、电吹风法和导引运动法等），在全国各地开展了不少培训和推广实践，深受广大群众、专家与学者的欢迎与好评。党中央与国务院一贯高度重视我国的防治流感工作，2006 年我国为预防流感拨了20 亿人民币专款，2007 年、2008 年又为此而增加了拨款，但都没有找到好的方法。故建议应重视与推广防治流行性感冒保健新法——新世纪医学模式应用等全新应对'流感'的中医理念、思路、措施与方法。

四是高瞻远瞩的建议：应将内源性医学——导引医学在中、小学生中，进行普及推广。如五禽戏、八段锦、养生十三法等。因为青少年是祖国的未来，只有青少年的健康与强壮，才有未来中国的富强与希望。

五是建议国家中医药管理局组建讲师团，征求志愿者，到农村去推广，非药物疗法，亦即推广魏慧瑶主任医师提出的新世纪医学模式，为农村培养一批懂得、熟练非药物疗法和内源性医学——导引医学的乡村医生，这将大大地有利于我们实现《医改意见》的总体目标。

六是建议：不仅全国中医高等院校的师生，要学习新世纪医学模式、内源性医学——导引医学、非药物疗法；而且全国西医高等院校师生、农村医务人员、社区医务人员、大中城市的医务人员与科研人员等，也应学习新世纪医学模式、内源性医学——导引医学、非药物疗法。同时指出，只要通过短期训练，新世纪医学模式、内源性医学——导引医学与非药物疗法人人都可以学会一招半式，而且可以用它随时应对某些疾病，受益终生。这些都大大地有利于我国深化医改总体目标的更好实现。

七是他们站在以国家利益为重，以民族利益为重，以中国与世界医学发展和进步利益为重的立场上，建议国家中医药管理局组建讲师团，广泛地开展国际交流，推广新世纪医学模式、内源性医学——导引医学与非药物疗法，这将大大地有利于提高中医在国际上的地位，并大大地有利于当下与未来医学本身的发展、进步、飞跃与革命。

……

我太知足感恩了！

我很傻，还似乎有点呆，但是为人坦荡、率真、厚道、仁爱，我有点清高，不擅交际与辞令，对人情交往的称呼都不甚清楚，一辈子只热爱本职工作，痴迷于思考与探索医学难题和生命奥秘，如家人所说："透明度强、傻得可爱"，但是无论是家人、亲友，亦无论是在国内还是国外，也无论是在部队还在地方，无论是大使、参赞、同事、领导们，对我都很友善，对我都倍加呵护，关心、称赞和厚待，给我留下了许许多多珍贵、美好的人生印象与回忆，对此，我倍感欣慰、温暖与惜福，感恩与知足！

……

是的，我虽然不是生活的宠儿，但是通过数十年顽强的刻苦努力与孜孜不倦的探索精神，换来的收获却比任何的幸运儿似乎都多得多，我觉得生活好像是美酒，越陈越香，我很感恩生活，知足常乐！

四、抛砖之勇，源于引玉之愿

世界卫生组织有几个重大研究成果应当引起大家的重视！尤其是医界同仁与精英们。

1. 世界上现在每死亡三个人，其中就有一个与药物中毒有关。我以为，人类在与疾病作斗争的几千年的长河中，付出巨大的与惨重的代价，换来的医学成果与智慧结晶应是两大系列：药物疗法、免疫疗法和非药物疗法；外源性医学与内源性医学。我治疗了一辈子的病案当中很少用药，或者是基本不使用任何药物，并开创了外源性医学（如按摩、针灸等）与内源性医学（如导引医学）相结合实操的新模式，事实告诉了我们：应当大力的倡导与推广非药物疗法。应当大力的倡导与推广被动治疗（医生的）和主动治疗（医生指导下患者的）相结合，外源性医学与内源性医学相结合，非常可喜的是这倡议，已经开始引起我国卫生领导部门的关注。2012 年，国家中医药管理局已经批准成立了一个"非药物疗法传承基地"。2015 年，在我的建议下，成立了一个"非药物疗法研究所"。在新世纪医学模式与内源性医学的倡导与感召下，经有识之士的多方努力，2016 年 11 月 21 日，全国科技人才培养工程"中医非药物疗法工作委员会"，在北京正式成立。最近北京电视台也开始有了些介绍非药物疗法、内源性医学的声音，这对减少药物疗法对人类的损害、非药物疗法、内源性医学的推广，有利于医学更好为人类健康事业服务与医学事业本身的发展和进步等方面，都有重要的现实意义与深远的历史意义。作为一名普普通通的退休的部队医学科学工作者，我真希望，人人都应当尽快明白与知道：药物疗法只是人类和疾病作斗争的重要劳动成果和智慧结晶之一，而不是唯一！外源性医学只是人类和疾病作斗争的重要劳动成果和智慧结晶之一，而不是唯一！药物应严格按医嘱，科学的使用，而不要滥用！因这至少能大大减少，那些被滥用药物而"毒杀"的无辜患者！专家指出：世界上现行的治病手段最主要的是药物疗法，而药物的毒副作用是人所共知的，不合理用药不仅给人体造成伤害，而且每年都在造成巨额的经济损失。特别是滥用抗生素的危害尤为严重。世界卫生组织警告："滥用抗生素导致的超级抗药性致命菌越来越多，无抗生素可用的时代正在来临。如此发展下去有病无药可医、死亡率上升的结果几乎是可以肯定的。"若我们能理性与科学地大力的倡导与推广非药物疗法，大力的倡导与推广药物疗法、免疫疗法与非药物疗法相结合，外源性医学与内源性医学相结合，被动治疗与主动治疗相结合，则可避免世界卫生组织警告的悲剧与可怕现象的重现！

2. 当下科学界与医学界，对人类生命科学的奥秘认知程度不足 10%。

3. 药源性的医病，医源性的疾病，每年造成的死亡人数，是全球传染病造成的总死亡人数的 10~15 倍。

4. 在人的一生中，影响健康与长寿的因素是：遗传占 15%，社会环境占 10%，气候占 7%，医疗仅占 8%，而自身潜在的显在的抗病能力却占了 60%。

5. 从 20 世纪的疾病医学转为向健康医学的方向发展。因这不仅是在 20 世纪末，世界卫生组织提出了："21 世纪不应该继续以疾病为主要研究对象，而应该把人的健康作为医学的研究方向"，而且这也完全符合原中、西医学均向整体医学发展与进步的规律。

透过上述 2、3、4、5 条文，不难看出：在 21 世纪的今日与未来，我们医学应在充分肯定、重视与应用，并不断发展与完善这 8% 被动医疗（医生做的治疗）的基础之上，如何教会患者科学有效地调动自身的 60% 的潜在的与显在的抗病潜能，来为巩固与提高 8% 的效果服务，是多么重要！专家指出：现在全世界科学界、医学界都在做 8% 的工作，而很少有人去研究如何科学简便，实用有效，绿色、低碳、零碳、环保，无任何致癌、致畸、致突变，无任何不良反应来教会患者，根据自身的需要来调动与激发各自体内的 60% 的潜在的与显在的抗病潜能，来为巩固与提高 8% 的效果服务。60 多年来，我却专注与痴迷于此道，并从理论到实践，从基础到临床，坚持在继承中创新，在创新中继承，数十年的临床事实与研究结果提示：以内源性医学为主之非药物疗法的得当应用，是调动与激发各自体内的 60% 的潜在的与显在的抗病潜能绝佳科学方法。对此，我本人与我国内外数十万人次的患者都是最大的受益者。其倍受国内外患者的欢迎与青睐！尤其是国内外的党、政、财、文、军界的精英、领导们与患者，更是高度喜爱与赞评。为了让更多之医学后来者与人们受益和分享这些成果，我坚持陆续完成出版了，一整套自成系统的《新世纪医学模式与内源性医学》的普及教材：如《每天 5 分钟 看图学保健 新型抗衰保健按摩图解》、《每天 5 分钟 看图防病痛 新型防病益寿按摩图解》、《巧用穴位抗流感》等和提高教材：《人体康复美容养生图解手册》（彩色第二版）及相应的中、法文版本，《中医防治流行性感冒保健新法》（英文版）、《人体康复美容养生图解手册》（法文节选版）、《内源性医学秘诀精要·新型康复益寿按摩图解》、《内源性医学秘诀精要·新型美容养生按摩图解》等。专家指出：这些教材"以全新的理念，破译开发人类自身'药库'的密码，还原健康源泉与铺出崭新的康复美容养生之路。本系列图书读者一看就懂，一学就会，一做就有用，一招学会，终生受益。它们具有科学性与新颖性、实用性与知识性、民族性与世界性、经济性与前瞻性之和谐统一。是广大读者防病治病、康复美容与养生的指南，亦可供医学院校师生、专家学者参考。并相信它们必将给广大人民带来身心的健康和愉悦，必将给国内外医学的发展、进步、更新与完善，带来新的活力与强劲的推动力。"

应大力倡导与积极推进：以内源性医学——导引医学为主的非药物疗法的大力推广与普及，这也是未来医学的一个十分重要的内容与发展方向。对医学的发展、进步具有重要的现实作用和深远的历史意义。这是我在自己一生的医疗实践中的一点粗浅体会与心得。愿与大家共勉和共进！

我深深地明白：我虽退休，但仍是一名老兵。作为普通一兵，对于我钟爱一生的解放军来说，或许太微不足道了！然、若我们每一个战士都不图回报，都为它献出勇敢、忠诚、力量、正能量与爱的时候，那这支部队的力量与前程，将是不可估量和不可限量啊！而作为一位普通公民的我，对于我钟爱一生的民族、祖国与世界来说，亦是同理与如此！愿与大家共勉和共进！

医学的发展、进步、飞越与革命，要靠一代又一代的医学拓荒者们之接力！任何一个人的成绩与成就，和人类医学事业发展相比，都十分渺小，甚或渺小到可以忽略不计。我已经退休多年，工作任务与个人人生愿望和梦想，均已经圆满完成。我很感恩知足！但是作为一个医学科学工作者，尤其是部队的医学科学工作者之社会责任心来说，在生命结束之前，人生的任务或许还不能说已全部完成，而应当给医学的后来者做一块"垫脚石"！我出版《内源性医学·康复美容养生学》之目的就是如此！是为了进一步提升中华民族的文化自信与自觉！是为了让更多的有缘人了解与受益于新世纪医学模式与内源性医学！是为了让已被边缘化的中医尽快地回归主流！是为了让中医的传承尽快地更加完整！是为了让中医就等于中药的固化概念尽快地得到纠正！是为了让世界上现在每死亡三个人，其中就有一个与药物中毒有关的人数尽快地减少！是为了让目前国内外，只靠单一的被动治疗（医生的）、单一的外源性医学来防治疾病的方法，尽快地得到更新与完善！是为了让目前国内外，所有医学科学的临床、教学、科研与管理工作者，只靠单一的被动治疗、只靠单一的外源性医学来防治疾病的思维定式与知识结构，尽快地得到更新与完善！是为了让目前国内外，所有医学院校教材设置，只靠单一的被动治疗、只靠单一的外源性医学来防治疾病的理念、思路、策略、措施、方法与内容，尽快地得到更新与完善！是为了让人们与医者尽量的少生病、生小病或不生病！是为了让医学疗效更好地向速效、特效、高效、长效的方向发展进步！是为了让医学更好地向科学、新颖，简便、廉效，安全、绿色、环保，低碳、零碳，无任何毒、副作用，无致癌、致畸、致突变与可持续性发展的方向发展进步！是为了破解与轻松化解，独占主流医学的西医即将面临陷入"后抗生素时代"的困惑、困境与难题！是为了让中医万岁与长存！是为了让这个既浩大又伟大的人类健康与生命"三部曲"的系统梦想和工程，尽好尽快、尽善尽美的得以实现与完成！是为了让医学能真正回归到"悬壶济世，普救众生"的正常轨道上来！是为了让医学能更好地为中国与世界人民服务！是为了让每个人都能科学、自然、轻松、愉悦的活得更健康、更长寿、更年青、更漂亮、更阳光、更智慧、更幸福！……这不是几句空泛的口号，也不仅仅是几个良好的愿望，它是我们医学科学工作者，尤其是中医科学工作者，义不容辞的责任与使命！我们应大力倡导与积极推进：以内源性医学——导引医学为主的非药物疗法的大力推广与普及，这也是未来医学的十分重要内容与发展方向之一。我一再斗胆为新世纪医学模式与内源性医学呐喊的抛砖之勇，源于引玉之愿的出发点和终极目的。这是一位年已76岁部队的医学科学工作者，在国内外花了数十余载心血换得的一点工作与研究的心得体会，这是作者献给全体指战员、全国人民与全世界人民，应如何真正科学康复养生、美容美形、益寿延年的一份建议、心意、礼物、关切和爱！是的，专家指出：为了您与您家人的健康、长寿、美容和美形，《内源性医学·康复美容养生学》一书，是您一生中值得您必读之书，必学之技——我与我的20多个国家数十万人次患者的经验，也这样告诉与提示我们！是的，我坚信在大家的共同努力下，新世纪医学模式与内源性医学必将为健康中国、健康世界，做出其重要的与特殊的贡献！人类健康梦想"三部曲"一定能够实现！是的，如果您与新世纪医学模式和内源性医学有"书缘"或"医缘"，在茫茫的"书海"或"人海"中相遇的话，祝贺您有缘结识与拥有它。

是的，人生百年，就算命活120岁或更长，也只不过是历史长河中短短的一瞬间……；是的，当我离开这个世界的时候，我可以心安、知足、豪放、幸福地说：我的200多篇独有见解的中外文论文与22本医学专著(或更多)，就是我的遗书！就是我对自己的祭文！就是我留给医学、人民、祖国与世界的一份真真切切的礼物、建议、关怀与爱！是的，我太知足感恩了！

抢救、传承中华千古绝学——内源性医学！让中医尽快回归"主流医学"！

展望、共创人类医学未来——理想与美妙！让人民未来生活更加幸福！

是的，感恩父母给了我一条命！感恩父母与历代前辈先贤对我的谆谆教导和嘱咐！感恩所有的领导、同事、亲人与朋友们，对我的支持与帮助！感恩自己赶上了这个中国与世界人民梦想能够成真的好时代！是的，医界同仁与精英们、战友们、朋友们，让我们携手并肩、同心协力，在实现人类健康长寿、长命百岁、美形美容的健康梦想的大道上，用思考启迪梦想，用探索拓展梦想，用实干实现梦想，用创新超越梦想吧！

是的，更美好、美妙的明天一定会属于您！属于我！属于大家！属于人类！

谢谢大家！

作者

于北京寓中

2016 年 10 月 1 日

后　记

　　爱美之心，人皆有之。在孕含无穷玄机与奥妙的大自然中，由于人系生命进化的最高产物，故可将人体美视为自然美的最高形式。

　　在新世纪医学模式的引领下科学、实用、经济、简便，将美容与养生融为一体、天人合一而又能调动、发挥人体内显在的与潜在的健美、养生能力之内源性医学——导引医学和中国新型按摩医学走向家庭，是当代世界性保健、美容、养生热潮的发展趋势之一，亦是具有世界性按摩热、美容热、养生热发展趋势和文明进步的特征之一。

　　社会、科学、内源性医学——导引医学和按摩学科在预防医学、临床医学、康复医学、美容医学、养生医学和公共卫生安全等领域的研究、发展均是永无止境的，内源性医学——导引医学和中国新型按摩学亦该如此。笔者希望读者不仅能从本书中领悟到您所需要的自身保健、美容、养生知识，使您生活得更充实、更明智、更巧慧、更健美、更幸福；而且希望在其启迪下，能打开您对自身保健、美容、养生的宝贵智慧"阀门"，并有所翻新、有所创造、有所前进，以共同推进中国与世界自身保健、美容、养生事业的研究不断深入和迅速发展，以让其更好地为人类健康长寿、长命百岁、美形美容和社会进步做出贡献。

　　笔者从"人乃医学之本"的战略高度，于第三章中把本人首创的中国新型按摩——小剂量按摩的特有医学模式及本人多年对新世纪医学模式（即：生物－心理－社会和被动与主动相结合的医学模式）的研究成果公告于世，这是在纵观了人类医学模式发展史的基础上，历经数十余年的思考、实践、探索与努力之一点心得体会，并收入了几篇知名专家与学者对新世纪医学模式发表的精彩点评。生物－心理－社会和被动与主动相结合的医学模式之提出，是20世纪疾病医学走向21世纪健康医学发展与进步之需要；是广大患者深切渴望与冀望之需要；是医生天职追求和加速中、西医学走向未来医学之需要。基于此，基于一名中国大夫的责任心、使命感和紧迫感之所为。抛砖之勇，源于引玉之愿。

　　敏于理性思辨，不断进行医学观念与思维创新，对于21世纪医学的发展和进步是非常必要与重要的。理性的科学思考，医学观念与思维的创新，对于当前中、外医学界，对由生物－心理－社会医学模式的极力推崇，到突破生物－心理－社会医学模式的束缚，至发展与进步到对生物－心理－社会和被动与主动相结合医学模式的大力推广，尤为可贵。笔者斗胆为新世纪医学模式再次进言与呐喊，谅难尽善，谬误之处，在所难免。企望慧眼卓识的同道、专家、学者指正，以期共同推进新世纪医学模式时代的发展进程。

　　我们这个世界需要爱，我们医学的发展和进步更需要爱，如果我们人人都奉献出一份爱，那我们世界的明天、医学的明天，就一定会变得更美好。

主要参考文献

[1]春秋战国.灵枢经.上海：商务印书馆.1955.

[2]晋·葛洪.肘后备急方.人民卫生出版社,1957.

[3]隋·巢元方.诸病源候论.人民卫生出版社,1955.

[4]唐·孙思邈.备急千金要方.长洲麟瑞堂印于上海,光绪戊寅夏5月.

[5]唐·王焘.外台秘要.人民卫生出版社,1982.

[6]宋·王执中.针灸资生经,上海科技出版社,1959.

[7]宋·陈直,邹铉.寿亲养老新书.浙江汪启淑家藏本.

[8]宋·窦材.扁鹊心书.上海千顷堂书局印.

[9]宋·张杲.医说.陶风楼印,清·同治癸酉夏5月.

[10]金·张从正.儒门事亲.上海科技出版社,1963.

[11]元·窦汉卿.针灸指南.人民卫生出版社,1987.

[12]元·滑寿.十四经发挥.人民卫生出版社,1963.

[13]元·朱丹溪.丹溪心法.上海科技出版社,1959.

[14]明·龚廷贤.增订寿世保元.上海江左书林藏版（木刻本）.

[15]明·龚廷贤.万病回春.锦章书局铅印本,1953.

[16]明·杨继洲.针灸大成.人民卫生出版社,1955.

[17]明·龚信.龚廷贤续编,王肯堂订补.古今医鉴.商务印书馆印,1935.

[18]明·高武纂集.针灸聚英.上海科学技术出版社,1961.

[19]明·高濂著,赵立勋等校注.遵生八牋校注.人民卫生出版社,1994.

[20]清·沈金鳌.杂病源流犀烛.上海科技出版社,1962.

[21]清·吴谦.医宗金鉴.人民卫生出版社,1973.

[22]山东中医学院.针灸甲乙经校释.人民卫生出版社,1979.

[23]上海中医学院.针灸治疗手册.上海市出版革命组出版,1970.

[24]中医研究院.针灸学简编.人民卫生出版社,1978.

[25]上海中医学院.推拿学.上海人民出版社,1974.

[26]北京医院,山西医学院"按摩疗法"编写组.按摩疗法.1976.

[27]武汉医学院第一附属医院.中西医结合治疗骨与关节损伤.人民卫生出版社,1973.

[28]兰州部队总医院葛宝丰.腰腿痛.甘肃人民出版社,1976.

［29］安徽医学院附属医院"推拿疗法"编写小组．推拿疗法．人民卫生出版社，1972．

［30］广州部队总院．实用理疗学．人民卫生出版社，1974．

［31］上海中医学院附属学校．农村常见病推拿疗法．上海人民出版社，1970．

［32］赵正山．简易推拿疗法．人民卫生出版社，1965．

［33］曲祖贻．按摩新编．上海科学技术出版社，1959．

［34］沈阳部队后勤部卫生部．新医疗法手册．吉林人民出版社，1971．

［35］曹锡珍．外伤中医按摩疗法．人民体育出版社，1960．

［36］上海中医学院．推拿学．上海人民出版社，1975．

［37］"针刺麻醉"编写小组．针刺麻醉．上海人民出版社，1972．

［38］贾兆祥，贾立惠．点穴疗法．山东科学技术出版社，1984．

［39］马秀棠．点穴疗法．陕西科学技术出版社，1981．

［40］乳山县人民医院海阳所分院．推拿疗法．山东人民出版社，1976．

［41］黄头生．图解经穴按摩疗法．香港医学出版社，1972．

［42］李永昌．中国按摩术．安徽科学技术出版社，1985．

［43］上海中医学院．中国推拿学．人民卫生出版社，1985．

［44］江西中医学院．人体解剖组织胚胎学．上海科技出版社，1979．

［45］黄树则．老年保健顾问．北京出版社，1982．

［46］吴义昌．瑜伽入门．圆山企业公司图书出版部，1957．

［47］西安现代艺术社．美容化妆．陕西人民美术出版社，1985．

［48］郑集．衰老与抗衰老．科学出版社，1985．

［49］杨锟．穴位按摩美容健身法．香港得利书局印行，广东科技出版社重印．1981．

［50］李业甫，白效曼．自我保健穴位推拿．安徽科技出版社，1983．

［51］严明森．简易自我按摩疗法．福建科技出版社，1985．

［52］曹锡珍．防治按摩．人民体育出版社，1963．

［53］广州部队后勤部卫生部．针灸穴位挂图说明．人民卫生出版社，1971．

［54］朱琏．新针灸学．广西人民出版社，1980．

［55］赵尔康．中华针灸学．中华针灸学社出版，1953．

［56］焦国瑞．针灸临床经验辑要．人民卫生出版社，1981．

［57］魏稼．窦材的针灸学说．江西中医药，1986（2）：29-31．

［58］王雪苔．古代灸法考．中国针灸，1982，2（1）：1．

［59］何宗禹．马王堆医书中有关经络问题的研究．中国针灸，1982，2（5）：33．

［60］刘精微．经络学说的起源及经络实质之我见．中国针灸，1982，12（5）：38．

［61］王友京．内源性吗啡样物质在针刺镇痛中的作用．中国针灸，1982，2（2）：42．

［62］康殷．古文字形所反映的商周时期的针、灸、熨（火烙）疗法．中国针灸，1984，4（5）：46．

［63］《中国针灸》编辑部针灸讲座小组．针灸讲座——第一篇经络学说．中国针灸，1985，5（1）：34．

［64］钱学森，何庆年整理．当前气功科学研究的一项任务——建立唯象气功学．1986年2月23日在中国气功科

学研究会召开的座谈会上的发言.

[65] 夏克简.提高思维能力的技术——介绍日本的三分钟按推法.按摩与导引,1985,(5):29-39.

[66] 陈士富.按摩治疗作用的物理基础探讨.按摩与导引,1985(3):5-9.

[67] 今野.吞津的妙用.中华气功,1983(2):34.

[68] 陈士富.按摩对正常人三角肌部位影响的一些实验研究.按摩与导引(创刊号),1985:25-27.

[69] 季尉平.运眼八法.气功,1982(1):38-39.

[70] 陈浩金.丹田拍打.气功,1984(2):65.

[71] 丁厚第.我的被动叩齿法.气功,1984(5):211.

[72] 郭冰能.孙思邈与保健功.气功,1985(6):283-284.

[73] 佳木斯医学院,佳木斯卫生防疫站.眼气功操.健康报,1984-07-19(2).

[74] 周英男.老年保健功.健康报,1984-07-05(4).

[75] 张惠民,赵光,谢掉祖.气功—生物回授—信息疗法.光明日报,1979-8-24(4).

[76] 瞿璋摘.美容史话.环球,1983(11):29.

[77] 韩桂兰.女子健美操.健康顾问,1981(2):12-14.

[78] 臧文毅.返还功.气功与科学,1983(3):9-12.

[79] 徐彬.埋耳针减肥350例疗效观察.中国针灸,1984,4(6):17.

[80] 刘福信.耳针治疗失眠症50例疗效观察.中国针灸,1982,4(6):13.

[81] 张晟星,戚淦.经穴释义汇解.上海翻译出版公司,1984.

[82] 彭静山.眼针疗法讲座.中华医学会辽宁分会科普部.1983-8-9.

[83] 田从豁,臧俊岐.中国灸法集粹.辽宁科技出版社,1987.

[84] 李聪甫.传统老年医学.湖南科技出版社,1986.

[85] 北京中医学院,上海中医学院,南京中医学院.中国针灸学概要.人民卫生出版社,1979.

[86] 魏太星.生命篇.河南科技出版社,1984.

[87] 吕彦,达海.外国养生保健.人民体育出版社,1988.

[88] 王自力.健康美容指导.黑龙江科技出版社,1987.

[89] 程莘农.中国针灸学.人民卫生出版社,1964.

[90] 河北医科大学.人体解剖学.人民卫生出版社,1977.

[91] 南京医学院正常人体解剖学教研组.人体解剖学图谱.人民卫生出版社,1980.

[92] 成都军区后勤部卫生部.中医长寿之道.

[93] 气虚血瘀导致人体衰老——老中医颜德馨等通过科学证实.《健康报.讯,1988-10-30(1).

[94] 艾笑.发现经脉线有物质基础——祝总骧等进一步揭示经络奥秘.人民日报,1988-10-25(3).

[95] 王中和.防感保健操.健康报,1984-2-16(2).

[96] 杨医亚原著.李竹溪,杨光原,段苦寒整理.杨医亚针灸学.中国医药科技出版社,1998.

[97] 徐苯人,葛书翰.临床针灸学.辽宁科学技术出版社,1986.

[98] 上海中医学院.针灸学.人民卫生出版社,1974.

[99] 石学敏.针灸学.中国中医药出版社,2002.

［100］郭霭春．中国针灸荟萃·现存针灸医籍之部．湖南科学技术出版社，1993．

［101］程宝书．针灸大辞典．北京科学技术出版社，1987．

［102］黄延龄．无创痛针灸学．福建科学技术出版社，1992．

［103］编辑委员会．中医大辞典·针灸推拿气功养生分册．人民卫生出版社，1986．

［104］张雪军，府强．中外独特按摩技法大全．北京科学技术出版社，1993．

［105］北京按摩医院．中国按摩全书．华夏出版社，1993．

［106］陈德成．中国针灸美容抗衰全书．中国中医药出版社，2002．

［107］黄霏莉，佘靖．中医美容学．人民卫生出版社，1997．

［108］戴晓钟．中国科学美容大典．人民军医出版社，2002．

［109］高学敏，党毅．中医美容学．中国科学技术出版社，2000．

［110］曾小鲁．神经解剖学基础．高等教育出版社，1994．

［111］廖育群，傅芳，郑金生．中国科学技术史·医学卷．科学出版社，1998．

［112］席泽宗．中国科学技术史·科学思想卷．科学出版社，2001．

［113］李莱田，田道正，焦春荣．全息医学大全．中国医药科技出版社，1997．

［114］魏征．脊椎病因治疗学．商务印书馆，1987．

［115］上海大世界基尼斯总部．大世界基尼斯纪录大全——大世界基尼斯十年回顾精选本（精选版）．2004．

［116］胥晓琦．"魔掌神医"．健康咨询报，1988-07-16（1）

［117］小杨．我认识的魏大夫．中老年保健杂志，1999（6）：28-29．

［118］魏煊．306医院魏慧瑶首创的小剂量按摩被列入大世界基尼斯之最．解放军健康，2001（3）：24．

［119］徐海凌．魏慧瑶和他的小剂量按摩．信息日报，2001-05-18（A8）．

［120］蒋丽华．从重症患者到医学专家——魏慧瑶大夫的传奇人生．环球时报·健康人生版，2002-10-24（39）．

［121］田从豁．新世纪医学模式——一个人类医学模式发展史的新里程碑．中国科学美容，2003（7）：55．

［122］贺绍文，魏稼．医学模式的新突破．中华中西医结合杂志，2003，3（6）：2-3．

［123］贺绍文，魏稼．新世纪医学模式——医学模式的新突破．中国科学美容，2003（7）：54．

［124］田从豁．一个人类医学模式发展史的新里程碑，中华中西医临床杂志，2003，3（8）：884-886．

［125］刘丽．美容不仅仅是解决面子问题——"新世纪医学模式"引起的医学美容思考．中国科学美容，2003(9)：22-25．

［126］王敬霞．"新世纪医学模式"中美的真谛．保健时报，2003-11-13（4）．

［127］马丹．中国美容英才．中国商业出版社，2004：54-57．

［128］黄大帅．魏慧瑶《防治流行性感冒保健新法》一书出版．解放军健康，2005（2）：24．

［129］编辑部．法文版《中国保健美容新型按摩》一书出版．中国科学美容，2005（1）：95．

［130］王毅，贺绍文．魏慧瑶创新型按摩疗法．人民日报，1981-09-08（3）．

［131］张汉钧．针灸异彩在突尼斯．江西日报，1984-12-14（3）．

［132］朱·福．中国新型按摩临床在"让都巴"．突尼斯共和国新闻报（法文）（"图文并茂"版），1984-06-09．

［133］朱昌勤．强者们．人民日报出版社，1986：54-73．

［134］魏煊．饮誉世界的中国新型按摩法．解放军健康，1999（4）：37．

［135］魏慧瑶.按摩消除肌肉疲劳手法及其探索——附小剂量按摩典型病例介绍.新医药资料，1977（2）：81-88.

［136］魏慧瑶.小剂量按摩治疗急性腰扭伤卅则及手法.新医药资料，1978（2）：91-97.

［137］魏慧瑶.从"按摩"原理发展的小剂量按摩.江西科技报，94（4）.

［138］魏慧瑶.小剂量按摩及其按摩手法.江西科技报，97（4）.

［139］魏慧瑶.小剂量按摩在临床中取得的实效.江西科技报，107（4）.

［140］魏慧瑶.小剂量按摩治牙痛，江西科技报，112（4）.

［141］魏慧瑶.浅谈气功按摩.江西科技报，166（4）.

［142］魏慧瑶.小剂量按摩治疗面瘫，南昌卫生，15（3）.

［143］魏慧瑶.小剂量按摩对外伤性后遗膝关节强直治验一例.南昌医药，1979（4）：24-28.

［144］魏慧瑶，贺绍文.小剂量治疗按摩治疗小儿麻痹后遗症.1980.

［145］魏慧瑶.介绍一种新型无痛按摩法.科普天地杂志，1981（1）：11.

［146］魏慧瑶.新型按摩——小剂量按摩机制初探.镇海医药卫生杂志（中医专辑），1981，12（1）：53-56.

［147］魏慧瑶.一种有效的健身法.南昌卫生，23（4）.

［148］魏慧瑶.按摩、针灸治验二则.江西中医药，1981（2）：61.

［149］魏慧瑶.中医学宝库中的一颗明珠.南昌卫生，23（3）.

［150］魏慧瑶.点穴疗法在临床中应用——附机制初探.江西省针灸学会1981年年会论文选.

［151］魏慧瑶.少痛、无痛的简子针法.江西科技报，1983-01-27（4）.

［152］魏慧瑶.再释中医的"按法".中医杂志，1982（10）：80.

［153］魏慧瑶.再释中医的"摩法".江西中医药，1983（6）：48.

［154］魏慧瑶瑶.再释中医的"拿法".湖北中医杂志，1983（5）：32，54.

［155］魏慧瑶.点穴疗法在临床中应用.江西中医药，1984（3）：37.

［156］魏慧瑶.采用电针、小剂量按摩治疗癔病性失语症.江西科技报，1983-10-06（1）.

［157］魏慧瑶.按摩手法的命名与分类初探.现代诊断学与治疗学杂志，1986（10）：65-72.

［158］魏慧瑶.再释中医的"推法".江西中医药，1986（2）：60.

［159］魏慧瑶.眼的保健和美容.武林杂志，1987（3）：48-49.

［160］魏慧瑶.按摩手法的命名和分类的初探.现代诊断与治疗，1990，1（1）：84-91.

［161］魏慧瑶.眼美容保健按摩（一）.健康咨询报，1987-12-19（2）.

［162］魏慧瑶.眼美容保健按摩（二）.健康咨询报.1988-01-09（2）.

［163］魏慧瑶.慢性支气管炎的自我保健法（一）.农民日报，1988-01-07（4）.

［164］魏慧瑶.慢性支气管炎的自我保健法（二）.农民日报，1981-01-14（4）.

［165］魏慧瑶.慢性支气管炎的自我保健法（三）.农民日报，1988-01-21（4）.

［166］魏慧瑶.慢性支气管炎的自我保健法（四）.农民日报，1988-01-28（4）.

［167］魏慧瑶.中国的自身保健与美容技术.长征出版社，1987.

［168］魏慧瑶.新预防感冒操.健康咨询报，1988-01-30（3）.

［169］魏慧瑶慢性支气管炎按摩操（一）.健康咨询报，1988-02-06（2）.

［170］魏慧瑶.慢性支气管炎保健按摩操（二）.健康咨询报，1988-02-13（2）.

［171］魏慧瑶.家庭自身健美精萃.解放军出版社，1991.

［172］魏慧瑶.保健美容按摩新法.解放军出版社，1996.

［173］魏慧瑶.中国保健美容按摩新法（繁体字版）.2版.长征出版社，1997.

［174］魏慧瑶.自我防治失眠法.现代企业导刊，1999（9）：54-57.

［175］魏慧瑶.腰腿痛自我防治操（之一）.现代企业导刊，1999（10）：59-61.

［176］魏慧瑶.腰腿痛自我防治操（之二）.现代企业导刊，1999（11）：50-51.

［177］魏慧瑶.自我预防感冒操.现代企业导刊，1999（12）：52-53.

［178］魏慧瑶.感冒自我治疗新法.现代企业导刊，2000（1）：54-55.

［179］魏慧瑶.慢性支气管炎自我防治法——之一.现代企业导刊，2000（2）：58-59.

［180］魏慧瑶.慢性支气管炎自我防治法——之二.现代企业导刊，2000（3）：62-63.

［181］魏慧瑶.抗衰益寿操——上.现代企业导刊，2000（4）：60-61.

［182］魏慧瑶.抗衰益寿操——下.现代企业导刊，2000（5）：58-59.

［183］魏慧瑶.自我治疗牙痛新法.现代企业导刊，2000（6）：63-64.

［184］魏慧瑶.按摩——美丽"藏"在"掌握"中.美容化妆造型，2001（2）：22-26.

［185］魏慧瑶.二十一种中英法文版中国新型按摩挂图简介.解放军医学杂志，1999，24，（3）：184.

［186］魏慧瑶.头部按摩十三式.健康指南，1999（3）：34-36.

［187］魏慧瑶.眼部按摩十一式.健康指南，2001（2）：34-35.

［188］魏慧瑶.中国保健美容按摩新法简介.中国科学美容，1999（7）：7.

［189］魏慧瑶.十二种中英法版中国新型按摩挂图简介.中国科学美容，1999（9）：80.

［190］魏慧瑶.摆脱衰老的保健操.中国科学美容，2000（12）：120-121.

［191］魏慧瑶.新世纪健康与美丽的畅想——对未来医学模式的思考和探索.中国科学美容，2001（1）：42-44.

［192］魏慧瑶.新世纪健康与美丽的畅想——对主动治疗的思考和探索.中国科学美容，2001（2）：108-109.

［193］魏慧瑶.美丽从头开始——头部保健美容法.中国科学美容，2001（7）：89-92.

［194］魏慧瑶.编撰中国新型按摩挂图的体会.按摩与导引，1999（4）：54.

［195］魏慧瑶.新型按摩集锦之一——按摩催眠.中老年保健，2000（5）：26-27.

［196］魏慧瑶.新型按摩集锦之二——腰腿痛自我防治操（一）.中老年保健，2000（6）：26-27.

［197］魏慧瑶.新型按摩锦之二——腰腿痛自我防治操之（二）.中老年保健，2001（1）：28.

［198］魏慧瑶.新型按摩集锦之三——预防感冒保健操.中老年保健，2001（2）：30-31.

［199］魏慧瑶.新型按摩集锦之四——慢性支气管炎自我防治法（一）.中老年保健，2001（3）：28-29.

［200］魏慧瑶.新型按摩集锦之四——慢性支气管炎自我防治法（二）.中老年保健，2001（4）：28-29.

［201］魏慧瑶.抗衰益寿操（上）.中老年保健，2001（5）：24-25.

［202］魏慧瑶.安神醒脑保健法.医药养生保健报，2001-08-13（12）.

［203］魏慧瑶.中国按摩发展史.中华医史杂志，1981，11（3）：169-172.

［204］魏慧瑶.按摩你的腰和背.中国科学美容，2002（6）：69-71.

［205］魏慧瑶.上肢部保健美容法（上）.中国科学美容，2002（9）：60-63.

［206］魏慧瑶.上肢部保健美容法（下）.中国科学美容，2002（10）：84-87.

［207］魏慧瑶."指"在揉按间轻松平"中原".中国科学美容，2003（2）：52-53.

［208］魏慧瑶.经络减肥美型法.中国科学美容，2004（3）：38-40.

［209］魏慧瑶，姜再增.新世纪医学模式引领世界中医美容事业的发展.中国科学美容，2005（3）：58-60.

［210］魏慧瑶.头面美容保健法.医药养生保健报，2001-08-20（12）.

［211］魏慧瑶.对"生物－心理－社会"医学模式的挑战：新世纪医学模式的思考与探索.中华中西医临床杂志，2002（11）：1-8.

［212］魏慧瑶.人类六大理念的转变.科技广场，2003（3）：47.

［213］魏慧瑶.按摩可解除头痛.保健时报，2003-06-05（5）.

［214］魏慧瑶.患了乙肝怎么办.保健时报，2003-06-26（5）.

［215］魏慧瑶.患了胃病怎么办.保健时报，2003-07-03（5）.

［216］魏慧瑶."三高"患者怎么办.保健时报，2003-08-14（5）.

［217］魏慧瑶.新时代呼唤新世纪医学模式时代的到来.中华中西医结合杂志，2003，3（10）：1-3.

［218］魏慧瑶.穴位按摩治头痛.医药养生保健报，2001-08-27（12）.

［219］魏慧瑶.明目醒脑的头部保健法.医药养生保健报，2001-09-24（12）.

［220］魏慧瑶.清神醒脑的头部按摩.医药养生保健报，2001-10-08（12）.

［221］魏慧瑶.眼部保健美容法.医药养生保健报，2001-11-12（12）.

［222］魏慧瑶.眼部按摩益处多.医药养生保健报，2001-12-03（12）.

［223］魏慧瑶.鼻部保健法.医药养生保健报，2001-12-17（12）.

［224］魏慧瑶.天冷常需鼻按摩.医药养生保健报，2001-12-24（12）.

［225］魏慧瑶.明目按摩法.医药养生保健报，2002-02-04（12）.

［226］魏慧瑶.耳部保健法.医药养生保健报，2002-02-21（12）.

［227］魏慧瑶.口部保健美容法.医药养生保健报，2002-04-01（12）.

［228］魏慧瑶.口部保健美容法.医药养生保健报，2002-04-08（12）.

［229］魏慧瑶.胸部穴位美容法.医药养生保健报，2002-07-08（6）.

［230］魏慧瑶.胸部穴位美容法.医药养生保健报，2002-07-15（6）.

［231］魏慧瑶.颈部穴位美容法.医药养生保健报，2002-08-05（6）.

［232］魏慧瑶.颈部穴位美容法.医药养生保健报，2002-08-12（6）.

［233］魏慧瑶.腹部健美法.医药养生保健报，2002-09-09（6）.

［234］魏慧瑶.腹部健美法.医药养生保健报，2002-09-16（6）.

［235］魏慧瑶.慢性支气管炎防治四招（一）.医药养生保健报，2002-11-04（6）.

［236］魏慧瑶.慢性支气管炎防治四招（二）.医药养生保健报，2002-11-11（6）.

［237］魏慧瑶.拍打气功强身法.医药养生保健报，2003-05-05（6）.

［238］魏慧瑶.眩晕的穴位按摩.医药养生保健报，2001-10-01（12）.

［239］魏慧瑶.被动主动结合、完善医学模式.健康报，2003-12-23（2）.

［240］魏慧瑶．小剂量按摩之耳部保健美容法．科技广场，2002（5）：44-45.

［241］魏慧瑶．小剂量按摩之眼部保健美容法．科技广场，2002（6）：45-46.

［242］魏慧瑶．小剂量按摩之鼻部保健美容法．科技广场，2002（7）：45-46.

［243］魏慧瑶．小剂量按摩之口部保健美容法．科技广场，2002（8）：44-45.

［244］魏慧瑶．小剂量按摩之颈部保健美容法．科技广场，2002（9）：45-46.

［245］魏慧瑶．眼部保健美容法．中外书摘，2002（11）：76-77.

［246］魏慧瑶．预防感冒的自我按摩操．中外书摘，2003（12）：73-74.

［247］魏慧瑶．眼部保健美容法．健康大视野，2002（4）：22-23.

［248］魏慧瑶．自我治疗牙痛新法．健康大视野，2002（6）：34.

［249］魏慧瑶．抗衰益寿操．健康大视野，2002（8）：34-36.

［250］魏慧瑶．腰腿痛自我防治操．康大视野，2002（9）：53-55.

［251］魏慧瑶．自我预防感冒操．健康大视野，2002（11）：22-23.

［252］魏慧瑶．按摩的发展简史．新医药资料，1979（3）：71-76.

［253］魏慧瑶．一种最新麻醉技术．南昌晚报，1981-02-24（3）.

［254］魏慧瑶．赴突尼斯医疗队针灸．上海中医药杂志，1983（4）：9.

［255］魏慧瑶．用科学理念指导健康的生活——新世纪呼唤新的医学模式．环球时报（健康人生版），2003-02-19（31）.

［256］魏慧瑶．中国的技术——如何保持年轻．环球时报，2002-10-31（31）.

［257］魏慧瑶．高血压病新防治法．环球时报，2002-11-07（31）.

［258］魏慧瑶．得了感冒怎么办．环球时报，2002-11-14（31）.

［259］魏慧瑶．头痛怎么办．环球时报，2002-11-21（38）.

［260］魏慧瑶．便秘怎么办．环球时报，2002-11-28（38）.

［261］魏慧瑶．痛经怎么办．环球时报，2002-12-05（38）.

［262］魏慧瑶．只有三分之一胃的人怎么保养．环球时报，2002-12-12（38）.

［263］魏慧瑶．乙肝病毒携带者怎么保养．环球时报，2002-12-19（38）.

［264］魏慧瑶．患了颈椎病怎么办．环球时报，2003-01-08（38）.

［265］魏慧瑶．"三高"怎么办．环球时报，2003-01-15（31）.

［266］魏慧瑶．健康与生命理念的六大转变．环球时报，2003-04-02（41）.

［267］魏慧瑶．中医美容——不用动刀的美容术．保健时报，2004-04-15（4）.

［268］魏慧瑶．让我看清你的脸——中医美容全搜索．中国科学美容，2004（4）：30-37.

［269］魏慧瑶．人体康复美容养生图解手册，中国医药科技出版社，2002.

［270］魏慧瑶．中国新型按摩精装挂图（中、英文对照版）.中国海洋石油总公司印制，2002.

［271］魏慧瑶．预防"非典"自我按摩保健法．中国城市出版社，2003（1）.

［272］魏慧瑶．头部保健美容法．朝华出版社，1998.

［273］魏慧瑶．眼部保健美容法．朝华出版社，1998.

［274］魏慧瑶．鼻部保健美容法．朝华出版社，1998.

[275] 魏慧瑶. 耳部保健美容法. 朝华出版社, 1998.

[276] 魏慧瑶. 口部保健美容法. 朝华出版社, 1998.

[277] 魏慧瑶. 颈部保健美容法. 朝华出版社, 1998.

[278] 魏慧瑶. 胸部保健美容法. 朝华出版社, 2000.

[279] 魏慧瑶. 腹部保健美容法. 朝华出版社, 2000.

[280] 魏慧瑶. 腰背部保健美容法. 朝华出版社, 2000.

[281] 魏慧瑶. 上肢部保健美容法. 朝华出版社, 2000.

[282] 魏慧瑶. 下肢部保健美容法. 朝华出版社, 2000.

[283] 魏慧瑶. 新预防感冒操. 朝华出版社, 1998.

[284] 魏慧瑶. 治疗感冒新法. 朝华出版社, 1998.

[285] 魏慧瑶. 面瘫防治操. 朝华出版社, 2000.

[286] 魏慧瑶. 腰腿痛防治操. 朝华出版社, 1998.

[287] 魏慧瑶. 抗衰益寿操. 朝华出版社, 1998.

[288] 魏慧瑶. 高血压病防治法. 朝华出版社, 2000.

[289] 魏慧瑶. 急性胃肠炎防治法. 朝华出版社, 2000.

[290] 魏慧瑶. 新防治慢性支气管炎法. 朝华出版社, 1998.

[291] 魏慧瑶. 经络强身美形法. 朝华出版社, 2000.

[292] 魏慧瑶. 经络减肥美形法. 朝华出版社, 2000.

[293] 魏慧瑶. 治疗牙痛新法. 朝华出版社, 2000.

[294] 魏慧瑶. 防治失眠法. 朝华出版社, 1998.

[295] 魏慧瑶. 十二种中英法文版中国新型能够按摩挂图简介. 中国科学美容, 1999（9）: 80.

[296] 魏慧瑶. 莫让岁月纹上你的眼睛——眼部保健美容法. 中国科学美容, 2001（8）: 91-93.

[297] 魏慧瑶. 信手捏来的美——鼻部保健美容法. 中国科学美容, 2001（11）: 75-77.

[298] 魏慧瑶. 给你的唇润润色——口部保健美容法. 中国科学美容, 2001（12）: 85-87.

[299] 魏慧瑶. 美丽的"颈"点——颈部保健美容法. 中国科学美容, 2002（2）: 93-94.

[300] 魏慧瑶. 抗衰益寿操（下）. 中老年保健, 2001（6）: 30-31.

[301] 魏慧瑶. 急性胃肠炎自我防治法. 中老年保健, 2001（7）: 30-31.

[302] 魏慧瑶. 高血压自我防治法（一）. 中老年保健, 2001（9）: 32-33.

[303] 魏慧瑶. 对未来医学模式的思考. 解放军健康, 2002（1）: 34-35.

[304] 魏慧瑶. 论按摩手法的命名与分类. 现代诊断学与治疗学杂志, 1986（1）: 65-71.

[305] 魏慧瑶. 新世纪医学模式与防治流感的新思路. 中国科技会堂多功能厅, 2005-10-18.

[306] 魏慧瑶. 新世纪医学模式与防治流感的新思路之一. 中外健康文摘, 2005（40）.

[307] 魏慧瑶. 新世纪医学模式与防治流感的新思路之二——人类应对流感思路的反思. 中外健康文摘, 2005（41）.

[308] 魏慧瑶. 新世纪医学模式与防治流感的新思路之三——重新完善应对流感的科学理念. 中外健康文摘, 2005（42）.

［309］魏慧瑶. 新世纪医学模式与防治流感的新思路之四——流感防治与新世纪医学模式的优势. 中外健康文摘，2005（43）.

［310］魏慧瑶. 新世纪医学模式与防治流感的新思路之五——导引医学是主动治疗的重要组成部分. 中外健康文摘，2005（44）.

［311］魏慧瑶. 新世纪医学模式与防治流感的新思路之六——行之有效的新预防感冒操. 中外健康文摘，2005（45）.

［312］魏慧瑶. 新世纪医学模式与防治流感的新思路之七——标本兼治的电吹风法. 中外健康文摘，2005（46）.

［313］魏慧瑶. 新世纪医学模式与防治流感的新思路之八——简便有效的艾灸法. 中外健康文摘，2005（47）.

［314］魏慧瑶. 新世纪医学模式与防治流感的新思路之九——科学卓效的盐包按摩法. 中外健康文摘，2005（48）.

［315］魏慧瑶. 浅析新世纪医学模式. 科技广场，2002（3）：46-47.

［316］魏慧瑶. 新世纪医学模式与SARS治疗的思考. 中华中西医临床杂志，2003，3（12）.

［317］魏慧瑶，黄永昌. 以人为本医患互动，让有限资源最大化——用新世纪医学模式推动卫生工作. 保健时报，2004-08-05（24）.

［318］魏慧瑶. 新时代需要新的医学模式. 中国中医药报，2004-10-15（2）.

［319］魏慧瑶. 防治流行性感冒保健新法——新世纪医学模式应用. 中国科学文化音像出版社，2004.

［320］魏慧瑶. 对付流感一种全新的视角和方法. 科学时报，2004-12-31（B4）.

［321］魏慧瑶. 新世纪医学模式与防治和研究流感的新思路. 中华中西临床杂志，2005，5（1）：7-9.

［322］魏慧瑶. 经络减肥美形法. 2005中医药美容与科学减肥国际论坛论文汇编，14-17.

［323］魏慧瑶，黄明达. 以人为本医患互动提升中医学科水平新世纪医学模式与中医发展新思路. 亚太传统医药，2006（1）：9-13.

［324］魏慧瑶. 导引与减肥：主动出击让脂肪下课. 家庭美容健身，2006（4）：16-18.

［325］魏慧瑶. 人体康复美容养生图解手册. 2版. 中国医药科技出版社，2006.

［326］魏慧瑶. 以人为本　医患互动——新世纪医学模式与防治和研究流感的新思路. 亚太传统医药，2007，3（9）：5-8.

［327］魏慧瑶. 针灸学科新世纪医学模式与发展新思路. 亚太传统医药，2008，4（4）：5-8.

［328］魏慧瑶. 以人为本　医患互动　提升预防学科水平——新世纪医学模式与发展预防医学的新思路. 中外健康文摘（临床医药版），2008，5（5）：23-29.

［329］魏慧瑶. 深化医药卫生体制改革的几点建议. 中外健康文摘（临床医药版），2009，6（11）：247-248.

［330］魏慧瑶. 未来医学模式——新世纪医学模式的思考与探索. 未来与发展，2009（10）：2-5.

［331］魏慧瑶. 魏晋隋导引典籍撷要. 环球中医药，2010，3（2）：141-142.

［332］魏慧瑶. 未来医学的宗旨与21个亮点. 未来与发展，2010（5）：6-10.

［333］魏慧瑶. 信. 北京日报，2001-04-27（14）.

［334］魏慧瑶. 纪念世界针联终身名誉主席鲁之俊先生逝世两周年. 健康咨询报，2001-04-09（2）.

［335］魏慧瑶. 新世纪医学模式与内源性医学. 亚太传统医药，2010，6（11）：1-5.

［336］魏慧瑶. 新世纪医学模式与内源性医学. 2011年中国国际养生大会论文集，25-34.

［337］魏慧瑶. 人体康复美容养生图解与科学减肥. 中国国际减肥大会论文集，2007：21-25.

[338] 魏慧瑶,沈志祥,陈浩.新世纪医学模式与针灸学科发展新思路(中英文对照),世界卫生组织传统医学大会卫星研讨会——针灸与人类健康论文摘要汇编,2008-11-07,141-143.

[339] 魏慧瑶.新型按摩减肥概论.2009年中国国际肥胖病学术论坛论文集,14-17.

[340] 魏慧瑶.非药物疗法防治感冒与流感.中国女医师,2009(1):59.

[341] 魏慧瑶.中医美容是方兴未艾的朝阳事业,世界中医药学会联合会:美容专业委员会成立大会专刊,2004-12-12,38.

[342] 魏慧瑶.健康新理念及养生之道.醒狮管理教育集团印刷的单行本,2006-04-20.

[343] 魏慧瑶.新预防感冒操.山西省中医药学会印刷的单行本,2005-11.

[344] 魏慧瑶.以人为本　医患互动　提升医学科学水平——新世纪医学模式与医学发展新思路,中华健康管理论坛会刊,2008-04-25:61-70.

[345] 魏慧瑶.以人为本　医患互动　提升预防学科水平——新世纪医学模式与发展预防医学新思路,全国高科技健康产业工作委员会、中医保健按摩行业专业委员会会刊,2006(12):40-42.

[346] 魏慧瑶两本彩色《新型按摩图解》隆重出版.中国杰出青年,2010(2):73.

[347] 魏慧瑶.新世纪医学模式与防治流感新思路——标本兼治的电吹风法.世界英才(繁体字版),2006(特刊):42.

[348] 魏慧瑶.未来医学模式——新世纪医学模式的思考探索和应用.2009年中国未来研究会学术年会论文集,217-242.

[349] 魏慧瑶.新世纪医学模式与防治流感新思路.中华中西医临床杂志,2005,5(1):7-9.

[350] 魏慧瑶.经络论述的一个问题.中国电子报,1988-12-20(4).

[351] 魏慧瑶.好方法因人而异.科学时报(健康生活苑),2005-01-21(B3).

[352] 魏慧瑶.感恩生活　科学养生.科学时报(科学养生),2007-04-27(B4).

[353] 魏慧瑶.搓搓手　做做操　预防感冒、胃肠炎有新招.科学时报,2008-05-30(1,B2).

[354] 魏稼,吴焕淦,邵水金.无创痛穴疗学.上海科技出版社,2007:295-310.

[355] 魏慧瑶.新型按摩图解.2011国际肥胖病学术论坛论文集,2011:19-28,

[356] 魏慧瑶.感冒预防治疗仪.中医美容养生会刊,国际中医药联盟美容养生专家委员会成立大会,2011:21.

[357] 魏慧瑶.突尼斯举行"针灸活动日".中国针灸,1995,6(5):30.

[358] 魏慧瑶.中医防治流行性感冒新法——新世纪医学模式的应用.庆祝第八十二届国医节2012台北国际中医药学术论坛大会手册,2012-03-17:491-494.

[359] 魏慧瑶.新世纪医学模式与医学发展新思路.中外健康文摘(临床医药版),2007,4(7):11-15.

[369] 魏慧瑶.新世纪医学模式与防治和研究流感新思路.中外健康文摘(临床医药版),2007,4(11):90-94.

[361] 魏慧瑶,张沣逞.以人为本　医患互动　谱写人类医学崭新篇章——用新世纪医学模式引领世界未来医学事业的发展.中外健康文摘(临床医药版),2008,5(2):4-11.

[362] 魏慧瑶.新世纪医学模式与发预防展医学新思路.中外健康文摘(临床医药版),2008,5(5):23-29.

[363] 魏慧瑶.导引医学在健康管理中的价值.中外健康文摘(临床医药版),2008,5(11):4-20.

［364］魏慧瑶.美丽的回眸：中华美容史掠影.中国科学美容，2008（9）：79-82.

［365］魏慧瑶.新世纪医学模式与导引美容和养生.香港：东华三院王定一国际中西医药治疗研讨会会刊，
2005-11-04：54.

［366］魏慧瑶.每天5分钟 看图学保健：新型抗衰保健按摩图解.中国医药科技出版社，2010.

［367］魏慧瑶.每天5分钟 看图防病痛：新型防病益寿按摩图解.中国医药科技出版社，2010.

［368］魏慧瑶.巧用穴位抗流感.人民军医出版社，2012.

［369］魏慧瑶.深化医药卫生体制改革的几点建议.中外健康文摘（临床医药版），2009，8（11）：247-248.

［370］魏慧瑶.新世纪医学模式与内源性医学.西安：世界中医药学会联合会美容专业委员会2012西安中医美
容国际学术高峰论坛论文集，2012：8-18.

［371］魏慧瑶.未来医学模式——新世纪医学模式的思考、探索和应用.世界中医药学会联合会美容专业委员会
2013西安国际中医美容学术高峰论坛论文集，2013：51-74.

［372］魏慧瑶.未来医学模式管窥——走近内源性医学.首都食品与医药，2015，22（388）62-63.

［373］魏慧瑶.内源性医学的十二大特点.首都食品与医药，2015，22（390）：65.

［374］魏慧瑶.内源性医学发展史.首都食品与医药，2015，22（392）：61-62.

［375］魏慧瑶.诸子百家与内源性医学（上）.首都食品与医药，2015，22（394）：67.

［376］魏慧瑶.诸子百家与内源性医学（下）.首都食品与医药，2015，22（396）：62-63.

［377］魏慧瑶.史书文献中的内源性医学.首都食品与医药，2015，22（398）：62-63.

［378］魏慧瑶.经典导引医学著作.首都食品与医药，2015，22（400）：63-64.

［379］魏慧瑶.内源性医学秘诀精要·新型美容养生按摩图解.2版.中国医药科技出版社，2015.

［380］魏慧瑶.内源性医学秘诀精要·新型康复益寿按摩图解.2版.中国医药科技出版社，2015.

［381］魏慧瑶.葛洪、陶弘景和巢元方.首都食品与医药，2015，22（402）60-61.

［382］魏慧瑶.孙思邈与千金方.首都食品与医药，2015年9月，上半月刊，22（404）：58-59.

［383］魏慧瑶.内源性医学在唐宋时期的发展（上）.首都食品与医药，2015，22（406）：61-62.

［384］魏慧瑶.内源性医学在唐宋时期的发展（下）.首都食品与医药，2015，22（408）：61-62.

［385］魏慧瑶.内源性医学在金元时期的发展.首都食品与医药，2015，22（410）：61-62.

［386］魏慧瑶.国外治验拾零三则.新中医，1984（1）：36-37.

［387］魏慧瑶.内源性医学在金元时期的发展——金元杰出人物与著作.首都食品与医药，2016，23（412）：
69-70.

［388］魏慧瑶.内源性医学在明代的发展——明代导引医学杰出人物与著作（一）.首都食品与医药，2016，23
（414）：70.

［389］魏慧瑶.内源性医学在明代的发展——明代导引医学杰出人物与著作（二）.首都食品与医药，2016，23
（416）：70-71.

［390］魏慧瑶.内源性医学在明代的发展——明代导引医学杰出人物与著作（三）.首都食品与医药，2016，23
（418）：70-71.

［391］魏慧瑶.内源性医学在清代的发展（之一）.首都食品与医药，2016，23（420）：70.

［392］魏慧瑶.内源性医学在清代的发展（之二）.首都食品与医药，2016，23（422）：69.

［393］魏慧瑶.内源性医学在清代的发展（之三）.首都食品与医药，2016，23（424）：69-70.

［394］魏慧瑶.内源性医学名篇补遗（之一）.首都食品与医药，2016，23（426）：68-69.

［395］魏慧瑶.内源性医学名篇补遗（之二）.首都食品与医药，2016，23（428）：69.

［396］魏慧瑶.内源性医学名篇补遗（之三）.首都食品与医药，2016，23（430）：69-70.

［397］魏慧瑶.内源性医学名篇补遗（之四）.首都食品与医药，2016，23（432）：69.

［398］魏慧瑶.内源性医学名篇补遗（之五）.首都食品与医药，2016，23（436）：68.

［399］魏慧瑶.内源性医学名篇补遗（之六）.首都食品与医药，2017，24（436）：69-71.

［400］魏慧瑶.内源性医学名篇补遗（之七）.首都食品与医药，2017，24（438）：69-70.

国内外主要报道与评述目录

[1] 上海大世界基尼斯总部编辑部. 魏慧瑶首创小剂量按摩. 上海大世界基尼斯总部编大世界基尼斯纪录大全, 2002: 6-7.

[2] 上海大世界基尼斯总部编辑部. 魏慧瑶首创小剂量按摩. 上海大世界基尼斯总部编大世界基尼斯纪录大全——大世界基尼斯十年回顾精选本（精选版）, 2004: 7.

[3] 胥晓琦. "魔掌神医". 健康咨询报, 1988-07-16（1）.

[4] 小杨. 我认识的魏大夫. 中老年保健, 1999（6）: 28-29.

[5] 魏煊. 306医院魏慧瑶首创的小剂量按摩被列入大世界基尼斯之最. 解放军健康, 2001（3）: 24.

[6] 徐海凌. 魏慧瑶和他的小剂量按摩. 信息日报, 2001-05-18（A8）.

[7] 徐海凌. 魏慧瑶和他的小剂量按摩. 科技广场, 2002（2）: 24-26.

[8] 蒋丽华. 从重症患者到医学专家——魏慧瑶大夫的传奇人生. 环球时报（健康人生版）, 2002-10-24（39）.

[9] 田从豁. 新世纪医学模式——一个人类医学模式发展史的新里程碑. 中国科学美容, 2003（7）: 55.

[10] 贺绍文, 魏稼. 医学模式的新突破. 中华中西医结合杂志, 2003, 3（6）: 2-3.

[11] 贺绍文, 魏稼. 新世纪医学模式——医学模式的新突破. 中国科学美容, 2003（7）: 54.

[12] 田从豁. 一个人类医学模式发展史的新里程碑. 中华中西医临床杂志, 2003, 3（8）: 884-886.

[13] 刘丽. 美容不仅仅是解决面子问题——"新世纪医学模式"引起的医学美容思考. 中国科学美容, 2003（9）: 22-25.

[14] 王敬霞. "新世纪医学模式"中美的真谛. 保健时报, 2003-11-13（4）.

[15] 马丹. 中国美容英才. 中国商业出版社出版, 2004: 54-57.

[16] 黄大帅. 魏慧瑶著《防治流行性感冒保健新法》一书出版. 解放军健康, 2005（2）: 24.

[17] 编辑部. 法文版《中国保健美容新型按摩》一书出版. 中国科学美容, 2005（1）: 95.

[18] 王毅, 贺绍文. 魏慧瑶创新型按摩疗法. 人民日报, 1981-09-08（3）.

[19] 张汉钧. 针灸异彩在突尼斯. 江西日报, 1984-12-14（3）.

[20] 朱·福. 中国新型按摩临床在"让都巴". 突尼斯共和国新闻报（法文）（"图文并茂"版）, 1984-06-09.

[21] 朱昌勤. 魔掌, 见强者们. 人民日报出版社, 1986: 54-73.

[22] 朱昌勤. 魔掌. 鹃花（1987年增刊）: 46-54.

[23] 魏煊. 饮誉世界的中国新型按摩法. 解放军健康, 1999（4）: 37.

[24] 吴鑫. 一篇医学论文引发的思考. 健康大视野, 2007（8）: 114-115.

[25] 贾谦. 新世纪医学模式是解决人类健康的好医学模式. 中外健康文摘（临床医药版）, 2008, 5（7）: 27-28.

[26] 田从豁. 新世纪医学模式——一个人类医学模式发展史的新里程碑. 中外健康文摘（临床医药版），2008，5（7）：31-33.

[27] 贺绍文. 新世纪医学模式——医学模式的新突破. 中外健康文摘（临床医药版），2008，5（7）：33-34.

[28]《中老年保健》杂志编辑部就刊登了《我认识的魏大夫》一文答读者问. 中老年保健，2000（2）：46.

[29] 吴昊辰. 调动自身免疫潜能的导引医学. 香港大公报，2011-09-12（C5）.

[30]《科学时报》编辑部》.《专家献策 情系灾区》编者按. 科学时报，2008-05-30（1）.

[31]《世界 中国》杂志编辑部. 魏慧瑶著英文版《防治流行性感冒保健新法——新世纪医学模式应用》一书出版发行简介（中英文对照），《世界 中国》中英文对照双语杂志，2010（3）：53.

[32] 张银俊. 2009新世纪医学模式与防治流感新思路高层论坛在北京胜利召开. 中华中西医临床杂志，2009，9（9）：713-714.

[33]《实用医技杂志》编辑部. 中国养生医学工程全民健康重点推广项目：魏慧瑶著. 防治流行性感冒保健新法》——新世纪医学模式应用一书出版发行简介. 2005（12）.

[34] 林凡. 回思，中国农工民主党江西委员会编学习与工作，1989（3）：17-18.

[35] 林凡. 回思，中国农工民主党主办前进，1989（8）：17-18.

[36]《按摩与导引》杂志编辑部. 魏慧瑶著《人体康复美容养生图书》一书出版. 按摩与导引，2002（6）：30.

[37]《按摩与导引》杂志编辑部. 魏慧瑶著《人体康复美容养生图书》一书出版. 按摩与导引，2003（1）：20.

[38]《江西日报》编辑部. 魏慧瑶著《人体康复美容养生图书》出版. 江西日报，2003-01-28（B4）.

[39] 陈新光. 为解除病友痛苦潜心攻关——记省航运局职工卫生所医师魏慧瑶. 南昌晚报，1981-12-08（2）.

[40]《江西广播电视报》编辑部. 朱昌勤的报告文学：强者——魏慧瑶. 江西广播电视报，1986-05-23（3）.

[41]《南昌晚报》编辑部. 魏慧瑶著《中国的自身保健与美容技术》一书出版发行简介. 南昌晚报，1987-09-26（4）.

[42]《北京图书信息报》编辑部. 魏慧瑶著《中国的自身保健与美容技术》一书出版发行简介. 北京图书信息报，1987-06-13（5）.

[43] 黑玉峨. 向您推荐一本好书：魏慧瑶著《中国的自身保健与美容技术》. 石油管道报，1987-11-23（4）.

[44]《环球日报》编辑部. 魏慧瑶著《人体康复美容养生图书》内容介绍. 环球日报，2002-11-27（38）.

[45] 萨多克·本·马汗默德. 针灸在让都巴，多么令人好奇的小针. 突尼斯共和国第一大报新闻报（法文），1984-10-26（3）.

[46] 萨多克·本·马汗默德. 坐骨神经痛？我们的技术疗效显著. 突尼斯共和国第一大报新闻报（法文），1984-10-26（3）.

[47]《江西科技报》编辑部. 魏慧瑶，贺绍文《小剂量按摩治疗小儿麻痹后贵遗症》一书征订启事. 江西科技报，1980-09月-05（4）.

[48] 贺绍文. 防治流感的绝招——新世纪医学模式. 中外健康文摘（临床医药版），2008，5（1）：18.

[49] 中华版权代理总公司版权贸易信息：第十届北京国际图书博览会特辑. 2003-09：42，48.

[50] 于丽珊. 新世纪医学模式应用与防治流感新思路研讨会召开. 中国中医药报，2005-10-21（1）.

[51] 于丽珊. 流感防治与新世纪医学模式. 中国中医药报，2005-10-21（7）.

[52] 赵安平. 电吹风防治感冒一用就灵. 广州日报，2005-12-28（B11）.

[53] 王璐，包晓凤. 由"新世纪医学模式"探讨大众健康问题. 科学时报，2008-06-27（B4）.

[54] 万仁明，王卫华. 古为今用　中西结合的新成果创立小剂量按摩疗法：工人医生魏慧瑶创立小剂量按摩疗法. 江西日报，1979-01-13（3）.

[55]《关于中医药应对禽流感理念与思路的建议》中国科学技术信息研究所与北京谦益和中医药研究院联合提交的国家中医药局委托课题：《遵循自身发展规律　发挥中医药优势特色的政策研究》（分报告）.2007-01：19-20.

[56]《关于新世纪医学模式与非药物疗法应该重视的建议》中国科学技术信息研究所与北京谦益和中医药研究院联合提交的国家中医药局委托课题：《遵循自身发展规律　发挥中医药优势特色的政策研究》（总报告）中首次披露了五位老医学科学工作者给有关领导的一封信：2007-01：11-13，34-35，47-48，51.

[57] 贾谦. 中医优势与新世纪医学模式. 中国健康万里行·百城论坛：365绿色健康风暴南宁启动仪式的演讲，2008-01-10.

[58] 杨尊润. 为热烈庆祝新世纪医学模式与内源性医学专栏开通. 中国卫生与健康促进会网，2012-07.

[59]《解放军健康》杂志编辑部. 魏慧瑶著《巧用穴位抗流感》出版发行.《解放军健康》杂志社，2013（3）：39.

[60] 王维. 新世纪医学模式受关注. 澳门商报（澳门），2014-03-13（B2）.

[61] 张宇，曹林林. 魏慧瑶：新模式防治流感——电风筒四法　标本兼治. 香港商报（《文化东方》周刊），2014-03-31（T7）.

[62] 张宇. 魏慧瑶教授谈内源性医学：导引被严重边缘化. 香港商报（《文化东方》周刊），2015-02-15（T7）.

[63] 张宇. 内源性医学秘诀精要　魏慧瑶新书助康复益寿. 香港商报（生活与人文健康栏目），2015-11-15（T4）.

[64]《首都食品与医药》杂志编辑部. 内源性医学成果力作：《内源性医学秘诀精要·新型康复益寿按摩图解》《内源性医学秘诀精要·新型美容养生按摩图解》再版. 首都食品与医药，2015（12）：62.

[65] 孙琳，魏慧瑶. 雾霾"爆表"须谨防原有呼吸系统疾病加重. 香港：《大公报》大公网，2016-12-20.

国内外珍贵资料图片摘选

魏慧璐创新型按摩疗法

江西省航运局卫生所传统按摩医师魏慧璐创立了一种新型小剂量按摩疗法。这种按摩疗法具有轻巧、松柔的特点，使患者在少痛、无痛甚至舒适欲眠的情况下，达到治疗的目的。最近，南昌市医学科学研究所编辑出版了他与别人合著的《小剂量按摩治疗小儿麻痹后遗症》，在医疗部门发行。

魏慧璐创立的小剂量按摩疗法适应症很广泛，除能治疗传统按摩疗法治疗的颈项强直、面瘫、马蹄足型小儿麻痹后遗症以及某些慢性衰老性、神经性、消耗性、肌肉萎缩症外，按摩在消除慢性衰老性、神经性疾病，疗效也较好。按摩是祖国医学的外治疗法。自古以来，在民间就有许多流派按摩，各有其独到的长处。

魏慧璐创立的小剂量柔和型阴疗法，以发掘古代术手法为主，广采百家之长，同时，注意吸取现代医学的营养，比如把西医关于脊神经的节段支配等原理，运用到按摩方法上，取穴位，从按摩手法到按摩理论上，都有新的突破。这样，就使从按摩手法到按摩理论都产生了神经节段按摩疗法，这种按摩疗法比较，都有新的突破。

新华社通讯员 贺绍文
新华社记者 王 毅

人民日报
1981年9月8日 星期二 第三版

附图一

513

萨多克·本·马汗默德《针灸在让都巴，多么令人好奇的小针啊！》突尼斯共和国的第一大报《新闻报》一九八四年十月二十六日第三版。附图三。

REPORTAGE

L'acupuncture à Jendouba, quel aiguillon pour la curiosité !

- Technique sans frontières : douze médecins chinois dont quelques acupuncteurs au chevet des malades

Dans un pays comme le nôtre où le succès et l'argent sont des badges que certains sont fiers d'afficher, il est une faune étrangère si discrète, si modeste et si laborieuse qu'elle vous donne envie de la connaître. Qui donc, diriez-vous ? Les médecins chinois, pardi ! Qu'ils pratiquent la médecine occidentale (on ne le sait peut-être pas) ou l'acupuncture, ils le font sans encoires.

À l'hôpital de Jendouba où ils exercent, c'est un plaisir de les voir s'activer, chaleureux et pétillants de vie : pas de ces médecins qui effacent au rouleau compresseur toute trace de communication avec leurs patients. Comment, comment ça ? C'est simple, allons les voir sur place... Vous venez ?

Mardi 2... octobre. Leur project... dans leurs blouses blanches, ils sont quatre à nous recevoir accompagnés du directeur de l'hôpital et de leur interprète qui s'exprime d'ailleurs dans un français irréprochable. En tête du groupe, le professeur Pen ainsi que le docteur Wei Hui Qiang, ruisselant de sourires.

On nous guide vers une petite salle bien éclairée. Deux lits, deux malades. L'un d'eux est allongé à plat ventre sur son matelas, pantalon retroussé en accordéon au-dessus des mollets, c'est Youssef Ben M... : « Il a une sciatique », dira le Dr Wei Hui Qiang. Et de nous présenter en guise de préambule, une brochette d'aiguilles. Aussitôt ces dards en inox fins et pointus qu'il en a déjà vu d'autres. Fiers et droits. Rebelote en bas des cuisses. Avec une dextérité qui rappelle celle de Kassapi, deux autres « clous » de la même famille se plantent dans la chair du patient. Aucune réaction de sa part. Il s'en moque comme de sa première feuille de soins. Il faut dire qu'il en a déjà vu d'autres.

« Il en est à sa 29ème séance et ce n'est pas encore la dernière », confiera son soigneur chinois. Que voulez-vous, la maladie arrive au galop mais repart qu'à petits pas. « L'acupuncture, il faut y croire d'abord et persévérer ensuite dans le traitement, un traitement pas toujours très court », parole entendue... Pareil commentaire sera entendu plus d'une fois. De toute façon, on chasse pas une sciatique comme on enfile une aiguille.

Le signe de la victoire

Il en sait quelque chose lui, le voisin de Youssef qui est allongé depuis plus d'un trimestre. C'est M. Douik victime d'un traumatisme nerveux au niveau dorsal avec une atrophie musculaire consécutive à ce traumatisme argumente le docteur Wei Hui Qiang d'une voix sage, en ne quittant pas des yeux son malade. Celui-ci a consommé bien des aiguilles, à gogo même, au cours de 50 séances. Visiblement, il n'a pas le moral sous perfusion. Pas du tout. Au contraire. La mine optimiste, il est « conscient d'avoir enregistré des progrès. Je ne pouvais pas bouger les jambes alors que maintenant vous voyez... ». Puis, alliant le geste à la parole, il s'amuse à écarter les pieds dans un mouvement répétitif. Un-deux... un-deux... Le signe de la victoire, quoi. Repos. Fin de l'exercice. Maintenant il tapote sur son oreiller comme pour mieux l'ajuster. L'œil multilucent, il attend. Pas pour longtemps en tout cas. On le divertit en nous présentant la région du bassin avec du coton imbibé d'éther. Et puf ! En une fraction de seconde, son dos basané arbore déjà deux aiguillons... Les têtes se penchent en bas, les têtes focalisent nos regards. Celle de notre photographe surtout, lui, qui les observe à la façon de gourmets penchés sur un gâteau d'anniversaire : piquants de curiosité ces joujoux, on dirait. Vrai ou faux, peu importe. Le malade quant à lui est en position. L'œil multilucent, il attend. Pas pour longtemps en tout cas...

« Toujaa, toujaa ? »

Petite parenthèse : cet avis n'est pas partagé par M.N. rencontré à Tunis et qui souffre encore d'une maladie neurologique « La sclérose en plaque ».

À 35 ans, elle a eu l'occasion de tâter de cette technique pendant six mois : « J'ai dû faire la navette entre la capitale et Jendouba sans qu'aucun résultat ne soit enregistré ». Puis de préciser tout de même : « L'acupuncture sait en tout cas gonfler d'espoir le malade ».

En résumé, toutes ces séances ont eu pour elle l'effet de l'eau sur les plumes d'un canard. Refermons la parenthèse et revenons à nos moutons...

Tiens, une autre blouse blanche apparaît. Cheveux noirs et taille au-dessous de la moyenne, c'est leur collègue. Ça discute « ferme » dans la langue de Confucius. La concertation est brève. Voilà c'est fait. Ce professeur Pen nous propose alors de suivre un autre cas. C'est le médecin en ORL qui décide alors de confier l'une de ses malades, aux professionnels de l'acupuncture. Nous voilà dans un autre pavillon. Des femmes y sont couchées, des têtes enrobées de foulard. Deux malades dans un même lit, collées comme des siamois. Une jeune fille de vingt ans environ, apparaît. Le corps tout en rondeur trahit pas mal de kilos supplémentaires. Elle souffre d'une « amygdalite aiguë et purulente » affirme-t-on... « Ça fait deux jours qu'elle n'arrive ni à manger ni à boire » commente celui qui l'a examinée en premier lieu. Elle ouvre la bouche. Mon Dieu ! Deux boules rouges, presqu'aussi grosses que des balles de ping-pong lui barrent la gorge et c'est pourquoi la déglutition est un exercice très douloureux chez elle ». On l'installe tôt par ph... aux multiples aiguilles en place. Sa fonction est de les faire vibrer afin qu'à leur tour, elles puissent exciter les points sensibles où elles sont ancrées.

Une pause. On démantèle cette « installation ». Et l'on propose un verre d'eau à la malade qui boit sans grimacer. Elle desserre les dents. Les deux boules rouges sont pourtant aussi agressives que tout à l'heure. On interroge la patiente en la priant de dire si réellement elle éprouve encore la difficulté pour boire, pour déglutir. Réponse : « Non va va » – lâche-t-elle sur un ton neutre.

L'acupuncture casse la douleur

« Il faut savoir que cette technique calme la douleur en la réduisant sensiblement, maintenant. Souvenez-vous de ces mini-récipients en verre tout arrondis. Vite fait, d'y placer du coton imbibé d'alcool, en feu. Et les appliquer sur la gorge de la jeune fille. Ça tient.

Terminé ? Non pas vraiment. Un appareil électrique est relié aussitôt par des fils aux multiples aiguilles en place. Reste que pour consolider ces premiers résultats, il est nécessaire de mettre cette malade sous antibiotiques, évidemment », explique le Dr Wei. Le professeur Pen prend le relais :

« Personne ne dit qu'elle est guérie. Si on la mettait directement sous antibiotiques, il lui faudrait trois à cinq jours pour que les effets du traitement lui permettent d'avaler quoi que ce soit. Et c'est pour cette raison que l'acupuncture intervient au premier stade après diagnostic, pour l'aider à se sentir mieux et le plus vite possible ».

Vrai qu'au pays de la Grande Muraille, les Chinois sont pressés, du genre à gagner du temps sur le temps dit-on. Apparemment, en tout cas « nos amis étrangers » (c'est leur propre expression en Chine quand ils s'adressent à leurs visiteurs) savent donner à la science à la médecine, leur nécessaire chaleur humaine. Et c'est rudement apprécié.

Ah, si cette manière d'être pouvait se propager ici et là comme une épidémie. La bonne.

Sadok BEN MAHMOUD

Demain entretien avec le Dr Wei Hui Qiang.

(Photos Zouaoui)

Les doigts piquants du Dr. Wei Hi Qiang

– Aiguilles et ventouses pour chasser la douleur...

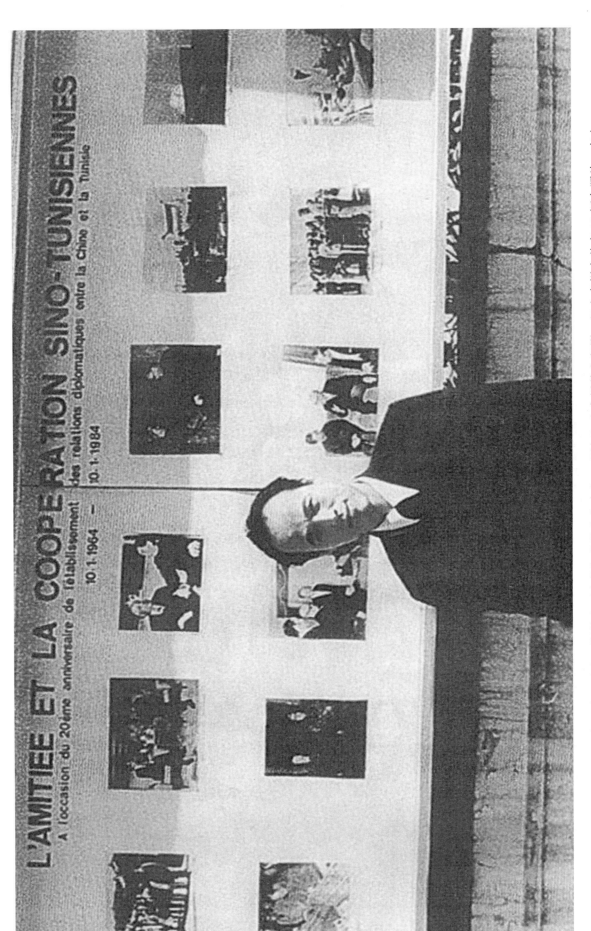

附图三：作者1984年于中国驻突尼斯共和国大使馆门前的中突建交20周年纪念专栏前之留影。纪念专栏内共有12幅大照片。左上起第一幅是作者为一位94岁的突尼斯老人治疗的照片；右下起第一幅是作者为周恩来总理和原突尼斯总统布尔吉巴（详情参见附图四）

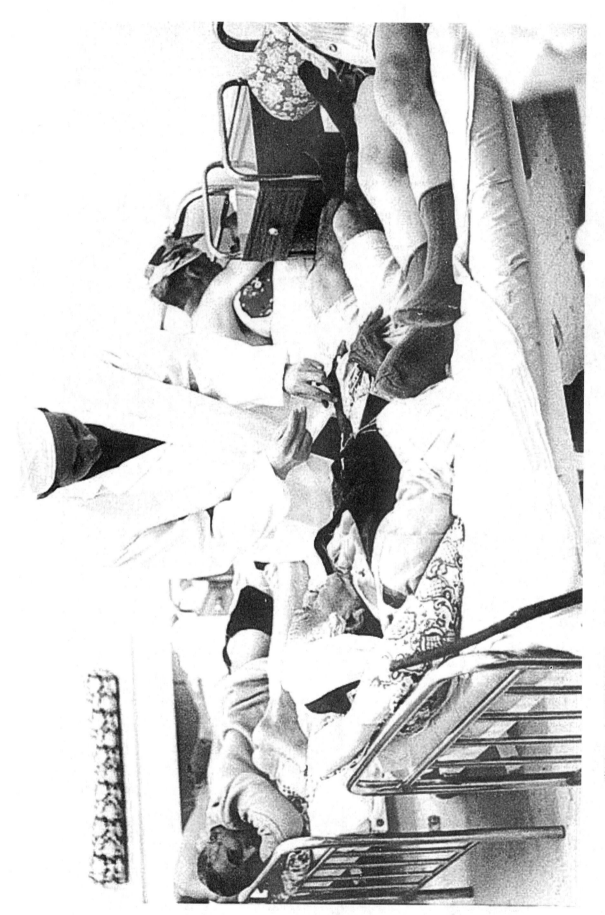

附图四：突尼斯等外国人民非常喜爱中国针灸、中国新型手法按摩。图中是作者为一位94岁的突尼斯老人治疗的照片

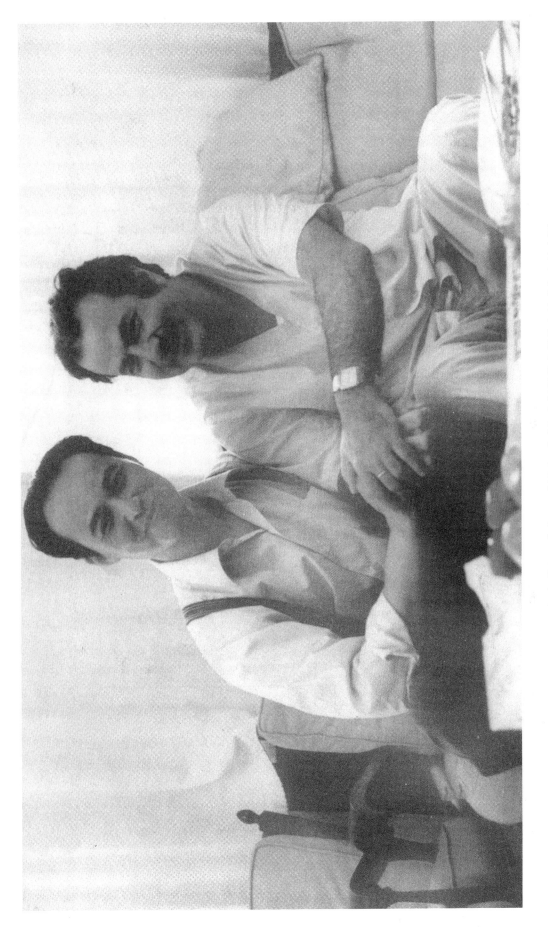

附图五：20 世纪 80 年代初，作者和巴勒斯坦政治部主任兼外交部长卡杜米先生的合影

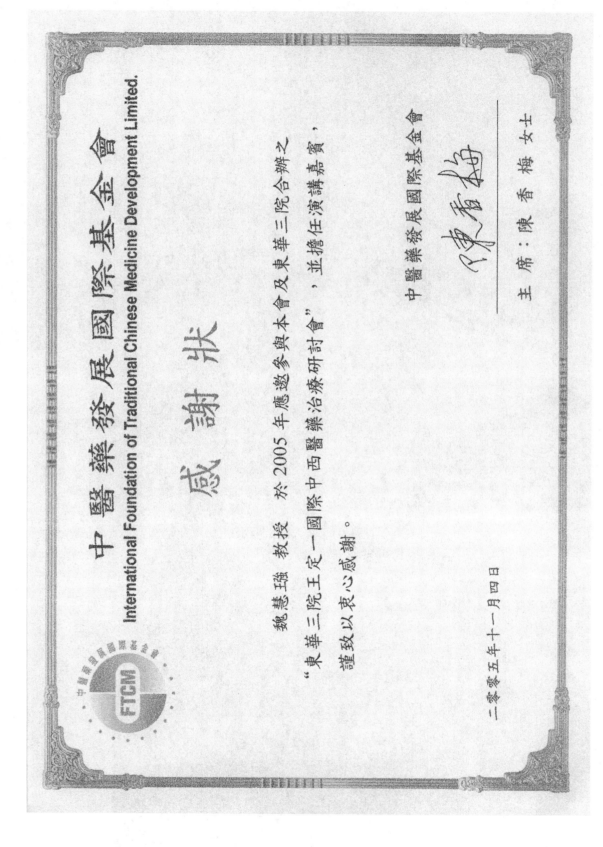

中醫藥發展國際基金會

International Foundation of Traditional Chinese Medicine Development Limited.

感 謝 狀

魏慧强 教授 於2005年應邀參與本會及東華三院合辦之

"東華三院王定一國際中西醫藥治療研討會",並擔任演講嘉賓,

謹致以衷心感謝。

中醫藥發展國際基金會

陳香梅

主席:陳 香 梅 女士

二零零五年十一月四日

附图六:这是作者应邀赴香港会展中心参加《2005年东华三院王定一国际中西医药治疗研讨会》期间,作了《新世纪医学模式与导引美容和养生》学术报告后,受到与会者欢迎与好评,并接受了中医药发展国际基金会(香港)主席陈香梅女士签发的感谢状

• 518

国家图书馆
NATIONAL LIBRARY OF CHINA

检 索 报 告

检索课题：《中国新型按摩挂图》中、英、法文出版情况

委 托 人：魏 慧 王强

委托日期：2000 年 11 月 20 日

检索工具：

一、国际互联网：

    1.搜狐（http://www.sohu.com）

    2.雅虎中、英文版（http://www.yahoo.com）

    3.英文 Altavista 搜索引擎（http://www.altavista.com）

    4.中华医学学术交流网（http://www.meanet.com.cn）

    5.中国出版物（http://cibtc.com.cn）

    6.北京图书大厦（http://www.bjbb.com）

二、中国国家图书馆数据库（http://www.nlc.gov.cn）

    1.书目在线检索：中文书目

    2.书目在线检索：西文书目

三、在版编目（周刊，书本式）

四、国家图书馆卡片目录：分类目录；书名目录；作者目录

检索关键词：挂图 按摩 导引 中医 针灸 西医

    wall chart chart massage traditional Chinese medicine

检索结果：通过使用以上检索工具及关键词检索，在按摩、针灸、导引、中医及西医领域里，未见同时用中、英、法三种文字一次出版 **23** 种，共 **72** 幅的《中国新型按摩挂图》；并且据国内外有关文献及报道：中国新型按摩—小剂量按摩为魏慧王强同志首创；其著的《中国新型按摩挂图》在按摩领域中，无论是从文种、版本、内容及数量均属第一。

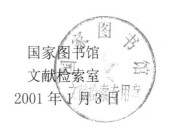

国家图书馆
文献检索室
2001 年 1 月 3 日

附图七：据国家图书馆在全世界中、西文献检索报告：该23种中英法文版《中国新型按摩挂图》，在全世界按摩、针灸、导引、中医和西医领域内，均属首见；它在全球按摩领域内，无论从文种、版本、内容和数量均居第一

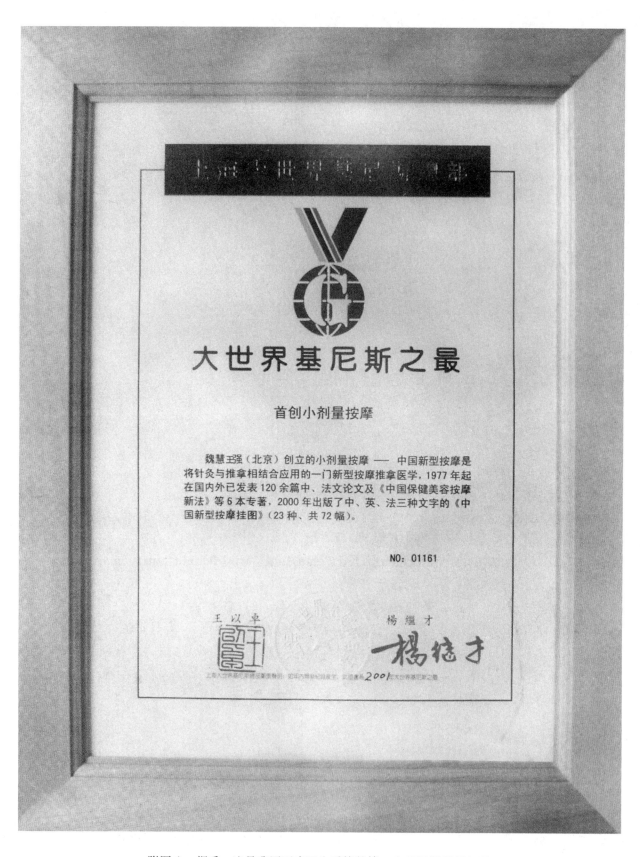

附图八：据悉，这是我国医疗卫生系统的第一个基尼斯世界纪录

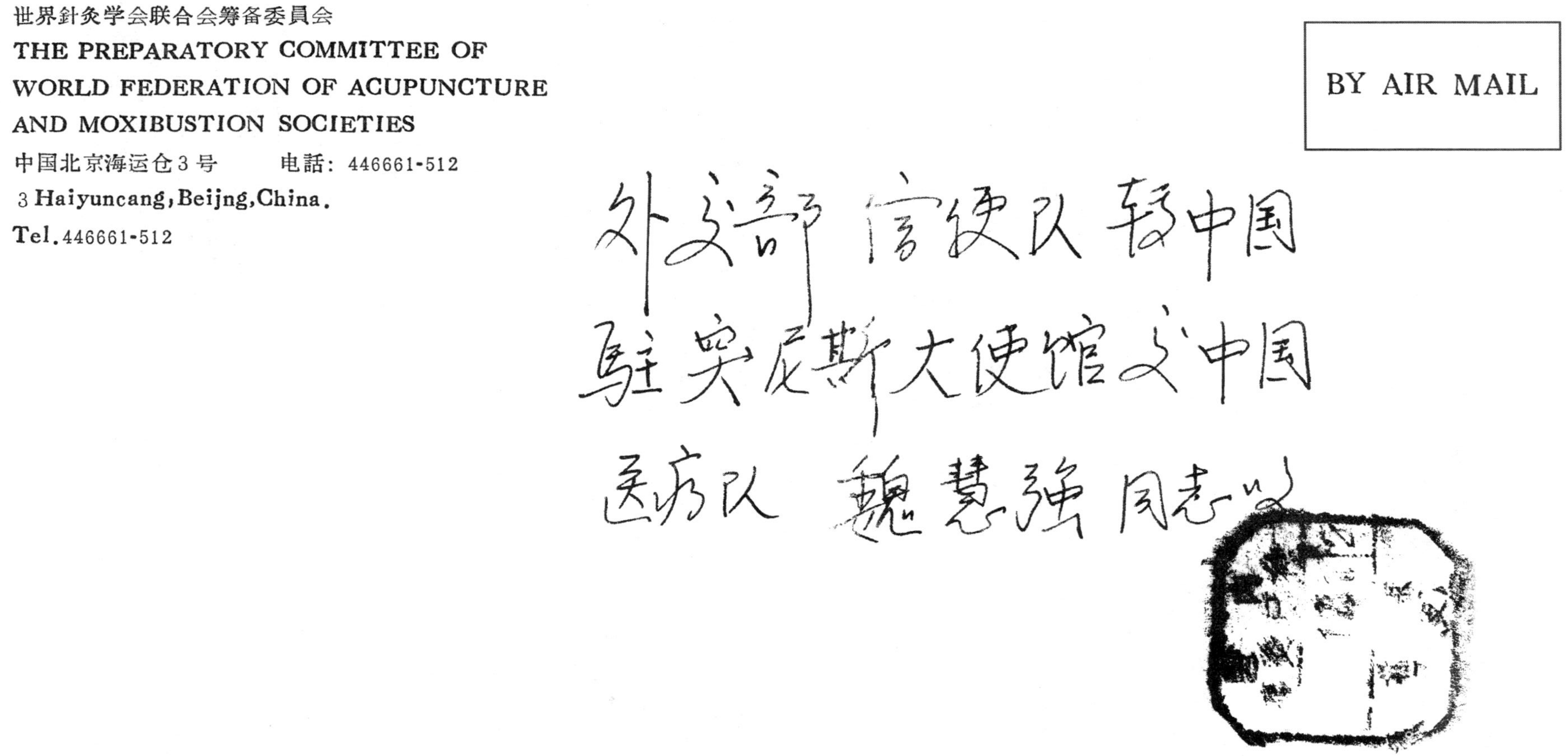

BY AIR MAIL

外交部 信使队 转中国

驻俄罗斯大使馆 之中国

奏扬队 魏慧强同志收

附图九

世界针灸学会联合会筹备委员会
THE PREPARATORY COMMITTEE OF WORLD FEDERATION OF
ACUPUNCTURE AND MOXIBUSTION SOCIETIES

中国　北京　海运仓3号　电话：44.6661—512
3 Haiyuncang, Beijing, China. Tel. 44.6661—512

魏慧强同志：

新年之际，收到你的来信，我很高兴。

你在国外运用祖国传统医学治病，取得优异成绩，对此，我表示感谢，并致以亲切慰问。祖国传统医学有几千年的悠久历史，源远流长，按摩疗法又是祖国传统医学的重要组成部分，具有显著的临床效果。你为祖国传统医药学按摩疗法的普及做出了努力。这有益于提高祖国传统医学在国外的地位，增进中国人民同国外人民的友谊。我们对此感到欣慰。通过你的工作，进一步说明了祖国传统医学后继有人，按摩疗法做为传统医学的一部分为减轻患者痛苦，治疗疾病，康复保健发挥其特有的作用。

希望你再接再励，继承发扬按摩疗法的特色并推进到更高的水平，为人民健康事业做出贡献。

祝新的一年取得更优异的成绩！

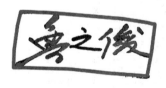

1985.1.20

附图十

原載于2011年9月12號《大公報》

《中華醫藥》C5版

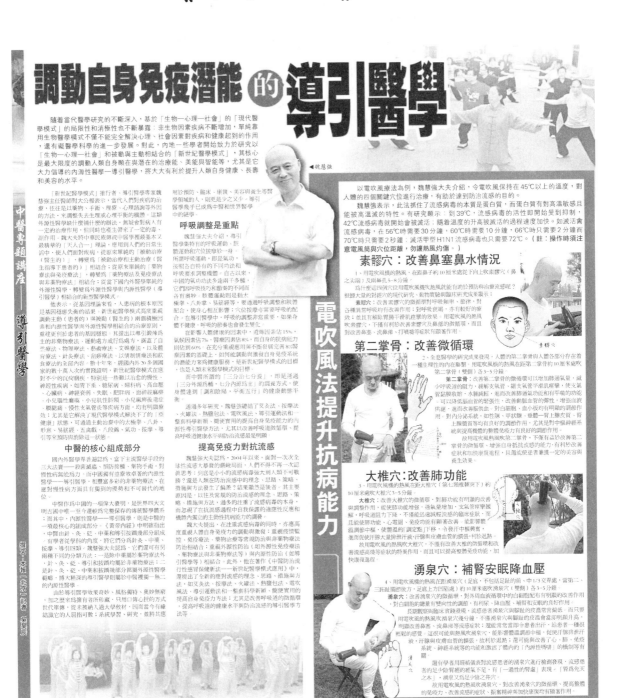

附图十一：2011 年 9 月 12 日，香港《大公报》

原载：2013年6月第3期《解放军健康》杂志，第39页

魏慧瑶 著 《巧用穴位抗流感》 出版发行

魏慧瑶 著《中医防治流行性感冒新法——新世纪医学模式应用》（英文版）2010年2月在国内外公开发行，这是人类医学史上第一本首次揭开内源性防治与外源性防治相结合应对流行性感冒保健新法神秘面纱的小书，受到国内外专家与学者的一致好评，而2012年7月出版的《巧用穴位抗流感》则是该英文版经修改提高的中文版图书。

魏慧瑶主任医师提出，在注重流感病毒的同时，亦应高度重视人体自身免疫力的调动与激发相结合，疫情监控、免疫疗法、药物治疗等常规防治与非药物疗法防治相结合，外源性防治与内源性防治相结合。他总结了一整套科学新颖、简便实用的早引医学方法，如艾灸法、按摩法、火罐法、热盐包法、电吹风法、引运动法等，能提高人体自身免疫能力，尤其是改善呼吸道吸道的微循环，提高呼吸道的健康水平与防治流感。

这是一位71岁的部队医学科学工作者在国内外花费数十载心血换得的一点心得体会，也是作者献给全体指战员与全国人民的一份礼物，关切和爱！祝您有缘结识并拥有它！

附图十二：2013年6月，第3期，《解放军健康》杂志

新世紀醫學模式受關注

原載二零一四年三月十三日《澳门商报》B3版神州掠影

本報記者王維北京報道 近年來，一個源於中國傳統醫學創新而發展起來的"新世紀醫學模式——未來醫學模式"（生物-心理-社會和被動與主動相結合）正越來越多地受到國內外普遍關注。

"兩會"期間，新世紀醫學模式和內源性醫學的奠基人、世界中醫藥學會聯合會美容專業委員會常務理事等職的魏慧王強 教授在京接受《澳門商報》採訪時表示：只要學會與掌握了新世紀醫學模式和導引醫學處方，不僅可以不用花一分錢，便能大大有利於鞏固與提高按摩、針灸、導引等中西醫諸臨床醫學的療效，擴展醫學的治療範圍和領域，而且大大有利於人們的健康和長壽。

魏慧王強 認為，現在的中國，源於《黃帝內經》的導引醫學已被邊緣化成為一直散失在民間的健身與養生方法，亟待挖掘搶救。

內源性醫學也稱導引醫學，它由集特有的呼吸運動、肢體運動和配合呼吸的經穴按摩三部分組成。50餘年來，魏慧王強 分別從內源性醫學的史、理、方、法、穴諸多領域開展臨床、探索與創新。自1977年起，他陸續以中、法、英文與中英文對照，在國內外發表了《新世紀醫學模式與內源性醫學》、《未來醫學的宗旨與二十一個亮點》、《巧用穴位抗流感》、《每天5分鐘 看圖學保健：新型抗衰保健按摩圖解》等20餘本專著與近300篇論文。隨著這些論文、著作在世界各地發行，魏慧王強 宣導的以人為本、醫患互動，藥物療法、免疫療法與非藥物療法相結合，內源性醫學與外源性醫學相結合的全新醫學模式在針灸界、按摩界、美容界、養生界、醫學界與廣大讀者中引起越來越多的關注與贊評。

國家中醫藥管理局原國際合作司司長，中國民間中醫藥研究開發協會會長沈志祥教授評價說："大力宣導非藥物療法、內源性醫學——導引醫學與新世紀醫學模式理論和實踐的成果很好，這也是中國民間中醫藥研究開發協會要研究、開發與推廣的項目。"

2008年，原國家衛生部科教司司長黃永昌教授，將魏慧王強 與他合寫的《以人為本 醫患互動 讓有限資源最大化——用新世紀醫學模式推動衛生工作》一文納入他的書中。目的是讓更多的人瞭解與受益於新世紀醫學模式。

原世界針灸學會聯合會主席鄧良月教授指出：新世紀醫學模式的理論與實踐絕對是正確的，不但對針灸學科，而且對其他醫學學科同樣具有指導意義。

其實，早在1984年，突尼斯國家第一大報——《新聞報》在醒目的位置連續報道了隨中國醫療隊赴突尼斯工作的魏慧王強，盛讚他以"高超的醫術"為4萬餘人次的突尼斯人和外國人治療病痛，被譽為"魔掌"、"中國的魏"。

專家指出：新世紀醫學模式緊緊地抓住了未來醫學的核心之核心——最大限度地調動人類自身顯在與潛在的療能、美能與智能等。有利於中、西醫優勢互補，有利於東、西方醫學互相交流、促進和發展。代表了當前與未來醫學的發展趨向和目標。

附图十三：2014年3月13日，澳门《澳门商报》

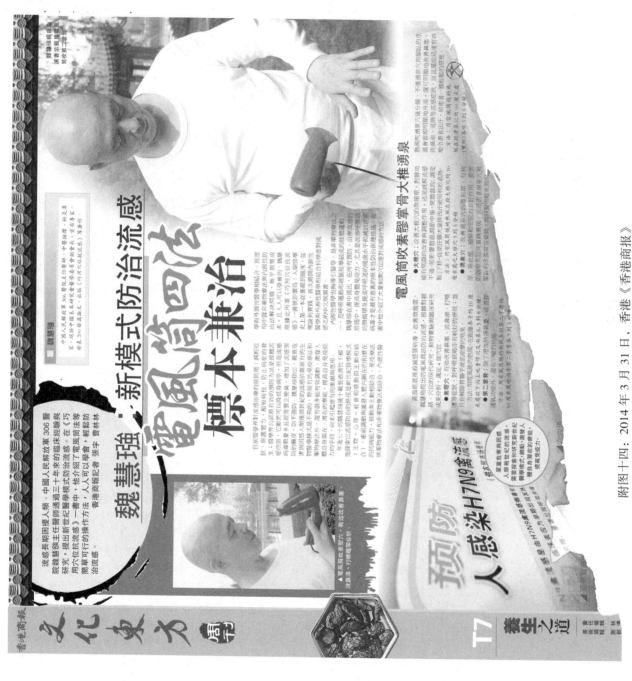

附圖十四：2014 年 3 月 31 日，香港《香港商報》

香 港 商 報 文 化 東 方 周 刊 Ｔ ７ 版

原 載 二 零 一 四 年 三 月 三 十 一 號

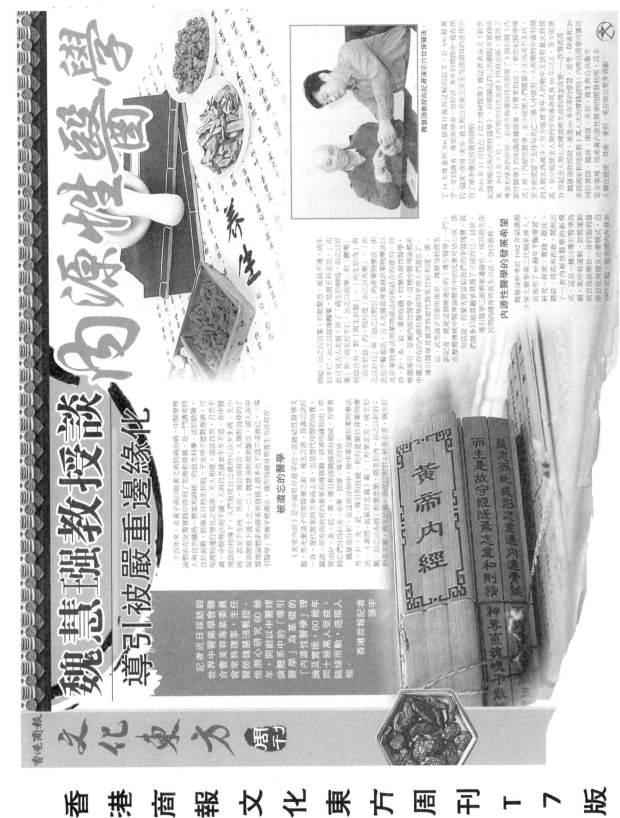

原載香港商報文化東方周刊二零一五年二月十五號T7版

内源性医学发展史

◆ 文 魏建强

《首都食品与医药》杂志约我撰写一篇有关内源性医学发展史的文章，我欣然应允。只因我在这个问题上有些不吐不快，是因为它事关重大，有些问题的争论直到今日还难有公认的定论。现就内源性医学发展史上一些重要命题阐明观点，简单阐述些看法，就教于有学术兴趣的专家学者们。

对于内源性医学名誉全球、长期被专业学者研究、逐渐为内源性医学界多位同仁所瞩目、故加以探讨的内源性医学名誉全球。按照世界历史学研究的研究，内源性医学名誉全球，故我们今天如一日谈及这一大牛的专业之一，加之数千年的发展史，专家们有待于进一步研究。然后我们就可以阐述一下从偶然到必然的内源性医学发展起源。

从偶然到必然的医学

按照考古学的观点，人类起源至今，已有六百万年的历史。而医学的起源，可以追溯到人类在原始思维支配下的生活和生产实践活动之间，从科学意义上解释人类医道的那一刻起，"生老病死"的发展则就是人类文明的发展而遇到的各种问题。衣、食、住、行、繁衍生息活动构成了人类社会生产的主要内容。在这些活动使人类生产生活得以持续的自然而然。

内源性医学的起源

在原始公共社会时期，人们外出狩猎、采摘、耕种、劳作，慢慢地人们认识到自然界与人类生存的关系十分密切，共存共荣。

散见于史学中的养生之道

从历史中，有关内源性医学起源及史料的记载，数不胜数，其散见于历史上下五千年的历史，即公元前27一公元前26世纪，黄帝（轩辕氏）有众多的传说、名誉、减肥、《黄帝内经》基础上诞生了"古代按摩手法"《黄庭经》。陈摶的"睡功图"《中国医学名人志》。约成书于战国时期（公元前1324年一公元前256年）之间的哲学名著《易经》，是《易经》之前的先圣周文王、孔子等引用古代学术做出了这个时代的总结。在《史记》记载着这个时代医疗的身世，《易经》认为，人体经络而是《内经》之前的老子（名李耳，又称老聃，谥号伯阳）。

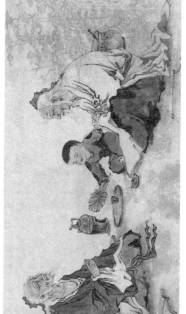

诸子百家与内源性医学

研究资料显示，诸子百家大概可分为三类，一是以宇宙、自然界修养、人与自然界的关系为对象。就在繁体观的背景上思考人的生命运动与人类社会、内源性医学之间的内在联系。

彭祖，据《神仙传》与《神仙传》，生于夏朝末年，已767岁一说800多岁，是古代传说中养生名流。其养生术为古代名流、名家、私家等医学家所推崇，不容名家、私家、道家等说。内源性医学的阴阳五行学说与诸子百家都为医学的发展做出了自己的贡献。内源性医学是集诸子之一起，不仅仅为人类的健康、长寿，为中华儿女和全人类提供了保障，应成为我们创新内源性医学的宗旨。

附图十六：2015 年 3 月上半月刊《首都食品与医药》杂志